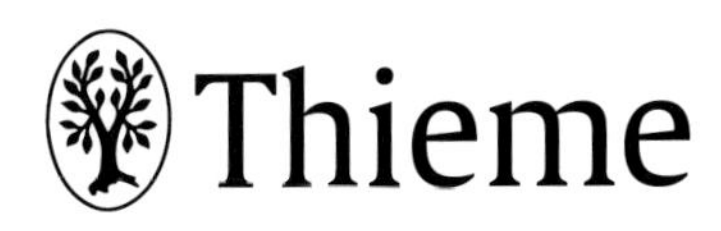

RRN

Referenz-Reihe Neurologie

Kognitive Neurologie

Herausgegeben von

Hans-Otto Karnath
Wolfgang Hartje
Wolfram Ziegler

Mit Beiträgen von

D. Brötz
R. De Bleser
S. Gauggel
G. Goldenberg
W. Hartje
M. Himmelbach
H.-O. Karnath
G. Kerkhoff
St. Knecht
G. Matthes-von Cramon
H. Niemann
St. Pollmann
J. B. Schulz
C.-W. Wallesch
D. Weniger
K. Willmes-von Hinckeldey
W. Ziegler
J. Zihl

63 Abbildungen
44 Tabellen

Georg Thieme Verlag
Stuttgart · New York

Bibliographische Information
Der Deutschen Bibliothek

Die Deutsche Bibliothek verzeichnet diese Publikation
in der Deutschen Nationalbibliographie;
detaillierte bibliographische Daten sind im Internet über
http://dnb.ddb.de abrufbar

Wichtiger Hinweis: Wie jede Wissenschaft ist die Medizin ständigen Entwicklungen unterworfen. Forschung und klinische Erfahrung erweitern unsere Erkenntnisse, insbesondere was Behandlung und medikamentöse Therapie anbelangt. Soweit in diesem Werk eine Dosierung oder eine Applikation erwähnt wird, darf der Leser zwar darauf vertrauen, dass Autoren, Herausgeber und Verlag große Sorgfalt darauf verwandt haben, dass diese Angabe **dem Wissensstand bei Fertigstellung des Werkes** entspricht.

Für Angaben über Dosierungsanweisungen und Applikationsformen kann vom Verlag jedoch keine Gewähr übernommen werden. **Jeder Benutzer ist angehalten**, durch sorgfältige Prüfung der Beipackzettel der verwendeten Präparate und gegebenenfalls nach Konsultation eines Spezialisten festzustellen, ob die dort gegebene Empfehlung für Dosierungen oder die Beachtung von Kontraindikationen gegenüber der Angabe in diesem Buch abweicht. Eine solche Prüfung ist besonders wichtig bei selten verwendeten Präparaten oder solchen, die neu auf den Markt gebracht worden sind. **Jede Dosierung oder Applikation erfolgt auf eigene Gefahr des Benutzers.** Autoren und Verlag appellieren an jeden Benutzer, ihm etwa auffallende Ungenauigkeiten dem Verlag mitzuteilen.

Rüdigerstraße 14
D-70469 Stuttgart
Telefon: + 49/ 0711/ 8931 - 0
Unsere Homepage: http://www.thieme.de

Printed in Germany

Zeichnungen: Barbara Gay, Stuttgart
Umschlaggestaltung: Thieme Verlagsgruppe
Umschlagfotos: Nervenzelle: Mauritius/Phototake
Satz: Druckerei Sommer, Feuchtwangen
Gesetzt in: 3B2, Vers. 7.51f/W
Druck: Appl Druck, Wemding

ISBN 3-13-136521-8 1 2 3 4 5 6

Geleitwort der Reihenherausgeber

Bis in die jüngste Vergangenheit konnten die Krankheiten des neurologischen Fachgebietes in einem einzigen, wenngleich mehrbändigen Werk zusammengefasst werden. Dem Fortschritt in der wissenschaftlichen Erkenntnis wurde durch Neuauflagen im Abstand von mehreren Jahren nach Überarbeitung jeweils des Gesamtwerkes Rechnung getragen. Solche Bücher können aus technischen Gründen den raschen Entwicklungen in den einzelnen Bereichen nicht mehr folgen und sind daher nur begrenzt aktuell. Wir verließen deswegen dieses Konzept zu Gunsten einer Darstellung des Fachgebietes in zahlreichen Einzelbänden, die je nach aktueller Weiterentwicklung individuell überarbeitet neu aufgelegt werden sollen.

Die Kognitive Neurologie gehört sicherlich zu den faszinierendsten Facetten neurologischer Klinik und Forschung, da sie sich mit den so genannten „höheren Hirnfunktionen" beschäftigt und deren Intaktheit prüft. Dieser Bereich ist vielen Neurologen weniger geläufig als z. B. neurophysiologische Abläufe und moderne diagnostische und therapeutische Verfahren. Gerade durch das vorliegende Buch hoffen wir aber, dass die intellektuelle Freude an der Beschreibung der Kognitiven Neurologie dazu führen wird, dass viele Neurologen diesen Band positiv aufnehmen werden und sicherlich wertvollste Anregungen zur Einschätzung und Therapie vieler ihrer Patienten finden werden. Dieses Werk wird sicherlich auch dazu führen, dass z. B. auf Stroke Units nicht nur „das hervorragende therapeutische Management mittels Korrektur von Temperatur, Blutzucker, Blutdruck sowie die Lyse-Therapie" durchgeführt wird, sondern auch die Chance ergriffen wird, die individuellen Funktionsausfälle des einzelnen Patienten zu betrachten sowie Prüfungen bezüglich der kognitiven Funktionen vorzunehmen. Im vorliegenden Band haben hervorragende Autoren unter der Herausgeberschaft von den Kollegen Karnath, Hartje und Ziegler wichtige Fragestellungen der Kognitiven Neurologie kompetent und gut lesbar zusammengefasst. Herausgegriffen werden könnten visuelle Störungen, die nicht nur bei Schlaganfallpatienten, sondern auch bei Deliranten oder Patienten mit neurodegenerativen Erkrankungen von Relevanz sind. Funktionen wie die Agnosie, Apraxie und Aphasie sind typische Ausfallerscheinungen der Alzheimer-Patienten und sollten von uns Neurologen gut beherrscht und differenzialdiagnostisch eingeordnet werden können. Besonders erfreulich ist auch, dass es den Autoren gelungen ist, relativ klare Hinweise darauf zu geben, wie die einzelnen Ausfälle, z. B. die Akalkulie oder Aphasie, zu diagnostizieren sind. Wichtig für jeden, der im Gutachtenwesen tätig ist, ist das Kapitel über Amnesie, was auch im Grenzgebiet der Epileptologen von Relevanz ist. Störungen der Aufmerksamkeit sind nicht nur für MS-Therapeuten, sondern auch für die von uns, die mit neurodegenerativen Erkrankungen zu tun haben und ebenso für unsere Schlaganfallkollegen wichtig zu verstehen. Neglect ist ein außerordentlich häufiges Symptom bei Schlaganfallpatienten, die auch mitunter das so genannte Pusher-Syndrom aufweisen, welches gerade durch Herrn Karnath und Kollegen besonders kompetent definiert wurde. Störungen des emotionalen Verhaltens sind sicherlich ebenso von jedem von uns zu beherrschen, weil sie nach scheinbarer Genesung schwerer neurologischer Erkrankungen weiter als sehr lästige Symptomatik bestehen bleiben. In aller Kürze werden die relevanten Charakteristika von demenziellen Erkrankungen geschildert, so dass dies auch eine gute Vorbereitung auf den ausführlicheren Band in dieser Reihe darstellt. Wichtig ist, dass durch das Kapitel der medikamentösen Behandlung kognitiver Störungen erneut unterstrichen wird, dass die Neurologie mittlerweile ein außerordentlich therapeutisch aktives Fach ist.

Zusammenfassend glauben wir somit, dass der vorliegende Band unseren Lesern ein nicht ganz leichtes, aber außerordentlich aktuelles und spannendes Teilgebiet der Neurologie kompetent und in guter Form lesbar nahe bringen wird.

Kiel, Essen, Mainz, Dresden im Herbst 2005

Günther Deuschl
Hans Christoph Diener
Hanns Christian Hopf
Heinz Reichmann

Vorwort der Bandherausgeber

Hirnschädigungen durch Schlaganfall, Blutungen, Traumata, Tumoren, Entzündungen oder durch degenerative Prozesse führen neben motorischen und sensorischen Defiziten vor allem zu Störungen „höherer Hirnleistungen", also kognitiver Funktionen. Die bekanntesten Störungsbilder in diesem Bereich sind neben demenziellen Erkrankungen die Sprach- und Sprechstörungen – die Aphasien und Dysarthrien. Ebenso schwerwiegend und belastend für die Patienten sind aber auch Störungen des Sehens und des Erkennens, Gedächtnisstörungen, Orientierungsschwierigkeiten, der plötzliche Verlust der Fähigkeiten zu lesen, zu schreiben oder zu rechnen, Unsicherheiten beim Ergreifen von Objekten und bei anderen visuomotorischen Koordinationsleistungen, Störungen des Handeln, Planens und Problemlösens, Persönlichkeitsveränderungen und viele andere Probleme mehr. In der Regel sind bei hirngeschädigten Patienten nicht alle kognitiven Leistungen gleichermaßen betroffen. Nach der Akutversorgung der Patienten ist daher eine genaue Diagnostik der Ausfälle erforderlich. Diese bildet die Grundlage für eine Behandlung, die gezielt die eingeschränkten Leistungen oder kompensatorische Fähigkeiten betrifft, um so die größtmögliche Funktionsrestitution und Selbstständigkeit der Kranken zu erreichen.

Der vorliegende Band gibt einen Überblick über die durch Hirnschädigung bedingten Störungen kognitiver Funktionen. Jedes einzelne Kapitel bemüht sich, neben einer Darstellung der klinischen Symptomatik die jeweils aktuellen Erkenntnisse zu Diagnostik, Pathophysiologie, Anatomie, Spontanverlauf und Prognose sowie Therapie aufzuzeigen. Entsprechend der allgemeinen Zielsetzung der Referenzreihe Neurologie ist das Buch speziell auf die Bedürfnisse der in Klinik und Praxis tätigen Neurologen und Facharztkandidaten ausgerichtet. Es umfasst daher auch eine Darstellung der derzeit verfügbaren medikamentösen Behandlungsmöglichkeiten. Darüber hinaus wendet sich der Band aber auch an Interessierte anderer Fachrichtungen, insbesondere an Psychologen, Physiotherapeuten, Logopäden und Ergotherapeuten, d. h. an all jene Berufsgruppen, die bei der interdisziplinären Versorgung hirngeschädigter Patienten mitwirken.

Unser Dank gilt allen Autoren für ihre sorgfältigen und aktuellen Beiträge sowie den Mitarbeitern des Thieme Verlages für ihre Unterstützung.

Tübingen, Bielefeld, München, im Juni 2005

Hans-Otto Karnath
Eberhard-Karls-Universität Tübingen

Wolfgang Hartje
Universität Bielefeld

Wolfram Ziegler
Entwicklungsgruppe Klinische Neuropsychologie

Anschriften

Doris Brötz
Universität Tübingen
Therapiezentrum – Physiotherapie
Neurologische Klinik
Hoppe-Seyler-Straße 3
72074 Tübingen

Prof. Dr. phil. Ria De Bleser
Universität Potsdam
Insitut für Linguistik
Patholinguistik / Kognitive Neurolinquistik
Postfach 60 15 53
14415 Potsdam

Prof. Dr. phil. Siegfried Gauggel
Universitätsklinikum der RWTH Aachen
Institut für Medizinische Psychologie
und Medizinische Soziologie
Pauwelsstraße 30
52074 Aachen

Prof. Dr. med. Georg Goldenberg
Städtisches Klinikum München GmbH
Abteilung Neuropsychologie
Englschalkinger Straße 77
81925 München

Prof. Dr. phil. Wolfgang Hartje
Universität Bielefeld
Abteilung für Psychologie
Postfach 10 01 31
33501 Bielefeld

Dr. rer. nat. Marc Himmelbach
Universität Tübingen
Zentrum für Neurologie
Hoppe-Seyler-Straße 3
72076 Tübingen

Prof. Dr. med. Dr. phil. Hans-Otto Karnath
Universität Tübingen
Zentrum für Neurologie
Hoppe-Seyler-Straße 3
72076 Tübingen

Prof. Dr. phil. Georg Kerkhoff
Städtisches Klinikum München GmbH
Entwicklungsgruppe Klinische Neuropsychologie
Dachauer Straße 164
80992 München

Prof. Dr. med. Stefan Knecht
Universität Münster
Klinik und Poliklinik für Neurologie
Albert-Schweitzer-Straße 33
48129 Münster

Dipl.-Psych. Gabriele Matthes-von Cramon
Praxis für Psychotherapie und Neuropsychologie
Tschaikowski-Straße 33
04105 Leipzig

Dr. phil. Hendrik Niemann
Neurologisches Rehabilitations-Zentrum Leipzig
Muldentalweg 1
04828 Bennewitz

Prof. Dr. phil. Stefan Pollmann
Otto-von-Guericke-Universität Magdeburg
Institut für Psychologie II
Abt. Allgemeine Psychologie
Postfach 41 20
39016 Magdeburg

Prof. Dr. med. Jörg B. Schulz
Zentrum für Neurologische Medizin
und Molekularphysiologie des Gehirns
Abt. für Neurogeneration
und Neurorestaurationsforschung
Waldweg 33
37073 Göttingen

Prof. Dr. med. Claus-Werner Wallesch
Otto-von-Guericke-Universität Magdeburg
Klinik und Poliklinik für Neurologie
Leipziger Straße 44
39120 Magdeburg

Dr. phil. Dorothea Weniger
Universitätsspital Zürich
Neurologische Klinik
Frauenklinikstrasse 26
8091 Zürich
SCHWEIZ

Prof. Dr. rer. nat. Klaus Willmes-von Hinckeldey
Universitätsklinikum der RWTH Aachen
Lehr- und Forschungsgebiet Neuropsychologie
an der Neurologischen Klinik
Pauwelsstraße 30
52074 Aachen

PD Dr. rer. nat. Wolfram Ziegler
Städtisches Klinikum München GmbH
Entwicklungsgruppe Klinische Neuropsychologie
Dachauer Straße 164
80992 München

Prof. Dr. phil. Josef Zihl
Ludwig-Maximilians-Universität München
Department Psychologie – Neuropsychologie
Leopoldstraße 13
80802 München

Abkürzungsverzeichnis

A.	Arteria
AAT	Aachener Aphasie-Test
ADAS-cog	Alzheimer's Disease Assessment Scale – Cognitive Subcale
ADS	Allgemeine Depressionsskala
AKT	Alters-Konzentrations-Test
AMP	Adenosinmonophosphat
ANT	Aufmerksamkeits-Netzwerk-Test
AMI	Autobiographical Memory Interview
APP	Amyloid Precursor Protein
ART	90 Act- and React-Testsystem
ATP	Adenosintriphosphat
BADS	Behavioural Assessment of the Dysexecutive Syndrome
BC	Backward Chaining
BDI	Beck-Depressions-Inventar
BDNF	Brain derived neurotrophic Factor
BIT	Behavioural Inattention Test
BORB	Birmingham Object Recognition Battery
CADASIL	zerebrale autosomal-dominante Arteriopathie mit subkortikalen Infarkten und Enzephalopathie
cAMP	cyclisches Adenosinmonophosphat
CCA	Corpus-callosum-Agenesie
CERAD	Consortium to Establish a Registry for Alzheimer's Disease
CGIC	Clinicians Global Impression of Change Scale
CPT	Continuous Performance Test
CREB	cAMP Response Element Binding Protein
CT	Computertomographie
CUD	Crossed-uncrossed-Difference
DCS	Diagnosticum für Cerebralschädigung
DES	Dysexekutives Syndrom (dysexecutive syndrome)
DRPLA	Dentatorubrale-pallidolysiale Atrophie
DSM-IV	Diagnostisches und Statistisches Manual (American Psychiatric Asssociation, 1994)
EF	Exekutivfunktionen
EEG	Elektroenzephalogramm
EWS	Eigenschaftswörterliste
FAIR	Frankfurter Aufmerksamkeits-Inventar
FDD-DSM-IV	Fragebogen zur Depressionsdiagnostik nach DSM-IV
FEEST	Facial Expressions of Emotion: Stimuli and Test
FeV	Fahrerlaubnisverordnung
fMRT	funktionelle Magnetresonanztomographie
FPI	Freiburger Persönlichkeitsinventar
FTDT-17	fronto-temporale Demenz mit Parkinsonismus und Genmutation auf Chromosom 17
FWIT	Farb-Wort-Interferenz-Test
GNL	Gesichter-Namen-Lerntest
HADS-D	Hospital Anxiety and Depression Scale, deutsche Version
HAMD	Hamilton Depression Scale
HAWIE	Hamburg-Wechsler-Intelligenztest für Erwachsene
IST-2000	Intelligenz-Struktur-Test 2000
KVT	Konzentrations-Verlaufs-Test
LGT-3	Lern- und Gedächtnistest
LO	lateraler Okzipitalkomplex
LP	Nucleus lateralis posterior
LPS	Leistungsprüfungssystem
LVF	linkes visuelles Halbfeld
LVT	Linienverfolgungstest
MLS	Motorische Leistungsserie
MMST	Mini Mental Status Test
MRT	Magnetresonanztomographie
MSS	Manie-Selbstbeurteilungsskala
MVP	Münchner Verständlichkeitsprofil
NMDA	n-Methyl-D-Aspartat
NPC	Number Processing and Calculation Battery
NTID	National Technical Institute for the Deaf
Nucl.	Nucleus
NVLT	Nonverbaler Lerntest
PASAT	Paced Auditory Serial Addition Test
PDE	Phosphodiesterase
PET	Positronenemissionstomographie
PFC	präfrontaler Kortex
PKA	Proteinkinase A
PLT	Problemlösetraining
PSP	Progressive supranukleäre Paralyse
RBMT	Rivermead Behavioral Memory Test
RC	Response Cost
SCP	Skala für Contraversive Pusher-Symptomatik
SEE	Skala zum Erleben von Emotionen
SHT	Schädel-Hirn-Trauma
SKT	Syndrom-Kurz-Test
SMA	supplementär motorisches Areal
SPO	Sulcus parieto-occipitalis
SPV	Subjektive Posturale Vertikale
STN	Nucleus subthalamicus
StVG	Straßenverkehrsgesetz
TAP	Testbatterie zur Aufmerksamkeitsprüfung
TAVTMB	Tachistokopischer Verkehrsauffassungstest Mannheim, Bildschirmvorgabe
TEA	transiente epileptische Amnesie
TEA	Test of Everyday Attention
Test d2	Aufmerksamkeits-Belastungs-Test
TFDD	Test zur Früherkennung von Demenzen mit Depressionsabgrenzung
TIA	transitorische ischämische Attacke

TGA	transiente globale Amnesie
TKS	Test für Kognitives Schätzen
tPA	tissue Plasminogen Activator
VFT	Visuelles-Feedback-Training
VLT	Verbaler Lerntest
VLMT	Verbaler Lern- und Merkfähigkeitstest
VPL	Nucleus ventralis posterolateralis
VPM	Nucleus ventralis posteromedialis
VOSP	Visual Object and Space Perception Battery
VS	Visual Spatial Performance
VWFA	visuelles Wortform-Areal (visual word form area)
WIT	Wilde-Intelligenztest
WTS	Wiener Testsystem
WMS	Wechsler Memory Scale
ZRT	Zahlenverarbeitungs- und Rechentest

Inhaltsverzeichnis

4 Aphasie . 48

D. Weniger

5 Dyslexie und Dysgraphie . 65

R. De Bleser

6 Sprechapraxie und Dysarthrie . 72

W. Ziegler

7 Akalkulie . 84

K. Willmes-von Hinckeldey

16 Diskonnektionssyndrome 179

St. Pollmann

17 Auswirkungen von Schädigungen homologer Areale in beiden Hemisphären 191

C.-W. Wallesch

18 Störungen des emotionalen Verhaltens 199

W. Hartje

19 Anosognosie · 210

H.-O. Karnath

20 Demenzen · 216

J.B. Schulz, W. Hartje

21 Optionen der medikamentösen Behandlung kognitiver Störungen · 230

St. Knecht

22 Neuropsychologische Begutachtung · 235

W. Hartje

1 Zerebrale Sehstörungen

J. Zihl

1.1 Übersicht

Je nach Ätiologie finden sich bei 20–40% der Patienten mit erworbener Hirnschädigung Sehstörungen. Die Auftretenshäufigkeit variiert dabei allerdings beträchtlich (Tab. 1.1).

In Abhängigkeit von der Größe der Hirnschädigung sind meist mehrere Sehfunktionen und manchmal zusätzliche andere Funktionsbereiche (z.B. Okulomotorik, Aufmerksamkeit) betroffen. In diesen Fällen gilt es, primäre von sog. sekundär verursachten Sehstörungen (z.B. durch eine Akkommodationsstörung oder eine Störung der Aufmerksamkeit) differenzialdiagnostisch zuverlässig abzugrenzen. Bei Störungen höherer Sehleistungen ist zudem immer zu klären, ob sie sich aus der Einbuße elementarer Sehfunktionen (unter Umständen kombiniert mit okulomotorischen oder kognitiven Funktionseinbußen) erklären lassen oder tatsächlich einen eigenständigen Charakter aufweisen.

Die Einbuße von Sehfunktionen kann eine erhebliche Behinderung in Beruf und Alltag verursachen; sie erschwert häufig auch die Untersuchung kognitiver, sprachlicher und sensomotorischer Funktionen, da viele Untersuchungsverfahren ausreichende Sehleistungen voraussetzen (Skeel et al., 2003). Auch die Behandlung von Funktionsstörungen in den genannten Bereichen und damit der Erfolg von Rehabilitationsmaßen kann durch Sehstörungen beeinträchtigt werden (Patel et al., 2000).

Tabelle 1.1 Auftretenshäufigkeit zerebraler Sehstörungen. Die Gesamtgruppe umfasste 929 Patienten im Zeitraum von 1993 bis 2004. Mehrfachnennungen waren möglich.

Gestörter Funktionsbereich	*Häufigkeit (%)*
Gesichtsfeld	61,7
Kontrastsehen	18,8
Visuelle Adaptation	16,0
Farbsehen	7,9
Visuelles Erkennen	2,9

In Tab. 1.2 sind häufige zerebrale visuelle Symptome und die dazugehörigen Funktionsstörungen zusammengefasst.

Nach erworbener Hirnschädigung können auch sog. **visuelle Positivsymptome** auftreten. Dazu zählen:

Tabelle 1.2 Häufige visuelle Symptome (modifiziert nach Zihl et al., 2004).

Visuelles Symptom	*Zu Grunde liegende Sehstörung*
eingeengter Überblick; Übersehen von Gegenständen, Personen; Kollision mit Hindernissen	homonymer Gesichtsfeldausfall
Schwierigkeiten beim Auffinden des Zeilen- oder Wortanfangs; Übersehen von Ziffern am Anfang einer Zahl	linksseitiger (parazentraler) Gesichtsfeldausfall
Schwierigkeiten beim (Weiter-)Lesen; Übersehen von Wortenden bzw. von Ziffern am Ende einer Zahl	rechtsseitiger (parazentraler) Gesichtsfeldausfall
Übersehen von Buchstaben oder Ziffern innerhalb eines längeren Wortes oder einer längeren Zahl	linksseitiges o. rechtsseitiges parazentrales Skotom
Verschwommensehen in einem Halbfeld	homonyme zerebrale Hemiamblyopie
Unscharf- oder Verschwommensehen	Minderung des Visus; Störung des Kontrastsehens
erhöhte Blendungsempfindlichkeit	Störung der Helladaptation
Dunkelsehen; erhöhter Lichtbedarf	Störung der Dunkeladaptation
fehlende Farben in einem Halbfeld o. einem oberen Quadranten	Hemiachromatopsie; Quadrantenachromatopsie
(feine) Farbtöne sehen sich ähnlich	Dyschromatopsie
Farbtöne sehen alle gleich aus, erscheinen schmutzig o. grau	Achromatopsie
beeinträchtigtes visuelles Erkennen	• primär: visuelle Agnosie • sekundär: Verlust von Sehfunktionen, die für das visuelle Erkennen wichtig sind

- *visuelle Illusionen* (veränderte Wahrnehmung eines realen Reizes) und
- *visuelle Reizerscheinungen* (visuelle Wahrnehmungen ohne externe optische Reize).

Zerebrale Sehstörungen umfassen alle Störungen visueller Funktionen, die durch eine Schädigung des zentralen (d. h. postchiasmatischen) Anteils der Sehbahn, des primären Kortex (striärer Kortex, Brodmann Areal 17, V1) oder der sekundären visuellen Areale (visueller Assoziationskortex) verursacht sind.

1.2 Anamnese zerebral bedingter Sehstörungen

Der nachfolgende Anamnesebogen ist an die Version von Kerkhoff et al. (1990) angelehnt und soll eine Hilfe für die systematische Anamnese zerebral bedingter Sehstörungen darstellen. Die jeweils betroffenen Funktionsbereiche sind kursiv eingefügt.

Anamnesebogen

- Sind Ihnen seit Ihrer Erkrankung (...) irgendwelche Veränderungen im Sehen aufgefallen? Wenn ja, welche?
- Haben Sie den Eindruck, dass Ihr Sehen nicht mehr so scharf oder klar ist wie früher? Sehen Sie verschwommen? *(Visus, Kontrastsehen)*
- Haben Sie Schwierigkeiten beim rechtzeitigen Bemerken und Ausweichen von Hindernissen oder Personen? Auf welcher Seite? Stoßen Sie öfters an? Auf welcher Seite? *(Gesichtsfeld)*
- Ist Lesen für Sie schwieriger geworden? Fehlen manchmal Wörter? Finden Sie den Anfang oder das Ende einer Zeile oder eines Wortes nicht immer sicher? Fehlen bei längeren Zahlen manchmal Ziffern am Anfang oder am Ende? *(parazentrales Gesichtsfeld)*
- Blendet Sie Licht stärker als früher? *(Helladaptation)*
- Haben Sie den Eindruck, dass Ihnen alles (etwas) dunkler erscheint als früher? Brauchen Sie mehr Licht als früher, z. B. beim Lesen? *(Dunkeladaptation)*
- Erscheinen Ihnen Farben verändert? Können Sie feine Farbtöne schlechter unterscheiden als früher? *(Farbsehen)*
- Haben Sie Schwierigkeiten, Entfernungen richtig abzuschätzen? Zum Beispiel die Höhe der Stufen beim Treppensteigen oder die Entfernung eines Türgriffs? *(Entfernungssehen; Stereopsis)*
- Weichen Sie (gelegentlich) links oder rechts ab, wenn Sie eigentlich geradeaus gehen wollen? *(Subjektive Geradeausrichtung)*
- Haben Sie (manchmal) Schwierigkeiten, Ihre Angehörigen, Freunde oder Bekannte am Gesicht zu erkennen? Kommt es (gelegentlich) zu Verwechslungen? *(Prosopagnosie)*
- Sehen Sie (manchmal) Gegenstände oder Gesichter verzerrt oder mehrfach? *(Visuelle Illusionen)*
- Haben Sie Lichtpunkte, farbige Muster, Linien, Sternchen oder Menschen, Tiere oder Szenen gesehen, die eigentlich gar nicht vorhanden waren? Hatten Sie den Eindruck, dass diese Eindrücke echt waren? Wie haben Sie darauf reagiert? *(Visuelle Reizerscheinungen)*
- Haben Sie weitere Veränderungen festgestellt? Wenn ja, welche?

1.3 Partielle zerebrale Blindheit (homonyme Gesichtsfeldstörungen)

Definition

Homonyme Gesichtsfeldstörungen

Homonyme Gesichtsfeldstörungen, die größte Gruppe zerebraler Sehstörungen, sind dadurch gekennzeichnet, dass Sehfunktionen in korrespondierenden (= homonymen) Bereichen beider kontralateraler Gesichtsfeldhälften beeinträchtigt oder ausgefallen sind.

Gesichtsfeld

Unter Gesichtsfeld versteht man den Bereich des simultanen Sehens, der sich bei ruhiger Blickrichtung ergibt. Das Gesichtsfeld ist bei Blick geradeaus am Größten und beträgt für überschwellige Lichtreize durchschnittlich 90° horizontal links und rechts, 50° nach oben und 70° nach unten. Für farbige Reize ist es etwas kleiner; für Formreize hängt die Ausdehnung von der Sehschärfeverteilung ab (die Grenze für das Formsehen liegt z. B. für 5 % Sehschärfe bei etwa 30° Exzentrizität).
Im zentralen Gesichtsfeldbereich (Fovea) sind Helligkeitssensitivität, Farb- und Formensehen am Besten.

Die Ursache für das Auftreten homonymer Gesichtsfeldstörungen liegt in der uni- oder (teilweisen) bilateralen Schädigung des postchiasmatischen Anteils des visuellen Systems (Tractus opticus, Sehstrahlung, striärer Kortex).

Einteilung, Häufigkeit

Homonyme Gesichtsfeldstörungen lassen sich einteilen nach:

- der Seite des Ausfalls: unilateral links oder rechts; bilateral,
- dem betroffenen Gesichtsfeldbereich:
  - *Hemianopsie:* Halbseitenblindheit,
  - *Quadrantenanopsie:* Viertelfeldausfall,
  - *Skotom:* Insel von Blindheit (meist parazentral).
- der Qualität des Ausfalls:
  - *Anopsie:* Ausfall aller Sehfunktionen,
  - *Amblyopie:* Störung der Lichtwahrnehmung und des Form- und Farbsehens,
  - *Achromatopsie:* Ausfall des Farbsehens bei erhaltener Licht- und Formwahrnehmung.
- dem Schweregrad (erhaltenes Restgesichtsfeld in Sehwinkelgrad).

Homonyme Gesichtsfeldeinbußen stellen mit etwa 60 % die größte Gruppe der zerebral verursachten Sehstörungen dar (Tab. 1.1); unilaterale Störungen sind dabei wesentlich häufiger (88 %) als bilaterale Ausfälle (Tab. 1.3).

In Abb. 1.1 und 1.2 sind die typischen homonymen Gesichtsfeldstörungen abgebildet.

Homonyme Hemianopsien liegen deutlich an der Spitze der einseitigen Ausfälle, gefolgt von *Quadrantenanopsien* und *parazentralen Skotomen* (Tab. 1.3). Die *homonyme*

Tabelle 1.3 Häufigkeiten homonymer Gesichtsfeldstörungen. Die Gesamtgruppe umfasste 965 Patienten im Zeitraum 1990–2004.

Art der Störung	*n*	*Häufigkeit (%)*
Unilaterale Störungen	***853***	***88,4***
Hemianopsien	508	59,6
Quadrantenanopsien	145	17,0
Parazentrale Skotome	76	8,9
Hemiamblyopien	98	11,5
Hemiachromatopsien	26	3,0
Bilaterale Störungen	***112***	***11,6***
Hemianopsien	52	46,4
Quadrantenanopsien	15	13,4
Parazentrale Skotome	17	15,2
Hemiamblyopien	17	15,2
Zentralskotome	11	9,8

Hemiamblyopie ist durch eine verminderte Helligkeitssensitivität und ein beeinträchtigtes Farb- und Formensehen charakterisiert. Der selektive Verlust des Farbsehens in einem Halbfeld oder im oberen Quadranten wird als *homonyme Hemiachromatopsie* bzw. obere Quadrantenachromatopsie bezeichnet.

Unter den beidseitigen homonymen Gesichtsfeldstörungen steht die *bilaterale Hemianopsie* („Röhrengesichtsfeld") an erster Stelle; zusätzlich können alle Kombinationen aus Hemianopsie, Quadrantenanopsie und parazentralen Skotomen vorkommen. Patienten mit *homonymem Zentralskotom* weisen immer auch einen Verlust der fovealen Sehfunktionen auf.

Der Großteil der Patienten mit homonymen Gesichtsfeldstörungen besitzt ein relativ geringes **Restgesichtsfeld** (Tab. **1.4**), wobei die Seite der Gesichtsfeldstörung keine wesentliche Rolle spielt. In Fällen von Hemiamblyopie bzw. -achromatopsie bezieht sich das Restgesichtsfeld entsprechend auf die Grenzen für das Sehen von Form und Farbe; es ist im Durchschnitt etwas größer als bei Hemianopsie.

Klinik

Gestörte visuelle Exploration

Homonyme Gesichtsfeldstörungen engen den Überblick ein und beeinträchtigen die *visuelle Orientierung und Navigation;* davon sind ca. 60 % der Patienten betroffen (Zihl, 2000). Der reduzierte Überblick wirkt sich in der Regel als

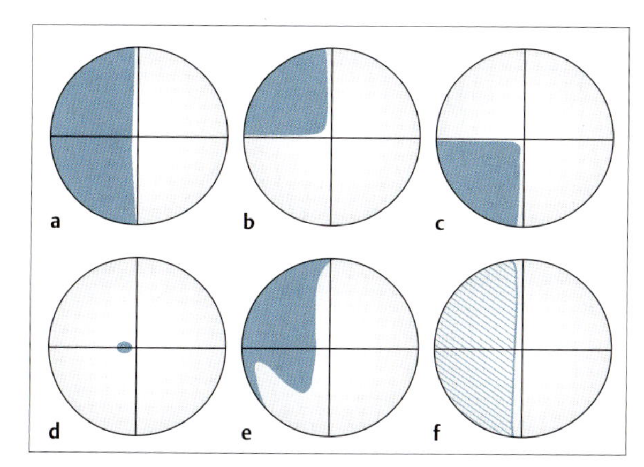

Abb. 1.1a–f Einseitige homonyme Gesichtsfeldstörungen (schematisiertes binokuläres Gesichtsfeld) nach rechtsseitiger postchiasmatischer Schädigung. (Nach linksseitiger Schädigung wären entsprechend rechtsseitige Gesichtsfeldbereiche betroffen.) Der gestörte Bereich ist farbig (Anopsie) oder schraffiert (Amblyopie) dargestellt.
a Hemianopsie.
b Quadrantenanopsie oben.
c Quadrantenanopsie unten.
d Parazentrales Skotom.
e Hemianopsie mit teilweisem Erhalt der Peripherie („temporaler Halbmond").
f Hemiamblyopie.

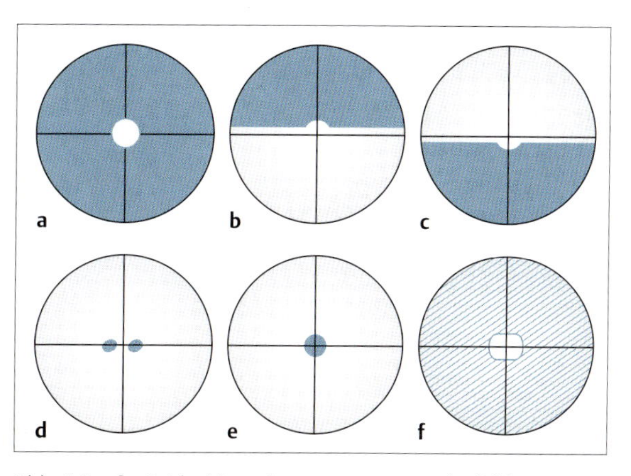

Abb. 1.2a–f Beidseitige homonyme Gesichtsfeldstörungen (schematisiertes binokuläres Gesichtsfeld). Der gestörte Bereich ist farbig (Anopsie) oder schraffiert (Amblyopie) dargestellt.
a Bilaterale Hemianopsie („Röhrengesichtsfeld").
b Bilaterale obere Quadrantenanopsie („obere Hemianopsie").
c Bilaterale untere Quadrantenanopsie („untere Hemianopsie").
d Bilaterale parazentrale Skotome.
e (absolutes) Zentralskotom.
f Bilaterale Hemiamblyopie.

Art des Ausfalls	*n*	*Restgesichtsfeld*			
		< 2°	*2–4°*	*5–10°*	*> 10°*
Hemianopsien	508	35,1	40,8	17,2	6,9
Quadrantenanopsien	145	14,6	39,6	26,7	22,1
Parazentrale Skotome	76	35,4	37,6	23,9	3,1
Hemiamblyopien	98	27,8	30,1	27,7	14,4
Hemiachromatopsien	26	28,2	36,5	26,9	8,4

Tabelle 1.4 Restgesichtsfeld bei unilateralen homonymen Gesichtsfeldstörungen. Die Gesamtgruppe umfasste 853 Patienten im Zeitraum 1990–2004.

deutlich *erhöhter Zeitbedarf bei der Exploration der Umgebung* und dem Abtasten von Szenen aus. Die visuelle Exploration wird oft zu früh abgebrochen, weil entweder auf der intakten Seite ein Reiz auftaucht und die Aufmerksamkeit nun (vollständig) dorthin gelenkt wird, oder weil der Patient nicht weiß, wie weit er die der betroffenen Seite gegenüberliegende Raumhälfte absuchen soll. In beiden Fällen kann es zu einer Vernachlässigung von Reizen im betroffenen Halbfeld und als Folge zu Kollisionen mit Hindernissen (Gegenstände, Personen) kommen. Landmarken werden übersehen, was zu einer (sekundär bedingten) Beeinträchtigung der visuellen Orientierung (z. B. in Gebäuden oder in der Umgebung) führen kann. Diese Schwierigkeiten treten in der gewohnten Umgebung (z. B. in der eigenen Wohnung) seltener auf, weil die Patienten ihr Wissen über die räumliche Anordnung zur Steuerung ihrer Blickaktivitäten verwenden können (Gbadamosi u. Zangemeister, 2001).

Lesestörung

Foveanahe Ausfälle sind nahezu immer mit einer Behinderung des Lesens verbunden; ca. 80 % der Patienten weisen eine sog. *hemianope Lesestörung* auf (Zihl, 2000; 2003). Für die Lesefähigkeit spielt das *parazentrale Gesichtsfeld* eine wesentliche Rolle, da es einerseits die Grundlage für das ganzheitliche Erfassen von Wörtern und Zahlen darstellt, andererseits für die Steuerung der der Texterfassung vorausgehenden Fixationswechsel essenziell ist. Man geht davon aus, dass für normales Lesen (in der Leserichtung von links nach rechts) ein Gesichtsfeld von mindestens 5 Grad links und 8 Grad rechts von der Fovea erforderlich ist. Dies bedeutet, dass in etwa 75 % der Patienten mit homonymen Gesichtsfeldstörungen eine hemianope Lesestörung vorliegt. Diese Störung findet sich auch bei Hemiamblyopie, weil im betroffenen Bereich Formensehen nicht mehr möglich ist. Im Gegensatz dazu weisen Patienten mit Hemiachromatopsie in der Regel keine Lesestörung auf.

Assoziierte Störungen

In Abhängigkeit vom Ort bzw. Ausmaß der posterioren Hirnschädigung können Patienten mit homonymen Gesichtsfeldstörungen *zusätzliche Sehstörungen* (z. B. Kontrastsehen, Visus, Farbsehen, visuelle Orientierung, visuell-räumliche Störungen) sowie *kognitive Funktionseinbußen* (Aufmerksamkeitsstörungen; Gedächtnisstörungen) aufweisen. Bei Patienten mit einer linksseitigen posterioren Schädigung (Gyrus angularis) kann zusätzlich zur rechtsseitigen homonymen Hemianopsie eine *Alexie*, bei Patienten mit einer rechtsseitigen posterioren Schädigung zusätzlich zur linksseitigen homonymen Hemianopsie ein linksseitiger *visueller Neglect* (Kap. 13) vorliegen.

Eine nahezu regelhaft assoziierte Störung ist die *Verschiebung der subjektiven visuellen Geradeausrichtung* in Richtung des homonymen Gesichtsfeldausfalls (Abb. 1.3).

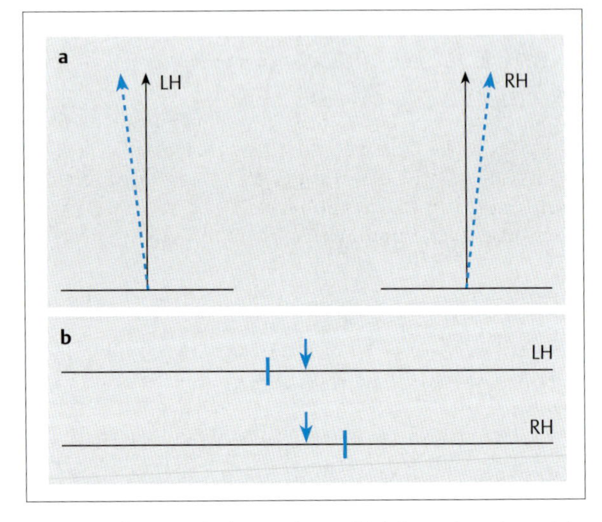

Abb. 1.3a–b Verschiebung der subjektiven Geradeausrichtung.

a Kontralaterale Verschiebung der subjektiven Geradeausrichtung (unterbrochene Linien) nach rechtsseitiger (links) bzw. linksseitiger (rechts) posteriorer Hirnschädigung.

b Die Verschiebung zeigt sich z. B. bei der Linienhalbierung in Form einer entsprechenden Verschiebung der subjektiven Mitte. Die Pfeile geben die objektive Mitte an. LH, RH = Patienten mit einer links- bzw. rechtsseitigen Hemianopsie.

Sie zeigt sich typischerweise bereits in Linienhalbierungsaufgaben als *Verlagerung der subjektiven Mitte* und tritt nach links- oder rechtsseitiger okzipitaler oder okzipitoparietaler Schädigung auf. Die Größe des erhaltenen Restgesichtsfeldes beeinflusst das Ausmaß der Verschiebung nicht. Diese Verschiebung ist mit einer gleichsinnigen Verlagerung der okulomotorischen Geradeausrichtung verbunden (Barton u. Black, 1998). Die Annahme, die Verschiebung der subjektiven Mitte sei mit einer gleichsinnigen Verschiebung der Aufmerksamkeit zur betroffenen Seite assoziiert und stelle damit eine Art spontaner Kompensation dar, hat sich bisher nicht bestätigen lassen. Die Verschiebung der subjektiven Mitte kann sich z. B. auf die Einhaltung der Geradeausrichtung beim Gehen oder bei der Steuerung des Fahrrads oder Autos, aber auch des Rollstuhls auswirken.

Krankheitseinsicht

Obwohl für die Patienten die Folgen einer Gesichtsfeldstörung direkt aus der Alltagserfahrung erlebbar sind, findet man nur in etwa einem Drittel der Fälle volle Einsicht in dem Sinne, dass die oben genannten Schwierigkeiten mit dem Auftreten der Gesichtsfeldstörung in Zusammenhang gebracht werden. Ein weiteres Drittel der Betroffenen attribuiert die Probleme im Alltag bzw. beim Lesen auf externe Faktoren (z. B. schlechtes Licht, fehlende optische Korrektur, ungewohnte oder veränderte Raumeinteilung, unfreundliche Menschen, nichtssagende Zeitungstexte); der Rest verhält sich so, als hätte er keinerlei Sehproblem (sog. *Anton-Syndrom;* Zihl, 1998; 2000). Nach systematischer Anamnese und entsprechender Aufklärung (z. B. anhand von Alltagssituationen und der diagnostischen Ergebnisse) „erkennen" die meisten Patienten jedoch den Gesichtsfeldverlust als Ursache für ihre Probleme im Alltag und vor allem beim Lesen.

Im Falle einer hochgradigen Gesichtsfeldeinschränkung sind Patienten trotz vorhandenem zentralen Gesichtsfeld (und einer meist reduzierten aber doch ausreichenden Sehschärfe) oft überzeugt, nichts mehr sehen zu können (sog. *negatives Anton-Syndrom*).

Hemiamblyopie, Hemiachromatopsie

Für Patienten mit einer *Hemiamblyopie* sieht die Welt auf der betroffenen Seite grau aus, wie durch einen „Nebel" oder einen „Schleier"; bei *Hemiachromatopsie* erscheint eine Seite wie in einem „Schwarz-Weiß-Fernseher" (die andere Hälfte wie in einem „Farbfernseher"). In beiden Fällen ermöglicht der Vergleich der Seheindrücke zwischen den beiden Gesichtsfeldhälften die Feststellung der nach der Hirnschädigung eingetretenen Veränderung der Wahrnehmung.

Die homonyme Hemianopsie stellt die häufigste Form postchiasmatischer Gesichtsfeldstörungen dar; das Restgesichtsfeld beträgt in etwa ⅔ der Fälle nicht mehr als 5 Grad. Typische Folgen sind ein eingeschränkter Überblick sowie eine Beeinträchtigung des Lesens (hemianope Lesestörung).
Weitere Störungsformen sind die Hemiamblyopie (Verlust des Farb- und Formsehens bei reduzierter Lichtsensitivität) und die Hemiachromatopsie (selektiver Verlust des Farbsehens). Die Verschiebung der subjektiven Mitte in Richtung des Gesichtsfeldausfalls ist eine häufig assoziierte, aber eigenständige Störung.

Exkurs: Das Phänomen „Blindsight"

Blindsight

Der Begriff „Blindsight" („Blindsehen") beschreibt das Phänomen, dass Patienten in perimetrisch blinden Gesichtsfeldbereichen in der Lage sind, optische Reize zu entdecken, zu lokalisieren oder zu unterscheiden, ohne dass sie diese Reize gesehen haben oder über die verarbeiteten Reize berichten können.

Pöppel et al. (1973) haben gezeigt, dass Patienten mit chronischen homonymen Gesichtsfeldausfällen relativ genaue Sakkaden zu Lichtpunkten ausführen können, die für 100 ms an verschiedenen Positionen auf der Horizontalachse im ausgefallenen Gesichtsfeldbereich gezeigt wurden, obwohl sie diese nie sehen konnten (sie wurden deshalb instruiert zu raten). Dieser Befund war deshalb erstaunlich, weil er zum ersten Mal eindeutig belegte, dass unter gewissen Bedingungen die Art der Informationsverarbeitung – implizit vs. explizit – entscheidend dafür ist, ob eine Funktion nachgewiesen werden kann oder nicht. Zusätzlich bedeutete dieses Ergebnis auch, dass Verarbeitungsprozesse nicht nur bei Gesunden unterhalb der Wahrnehmungs- und damit der Bewusstseinsschwelle bleiben können („unterschwellige Wahrnehmung", vgl. Scharli et al. 2003), sondern auch bei Patienten mit einer Hirnschädigung – allerdings in einer Bedingung, die bei Gesunden immer mit einer bewussten Wahrnehmung assoziiert ist.

Der Befund von Pöppel et al. ist in späteren Studien repliziert worden; Weiskrantz (1986) hat diese Art der visuellen Informationsverarbeitung ohne Sehen „Blindsight" genannt. Zusätzlich zur okulomotorischen Lokalisation von optischen Reizen wurde dieses Phänomen auch für Zeigebewegungen zu optischen Reizen, für die Entdeckung von bewegten Reizen sowie für die Unterscheidung von einfachen Formen, von Größen und Wellenlängen nachgewiesen (Übersichten bei Weiskrantz, 1986; Stoerig, 2003). Streulichteffekte, die Änderung von Schwellenkriterien und andere Einflussfaktoren können das Phänomen nicht erklären (Stoerig, 2003). Allerdings wurde Blindsight – vergleichbar mit ähnlichen Untersuchungen an Primaten – in der Regel immer erst nach mehr oder weniger intensivem Training gefunden (z. B. Zihl u. Werth, 1984).

In manchen Studien wurde die Definition von Blindsight, nämlich Fehlen jeglichen bewussten Sehens eines eindeutig überschwelligen Reizes, nicht immer im strikten Sinne angewandt. In einer Reihe von Fällen ist von Blindsight berichtet worden, in denen sich eine andere Erklärung anbietet. Patienten berichten gelegentlich, „nichts Wirkliches" gesehen zu haben, stimmen aber nach genauerem Befragen zu, dass sie in einem bestimmten Gesichtsfeldbereich einen „Schein" oder „Schatten" bemerkt hätten. Es handelt sich dabei meist um *hochgradig amblyope Gesichtsfeldbereiche*, in denen die normale Wahrnehmung von Licht so sehr beeinträchtigt ist, dass auch deutlich überschwellige Reize nur als vager Lichtschein, oder als kurzzeitiger „Schatten" (nach ihrem Verschwinden) gesehen werden können. Bewegte und flickernde Reize lösen in der Regel eine zuverlässigere Wahrnehmung aus (sog. *Riddoch-Phänomen*), wobei der genaue Ort, die Bewegungsrichtung und die Geschwindigkeit (z. B. langsam oder schnell) eines Reizes bzw. die Frequenz des Flickerns selten zuverlässig angegeben werden können. Hinzu kommt, dass besonders Patienten mit hochgradiger homonymer Hemiamblyopie (ähnlich wie Patienten mit hochgradigem Tunnelblick und reduzierter Form- und Farbwahrnehmung) die erhaltene Restsehfähigkeit in der betroffenen Gesichtsfeldhälfte nicht „erkennen", sondern der Meinung sind, sie könnten in diesem Bereich nichts sehen (Abb. 1.4). In diesem Fall sollte man besser von *visueller Restfunktion* und nicht von Blindsight sprechen.

Die funktionelle Bedeutung von Blindsight ist ungeklärt; es fehlen z. B. Erkenntnisse, ob Patienten mit Blindsight eher eine spontane Rückbildung von Gesichtsfeldausfällen aufweisen oder (spontan) früher und/oder besser kompensieren als solche ohne diese implizite Funktion.

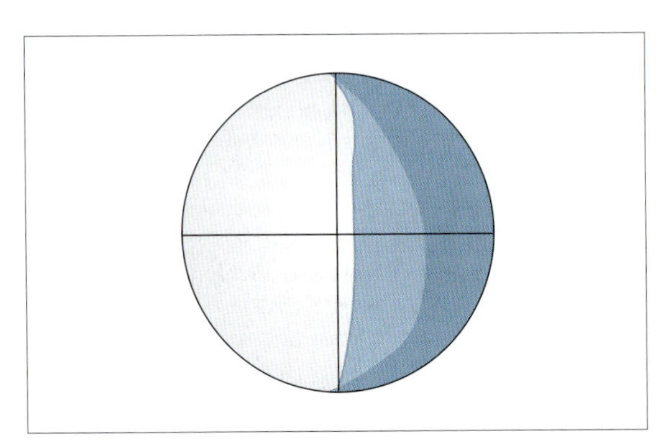

Abb. 1.4 Homonyme rechtsseitige Hemianopsie nach linksseitigem Posteriorinfarkt mit Zonen unterschiedlicher Sensitivität entlang der Gesichtsfeldgrenze.
a Bereich, in dem bewegte und flickernde Reize in 80 % der Darbietungen (n = 30) entdeckt werden konnten und vom Patienten als „unklarer, unruhiger Lichtschein" beschrieben wurde (derselbe Reiz wurde nicht bemerkt, wenn er stationär dargeboten wurde);
b Bereich, in dem das Verschwinden des Reizes in 60 % der Darbietungen (n = 30) als „Schatten" bemerkt wurde. Der Lichtreiz hatte jeweils einen Durchmesser von 116 Bogenminuten und eine Leuchtdichte von 105 cd/m2 (Hintergrundleuchtdichte: 1,02 cd/m2). In der schwarzen (anopen) Zone berichtete der Patient keinerlei Lichtwahrnehmung.

Die klassische Erklärung für das Blindsight-Phänomen geht davon aus, dass nach der (vollständigen) Schädigung der genikulo-striären Sehbahn visuelle Informationen über eine alternative retinofugale Projektion zu Strukturen des Mittel- (Colliculus superior) und Zwischenhirns (z. B. Ncl. Pulvinar) übertragen werden, wo dann visuell getriggerte motorische Orientierungsreaktionen ausgelöst werden können. Für die implizite Unterscheidungsfähigkeit sind zusätzliche kortikale Prozesse erforderlich; die Grundlage dafür könnten reziproke Faserverbindungen zwischen subkortikalen und kortikalen extrastriären Strukturen bilden (Stoerig, 2003). Als Alternativhypothese bieten sich erhaltene postgenikuläre Verbindungen und Neuronengruppen im striären Kortex an, so dass zwar afferente visuelle Informationen verarbeitet werden können, für die bewusste visuelle Wahrnehmung eines Reizes aber kein ausreichendes neurales Substrat mehr gegeben ist (vgl. Morland et al., 2004).

Eine wesentliche Rolle für die Nachweisbarkeit von Blindsight dürfte die Größe der posterioren Hirnschädigung (einschließlich des okzipitalen Marklagers) sein: Je größer das Ausmaß der Läsion, desto unwahrscheinlicher ist die Existenz von Blindsight (Sahraie et al., 2003).

Diagnostik

Die Bestimmung der Gesichtsfeldgrenzen erfolgt mit Hilfe der *quantitativen dynamischen (kinetischen)* und *statischen Perimetrie* (Gloor, 1998; Schiefer u. Schiller, 2004). Die Grenzen für die Entdeckung von Form und Farbe werden ebenfalls mit der dynamischen Perimetrie mittels Farb- und Formreizen überprüft. Hemiamblyopien und -achromatopsien werden häufig übersehen; sie stellen jedoch mit insgesamt 18 % eine nicht zu unterschätzende Gruppe dar. Patienten berichten die Folgen dieser Gesichtsfeldstörungen, wenn sie systematisch befragt werden.

Die *Konfrontationsperimetrie* erlaubt eine grobe Bestimmung der Gesichtsfeldgrenzen mit Fingerbewegungen oder (besser) z. B. schwarzen Stiften, die in beiden Gesichtsfeldhälften langsam und gleichzeitig von der Peripherie in Richtung Zentrum soweit bewegt werden, bis sie zuverlässig entdeckt werden können. Die Verwendung von Farb- (z. B. roter Kreis) und Formmarken (z. B. Quadrat) erlaubt eine einfache Überprüfung der Ausdehnung der Farb- (Angabe der Farbe) und Formgesichtsfelder (Angabe der Form) im Seitenvergleich. Die genaue Kontrolle der Fixation ist auch für die Konfrontationsperimetrie unerlässlich.

Für die Abschätzung foveanaher Gesichtsfeldstörungen ist eine *Leseprobe* zu empfehlen. Der Patient wird gebeten, den Anfang bzw. das Ende (mit einem Stift anzeigen) einer längeren Zahlenreihe ausreichender Größe (z. B. Nieden 8 oder 9) zu fixieren und anzugeben, wie viele Ziffern er rechts oder links davon sehen kann. Patienten mit geringem Restgesichtsfeld (< 2 °) berichten 1 bis maximal 3 Zeichen auf der betroffenen Seite. Bei Verdacht auf ein parazentrales Skotom wird der Anfang bzw. das Ende einer längeren Zahlenreihe (7 bis 9 Zeichen) geprüft; je nach Seite und Größe des Skotoms „fehlen“ einige oder mehrere Ziffern links oder rechts vom Fixationsort.

Die visuelle Exploration kann mit Hilfe *visueller Suchtests* (z. B. Durchstreichtests; Kap. 13) erfasst werden; für die Erfassung der Leseleistung bietet sich das *laute Lesen eines Textes* mit Vergleichswerten von Gesunden an (s. u.).

Text zur Überprüfung der Leseleistung

Der nachfolgende Text kann zur Untersuchung nichtaphasischer Lesestörungen (z. B. bei parazentralem Gesichtsfeldausfall) verwendet werden. Der Text sollte eine Druckgröße von 15 pt (Arial) und 1,5 Zeilen Abstand haben. Der Patient wird gebeten, den Text laut zu lesen; selbst bemerkte Fehler dürfen korrigiert werden.
Als Messgrößen zählen unkorrigierte Fehler und die Zeit. Natürlich ist die Lesefähigkeit alters- und bildungsabhängig; die hier angegebenen Grenzwerte sind deshalb bewusst konservativ gewählt und sind als Orientierung gedacht. *Grenzwerte unter 60 Jahre:* max. 2 Fehler; Obergrenze für die Lesezeit: 90 s; *Grenzwerte über 60 Jahre:* max. 3 Fehler; Obergrenze für die Lesezeit: 120 s
„Die Rathausglocke war unser ganzer Stolz, nicht zuletzt deshalb, weil sie uns einen schweren Batzen Gold gekostet hatte. Wir zeigten sie jedem Fremden, der nach Schilda kam, und der musste sie dann bewundern. Es war aber auch eine Glocke, die konnte sich sehen und hören lassen. Leider sollten wir dieses kostbare Stück schon nach wenigen Monaten wieder einbüßen. Eines Tages erfuhren wir nämlich, es werde bald Krieg geben. Wir gerieten darüber in tausend Ängste. Schleunigst vergruben die Männer das Bargeld, die Frauen ihren Schmuck und die Kinder ihr Spielzeug. Nichts Wertvolles durfte dem Feind in die Hände fallen. Unsere Rathausglocke schon gar nicht, sagte mein Schwiegervater, der Bürgermeister. Sonst werden die Feinde sie mitnehmen und daraus Kugeln für ihre Kanonen gießen. Dem müssen wir vorbeugen! Aber wohin mit ihr? Einige meinten, wir sollten die Glocke im Wald verstecken. Andere dagegen rieten: Vergraben! Der Schmied aber sagte: Das Beste wird sein, wir versenken sie in den Schildsee! Dort ist sie, solange dem Städtchen Gefahr droht, gut aufgehoben. Wir können einstweilen in aller Ruhe den Frieden abwarten und sie dann wieder herausfischen!“

Diagnostische Ausschlusskriterien:

- peripher verursachte Gesichtsfeldstörungen,
- visueller Neglect,
- Balint-Syndrom,
- psychogene Genese,
- Medikamentennebenwirkungen und Intoxikationen (Zrenner, 2004).

Pathophysiologie und Anatomie

Homonyme Gesichtsfeldstörungen werden grundsätzlich durch eine *Schädigung der postchiasmatischen Sehbahn* einschließlich des *striären Kortex* verursacht.

Die typische Ätiologie sind Infarkte im Versorgungsgebiet der hinteren Hirnarterien; andere Ursachen sind hintere Mediateilinfarkte, okzipitale oder temporale Blutungen, traumatische Läsionen, Tumoren sowie (seltener) Multiple Sklerose und fokale posteriore Atrophie.

- Das *homonyme Zentralskotom* ist typischerweise Folge einer chronischen zerebralen Hypoxie.
- *Inkongruente monokuläre Gesichtsfeldgrenzen* lassen auf eine Schädigung im vorderen Anteil der Sehbahn (Tractus opticus, Corpus geniculatum laterale, anteriorer Anteil der Sehstrahlung) schließen, während eine *hohe Kongruenz* auf eine Schädigung des posterioren Abschnitts der Sehstrahlung oder des striären Kortex hinweist.
- *Untere Quadrantenanopsien* resultieren in der Regel aus einer Schädigung des oberen (parietalen) Anteils der Sehstrahlung, *obere Quadrantenanopsien* aus einer Schädigung des unteren (temporalen) Abschnitts der Sehstrahlung (Huber, 1998a).

Spontanverlauf und Prognose

Zum Spontanverlauf homonymer Gesichtsfeldstörungen existieren nur wenige systematische Studien. In Einzelfällen können sich Gesichtsfeldausfälle vollständig zurückbilden; dies scheint vor allem nach Blutungen, nach operativer Entfernung von Tumoren und bei Multipler Sklerose zu gelten. Nach Infarkten sind partielle spontane Rückbildungen berichtet worden; die Angaben über Häufigkeit und Ausmaß variieren allerdings erheblich.

Da in der Akutphase eine quantitative Perimetrie selten möglich ist bzw. nicht durchgeführt wird, beziehen sich die wenigen Untersuchungen an größeren Gruppen auf den Zeitraum von etwa 3 bis 12 Wochen nach dem Eintreten der Hirnschädigung. In einer eigenen systematischen Verlaufsuntersuchung in den Jahren 1995–2004 fanden wir eine spontane Rückbildung innerhalb der ersten 3 Monate in 49 Fällen (15 %) von 330 Patienten. Das Ausmaß der Gesichtsfeldzunahme betrug 2–40 Sehwinkelgrad (Durchschnitt: 9°). Eine vollständige Rückbildung des Ausfalls (meist Hemianopsie) fand sich lediglich in 6 Fällen (0,02 % der Gesamtgruppe bzw. 12 % der Gruppe mit Spontanrückbildung). Wesentliche Voraussetzung für eine spontane Rückbildung dürfte das Vorhandensein einer residualen Stoffwechselaktivität im Schädigungsgebiet sein (Bosley et al., 1987). Spontan auftretende Infarkte, Diabetes und Bluthochdruck scheinen das Ausmaß der Rückbildung negativ zu beeinflussen (Aldrich et al., 1987).

Bei einem Teil der Patienten finden sich bereits früh spontane Kompensationsstrategien. Etwa 40 % der Patienten mit unilateralem Gesichtsfeldausfall (n = 130) zeigen schon nach 2–3 Wochen durchaus effiziente Blickstrategien, die einen ausreichenden Überblick erlauben. Für das Lesen liegt der Anteil mit ca. 20 % hingegen deutlich niedriger. Die Analyse der (meist zerebrovaskulären) Läsionsmuster ergab, dass Patienten mit spontanen Kompensationsstrategien eine auf die Sehbahn bzw. den striären Kortex begrenzte Schädigung erlitten hatten. Bei einer zusätzlichen Schädigung des okzipitalen Marklagers, posterior-thalamischer Strukturen und/oder okzipito-parietaler

Areale scheint sich keine vergleichbare spontane Kompensationsstrategie zu entwickeln (Zihl, 2000).

Therapie

In Einzelfällen konnte eine begrenzte *Vergrößerung des Restgesichtsfelds* mit Trainingsverfahren erreicht werden, die aus Experimenten an Primaten adaptiert wurden; dies führte z. B. auch zu einer Verbesserung der Leseleistung (Zihl u. von Cramon, 1985). Trotz der Bestätigung dieser Ergebnisse durch andere Autoren ist kritisch anzumerken, dass dieses Behandlungsverfahren auf Grund der unklaren Indikation (die Restfunktion im betroffenen Gebiet ist im Einzelfall nicht bekannt), des unverhältnismäßig großen Trainingsaufwandes und der damit verbundenen hohen Kosten sowie der nur teilweise gegebenen ökologischen Validität keine brauchbare Rehabilitationsmaßnahme darstellt.

Als Alternative bietet sich der *Erwerb kompensatorischer Strategien* an, um eine effiziente Minderung der durch den Gesichtsfeldausfall verursachten Funktionsbeeinträchtigungen zu erreichen und somit die Sehbehinderung im Alltag weitgehend zu reduzieren (Zihl, 2000). Wie oben bereits angeführt, zeigen ca. 80% der Patienten spontan keine ausreichende Lesefähigkeit und ca. 60% keinen ausreichenden Überblick. Das Mittel der Wahl ist der Erwerb einer okulomotorischen Kompensationsstrategie, um den verlorenen Gesichtsfeldbereich zu ersetzen.

Behandlung zum Erwerb einer okulomotorischen Kompensationsstrategie

Die Behandlung umfasst drei Komponenten:

- die Vergrößerung der (sakkadischen) Blickbewegungen zur Seite des Gesichtsfeldausfalls,
- das Lernen systematischer Blickstrategien zum Gewinn eines sicheren und raschen Überblicks auch über komplexe Szenen,
- den Erwerb einer neuen Blickstrategie beim Lesen.

Zur Verbesserung des Überblicks werden visuelle Suchaufgaben verwendet; zum Wiedergewinnen einer effizienten Lesestrategie werden Wörter und Zahlen unterschiedlicher Länge kurzzeitig auf einem Monitor dargeboten. Patienten mit einem links- bzw. rechtsseitigen Ausfall sollen zuerst den Wortanfang (Zahlenanfang) bzw. das Wortende (Zahlenende) aufsuchen und erst dann das Wort bzw. die Zahl laut lesen. Patienten mit bilateralem Ausfall suchen immer zuerst den Wortanfang (Zahlenanfang) und dann das Wortende (Zahlenende) auf.

Beide Behandlungsverfahren sind softwaregesteuert; der Schwierigkeitsgrad der jeweiligen Aufgabe kann dem Ausgangszustand individuell angepasst und je nach Fortschritt sukzessive gesteigert werden. Die Vorgehensweise beruht wesentlich auf dem *Prinzip des fehlerfreien Lernens*, d. h. die Patienten erhalten sofort (externe) Rückmeldung darüber, ob sie die gestellte Aufgabe (Ausführen einer möglichst großen Blickbewegung zu einem Zielreiz, fehlerfreies *und* schnelles Absuchen von Szenen, fehlerfreies *und* rasches Erfassen eines Wortes bzw. kurzen Satzes oder einer längeren Zahl) korrekt ausgeführt haben oder nicht. Fehler werden sofort eliminiert, um so rasch wie möglich eine effiziente Kompensationsstrategie aufzubauen und langfristig zu etablieren.

In Tab. 1.5 sind die Behandlungsergebnisse und der erforderliche Behandlungsaufwand (Anzahl der Sitzungen) zusammengefasst. Sowohl die *visuelle Exploration* als auch die *Leseleistung für Texte und Zahlen* konnten für alle drei Gruppen deutlich verbessert werden. Während sich für die visuelle Exploration bzw. die visuelle Suchleistung keinerlei Unterschiede zwischen Patienten mit links- und rechtsseitiger Hemianopsie ergaben, brauchten Patienten mit rechtsseitiger Hemianopsie mehr Sitzungen für den Erwerb einer vergleichbaren Lesefähigkeit. Auch Patienten mit bilateraler Hemianopsie profitierten von diesen Behandlungsverfahren; allerdings zeigte sich nach Behandlung noch ein deutlich erhöhter Zeitbedarf trotz einer nahezu doppelt so großen Anzahl von Trainingssitzungen. Die Verbesserung in der visuellen Exploration und im Lesen zeigte sich auch im Blickbewegungsmuster (Zihl, 2000).

Die systematische Behandlung wurde nach Erreichen eines „kritischen" Leistungsniveaus, das die Patienten auch subjektiv als eindeutige Verbesserung einstuften, beendet und Instruktionen für den Transfer der erworbenen Kompensationsstrategien unter Alltagsbedingungen gegeben. Bei der Verlaufskontrolle 6 Wochen nach Ende der Behandlung zeigte sich die Verbesserung als stabil, d. h. die gelernten Kompensationsstrategien waren ausreichend automatisiert worden. Interessanterweise spielte das Alter keine wesentliche Rolle für den erfolgreichen Erwerb der Kompensationsstrategien.

Die beschriebenen Behandlungsverfahren weisen eine hohe ökologische Validität auf, bewirken eine nachhaltige Reduzierung der Behinderung, und können praktisch bei allen Patienten eingesetzt werden (Ausnahme: Behandlung der durch eine Alexie verursachten Lesestörung). Da auch der Aufwand (durchschnittlich 8 Sitzungen für das Explorations- und 12 Sitzungen für das Lesetraining) vergleichsweise gering ist, erfüllen diese Verfahren die wesentlichen Voraussetzungen für den klinischen Einsatz als Rehabilitationsverfahren. Diese Ergebnisse sind von anderen Autoren bestätigt worden (Kerkhoff, 2000; Nelles et al., 2001). Patienten, bei denen zusätzlich okzipito-parietale bzw. subkortikale Strukturen (z. B. hinterer Thalamus) und ihre Verbindungen geschädigt waren, zeigten ein durchschnittlich schlechteres Behandlungsergebnis (Zihl, 2000). Das Vorliegen weiterer Funktionsstörungen (z. B. Verminderung der Sehschärfe oder des Kontrastsehens, Störung der visuell-räumlichen Orientierung, Alexie) kann vor allem die Behandlung der durch Gesichtsfeldstörungen verursachten Lesestörung erschweren und das Behandlungsergebnis mindern.

Tabelle 1.5 Behandlungsergebnisse bei homonymer uni- und bilateraler Hemianopsie vor und nach Behandlung (modifiziert und ergänzt nach Zihl, 2000). Dauer der Sitzungen: 30 – 45 min. Das Restgesichtsfeld betrug in allen Fällen 5 ° oder weniger.

Leistungsparameter		*LH*	*RH*	*BILH*
Visuelle Suche		*n = 68*	*n = 52*	*n = 9*
Suchzeit (s)	vor Behandlung	23,8 (3,4)	21,7 (6,4)	36,9 (11,9)
	nach Behandlung	13,9 (2,6)	14,1 (2,6)	19,3 (8,2)
	Verlaufskontrolle nach 6 Wochen[a]	13,6 (2,6)	13,4 (3,8)	16,7 (4,6)
Auslassungen	vor Behandlung	4 (0 – 7)	4 (0 – 6)	7 (3 – 9)
	nach Behandlung	0 (0 – 1)	0 (0 – 1)	2 (0 – 3)
Anzahl der Sitzungen		7 (3 – 11)	8 (4 – 12)	14 (8 – 18)
Lesen		*n = 42*	*n = 27*	*n = 9*
WpM	vor Behandlung	91 (56 – 143)	68 (39 – 132)	32 (16 – 73)
	nach Behandlung	162 (72 – 196)	114 (75 – 172)	96 (54 – 126)
	Verlaufskontrolle nach 6 Wochen[b]	166 (97 – 201)	154 (91 – 196)	121 (68 – 144)
Anzahl der Sitzungen		11 (4 – 13)	14 (5 – 18)	23 (9 – 32)

LH = linksseitige, RH = rechtsseitige, BILH = bilaterale homonyme Hemianopsie
a LH: n = 36; RH: n = 28; BILH: n = 6
b LH: n = 22; RH: n = 19; BILH: n = 6

Andere Ansätze

Die „Kompensation“ eines homonymen Gesichtsfeldausfalls (ausschließlich) durch Kopfbewegungen zur betroffenen Seite ist kontraindiziert, weil dadurch die blickmotorische Exploration des Raumes verkleinert (Zangemeister et al., 1982) und die visuo-vestibuläre Interaktion gestört werden. Ähnliches gilt auch für die manchmal empfohlene dauerhafte Kopfdrehung oder -schräghaltung zur betroffenen Seite, die im Wesentlichen nur zu schmerzhaften Verspannungen führt.

Versuche, den ausgefallenen Gesichtsfeldbereich durch Spiegel- oder Prismensysteme in die intakte Gesichtsfeldhälfte zu transponieren, haben sich bisher nicht bewährt. Ein wesentlicher Grund dafür dürfte darin liegen, dass vor allem unter „dynamischen“ Alltagsbedingungen wegen der sich laufend verändernden räumlichen Verhältnisse der Seheindrücke eine rasche und präzise visuelle Kontrolle von Augen-, Hand- und Gehbewegungen kaum möglich ist. Eine neue Art von Prismenbrillen soll eine Expansion des Sehfeldes bei Hemianopsie bewirken und dadurch den Überblick auch unter Alltagsbedingungen vergrößern (Peli, 2000). Systematische Studien an größeren Patientengruppen und bei unterschiedlichen visuellen Tätigkeiten stehen jedoch noch aus.

Homonyme Gesichtsfeldstörungen bilden sich selten so weit zurück, dass die Patienten nicht mehr behindert sind. Als Behandlungsverfahren hat sich der systematische Erwerb okulomotorischer Kompensationsstrategien zum Gewinn eines raschen und möglichst vollständigen Überblicks sowie der Lesefähigkeit als effizient erwiesen.

1.4 Vollständige zerebrale Blindheit

Definition

Der völlige Verlust der Sehfähigkeit nach erworbener Hirnschädigung wird als vollständige zerebrale Blindheit bezeichnet. Die Ursache liegt in der Schädigung beider Sehbahnen oder des striären Kortex beidseits.

Die Lichtwahrnehmung ist manchmal möglich; alle anderen Sehfunktionen sind jedoch erloschen. In etwa einem Drittel der Fälle kommt es zur (meist teilweisen) Rückbildung der Blindheit. Foveale Sehfunktionen (Visus, Kontrastsehen, Formsehen) bleiben jedoch häufig so beeinträchtigt, dass die Sehbehinderung deutlich größer ist als im Falle einer partiellen zerebralen Blindheit.

Klinik

Die vollständige zerebrale Blindheit ist dadurch charakterisiert, dass die Patienten über *keinerlei visuelle Eindrücke* mehr verfügen; sie müssen sich deshalb vollständig auf andere Wahrnehmungsmodalitäten (Hören, Tasten) verlassen. (Die Begriffe „kortikale Blindheit" und „Rindenblindheit" sollten vermieden werden, da es sich in nahezu allen Fällen um eine kombinierte subkortikale/kortikale Schädigung handelt.)

Manchmal verhalten sich solche Patienten wie „Sehende", beschreiben (nicht vorhandene) Objekte, Personen und Gegenden und lesen nach Aufforderung aus einer Zeitung vor. Trotz gegenteiliger Erfahrung haben sie keinerlei Einsicht in ihre Blindheit (*Anosognosie* oder sog. *positives Anton-Syndrom;* Kap. 19). Das Gegenteil ist der Fall, wenn Patienten in der Testsituation flickernde und bewegte Reize überzufällig als Licht oder als „Schatten" berichten und nach ihnen korrekt greifen, aber trotzdem überzeugt sind, völlig erblindet zu sein (sog. *negatives Anton-Syndrom*).

Diagnostik

Im Akutstadium können kontrastreiche Lichtquellen (Taschenlampe) bzw. farbige, großflächige optische Reize verwendet werden, die entweder langsam im Abstand von ca. 15 – 20 cm vor den Augen des Patienten bewegt oder an- und ausgeschaltet werden. Die Patienten werden aufgefordert, An- bzw. Abwesenheit von Licht, Ort, Bewegung und Bewegungsrichtung der Lichtquelle (Zeigen) oder Farbe bzw. Form des Reizes angeben. Dabei ist unbedingt darauf zu achten, dass keinerlei auditive (Geräusche) oder haptische (Luftzug bei Bewegung) Informationen über die An- oder Abwesenheit der verwendeten Reize produziert werden.

Die *implizite Überprüfung möglicher visueller Restfunktionen* erfolgt durch die Aufforderung, nach einem Gegenstand zu greifen, der vor dem Patienten auf einem Tisch liegt. Position, Form, Farbe und Größe des Gegenstandes sollten variiert werden; zur Überprüfung der Zuverlässigkeit der (positiven) Reaktionen sind Durchgänge ohne Gegenstände (sog. catch trials) zu empfehlen.

Bei der *Registrierung visuell evozierter Potentiale* sollte darauf geachtet werden, dass die Augen ausreichend geöffnet sind und der Blick für die Dauer der jeweiligen Reizung so ruhig wie möglich geradeaus gerichtet bleibt (eventuell unterstützt durch akustische Hinweisreize). Falls ein reproduzierbares Potential registriert werden kann, sollte eine weitere Reizgröße verwendet werden, um ein elektrophysiologisches Korrelat für die räumliche Auflösung und damit eventuell ein Äquivalent für die Sehschärfe zu erhalten.

Die visuell evozierten Potentiale nach Lichtreizung (*flash evoked potentials*) sind häufig erhalten, da für ihre Generierung die subkortikalen Anteile des Sehsystems ausreichend sind (Schroeder et al., 1989). Ein Ausfall auch dieser Potentiale weist auf die vollständige Zerstörung des subkortikalen Anteils des Sehsystems hin. Die Muster-evozierten Potentiale sind in Form, Amplitude und Latenz meist deutlich verändert oder völlig erloschen. Allerdings weisen erhaltene evozierte Potentiale auf Musterreize auf eine vorhandene Restfunktion im striären Kortex und damit auf eine mögliche spontane Rückbildung hin (Celesia et al., 1982).

Sowohl für die verhaltensbasierten als auch für die elektrophysiologischen Verfahren gilt, dass negative und positive Antworten eindeutig reproduzierbar sein sollten, um eine zuverlässige diagnostische Aussage zu erhalten.

Sobald Fixation und Aufmerksamkeit ausreichend gegeben sind, sollten das Gesichtsfeld (eventuell mittels Konfrontationsperimetrie), die Sehschärfe, die Farbwahrnehmung sowie die Objekt- und Gesichterwahrnehmung mit standardisierten Verfahren überprüft werden.

Pathophysiologie und Anatomie

Vollständige zerebrale Blindheit wird in der Regel durch einen Infarkt im Versorgungsgebiet beider hinterer Hirnarterien verursacht, der die Sehbahn oder den striären Kortex beidseits praktisch völlig zerstört. Vollständige zerebrale Blindheit kann auch nach bilateralen traumatischen Läsionen (z. B. nach einem Schädel-Hirn-Trauma), chronischer zerebraler Hypoxie, Tumoren, okzipitalen Vasospasmen (z. B. prä- oder post partum), Embolien nach herzchirurgischen Eingriffen, bei hepatischer Enzephalopathie, bei schwerer Hypoglykämie, bei Neuro-AIDS, nach Cyclosporinintoxikation (FK506) und nach Heroinintoxikation auftreten.

Spontanverlauf und Prognose

Im Gegensatz zur partiellen scheint sich die vollständige zerebrale Blindheit häufiger zurückzubilden; die Angaben reichen von einem bis zu zwei Drittel der Fälle und zwar innerhalb von Stunden, Tagen oder wenigen Wochen. Allerdings bleiben in der Regel bilaterale (Röhrengesichtsfeld; bilaterale Hemiamblyopie) oder unilaterale homonyme Gesichtsfeldausfälle oder -störungen zurück.

Die Rückbildung folgt dabei häufig einem bestimmten Muster. Auf die Lichtwahrnehmung folgen die Farbwahrnehmung – wobei die Farben oft noch einige Zeit schwach oder auch „dunkel" bzw. „schmutzig" erscheinen – und die Wahrnehmung von bewegten und später auch stationären Konturen. Die Formwahrnehmung kann soweit wieder zurückkehren, dass auch Objekte und Gesichter wieder erkannt werden können; häufig bleiben Visus und Kontrastsensitivität allerdings reduziert (Zihl, 2000). In Einzelfällen können eine Achromatopsie oder Dyschromatopsie und/oder visuell-agnostische Störungen (Kap. 19) persistieren. Das Auftreten von komplexen visuellen Halluzinationen kann als günstiges prognostisches Zeichen angesehen werden (Wunderlich et al., 2000).

Die im Rahmen von Migräneattacken oder epileptischen Anfällen auftretende zerebrale Blindheit zeigt in der Regel eine gute Rückbildung. Als ungünstige prognostische Faktoren für eine spontane Rückbildung sind unter anderem Diabetes und Bluthochdruck bekannt.

Therapie

Hinsichtlich der Behandlung von Patienten mit vollständiger zerebraler Blindheit ist wenig bekannt. Bei persistierender Blindheit oder hochgradiger Sehbehinderung wird die systematische Benützung auditiver und haptischer Informationen im Vordergrund stehen; wichtige Voraussetzung dafür sind jedoch ausreichende kognitive Fähigkeiten (Lernen und Gedächtnis, Raumvorstellung, exekutive Funktionen zur Verhaltenskontrolle).

Bei partieller Rückkehr von Sehfunktionen können die für die einzelnen visuellen Funktionsbereiche angegebenen Behandlungsverfahren eingesetzt werden. Die systematische repetitive visuelle Stimulation mit medikamentöser Unterstützung eröffnet möglicherweise einen weiteren Behandlungsansatz (Widdig et al., 2003); die Überprüfung an einer größeren Patientengruppe steht jedoch aus.

Vollständige zerebrale Blindheit wird durch eine bilaterale Schädigung der Sehbahn oder des striären Kortex verursacht. Sie bildet sich in etwa 30 % der Fälle teilweise, selten vollständig zurück. In Einzelfällen kann eine Verbesserung der Sehfunktionen durch systematisches Training erreicht werden.

1.5 Minderung der Sehschärfe und der räumlichen Kontrastsensitivität

Definition

Sehschärfe
Sehschärfe bezeichnet eine Kombination aus Auflösungsvermögen, Trennschärfe und dem Erkennen von Formen; die Lesesehschärfe stellt eine eigenständige Leistung dar. Nach unilateraler postchiasmatischer Schädigung kann die Sehschärfe beidäugig geringfügig vermindert sein; nach bilateraler Schädigung kann sie unbeeinträchtigt oder aber in unterschiedlichem Ausmaß reduziert sein.

Räumliche Kontrastsensitivität
Räumliche Kontrastsensitivität (oft auch Kontrastsehen genannt) bezeichnet die Unterschiedsempfindlichkeit für Konturen unterschiedlicher Breite (sog. Ortsfrequenz) bei abnehmendem Hell-Dunkel-Kontrast. Störungen des Kontrastsehens kommen sowohl nach uni- als auch bilateraler postchiasmatischer Schädigung vor; die Patienten klagen über „Verschwommensehen" vor allem beim Lesen.

Klinik

Minderung der Sehschärfe

Eine zerebral verursachte Minderung der Sehschärfe ist immer binokulär. Der Grad der Einbuße reicht, insbesondere nach bilateraler Schädigung, von einer leichten Minderung bis zum völligen Verlust, so dass selbst Fingerzählen nicht mehr möglich ist. Besonders in Fällen mit bilateraler okzipitaler Schädigung kann es bereits nach kurzer Belastung (z. B. nach einigen Minuten lesen) zu einer Abnahme der Sehschärfe kommen (sog. *zerebrale Asthenopie*); dabei dürfte allerdings auch die verminderte Daueraufmerksamkeit eine Rolle spielen.

Minderung der räumlichen Kontrastsensitivität

Die räumliche Kontrastsensitivität kann nach uni- oder bilateraler Schädigung des zentralen Sehsystems reduziert sein und betrifft ebenfalls immer beide Augen. In Abhängigkeit vom Schweregrad der Störung berichten Patienten über leichtes oder ausgeprägtes „Verschwommensehen", vor allem beim Lesen und beim Betrachten von Schwarz-Weiß-Fotografien (z. B. Gesichter). Benachbarte Konturen verschmelzen ineinander, weil der räumliche Abstand und/oder der Hell-Dunkel-Unterschied zu gering sind. Manchmal dauert es einige Minuten, bis das Verschwommensehen auftritt.

Diagnostik

Sehschärfe

Für die Bestimmung der Sehschärfe stehen *normierte und standardisierte ophthalmologische Verfahren* zur Verfügung (Huber, 1998b). Es empfiehlt sich in jedem Fall, nicht nur die Sehschärfe für Einzelzeichen, sondern auch für Zahlen und Texte (z. B. mit Hilfe der Nieden-Tafeln) zu bestimmen. Bei hochgradig reduzierter Sehschärfe bieten sich einfache Formen an (z. B. Kreis vs. Quadrat oder Raute), die unterschieden werden sollen.

Eine *ophthalmologische Abklärung* möglicher peripher bedingter Ursachen ist immer empfehlenswert.

Räumliche Kontrastsensitivität

Die räumliche Kontrastauflösung lässt sich *mit Hilfe von Mustern* bestimmen, deren räumliche Frequenz und Schwarz-Weiß-Kontrast systematisch variiert werden (Wildberger, 1998a). Als relativ einfaches Verfahren bieten sich Tafeln mit entsprechenden Streifenmustern (z. B. VISTECH) an. Die Kontrastsensitivität wird für jedes Auge getrennt und für beide Augen gemeinsam bestimmt. In Fällen hochgradiger Herabsetzung des Kontrastsehens kann die *Registrierung Muster-evozierter Potentiale* wichtige Informationen liefern, wobei möglichst mehrere Mustergrößen bzw. Raumfrequenzen verwendet werden sollten, um die räumliche Auflösung bzw. deren Störung zuverlässig abschätzen zu können.

Eine *ophthalmologische Abklärung* möglicher peripher bedingter Ursachen ist immer empfehlenswert.

Diagnostische Ausschlusskriterien:

- Störungen von Akkommodation und Fusion,
- Doppelbilder,
- Medikamentennebenwirkungen, Intoxikationen (Zrenner, 2004).

Pathophysiologie und Anatomie

Einbußen der Sehschärfe resultieren aus einer Schädigung fovealer Fasern der postchiasmatischen Sehbahn bzw. des kortikalen Projektionsgebietes des fovealen Gesichtsfelds (im Falle eines relativen oder absoluten homonymen Zentralskotoms). Eine einseitige Schädigung der Sehbahn kann zu einer geringfügigen Reduzierung der Sehschärfe führen; eine bilaterale Schädigung kann einen relativen oder völligen Visusverlust zur Folge haben.

Das *Kontrastsehen* kann nach uni- oder bilateraler postchiasmatischen Schädigung gestört sein. Typische Störungsmuster (z. B. Einbuße in einem bestimmten räumlichen Frequenzbereich) sind eher selten. Während die *Lesesehschärfe* meist entsprechend der Einbuße an Kontrastsensitivität beeinträchtigt ist, scheint die *Sehschärfe für Einzelzeichen* seltener betroffen zu sein. Eine Ausnahme bilden Patienten mit Multipler Sklerose, die in der Regel eine Herabsetzung der räumlichen Kontrastsensitivität für hohe Frequenzen und gleichzeitig eine Visusminderung auch für Einzelzeichen aufweisen (Regan et al., 1982). Hier dürfte jedoch die zusätzliche Störung des peripheren visuellen Systems eine Rolle spielen.

Störungen des räumlichen Kontrastsehens sind auch bei Patienten mit M. Parkinson beschrieben (Diederich et al., 2002); auch hierbei ist zu berücksichtigen, dass die Ursache in einer zusätzlichen retinalen Funktionsstörung liegen kann (Harris, 1998).

Spontanverlauf, Prognose und Therapie

Bei bestimmten Ätiologien (z. B. nach Entfernung eines Tumors, nach Blutungen) können Sehschärfe und Kontrastsehen teilweise oder auch vollständig spontan zurückkehren. Auch im Rahmen der Rückbildung der vollständigen zerebralen Blindheit können sich beide Funktionen erholen, wobei die Rückbildung allerdings in jedem Stadium stagnieren kann.

Je nach Grad der Visuseinbuße sind Texte in Großdruck bzw. optische Vergrößerungshilfen (Lupen) zu empfehlen. Dabei sollte eine gewisse Gewöhnungszeit berücksichtigt werden. Systematisches Training kann in Einzelfällen zu einer Verbesserung der Kontrastsensitivität führen, die sich auch günstig auf die Lesefähigkeit auswirkt; es fehlen jedoch Untersuchungen an größeren Patientengruppen (Zihl, 2000).

Zentrale Störungen der Sehschärfe finden sich in der Regel nach bilateraler, solche des Kontrastsehens nach uni- oder bilateraler postchiasmatischer Schädigung. Sie beeinträchtigen das Erkennen von Objekten und Gesichtern sowie das Lesen. Die spontane Rückbildung ist selten; therapeutische Massnahmen sind auf Großdruck und Vergrößerungshilfen begrenzt.

1.6 Störungen der visuellen Adaptation

Definition

Visuelle Adaptation

Unter visueller Adaptation wird die Anpassungsfähigkeit des visuellen Systems an unterschiedliche Lichtverhältnisse verstanden.

Die Helladaptation erfolgt innerhalb von Sekunden; die Dunkeladaptation dauert hingegen mindestens 5 Minuten. Nach postchiasmatischer Schädigung können Hell- und Dunkeladaptation getrennt oder gemeinsam betroffen sein.

Die visuelle Adaptation kann nach ein- oder beidseitiger Schädigung des zentralen visuellen Systems beeinträchtigt sein; die Zuordnung zum Ort der Hirnschädigung ist ungeklärt.

Klinik

Patienten mit einer *Störung der Helladaptation* berichten über eine (meist deutlich) erhöhte Blendempfindlichkeit, selbst unter normalen Tageslichtbedingungen. Das Lesen ist erschwert, weil das Weiß des Papiers wie „gleißendes Licht" oder wie „in der Hitze" erscheint. Häufig ist die erhöhte Blendempfindlichkeit auch mit unangenehmen subjektiven Begleiterscheinungen (z. B. Kopfschmerzen) assoziiert, was nicht selten ein entsprechendes Vermeidungsverhalten zur Folge hat. Für Patienten mit einer *Störung der Dunkeladaptation* erscheint alles „zu dunkel"; normales Tageslicht reicht etwa zum Lesen nicht mehr aus; sie bevorzugen deshalb (meist deutlich) helleres Licht als Gesunde.

Die *gleichzeitige Störung der Hell- und Dunkeladaptation* wirkt sich besonders unangenehm aus, da „normales" Licht einerseits nicht mehr ausreicht und andererseits gleichzeitig blendet. Auch nach einer längeren Adaptationszeit (15 o. 30 Minuten) stellt sich kaum eine Normalisierung der Hell- bzw. Dunkeladaptation ein (Zihl u. Kerkhoff, 1990).

Diagnostik

Die Messung des Verlaufs der visuellen Adaptation erfolgt mit Hilfe der *Adaptometrie.* Dabei handelt es sich um eine fortlaufende Messung der Helligkeitsschwelle nach vorheriger Adaptation auf das entsprechende Ausgangsniveau (Huber, 1998c).

Eine *ophthalmologische Abklärung* möglicher peripher bedingter Ursachen ist empfehlenswert.

Diagnostische Ausschlusskriterien:
- peripher verursachte Störungen der visuellen Adaptation,
- Medikamentennebenwirkungen, Intoxikationen (Zrenner, 2004).

Spontanverlauf, Prognose und Therapie

Befunde über die spontane Rückkehr der visuellen Adaptation oder über prognostische Faktoren liegen nicht vor. Als *Hilfsmittel* haben sich bei Störungen der Helladaptation individuell angepasste Sonnenbrillen, bei Störungen der Hell- oder Dunkeladaptation Dimmer zur stufenlosen Einstellung der aktuell erforderlichen Beleuchtungsstärke (z. B. beim Lesen) bewährt (Jackowski et al., 1996; Zihl 2000).

> Zentrale Störungen der Hell- oder Dunkeladaptation verursachen eine erhöhte Blendempfindlichkeit (zentrale Photophobie) bzw. einen erhöhten Lichtbedarf selbst bei normalem Tageslicht (Dunkelsehen); sie behindern vor allem das Lesen.
> Spontanrückbildung scheint selten zu sein. Eine gewisse Besserung kann durch Verwendung geeigneter Sonnenbrillen bzw. eines Dimmers zur Regulation der Beleuchtungsstärke von Lichtquellen erreicht werden.

1.7 Störungen des Farbsehens

> **Definition**
>
> Das Farbsehen umfasst insbesondere die Fähigkeit zur Farbtonunterscheidung. Zentrale Störungen des Farbsehens sind die *zerebrale Dyschromatopsie* (Herabsetzung der Farbtonunterscheidung), *Hemiachromatopsie* (Verlust der Farbwahrnehmung in einem Halbfeld bei erhaltener Licht- und Formwahrnehmung) und die *vollständige Achromatopsie* (Verlust des Farbsehens im gesamten Gesichtsfeld).
> Zentrale Störungen des Farbsehens finden sich vor allem nach einer Schädigung im Bereich der medialen und lateralen okzipito-temporalen Gyri.

Klinik

Zerebrale Dyschromatopsie

Patienten mit einer zerebralen Dyschromatopsie weisen eine Herabsetzung der Fähigkeit auf, (feine) Farbtöne zu unterscheiden, wobei die Diskrimination der Hauptfarbtöne in der Regel noch ohne Schwierigkeiten gelingt. Diese Beeinträchtigung wird von den Betroffenen nicht immer spontan berichtet, es sei denn, aus beruflichen Gründen (z. B. Malerei, Textilbereich) ist eine sehr gute Unterscheidung von Farbtönen wichtig. Frauen berichten diese Störung zudem häufiger als Männer, weil z. B. die Farbtöne von Kleidungsstücken nicht mehr zusammenpassen. Je nach Ausprägungsgrad der Dyschromatopsie ist das Objekterkennen sekundär betroffen, wenn Farben ein kritisches Merkmal darstellen (z. B. bei Blumen). Die Farbkonstanz, d. h. die relative Stabilität der Farbwahrnehmung unter variierenden Beleuchtungsbedingungen, kann ebenfalls beeinträchtigt sein (Kennard et al. 1995).

Homonyme Hemiachromatopsie

Patienten mit einer homonymen Hemiachromatopsie berichten den Verlust des Farbsehens in der Regel spontan, weil der direkte Vergleich der Seheindrücke aus beiden Gesichtsfeldhälften das sofortige Entdecken dieser Einbuße in einer Hälfte ermöglicht.

Vollständige zerebrale Achromatopsie

Bei einem Ausfall der Farbwahrnehmung im gesamten Gesichtsfeld (*vollständige zerebrale Achromatopsie*) können Patienten Farbtöne nicht mehr unterscheiden; alle sehen mehr oder weniger gleich „schmutzig" oder „dunkel" aus. In manchen Fällen ist die Grautonunterscheidung erhalten (Heywood et al., 1987); solche Patienten differenzieren Farben nach ihrem Grauton („heller" vs. „dunkler"). Bei Konstanthaltung von Grauton und Farbsättigung gelingt keine Unterscheidung mehr. Subjektiv empfinden Patienten mit einer völligen Achromatopsie die Welt oft „wie an einem grauen Novembertag". Sie drücken ihre Verwunderung darüber aus, dass ihr Zimmer „düster" ist, oder Ärzte und Pflegepersonal eine fleckig graue, manchmal sogar „schmutzige" Dienstkleidung tragen. Die Einsicht in das völlige Fehlen der Farbwahrnehmung entwickelt sich oft erst allmählich auf der Grundlage des Vergleichs mit von früher bekannten Gegenständen, vorausgesetzt das Farbgedächtnis ist erhalten.

Ähnlich wie für die zerebrale Dyschromatopsie gilt auch für die zerebrale Achromatopsie, dass das *Objekterkennen* sekundär betroffen ist, wenn Farbe ein kritisches Merkmal dafür darstellt. Patienten mit einer zerebralen Achromatopsie berichten auf Befragen oft auch über eine *Stimmungsänderung zum Negativen,* die sie sich nicht erklären können. Es ist zu vermuten, dass diese Stimmungsänderung durch den Verlust des Farbsehens (mit-)verursacht ist. Inwieweit dabei der in vielen Fällen zusätzlich vorliegende Verlust der Farbvorstellung eine Rolle spielt, ist unklar.

Diagnostik

Die Überprüfung der Farbtonunterscheidung in Fällen mit zerebraler Dyschromatopsie sollte mit *Farbproben* vorgenommen werden, bei denen ausschließlich der Farbton die Grundlage für die Unterscheidung darstellt, da es sonst zu falsch negativen Diagnosen kommen kann. Ein sehr geeignetes Verfahren ist der *Farbtest nach Farnsworth*, den es in einer Kurzform (D 15) und in einer Langform gibt (Paulus, 1998). Es findet sich meist kein typisches Störungsmuster; oft ist aber der Rotbereich weniger betroffen. Bei Patienten mit einer vollständigen Achromatopsie reicht in der Regel die Kurzform; es können orientierend auch einfarbige Farbreize (z. B. aus dem Token-Test) verwendet werden, soweit sie sich in Sättigung und Grauwert nicht zu sehr unterscheiden.

Die *Abgrenzung gegenüber Störungen der Farbbenennung* ist differenzialdiagnostisch wichtig. In diesem Fall können Farbtöne unterschieden und zur richtigen Kategorie zugeordnet werden und die Welt sieht weiterhin farbig aus, aber die Zuordnung Farbe – Begriff (bzw. umgekehrt) gelingt nicht mehr (sicher).

Eine *ophthalmologische Abklärung* möglicher peripher bedingter Ursachen ist empfehlenswert.

Diagnostische Ausschlusskriterien:
- peripher verursachte Störungen des Farbsehens,
- hereditäre und kongenitale Farbsinnesstörungen,
- Medikamentennebenwirkungen, Intoxikationen (Zrenner 2004),
- Farbbenennungsstörungen.

Pathophysiologie und Anatomie

Das Farbsehen ist typischerweise nach einer uni- (zerebrale Dyschromatopsie; homonyme Hemiachromatopsie) oder bilateralen (vollständige zerebrale Achromatopsie) Schädigung der hinteren Anteile der medialen bzw. lateralen Gyri (posteriore Anteile des Gyrus lingualis und fusiformis) betroffen.

Als Ätiologie kommen vor allem Infarkte in Frage, aber auch traumatische Läsionen. Störungen des Farbsehens sind auch bei Patienten mit M. Parkinson und Multipler Sklerose beschrieben; dabei ist allerdings zu berücksichtigen, dass die Ursache auch in einer Schädigung bzw. Funktionsstörung des peripheren Sehsystems (Retina, N. opticus) liegen kann (Jägle et al., 2004).

Spontanverlauf, Prognose und Therapie

Im Rahmen der Rückbildung der vollständigen zerebralen Blindheit kann das Farbsehen (teilweise oder vollständig) zurückkehren (Kap. 1.4). In Einzelfällen kann sich die *vollständige Achromatopsie* ebenfalls zumindest teilweise zurückbilden (Spillmann et al., 2000).

Eine Rückbildung der *Dyschromatopsie bzw. der homonymen Hemiachromatopsie* ist in der Literatur bisher nicht beschrieben worden; es ist aber nicht auszuschließen, dass ein solcher Spontanverlauf in der Akut- bzw. Frühphase vorkommt. In Einzelfällen kann das systematische Training der Farbtonunterscheidung zu einer Verbesserung führen, die sich in einer deutlich geringeren Fehlerzahl im Farbtest von Farnsworth (s. o.) zeigt und zusätzlich auch eine Verbesserung des Erkennens farbiger Objekte und der Farbbenennung bewirkt (Zihl, 2000).

Zentrale Störungen des Farbsehens können sich als verminderte Farbtonunterscheidung (*Dyschromatopsie*) oder als Verlust des Farbsehens in einem Halbfeld (*homonyme Hemiachromatopsie*) bzw. im gesamten Gesichtsfeld (*vollständige Achromatopsie*) manifestieren. Die Einbuße an Farbsehen kann das visuelle Erkennen beeinträchtigen. Die vollständige Achromatopsie kann sich spontan (teilweise) zurückbilden. Einzelfallberichte zur Verbesserung der Farbtonunterscheidung durch systematisches Training liegen vor.

1.8 Störungen der Stereopsis

Definition

Stereopsis (auch stereoskopisches Sehen) bezeichnet den Eindruck räumlicher Tiefe auf Grund von Unterschieden in der Querdisparation zwischen den Netzhautbildern der beiden Augen. Zentrale Störungen der Stereopsis beeinträchtigen die dreidimensionale Wahrnehmung des Raumes und die Feinunterscheidung räumlicher Distanzen zwischen Konturen und Objekten.
Sie können nach uni- (rechtshemisphärischer) bzw. bilateraler okzipito-parietaler Schädigung auftreten.

Klinik

Patienten mit einer zerebralen Störung der Stereopsis haben, in Abhängigkeit vom Schweregrad der Einbuße, Schwierigkeiten mit der genauen Abschätzung von Entfernungen (z. B. beim Greifen nach Türklinken, Abschätzen der Tiefe von Treppenstufen), vor allem aber bei Aktivitäten, die eine sehr feine Wahrnehmung bzw. Unterscheidung von Distanzen im Nahraum erfordern. Die Unter- bzw. Überschätzung von Entfernungen kann sich auch auf die Größenwahrnehmung auswirken; Objekte werden entsprechend als zu nah bzw. zu groß oder als zu weit entfernt bzw. zu klein eingeschätzt.

Ein völliger Ausfall des stereoskopischen Sehens (*Astereopsis*) führt dazu, dass die Welt „flach" aussieht, Treppenstufen erscheinen z. B. wie ein zweidimensionales Muster, Gesichter erscheinen unwirklich, „flach" oder „wie eingedrückt".

Diagnostik

Die Überprüfung der Stereopsis erfolgt mit Hilfe sog. *Stereogramme*, wie sie z. B. im Titmus-Test („Fliegentest") oder im TNO-Test realisiert sind (Wildberger, 1998b). Dabei ist zu berücksichtigen, dass sich die stereoskopische Wahrnehmung langsam innerhalb von etwa 3 Sekunden aufbaut. Bei reduziertem Visus, reduziertem Kontrastsehen, gestörter visueller Adaptation und bei Vorliegen von Aufmerksamkeitsstörungen kann diese Zeit erheblich zunehmen.

In Fällen hochgradig beeinträchtigter bzw. fehlender Stereopsis sollte die *monokuläre Tiefenwahrnehmung im Greifraum* (25 – 100 cm) überprüft werden, z. B. durch Vorgabe zweier identischer Objekte (Formen) in Augenhöhe in gleicher Blickrichtung aber unterschiedlicher Entfernung. Durch wiederholte allmähliche Zu- oder Abnahme des Entfernungsunterschieds zwischen den beiden Objekten kann eine einfache Unterschiedsschwelle bestimmt werden.

Die *ophthalmologische Abklärung* möglicher anderer Ursachen ist erforderlich.

Diagnostische Ausschlusskriterien:

- peripher verursachte (monokuläre oder binokuläre) Störungen der Vergenz, Fusion oder Akkommodation,
- Störungen der Sehschärfe oder des Kontrastsehens,
- eventuelle Medikamentennebenwirkungen (Zrenner, 2004).

Pathophysiologie und Anatomie

Störungen der Stereopsis finden sich nach (rechtsseitiger) uni- oder bilateraler parieto-okzipitaler Schädigung, wobei ausgeprägte Störungen (*Astereopsis*) vorwiegend nach bilateraler Schädigung auftreten.

Die typische Ätiologie scheinen Infarkte zu sein, aber auch andere Ursachen (z. B. traumatische Hirnschädigung) kommen in Frage.

Spontanverlauf, Prognose und Therapie

Zum Spontanverlauf und zur Prognose von zentralen Störungen der Stereopsis ist nichts bekannt. Therapeutische Ansätze existieren nicht. Bei Vorliegen deutlicher Störungen kann das systematische Üben der Einschätzung der Entfernung von Objekten anhand einäugiger Tiefeninformationen (Farben, Konturen und Kontraste, Verdeckungen, Schattierungen, usw.) hilfreich sein.

Zentrale Störungen der Stereopsis beeinträchtigen die dreidimensionale Wahrnehmung des Raumes und die Feinunterscheidung räumlicher Distanzen zwischen Konturen und Objekten. Sie können nach uni- (rechtshemisphärischer) bzw. bilateraler okzipito-parietaler Schädigung auftreten. Sekundär betroffen ist vor allem die Raumwahrnehmung.

Es liegen keine Befunde zur Spontanremission und zur Behandlung vor. Die Verwendung monokulärer Tiefeninformationen kann den Verlust der Stereopsis zumindest teilweise wettmachen.

1.9 Visuelle Illusionen

Definition

Eine visuelle Illusion ist typischerweise durch die zeitliche (Palinopsie oder visuelle Perseveration) oder räumliche Veränderung (Allästhesie, Metamorphopsie, Dysmetropsie und Polyopie) eines wahrgenommenen visuellen Reizes charakterisiert. Visuelle Illusionen werden mit jedem Auge wahrgenommen, dauern in der Regel wenige Sekunden bis Minuten und sind vorübergehender Natur.

Die Patienten berichten diese Illusionen selten spontan, können sie aber auf Nachfrage gut beschreiben bzw. zeichnen und haben volle Einsicht. Die Ursache für das Auftreten von visuellen Illusionen ist nicht bekannt; vermutlich werden sie durch eine (pathologisch) erhöhte lokale neuronale Aktivität generiert.

Klinik

Visuelle Illusionen nach erworbener Hirnschädigung können Veränderungen zeitlicher oder räumlicher Merkmale optischer Reize aufweisen. Sie sind insgesamt eher selten; in der Regel lassen sie in ihrer Häufigkeit und Intensität nach und verschwinden nach Stunden, Tagen oder Wochen wieder. Die Patienten berichten visuelle Illusionen selten von sich aus (Zihl et al., 2004).

Zeitliche Veränderungen optischer Reize

Die **Palinopsie** oder **visuelle Perseveration** bezeichnet die sofortige oder verzögerte Persistenz bzw. das wiederholte Auftreten der Wahrnehmung eines optischen Reizes (Objekt, Person, usw.) nach dessen Verschwinden (Entfernen des Reizes oder Blickwechsel). Die Palinopsie dauert Sekunden bis Minuten, verblasst dann allmählich und verschwindet schließlich ganz. Palinoptische Bilder wirken meist sehr natürlich und können auch in Form einer Vervielfältigung auftreten. Sie wirken sich besonders störend beim Lesen aus. Palinopsien treten meist zusammen mit anderen visuellen Illusionen auf.

Räumliche Veränderungen optischer Reize

Die **visuelle Allästhesie** besteht in einer scheinbaren Verlagerung von Reizen von einem Ort zu einem anderen, typischer von einem Halbfeld in das andere. Es handelt sich um eine visuelle Ortsillusion.

Metamorphopsien sind kurzzeitige, meist wiederholt auftretende qualitative Veränderungen von Objektgestalten oder Gestaltdetails im Sinne von räumlichen Verzerrungen, die zu einer (vollständigen) Deformation eines Objekts oder Gesichtes führen. Gesichter wirken z. B. wie böse Karikaturen, eckig verzogen, oft mit mehreren Augen. Metamorphopsien können das visuelle Erkennen, aber auch die soziale Interaktion beeinträchtigen; sie kommen ebenfalls selten isoliert vor.

Dysmetropsien bezeichnen vorübergehende visuell-räumliche Veränderungen der Größe eines Objekts (*Makropsie* oder *Mikropsie*), der Entfernung (Unterschätzung: *Pelopsie;* Überschätzung: *Porropsie*) oder der Objektachsen (*Schief- oder Verkehrtsehen* von Formen und Objekten). Sie treten meist im Halbfeld kontralateral zur Seite der Hirnschädigung, gelegentlich aber auch im Gesichtsfeldzentrum auf und dauern Sekunden bis Minuten.

Zerebral bedingtes **Vielfachsehen (Polyopie)** tritt sowohl unter binokulären als auch monokulären Bedingungen im Gesichtsfeldzentrum auf. Patienten mit Polyopie sehen einen einzelnen optischen Reiz vorübergehend mehrfach, wobei die virtuellen Reize meist um den realen Reiz angeordnet sind. Angestrengte Fixation kann die Polyopie verstärken.

Diagnostik

Das Aufdecken und die Charakterisierung bzw. differenzialdiagnostische Abgrenzung vor allem gegenüber visuell-räumlichen Störungen (Kap. 10) gelingen meist erst nach *systematischer Befragung.* Die meisten Patienten können ihre visuellen Illusionen zeichnerisch gut darstellen.

Die differenzialdiagnostische Abgrenzung gegenüber „echten" Sehstörungen (z. B. Mikropsie bzw. Makropsie und Pelopsie bzw. Porropsie bei Störung der Stereopsis; Störungen des Kontrastsehens bei Metamorphopsie) oder okulomotorischen Funktionseinbußen (Doppelbilder bei Polyopie) ist wichtig.

Diagnostische Ausschlusskriterien:

- peripher verursachte Illusionen (in der Regel monokulär),
- Augenmuskelparesen (Doppelbilder),
- vestibuläre Störungen,
- Medikamentennebenwirkungen, Intoxikationen (Zrenner, 2004).

Pathophysiologie und Anatomie

Visuelle Illusionen können nach uni- oder bilateraler posteriorer Hirnschädigung unterschiedlicher Ätiologie (Infarkte, Tumoren, Hypoxie) und im Rahmen von epileptischen Anfällen oder von Migräne auftreten. Metamorphopsien und Dysmetropsien sollen nach rechtsseitiger posteriorer Hirnschädigung häufiger vorkommen.

Es ist davon auszugehen, dass visuelle Illusionen durch Funktionsstörungen der visuellen kortikalen Areale hervorgerufen werden, die die betroffenen visuellen Informationen verarbeiten (bei Allästhesie, Dysmetropsie: parieto-okzipitale Areale; bei Palinopsie, Metamorphopsie, Polyopie: temporo-okzipitale Areale). Illusionen „erscheinen" in der Regel spontan nach dem Ereignis der Hirnschädigung (z. B. nach Infarkten); sie können jedoch auch bei Tumoren oder im Rahmen epileptischer Anfälle auftreten. Die Genese ist nicht geklärt, es könnte sich aber um die Folge erhöhter neuronaler Aktivität oder um sog. Release-Phänomene handeln.

Spontanverlauf, Prognose und Therapie

Visuelle Illusionen können z. B. bei Durchblutungsstörungen und Hirntumoren Prodromalerscheinungen sein; sie treten jedoch in der Regel erst nach der Hirnschädigung auf und bilden sich meist innerhalb von Stunden, Tagen oder Wochen zurück.

Der Einsatz von Antikonvulsiva oder Neuroleptika hat sich in Einzelfällen als hilfreich erwiesen. In jedem Fall ist eine ausführliche Aufklärung des Patienten über die Natur und den Verlauf der visuellen Illusionen wichtig.

Visuelle Illusionen sind durch die zeitliche (*Palinopsie* oder *visuelle Perseveration*) oder räumliche Veränderung (*Allästhesie, Metamorphopsie, Dysmetropsie* und *Polyopie*) eines wahrgenommenen visuellen Reizes charakterisiert. Sie dauern in der Regel wenige Sekunden bis Minuten und sind vorübergehender Natur. Visuelle Illusionen haben ihre Ursache vermutlich in einer (pathologisch) erhöhten lokalen neuronalen Aktivität.
Sie können die visuelle Raumwahrnehmung, das visuelle Erkennen und das Lesen behindern. In der Regel bilden sich visuelle Illusionen spontan innerhalb von wenigen Tagen oder Wochen zurück. Eine medikamentöse Behandlung mit Antikonvulsiva oder Neuroleptika ist teilweise möglich.

1.10 Visuelle Reizerscheinungen

Definition

Als visuelle Reizerscheinungen werden Seheindrücke mit realem Charakter ohne entsprechende externe Reize bezeichnet. Sie können einfach (Farben, Konturen, einfache Formen) oder komplex strukturiert sein (Objekte, Gesichter, Szenen) und sind den Betroffenen in der Regel bewusst („Pseudohalluzinationen").
Visuelle Reizerscheinungen werden meist als zerebrale Irritationsphänomene im visuellen Assoziationskortex gedeutet.

Klinik

Visuelle Reizerscheinungen zählen ebenfalls zu den sog. *Positivsymptomen* nach erworbener Hirnschädigung. Sie dauern von Sekunden bis Minuten und treten üblicherweise im Bereich des Gesichtsfeldausfalls (Hemianopsie, Quadrantenanopsie) auf. Je nach Ätiologie und Zeitpunkt der Untersuchung schwankt ihre Auftretenshäufigkeit zwischen 2 % und 60 %.

Für die Betroffenen handelt es sich um reale Wahrnehmungen mit zum Teil verhaltenswirksamen Folgen; der irreale Charakter wird jedoch in der Regel erkannt (*Pseudohalluzinationen*).

Einfache visuelle Reizerscheinungen

Einfache visuelle Reizerscheinungen bestehen typischerweise aus einfachen Linien und Formen (gerade, gekrümmte, schlangenförmige oder Zick-Zack-Linien; Punkte, Kreise, Quader, Mosaikmuster), die selten bunt (verschiedene Farben), sondern meist unbunt (typischerweise weiß) sind. Beim Großteil der Patienten erscheinen die virtuellen Formen auf der Seite des homonymen Gesichtsfeldausfalls (meist Hemianopsie); Links-Rechts-Unterschiede sind nicht bekannt. Die Erscheinungen werden subjektiv als eher neutral eingeschätzt.

In der Regel werden einfache visuelle Reizerscheinungen nach der Hirnschädigung beobachtet, dauern meist nur Sekunden bis Minuten und können sich bis zu zwanzigmal am Tag wiederholen. Sie können aber auch als Vorboten z. B. einer posterioren Durchblutungsstörung auftreten.

Komplexe visuelle Reizerscheinungen

Komplexe visuelle Reizerscheinungen umfassen komplexe geometrische Muster, Gegenstände, Tiere sowie unbelebte und belebte Szenen. Die subjektive Einschätzung durch die Betroffenen reicht von neutral bis (sehr) unangenehm, manchmal auch bedrohlich. Das Erscheinen von Tieren oder belebten Szenen löst nicht selten Verhaltensweisen aus, z. B. Vermeiden oder Ansprechen einer imaginären Person oder eines imaginären Tieres.

Komplexe visuelle Reizerscheinungen treten selten vor, sondern meist nach der Hirnschädigung mit einer Latenz von Stunden bis Tagen auf. Sie erscheinen in der Regel im Halbfeld kontralateral zur Hirnschädigung, gelegentlich im gesamten Gesichtsfeld. Links-Rechts-Unterschiede sind nicht bekannt (Übersichten z. B. bei Kömpf 1998; Zihl, 2003; Zihl et al., 2004).

Diagnostik

Für das Aufdecken und die Charakterisierung bzw. differenzialdiagnostische Abgrenzung gegenüber „echten" Sehstörungen und visuellen Illusionen ist meist eine systematische Befragung erforderlich. Die meisten Patienten können dann die von ihnen wahrgenommenen visuellen Reizerscheinungen in der Regel detailliert beschreiben und auch zeichnen.

Diagnostische Ausschlusskriterien:

- peripher verursachte Illusionen (in der Regel monokulär),
- Augenmuskelparesen (Doppelbilder),
- Medikamentennebenwirkungen, Intoxikationen, Drogennebenwirkungen (Kömpf, 1998; Zrenner, 2004),
- Psychosen.

Pathophysiologie und Anatomie

Visuelle Reizerscheinungen werden meist als zerebrale Irritationsphänomene im Sinne von Hughlings-Jackson gedeutet, die mit einer lokalen Aktivierung von Neuronenpopulationen im visuellen Kortex assoziiert sind. Als Ursache für ihr Entstehen werden diskutiert (Kömpf, 1998; Zihl, 2003):

- lokale pathophysiologische Prozesse (z. B. regionale Durchblutungsstörungen; Raumforderung, toxische Einflüsse, epileptische Herde, Atrophie),
- die Deafferenzierung von kortikalen visuellen Neuronen durch Verlust der Informationszufuhr nach einer Schädigung des peripheren und/oder zentralen visuellen Systems und
- Läsionen im Hirnstammbereich mit einer assoziierten Schädigung aufsteigender cholinerger und serotonerger Projektionen.

Während visueller Reizerscheinungen scheint eine Übererregbarkeit im visuellen Assoziationskortex zu bestehen (Wunderlich et al., 2000).

Die im Rahmen von Migräneanfällen auftretenden sog. Fortifikationsmuster entstehen vermutlich zuerst im Bereich des Okzipitalpols (kortikales Projektionsgebiet der Fovea) und breiten sich dann wellenförmig über die gesamte primäre Sehrinde aus. Die Ausbreitung der einfachen Muster vom Gesichtsfeldzentrum zur Peripherie hin wird durch eine Cortical-spreading Depression erklärt, die zu einer transienten lokalen neuronalen Hypoaktivität mit anschließender Hyperaktivität und Ausbreitung auf benachbarte kortikale Areale führt.

Spontanverlauf, Prognose und Therapie

Visuelle Reizerscheinungen können prodromalen Charakter haben, treten aber meist erst nach Eintreten der Hirnschädigung auf. Sie zeigen in der Regel eine gute Rückbildung innerhalb von Stunden, Tagen oder Wochen, wobei Frequenz und Intensität abnehmen. In Einzelfällen können sie jedoch unverändert persistieren.

Der Einsatz von Antikonvulsiva oder Neuroleptika hat sich als hilfreich erwiesen. In jedem Falle ist eine ausführliche Aufklärung über die Natur und den Verlauf der visuellen Reizerscheinungen erforderlich, da viele Betroffene die Befürchtung haben, „verrückt" zu sein oder (zusätzlich) an einer schweren psychiatrischen Erkrankung zu leiden.

Visuelle Reizerscheinungen sind Seheindrücke ohne entsprechende externe Reize aber mit realem Charakter, die den Betroffenen in der Regel als solche bewusst sind (Pseudohalluzinationen). Man unterscheidet einfache (Farben, Konturen, einfache Formen) und komplexe Reizerscheinungen (Objekte, Gesichter, Szenen).
Visuelle Reizerscheinungen werden meist als Irritationsphänomene im visuellen Assoziationskortex gedeutet. Sie können das Sehen sekundär beeinträchtigen und zudem subjektiv zum Teil sehr unangenehme Beschwerden (Gefühl des „Verrücktseins") verursachen. In der Regel bilden sich visuelle Reizerscheinungen innerhalb von wenigen Tagen oder Wochen zurück, in seltenen Fällen persistieren sie. Eine medikamentöse Behandlung mit Antikonvulsiva oder Neuroleptika ist teilweise hilfreich.

Literatur

Aldrich MS, Alessi AG, Beck RW, Gilam S. Cortical blindness: Etiology, diagnosis, and prognosis. Ann Neurol. 1987;21:149 – 58.

Barton JJS, Black SE. Line bisection in hemianopia. J Neurol Neurosurg Psychiatry. 1998;64:660 – 2.

Bosley TM, Dann R, Silver FL, et al. Recovery of vision after ischemic lesions: Positron emisson tomography. Ann Neurol. 1987;21:444 – 50.

Celesia GG, Polcyn RE, Holden JE, et al. Visual evoked potentials and positron tomographic mapping of regional cerebral blood flow and cerebral metabolism: Can the neuronal potential generators be visualized? Electroencephal clin Neurophysiol. 1982;54:243 – 56.

Diederich NJ, Raman R, Leurgans S, Goetz CG. Progressive worsening of spatial and chromatic processing deficits in Parkinson disease. Arch Neurol. 2002;59:1249 – 52.

Gbadamosi J, Zangemeister WH. Visual imagery in hemianopic patients. J Cogn Neurosci. 2001;13:855 – 66.

Gloor B. Gesichtsfeld (Perimetrie). In: Huber A, Kömpf D, Hrsg. Klinische Neuroophthalmologie. Stuttgart: Thieme; 1998:133 – 42.

Harris J. Vision in Parkinsons disease – what are the deficits and what their origins. Neuro-Ophthalmology. 1998;19:113 – 35.

Heywood CA, Wilson B, Cowey A. A case study of cortical colour blindness with relatively intact achromatic discrimination. J Neurol Neurosurg Psychiatry. 1987;50:22 – 9.

Huber A. Retrochiasmale Läsionen. In: Huber A, Kömpf D, Hrsg. Klinische Neuroophthalmologie. Stuttgart: Thieme; 1998a:350 – 66.

Huber A. Sehschärfe. In: Huber A, Kömpf D, Hrsg. Klinische Neuroophthalmologie. Stuttgart: Thieme; 1998b:123.

Huber A. Lichtsinn (Adaptometrie). In: Huber A, Kömpf D, Hrsg. Klinische Neuroophthalmologie. Stuttgart: Thieme; 1998c:127 – 8.

Jägle H, Zrenner E, Krastel H. Farbsinnstörungen bei neuroophthalmologischen Erkrankungen. In: Schiefer U, Wilhelm H, Zrenner E, Burk A, Hrsg. Praktische Neuroophthalmologie. 2. Aufl. Heidelberg: Kaden; 2004:67 – 79.

Jackowski MM, Sturr JF, Taub HA, Turk MA. Photophobia in patients with traumatic brain injury – uses of light-filtering lenses to enhance contrast sensitivity and reading rate. Neurorehabilitation. 1996;6: 193 – 201.

Kennard C, Lawden M, Morland AB, Ruddock KH. Colour identification and colour constancy are impaired in a patient with incomplete achromatopsia associated with prestriate cortical lesions. Proc Royal Soc London – Series B. Biol Sci. 1995;260:169 – 75.

Kerkhoff G. Neurovisual rehabilitation: recent developments and future directions. J Neurol Neurosurg Psychiatry. 2000;68:691 – 706.

Kerkhoff G, Schaub J, und Zihl J. Die Anamnese zerebral bedingter Sehstörungen. Nervenarzt. 1990;61:711 – 718.

Kömpf D. Visuelle Halluzinationen. In: Huber A, Kömpf D, Hrsg. Klinische Neuroophthalmologie. Stuttgart: Thieme; 1998: 401 – 8.

Morland A, Le S, Carroll E, Hoffmann MB, Pambakian A. The role of spared calcarine cortex and lateral occipital cortex in the responses of human hemianopes to visual motion. J Cogn Neurosci. 2004; 16:204 – 18.

Nelles G, Esser J, Eckstein A, Tiede A, Gerhard H, Diener HC. Compensatory field training for patients with hemianopia after stroke. Neurosci Letters. 2001;306:189 – 92.

Patel AT, Duncan PW, Lai SM, Studenski S. The relation between impairments and functional outcomes poststroke. Arch Phys Med Rehabil. 2000;81:1357 – 63.

Paulus W. Farbensinn. In: Huber A, Kömpf D, Hrsg. Klinische Neuroophthalmologie. Stuttgart: Thieme; 1998:131 – 3.

Peli E. Field expansion for homonymous hemianopia by optically induced peripheral exotropia. Optometry Visual Sci. 2000;77:453 – 64.

Pöppel E, Held R, Frost D. Residual visual function after brain wounds involving the central visual pathways. Nature. 1973;243:295 – 6.

Regan D, Bartol S, Murray TJ, Beverley KI. Spatial frequency discrimination in normal vision and in patients with multiple sclerosis. Brain. 1982;105:735 – 54.

Sahraie A, Trevethan CT, Weiskrantz L, et al. Spatial channels of visual processing in cortical blindness. Eur J Neurosci. 2003;18:1189 – 96.

Scharli H, Brugger P, Regard M, Mohr C, Landis T. Localisation of „unseen" visual stimuli: Blindsight in normal observers? Swiss J Psychol. 2003;62:159 – 65.

Schiefer U, Schiller J. Perimetrie. In: Schiefer U, Wilhelm H, Zrenner E, Burk A, Hrsg. Praktische Neuroophthalmologie. 2. Aufl. Heidelberg: Kaden; 2004:29 – 52.

Schroeder CE, Tenke CE, Arezzo JC, Vaughan HG. Timing and distribution of flash-evoked activity in the lateral geniculate nucleus of the alert monkey. Brain Res. 1989;477:183 – 95.

Skeel RL, Nagra A, VanHoorst W, Olson E. The relationship between performance-based visual acuity screening, self-reported visual acuity, and neuropsychological performance. Clinical Neuropsychologist. 2003;17:129 – 136.

Spillmann L, Laskowski W, Lange KW, Kasper E, Schmidt D. Stroke blind for colors, faces and locations: partial recovery after three years. Restor Neurol Neurosci. 2000;17:89 – 103.

Stoerig P. Blindsehen. In: Karnath H-O, Thier P, Hrsg. Neuropsychologie. Heidelberg: Spinger; 2003:85 – 92.

Weiskrantz L. Blindsight. A case study and its implications. Oxford: Oxford University Press; 1986.

Widdig W, Pleger B, Rommel O, Malin JP, Tegenthoff M. Repetitive visual stimulation: A neuropsychological approach to the treatment of cortical blindness. Neurorehabilitation. 2003;18:227 – 37.

Wildberger H. Kontrastwahrnehmung. In: Huber A, Kömpf D, Hrsg. Klinische Neuroophthalmologie. Stuttgart: Thieme; 1998a:150 – 2.

Wildberger H. Stereopsis. In: Huber A, Kömpf D, Hrsg. Klinische Neuroophthalmologie. Stuttgart: Thieme; 1998b:154 – 5.

Wunderlich G, Suchan B, Volkmann J, Herzog H, Hömberg V, Seitz RJ. Visual hallucinations in recovery from cortical blindness – Imaging correlates. Arch Neurol. 2000;57:561 – 5.

Zangemeister WH, Meienberg O, Stark L, Hoyt WF. Eye-head coordination in homonymous hemianopis. J Neurol. 1982;226:243 – 54.

Zihl J. Zerebrale Sehstörungen. In: Huber A, Kömpf D, Hrsg. Klinische Neuroophthalmologie. Stuttgart: Thieme; 1998:367 – 75.

Zihl J. Rehabilitation of visual disorders after brain injury. Hove (GB): Psychology Press; 2000.

Zihl. Zerebrale Blindheit und Gesichtsfeldausfälle. In: Karnath H-O, Thier P, Hrsg. Neuropsychologie. Heidelberg: Spinger; 2003:73 – 83.

Zihl J, Kerkhoff G. Foveal photopic and scotopic adaptation in patients with brain damage. Clinical Vision Sciences. 1990;5:185 – 195.

Zihl J, Schiefer U, Schiller J. Zentrale Sehstörungen. In: Schiefer U, Wilhelm H, Zrenner E, Burk A, Hrsg. Praktische Neuroophthalmologie. 2. Aufl. Heidelberg: Kaden; 2004:175 – 84.

Zihl J. von Cramon D. Visual field recovery from scotoma in patients with postgeniculate damage. A review of 55 cases. Brain. 1985;108: 335 – 65.

Zihl J, Werth R. Contributions to the study of „blindsight" – II. The role of specific practice for saccadic localization in patients with postgeniculate visual field defects. Neuropsychologia. 1984;22:13 – 22.

Zrenner E. Medikamentennebenwirkungen und Intoxikationen in der Neuroophthalmologie. In: Schiefer U, Wilhelm H, Zrenner E, Burk A, Hrsg. Praktische Neuroophthalmologie. 2. Aufl. Heidelberg: Kaden; 2004:213 – 22.

2 Agnosie

G. Goldenberg

2.1 Definition

In der neuropsychologischen Tradition wird als Agnosie eine Störung des Erkennens bei erhaltener Wahrnehmung bezeichnet.

In Abhängigkeit von der Sinnesmodalität der betroffenen Wahrnehmungen werden *visuelle, akustische, taktile, olfaktorische u. a. Agnosien* unterscheiden.

Der Großteil der Literatur und auch dieses Kapitel konzentrieren sich auf *visuelle Agnosien.* Ihrer Einteilung liegt ein mehrstufiges Modell des Erkennens zu Grunde, das vor gut 100 Jahren entwickelt wurde (Lissauer 1890; Liepmann 1908). Auf die elementare Sinneswahrnehmung folgen demnach zunächst eine *apperzeptive* und dann eine *assoziative* Stufe des Erkennens:

- In der *apperzeptiven Phase* werden die Elemente der visuellen Wahrnehmung (z. B. Formen, Helligkeiten und Farben) zu einer zusammenhängenden visuellen Vorstellung des Objektes integriert.
- In der *assoziativen Phase* wird die visuelle Vorstellung mit Vorstellungen aus anderen Sinnesmodalitäten (z. B. charakteristischen Geräuschen oder dem Geruch des Objekts) verknüpft und damit das Objekt erkannt.

Je nachdem, welche dieser Stufen gestört ist, wurde eine *apperzeptive* von einer *assoziativen Agnosie* unterschieden (Tab. 2.1). Das aus der Assoziationspsychologie des 19. Jahrhunderts entstandene Modell stimmt nicht mehr gut mit unseren Kenntnissen der Anatomie und Physiologie des visuellen Systems überein. Dennoch haben sich apperzeptive und assoziative Agnosie als gut abgrenzbare klinische Syndrome bewährt.

Ein weiterer historischer Ursprung der Agnosieforschung war die Idee, dass es durch Unterbrechung der Verbindung zwischen visuellen Vorstellungen und Wortvorstellungen zu einer *optischen Aphasie* kommen kann (Freund 1889). Auch diese Diagnose hat sich als Bezeichnung eines klinischen Syndroms bewährt, das jedoch mit einer Form der assoziativen Agnosie identisch sein dürfte.

Eine andere Tradition unterteilt Agnosien nach der Klasse der Dinge, die von der Erkennstörung betroffen sind. Schrift, Farben und Gesichter nehmen Sonderstellungen ein, die die Störung ihres visuellen Erkennens von der allgemeinen *Objektagnosie* unterscheiden:

- Mangelhaftes und mühsames visuelles Erkennen von Buchstaben und Wörtern ist das Kernsymptom der *reinen Alexie* (Kap. 5).
- Das Erkennen und Benennen von Farben ist sowohl bei der *Achromatopsie* als auch bei der *Farbagnosie* beeinträchtigt (Lewandowsky 1908).
- Gestörtes Erkennen von Gesichtern wird als *Prosopagnosie* bezeichnet (Hoff u. Pötzl 1937; Bodamer 1947).

Während bei den bisher angeführten Formen der visuellen Agnosie das Erkennen und Benennen einzelner Objekte fehlerhaft ist, betrifft die Schwierigkeit bei der *Simultanagnosie* den Überblick über Darstellungen, die mehrere Objekte zeigen (Balint 1909; Wolpert 1924).

Ein Phänomen, das primär ohne Bezug zu den Störungen des visuellen Erkennens beschrieben wurde, aber mit ihnen verwandt ist, sind *Misidentifikationen.* Die betroffenen Patienten erkennen Gegenstände oder Personen an sich richtig, aber verkennen ihre Herkunft und Zugehörigkeit. Fehlzuordnungen können die Umwelt oder den eigenen Körper betreffen (Weinstein 1996). Sie werden in diesem Kapitel im Anschluss an die systematische Abhandlung der Agnosien kurz beschrieben.

2.2 Klinik

Das klinische Leitsymptom der Agnosien ist die Fehlbenennung von visuell präsentierten Objekten bei sonst intakter oder jedenfalls deutlich besserer Wortfindung.

Die Abgrenzung der visuellen Agnosie von elementaren Sehstörungen wie ausgedehnten Gesichtsfelddefekten oder Herabsetzung der Sehschärfe und Kontrastempfindlichkeit kann schwierig sein. Wegleitend für die Vermutung, dass es sich um eine Agnosie handelt, ist die *Dissoziation zwischen fehlendem Erkennen und erhaltenen visuellen Leistungen,* die ebenso große Ansprüche an visuelle Exploration, Gesichtsfeldgröße, Sehschärfe und Kontrastempfindlichkeit stellen.

Tabelle 2.1 Systematik der visuellen Agnosien

Ort der Störung	*Objekte*	*Gesichter*	*Farben*
Perzeptive Integration	Apperzeptive Agnosie	Prosopagnosie	Achromatopsie
Zugang zum semantischen Wissen	Assoziative Agnosie	–	Farbagnosie

Sowohl die Art der Aufgaben, in denen diese Dissoziationen zu Tage treten, als auch die Beziehung der Benennfehler zu den visuellen Eigenschaften des Objektes unterscheiden sich bei den verschiedenen Formen der Agnosie.

Die Einteilung in apperzeptive und assoziative Agnosie gibt an, auf welcher Stufe der Weg von der elementaren visuellen Wahrnehmung zum Erkennen gestört ist.

2.2.1 Apperzeptive Agnosie

Die Benennversuche von Patienten mit apperzeptiver Agnosie lassen erkennen, dass sie zwar einzelne visuelle Merkmale wahrgenommen haben, ihnen aber die *Integration der Merkmale zu einem kohärenten Bild* des ganzen Gegenstandes bestenfalls in schrittweiser Rekonstruktion gelingt.

Je nachdem, welche Merkmale wahrgenommen und verwertet werden, kann man zwei Ausprägungen der apperzeptiven Agnosie unterscheiden:

- Bei der *Formagnosie* (Benson u. Greenberg 1969) werden Oberflächeneigenschaften wie Helligkeit, Farbe oder Glanz und auch Bewegungen wahrgenommen, aber keine zusammenhängenden Konturen.
- Bei der *integrativen Agnosie* (Humphreys u. Riddoch 1987) werden einzelne Konturen richtig aufgefasst, aber es misslingt die Integration lokaler und globaler Konturen zu einem zusammenhängenden Bild des ganzen Gegenstandes.

Formagnosie

Diese schwerste Form der visuellen Agnosie ist selten und hat sich in allen beschriebenen Fällen aus einer initialen kortikalen Blindheit entwickelt. (Adler 1944; Benson u. Greenberg 1969; Landis et al. 1982; Milner et al. 1991; Goldenberg 2002c). Die Patienten sind nicht im Stande, zusammenhängende Linien und Konturen zu verfolgen. Bei Krümmungen oder Unterbrechungen der Linie verlieren sie den Zusammenhang. Das Erkennen von Strichzeichnungen ist so gut wie unmöglich, die Wahrnehmung von Oberflächenstruktur und -farbe ermöglicht aber manchmal das Erkennen von wirklichen Gegenstände und Fotos (Steeves et al. 2004) oder zumindest eine Annäherung an die Beschreibung ihres Aussehens (z. B. Sicherheitsnadel: „silbern und glänzend wie eine Uhr oder ein Nagelzwicker").

Die schwer gestörte Auffassung statischer Formen kann mit einer *besseren Wahrnehmung der Form von Bewegungen* kontrastieren. Buchstaben oder einfache Formen werden erkannt, wenn die Bewegungen des Schreibens oder Zeichnens beobachtet oder auch durch Nachfahren der Linien mit dem eigenen Finger reproduziert werden (Benson u. Greenberg 1969; Landis et al. 1982; Goldenberg 2002c). Die Wirksamkeit dieser Manöver kommt wahrscheinlich daher, dass die Bewegung zusammengehörige Abschnitte von Konturen zusammenfasst und gegen den Hintergrund abhebt. Das Ausmaß der Kompensation ist aber beschränkt. Ein Bericht über einen Patienten, der durch Nachfahren von Konturen mit den Fingern oder gar dem Kopf seine komplette Unfähigkeit, Formen wahrzunehmen so weit kompensieren konnte, dass sie ihn im Alltag überhaupt nicht behinderte, hielt einer kritischen Überprüfung nicht stand (Goldstein u. Gelb 1918; Goldenberg 2002b)

Visuelle Merkmale wie die Orientierung oder die Länge von Konturen, die der bewussten Wahrnehmung nicht zugänglich sind, können für die *visuomotorische Koordination* verwendet werden. Eine besonders gut untersuchte Patientin war auf Zufallsniveau, wenn sie die Orientierung eines Schlitzes mit einem in der Hand gehaltenen Karton anzeigen sollte, aber sie konnte den Karton rasch und fehlerlos in den Schlitz stecken (Milner et al. 1991). Sie war unfähig, mit zwei Fingern die Breite eines gesehenen Objekts anzuzeigen, aber sie konnte mit präzise angepassten Spitzgriff dasselbe Objekt ergreifen (Goodale et al. 1994). Die Verwertung der visuellen Information für die motorische Koordination war dabei an die tatsächliche Ausführung des Greifens gebunden. Wenn die Patientin die Greifaktion unmittelbar nach dem Zeigen des Objekts oder knapp neben dem sichtbaren Objekt demonstrieren sollte, brach die Anpassung der Griffweite an die Weite des Objekts zusammen.

Integrative Agnosie

Die Patienten erkennen einzelne Konturen, aber es gelingt ihnen nicht, lokale Details und globale Formen *zu einem kohärenten Objekt zu integrieren.* Fehlbenennungen basieren typischerweise auf visueller Ähnlichkeit, entweder der Gesamtform (z. B.: Klarinette – „Teleskop"; Bügeleisen – „Auto") oder einzelner Details (z. B. Emmentalerkäse – „Würfel"). Aufgefordert zu beschreiben was sie sehen, zählen die Patienten einzelne Merkmale des Bildes auf (z. B.: Vorhängeschloss – „etwas mit einem U") und versuchen, daraus nach und nach den Zusammenhang des Gegenstands zu erschließen.

Wirkliche Objekte werden besser erkannt als Zeichnungen. Bei Zeichnungen *hängt das Erkennen von der Art der Darstellung ab:* Silhouetten und schematische Strichzeichnungen werden besser erkannt als detailreiche Strichzeichnungen, und farbige Darstellungen besser als monochrome. Besonders schwer fällt das Erkennen von Darstellungen aus atypischen Blickwinkeln oder von Strichzeichnungen, die dreidimensionale Verhältnisse wiedergeben (Turnbull et al. 2004).

Die Dissoziation zwischen erhaltener visueller Wahrnehmung und fehlendem Erkennen wird deutlich, wenn die sukzessive Beschreibung der Einzelheiten schließlich in eine erkennbare Beschreibung des ganzen Gegenstandes mündet oder wenn die Patienten „Stück für Stück" eine getreue Kopie einer Strichzeichnung zu Stande bringen, ohne den Zusammenhang des ganzen Gegenstandes zu erkennen.

Die integrative Agnosie kann sich in der Rückbildung aus einer Formagnosie entwickeln oder auch primär als Symptom der Hirnschädigung auftreten. Sie ist häufiger als die Formagnosie und wird vielfach als apperzeptive Agnosie schlechthin bezeichnet.

2.2.2 Assoziative Agnosie

Bei der assoziativen Agnosie ist die Integration der visuellen Wahrnehmungen zum Gesamtbild des Objektes intakt, aber sie findet keinen Anschluss an das im semantischen Geächtnis gespeicherte Wissen über die Dinge der Welt.

Die gesehenen Objekte können daher auch nicht richtig benannt werden. Fehlbenennungen sind mit dem gesehenen Ding semantisch verwandt, brauchen aber nicht visuell ähnlich zu sein (z. B.: Flugzeug – „Lokomotive"; Banane – „Obstbaum"). Es kann vorkommen, dass einmal angestoßene semantische Felder perseveriert werden, und zu folgenden Bildern Bezeichnungen produziert werden, die zum aktuell gesehenen Bild keinerlei Bezug haben, aber mit einem vorher gesehenen Bild inhaltlich verwandt sind (Lhermitte u. Beauvois 1973; Poeck 1984; Goldenberg u. Karlbauer 1998). Manchmal werden auch statt der Benennung des Objekts Assoziationen produziert (z. B. zu einer Uhr, die auf 12 steht: „Es ist Mittag, die Kinder kommen aus der Schule"). Wenn die Patienten unerkannte Objekte beschreiben, erfassen die Beschreibungen gut den strukturellen Zusammenhang und eventuell auch die möglichen Funktionen des Objekts (z. B.: Vorhängschloss: „Da ist ein Bügel dran, den man drehen kann. Damit könnte man etwas zusammenhalten.").

Der Zusammenhang von Fehlbenennungen mit nichtvisuellen Eigenschaften des Dinges beweist, dass die perzeptive Integration ausreicht, um im semantischen Gedächtnis Wissen über das gesehene Ding zu aktivieren. Die Fehler entstehen erst, wenn das Produkt der perzeptiven Integration den Eintragungen im semantischen Gedächtnis zugeordnet werden soll.

Sowohl nach dem klinischen Kontext der Symptome als auch nach der Art der Fehler und ihrer Pathogenese kann man zwei Formen der assoziativen Agnosie unterscheiden:

- Sie kann *Folge einer Diskonnektion* zwischen visueller Perzeption auf der einen Seite und semantischen Gedächtnis und Sprache auf der anderen sein, oder aber
- sie kann durch weitreichende *Verluste von Inhalten des semantischen Gedächtnisses* bedingt sein.

Assoziative Agnosie durch Diskonnektion

Dieses Syndrom ist *Folge linksokzipitaler Läsionen* und immer mit *rechtsseitiger Hemianopsie* und *Alexie* verbunden.

Die Fehlbenennungen gesehener Bilder oder Gegenstände kontrastieren mit korrektem Benennen derselben Dinge, wenn sie über andere Sinnesmodalitäten wahrgenommen werden, also z. B. durch Tasten, Hören charakteristischer Geräusche oder Vorgabe verbaler Definitionen. Außerdem können die Patienten meist den richtigen Namen zuvor fehlbenannter Gegenstände auswählen, wenn ihnen ihr eigener Fehler und der richtige Name vorgesprochen wird. Eine weitere, mehrfach beobachtete Besonderheit ist, dass Bilder von Aktionen besser benannt werden als Bilder von Gegenständen (Teixeira-Ferreira et al. 1997; Goldenberg u. Karlbauer 1998; Gainotti 2004). Auch Gesichter sind im Allgemeinen von der Erkennstörung ausgespart.

Diese klinische Konstellation wurde als „assoziative Agnosie" (Lissauer 1890), „Semantic Access Agnosia" (Riddoch u. Humphreys 1987), „optische Aphasie" (Freund 1889; Lhermitte u. Beauvois 1973) und „Modality-specific visual Misnaming" (De Renzi u. Saetti 1997; Goldenberg u. Karlbauer 1998) bezeichnet. Die Benennung hängt davon ab, wie die Pathogenese der Störung interpretiert wird.

Assoziative Agnosie bei Verlust von semantischem Wissen

Diese Form der assoziativen Agnosie tritt im Zusammenhang mit *degenerativen Demenzen*, aber auch als *Folge ausgedehnter bitemporaler und diffuser Hirnschädigungen* nach Schädelhirntrauma oder Anoxie auf.

Das Wissen über die Dinge der Welt ist entdifferenziert oder ganz verloren gegangen. Die Patienten können die visuell falsch benannten Gegenstände daher auch nicht richtig benennen, wenn sie in anderen Sinnesmodalitäten dargeboten werden und erkennen im allgemeinen auch nicht die richtige Bezeichnung, wenn sie ihnen zur Auswahl angeboten werden. Die *Entdifferenzierung* und *Verarmung des semantischen Gedächtnisses* zeigt sich in den Fehlbenennungen: Meist ist die übergeordnete Kategorie erhalten, aber es wird stereotyp nur ein Exemplar davon genannt (z. B. alle Tiere als „Katze" oder „Hund" benannt) oder überhaupt nur die Kategorie angegeben („ein Tier").

Diffuse Hirnschädigungen, z. B. bei Alzheimer-Demenz, können sowohl das semantische Gedächtnis als auch die perzeptive Verarbeitung der visuellen Information beeinträchtigen. Die Symptomatik ist dann eine *Kombination aus apperzeptiver und assoziativer Agnosie.* Mit zunehmender perzeptiver Schwierigkeit kann dann auch der Anteil semantischer Fehlbenennungen steigen (Done u. Hajilou 2004).

2.2.3 Achromatopsie und Farbagnosie

Farben sind Oberflächeneigenschaften, die zum Erkennen des Objekts beitragen können. Sie können aber auch unabhängig vom Objekt erkannt und benannt werden. So wie bei der apperzeptiven und assoziativen Objektagnosie kann auch die Störung des Farberkennens entweder die *perzeptive Verarbeitung* (Achromatopsie) oder den *Zu-*

gang zum Wissen und der Benennung der Farbe (Farbagnosie) betreffen.

Achromatopsie

Patienten mit Achromatopsie klagen, dass Farben ausgewaschen und blass erscheinen oder sie überhaupt nur mehr die Welt in Grautönen sehen (Meadows 1974; Damasio et al. 1980; Zeki 1990). Besonders betroffen sind Blau- und Grüntöne, während die Wahrnehmung von Rot besser erhalten sein kann.

Ebenso wie die Formagnosie kann die Achromatopsie in der Rückbildung nach initialer kortikaler Blindheit auftreten. Experimentell wurde auch für die Achromatopsie eine Dissoziation zwischen dem fehlenden bewussten Erkennen der Farbe und der intakten Verarbeitung von Farbinformation für andere Zwecke nachgewiesen. Patienten mit Achromatopsie erkennen Konturen, die durch das Aneinandergrenzen verschiedenfarbiger Flächen entstehen, obwohl sie keinen Unterschied zwischen den Farbtönen der Flächen erkennen (Heywood et al. 1991).

Farbagnosie

Bei der Farbagnosie bemerken die Patienten keine Veränderung ihrer Farbwahrnehmung. Wenn sie aber Farben benennen sollen, produzieren sie falsche Farbnamen, nennen also zum Beispiel einen gelben Farbfleck „rot".

Sie können dieselben Farben aber richtig nennen, wenn sie in rein sprachlichen Zusammenhängen vorkommen, wie zum Beispiel bei der Frage, welches die Farbe des Neides, der Liebe oder der Hoffnung sei oder welche politischen Parteien am Beginn des 21. Jahrhunderts Deutschland regieren (Lhermitte u. Beauvois 1973; Goldenberg 1992).

Die Farbagnosie ist immer mit einer *reinen Alexie* und oft auch mit mit der *Dissoziationsform der assoziativen Agnosie* verbunden.

2.2.4 Prosopagnosie

Das Kernsymptom der Prosopagnosie ist die Unfähigkeit, Personen am Gesicht zu erkennen. Dieselben Personen können aber an ihrer Stimme, ihrer Kleidung, besonderen Merkmalen wie einer Brille oder der Frisur und nach verbalen Beschreibungen identifiziert werden. Manche betroffenen Patienten beklagen, dass alle Gesichter gleich aussehen.

Die Prosopagnosie kann ohne klinisch manifeste Objektagnosie oder aber gemeinsam mit einer *apperzeptiven Agnosie* auftreten. Für die Formagnosie dürfte die Kombination mit Prosopagnosie obligat sein. Es gibt aber zumindest einen gut untersuchten Patienten mit integrativer Agnosie ohne Prosopagnosie (Moscovitch et al. 1997). Für Patienten mit assoziativer Agnosie ist erhaltenes Erkennen von Gesichtern eher die Regel als die Ausnahme.

Die Prosopagnosie betrifft das *Erkennen einzelner Exemplare von menschlichen Gesichtern*. Das unterscheidet sie von den Objektagnosien, bei denen das Erkennen der Art des Gegenstandes nicht gelingt und das Erkennen einzelner Exemplare meist gar nicht geprüft wird. Die Störung des Gesichtererkennens muss aber nicht auf die Unterscheidung von Individuen beschränkt sein. Manche der betroffenen Patienten haben auch Probleme, von den Gesichtern auf das ungefähre Alter oder auf das Geschlecht der Person zu schließen (De Renzi et al. 1991). Es gibt auch Patienten, die Schwierigkeiten haben, das menschliche Gesicht als solches von ähnlichen anderen Bildern (z. B. einem Pudel mit Sonnenbrille und Halskette) zu unterscheiden.

Umgekehrt kann es sein, dass bei Patienten mit Prosopagnosie aber ohne klinisch manifeste Objektagnosie die genauere Befragung und Untersuchung Defizite auch beim *Unterscheiden von visuell ähnlichen Exemplaren* anderer Dinge als Gesichter aufzeigen. So können Patienten in Schwierigkeiten geraten, wenn sie aus einer Auswahl von Krawatten ihre eigene heraussuchen sollen (Lhermitte u. Pillon 1975). Solche Schwierigkeiten lassen sich am ehesten für Klassen von visuell ähnlichen Objekten nachweisen, für die die Patienten besondere Expertise hatten, wie z. B. Automarken oder Rassen und vertraute Individuen von Rindern, Hunden, Fischen und Vögeln (Assal et al. 1984; Clarke et al. 1997; Gauthier et al. 1999).

Es wurde behauptet, dass es auch bei der Prosopagnosie eine assoziative Form gibt, bei der die perzeptive Integration des Gesichtes intakt ist aber der Zugang zum Wissen über die Person fehlt (De Renzi et al. 1991). Diese Möglichkeit steht außer Zweifel für Patienten, die auf Grund von retrograden Gedächtnisstörungen jegliches Wissen über früher vertraute Personen verloren haben, wie es z. B. bei Alzheimer-Demenz vorkommt. Strittig ist, ob es auch eine Diskonnektion zwischen erfolgreicher visueller Verarbeitung und erhaltenem Wissen über die Personen geben kann. Ein Argument dafür sind experimentelle Beobachtungen, dass einzelne Patienten mit Prosopagnosie auf nicht erkannte vertraute Gesichter anders reagieren als auf tatsächlich unbekannte. Sie brauchen mehr Versuche für das Erlernen eines falschen Namen für eine prominente, aber nicht erkannte Person als für den richtigen Namen, und sie zeigen eine verstärkte psychogalvanische Reaktion, wenn ihnen vertraute Gesichter gezeigt werden, obwohl sie die Gesichter als fremd beurteilen (Bauer u. Verfaellie 1988; Sergent u. Poncet 1990). Daraus wurde geschlossen, dass bei diesen Patienten die Perzeption des Gesichtes intakt ist, aber der Zugang zum bewussten Wissen über die Person und damit zu ihrem Namen unterbrochen ist.

2.2.5 Simultanagnosie

Die Simultanagnosie kann als *Bestandteil des Balint-Syndroms* auftreten (Kap. 11) und ist immer mit anderen Symptomen gestörter Raumwahrnehmung assoziiert.

Die Patienten erkennen einzelne Gegenstände, aber die sequenzielle Exploration der dargestellten Objekte führt zu keiner Vorstellung ihres räumlichen Zusammenhangs. Es gelingt ihnen daher nicht, den Überblick über mehrere Objekte und ganze Szenen zu gewinnen.

Die Dissoziation zwischen erhaltener Wahrnehmung einzelner Dinge und fehlender Wahrnehmung ihres Zusammenhangs wird deutlich, wenn Patienten Strichzeichnungen sowohl benennen als auch abzeichnen sollten. Das Benennen gelingt problemlos, aber beim Zeichnen versagen die Patienten, weil sie dazu das Bild des Gegenstandes durch räumliche Anordnung mehrerer getrennt gezeichneter Details zusammensetzen müssen (Goldenberg 2002c).

Die Beobachtung, dass in diesem Experiment die Bestandteile ein und desselben Bildes je nach Aufgabe als zusammenhängendes Ganzes oder als ungeordnete Ansammlung von Konturen wahrgenommen werden, grenzt die Simultanagnosie von den Auswirkungen etwa einer hochgradigen Einengung des Gesichtsfeldes ab.

Die Unfähigkeit aus einzelnen Dingen eine Szene zusammenzusetzen ähnelt dem stückweisen Erschließen des Gesamtbildes einzelner Gegenstände bei der *integrativen Form der apperzeptiven Agnosie.* Die Bezeichnung „Simultanagnosie" wurde daher auch für diese Form der Objektagnosie verwendet (Goldenberg et al. 1985; Farah 1990); doch ist diese Ausdehnung des Begriffs verwirrend und daher besser zu vermeiden.

Exkurs: Misidentifikationssyndrome

Definition

Als Misidentifikationssyndrome kann man eine Gruppe von Störungen zusammenfassen, denen gemeinsam ist, dass Dinge und Personen (anders als bei der Agnosie) richtig erkannt, aber falsch gedeutet werden. Sie können die Umwelt, andere Personen oder den eigenen Körper betreffen.

Reduplikative Paramnesie

Bei der reduplikativen Paramnesie wird die Umgebung zwar erkannt, aber die Patienten trauen ihr nicht, sondern halten sie für eine täuschend echte Replik. Zum Beispiel behauptet ein Patient, der zum zweiten Mal in einen Untersuchungsraum kommt, dass er zwar noch nie in diesem wohl aber einem anderen genau gleich eingerichteten und ausgeschmückten Raum gewesen sei. Spektakulärer sind Fälle, in denen Patienten das ganze Krankenhaus oder auch ihr eigenes Heim für eine an einem entfernten Ort erbaute Kopie des Originals halten (Benson et al. 1976; Luzzatti u. Verga 1996).

Capgras-Syndrom und Fregoli-Illusion

Das Capgras-Syndrom ist nach dem französischen Psychiater Joseph Capgras benannt, der es in der ersten Hälfte des 20. Jahrhunderts beschrieb. Die Fregoli-Illusion wurde nach einem zu dieser Zeit berühmten französischen Imitator benannt.

Die Identität von Personen wird an sich richtig erkannt, aber für bloßen Schein gehalten. Beim *Capgras-Syndrom* glauben die Patienten, dass eine ihnen nahe stehende Person durch ein Double ersetzt wurde. Bei der *Fregoli-Illusion* meinen sie, dass eine bestimmte Person in Gestalt vieler verschiedener Personen auftritt (Weinstein 1996).

Misidentifikation des eigenen Körpers

Fehldeutungen der Identität des eigenen Körpers können einzelne Gliedmaßen oder auch den ganzen Körper betreffen.

Verkennung von Gliedmaßen

Die Patienten erkennen eine Gliedmaße nicht als die ihre, sondern halten sie für die einer anderen Person oder für ein isoliertes Präparat, das ihnen aus welchen Gründen auch immer ins Krankenbett gelegt wurde. Der Irrglaube tritt so gut wie ausschließlich bei *Patienten mit ausgedehnten rechtshirnigen Läsionen,* linksseitiger Lähmung und halbseitiger Vernachlässigung auf und betrifft die obere Extremität. Die Vermutungen zur Herkunft des fremden Armes können phantastische Ausgestaltungen annehmen (Halligan et al. 1993; Goldenberg 2002a; 2002c).

Autoskopie

Bei der Autoskopie wird der ganze eigene Körper als der einer anderen Person wahrgenommen. Je nach der Lokalisation des Selbsts in Bezug auf den fremd gewordenen eigenen Körper gibt es zwei Varianten:

- Beim *Doppelgänger-Erlebnis* sehen die betroffenen Personen einen Doppelgänger ihrer selbst.
- Beim *Out-of-Body-Erlebnis* haben sie das Gefühl, dass sie ihren eigenen Körper verlassen und von außen auf ihn zurückblicken (Brugger et al. 1997; Goldenberg 2002a; Blanke et al. 2004).

Beide Erlebnisse sind mit starker Emotion und Todesgedanken verbunden. Beim Doppelgänger-Erlebnis überwiegen Todesfurcht und Selbstmordgedanken, während das Out-of-Body-Erlebnis mit dem Gefühl verbunden sein kann, dass die Seele erlöst den Körper verlässt.

Erklärungsansätze

Die spektakulären Fehldeutungen lassen sich zumindest teilweise als Versuche erklären, widersprüchliche Meldungen über Identität und Vertrautheit der verkannten Dinge oder Personen zu vereinen (Goldenberg 2005). Verkennungen von Umwelt und Personen könnten darauf hindeuten, dass Hirnschädigungen das kognitive Wiedererkennen und das Gefühl der Vertrautheit unabhängig voneinander betreffen können.

- Bei der *reduplikativen Paramnesie* und dem *Capgras-Syndrom* ist das Erkennen intakt, aber es fehlt das dazugehörige Vertrautheitsgefühl, während umgekehrt bei der *Fregoli-Illusion* das Vertrautheitsgefühl durch den Anblick unbekannter Personen ausgelöst wird.
- Als Quelle für die *Misidentifikationen des eigenen Körpers* wurden Konflikte zwischen Afferenzen aus verschiedenen Sinneskanälen angeschuldigt, die über die Konfiguration des eigenen Körpers informieren (Blanke et al. 2004; Goldenberg 2005).
- Bei der *Misidentifikation der eigenen Gliedmaßen* besteht ein Konflikt zwischen der visuellen Wahrnehmung und der auf Grund der Hemihypästhesie fehlenden propriozeptiven und taktilen Rückmeldung ihrer Existenz.
- *Out-of-Body-Erlebnisse* könnten ihre Quelle in paroxysmalen vestibulären Sensationen haben, die eine zwingende Illusion des Schwebens erzeugen. Der Widerspruch zu anderen sensorischen Rückmeldungen über die tatsächliche Position des Körpers wird durch die Abspaltung des Körperbildes vom Selbst gelöst.

Misidentifikationen widersprechen vielfach dem Weltwissen und der Logik. Sie kommen fast nur zu Stande, wenn kritisches Denken und Urteilsfähigkeit entweder permanent durch ausgedehnte Hirnschädigung oder temporär durch Bewusstseinstrübung, beeinträchtigt sind.

- Capgras-Syndrom und Fregoli-Illusion treten in erster Linie bei *Demenzen* und *chronischen Psychosen* auf,
- reduplikative Paramnesie und Misidentifikation von Gliedmaßen bei *ausgedehnten rechtshirnigen Läsionen,* die über die Lokalsymptomatik hinaus Störungen von Aufmerksamkeit und Problemlösen verursachen.
- Die Autoskopie kann als *Symptom von partiell komplexen Anfällen,* deren Ursprung im Parietallappen liegt, auftreten oder auch bei *vorübergehender Bewusstseinstrübung durch Sauerstoffmangel.* So soll besonders der Doppelgänger ein häufiger Begleiter von Bergsteigern sein, die ohne Sauerstoffversorgung extreme Höhen erklimmen (Firth u. Bolay 2004).

2.3 Diagnostik

Ziele

- die Abgrenzung der Agnosie von elementaren Sehstörungen,
- die Eingrenzung der Modalitätsspezifität gestörten visuellen Erkennens und
- die Analyse, welche Stufe der visuellen oder semantischen Verarbeitung von der Störung betroffen ist.

Die Diagnose einer Agnosie setzt voraus, dass elementare Sehleistungen entweder ganz erhalten sind oder ihre Schädigung nicht ausreicht, um die Fehler des visuellen Erkennens zu erklären. Daher sind die Bestimmung von Sehschärfe, Kontrastempfindlichkeit und Gesichtsfeldgrenzen unerlässlich. Die Gesichtsfeldprüfung darf sich dabei nicht auf die Bestimmung der Außengrenzen für starke visuelle Reize beschränken, wie sie auch die Konfrontationsperimetrie liefern kann, sondern muss sorgfältig nach zentrumsnahen Skotomen suchen und sollte auch die Wahrnehmung von schwachen Lichtreizen, Farben und einfachen Formen beinhalten (Kap. 1).

Während Normalbefunde bei gleichzeitig schwerer Störung des visuellen Erkennens die Diagnose der Agnosie sichern, kann die Bewertung der Auswirkungen von Defekten auf das visuelle Erkennen heikel sein. Gesichtsfelddefekte schließen eine apperzeptive Agnosie im erhaltenen Gesichtsfeld nicht aus, aber die Einengung des Gesichtsfeldes zum „Tunnelblick" kann zu einem stückweisen Explorieren und Erraten von Bildern und Gegenständen zwingen, das schwer von der integrativen Agnosie zu unterscheiden ist. Auch eine einseitige Gesichtsfeldeinschränkung kann das visuelle Erkennen einzelner Gegenstände erschweren, wenn sie mit einer schweren halbseitigen Vernachlässigung verbunden ist und daher der in den blinden Teil des Gesichtsfeldes fallende Anteil des Objekts nicht durch Blickbewegung in das intakte Gesichtsfeld gebracht wird.

Besonders schwer fällt die Unterscheidung zur elementaren Sehstörung bei *Formagnosie* und *Achromatopsie,* zumal sich diese Syndrome meist in der Rückbildung einer zerebralen Blindheit, also eines Ausfalls der elementaren visuellen Wahrnehmung, entwickeln. Entscheidend für die Differenzialdiagnose ist, dass die nicht bewusst erkannte visuelle Information für andere Zwecke verwertet werden kann – bei der Formagnosie für die visuomotorische Koordination und bei der Achromatopsie für das Erkennen von Konturen.

Der weitere Weg der Diagnostik dient der Einengung des Orts in der kognitiven Architektur des visuellen Erkennens, an dem der Weg von der visuellen Wahrnehmung zum Erkennen und Benennen unterbrochen ist. Bei gleichen Grundprinzipien sind die dabei verwendeten Untersuchungsmethoden für Störungen des Erkennen von Objekten, von Farben und von Gesichtern verschieden.

2.3.1 Apperzeptive und Assoziative Agnosie

Wegleitend für die Unterscheidung zwischen apperzeptiver und assoziativer Agnosie ist die Art der Fehler, die Patienten beim Benennen von Gegenständen machen. Auch die introspektive Beschreibung ihrer visuellen Wahrnehmungen liefert wichtige Hinweise. Man sollte sich daher mit dem Befund, dass Patienten Bilder oder Gegenstände nicht erkennen können, nicht zufrieden geben, sondern die Patienten bitten *zu beschreiben, was sie sehen.* Bei der apperzeptiven Agnosie werden dann das stückweise Erfassen von Einzelheiten und die Versuche, sie zu einem ganzen Bild zu integrieren deutlich. Die Abgrenzung zur Auswirkung von Gesichtsfelddefekten wird glaubhafter, wenn Patienten nicht nur lokale Details sondern auch globale Konturen in ihre Deutungen einbeziehen.

Ein weiterer wichtiger Hinweis auf die Klassifikation der Agnosie ist die *Abhängigkeit der Fehlerzahl von der Art der Darstellung.* Sie ist bei der apperzeptiven Agnosie ausgeprägter als bei der assoziativen.

Abzeichnen

Das Kopieren von Strichzeichnungen, von geometrischen Figuren und Gegenständen gehört zur Standarddiagnostik der visuellen Agnosien (Abb. 2.**1**). Man muss sich bei der Bewertung aber vor Simplifikationen hüten. Eine passable Kopie kann durch stückweises Kopieren von Details ohne Erfassen ihrer Zusammenhänge zu Stande kommen und beweist daher nicht die Intaktheit der perzeptiven Integration (apperzeptive Agnosie, Abb. 2.**1b**). Die Kombination einer zügig unter Erfassung der strukturellen Zusammenhänge angefertigten Kopie mit fehlendem Erkennen des kopierten Gegenstandes erlaubt die Diagnose einer assoziativen Agnosie (Abb. 2.**1c**). Umgekehrt kann korrektes und promptes Benennen des Gegenstandes mit einer völlig entstellten und fragmentarischen Kopie kontrastieren (Abb. 2.**1a**). Diese Kombination ist für die Simultanagnosie typisch.

Zuordnen von Bildern

Weitere Aussagen über den Erfolg oder Misserfolg der Schritte des Objekterkennens lassen sich mit Zuordnungsaufgaben treffen. Dabei geht es darum, zu einem Bild oder Gegenstand aus einer Auswahl ein passendes Gegenstück herauszusuchen.

Die einfachste Aufgabe ist das *Zuordnen identischer Bilder.* Dazu ist ein korrektes Erfassen von Formen nötig, aber nicht unbedingt ihre Integration zu einem Gesamtbild des dargestellten Objekts. Ebenso wie das Abzeichnen kann auch diese Aufgabe „Stück für Stück" über den Abgleich von Details gelöst werden. Bei der *Formagnosie* gelingt sie aber nicht.

Für die *Zuordnung verschiedener Ansichten eines Objektes* reicht der bloße Abgleich identischer Details nicht aus. Um diese Aufgaben zu lösen, müssen Details und globale Formen zu einem kohärenten Bild des ganzen Gegenstandes integriert werden. Patienten mit *integrativer Agnosie* versagen daher bei dieser Aufgabe. Die Aktivierung des im semantischen Gedächtnis gespeicherten Wissens über das Objekt wird hingegen nicht unbedingt gebraucht. Die Zuordnung kann daher auch für abstrakte Figuren oder Abbildungen von erfundenen Gegenständen geprüft werden, für die es weder eine Repräsentation im semantischen Gedächtnis noch einen Namen gibt.

Die *Zuordnung verschiedener Exemplare einer Art von Objekt* (z. B. verschiedene Hüte oder Hunde), geht an die Grenze dessen, was eine intakte strukturelle Analyse ohne Zugang zum semantischen Gedächtnis leisten kann und wird fehleranfällig, wenn die visuelle Ähnlichkeit zwischen

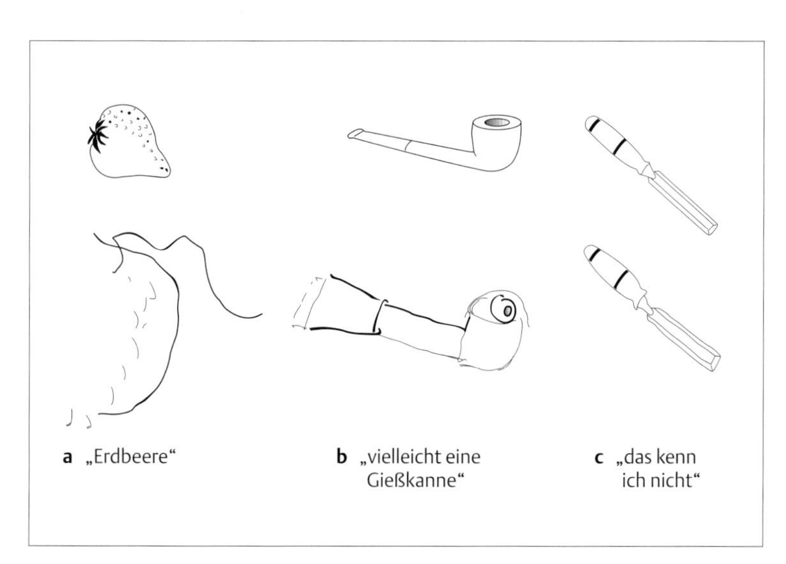

Abb. 2.**1a–c** Beispiele für Zusammenhänge und Widersprüche zwischen Abzeichnen und Erkennen. Die Patienten wurden aufgefordert, die Strichzeichnungen sowohl zu kopieren als auch zu benennen.
a Visuospatiale Beeinträchtigung bei posteriorer kortikaler Atrophie: Der Patient erkannte die Erdbeere ohne Zögern, gab aber beim Abzeichnen nur Fragmente wieder.
b Integrative Agnosie: Die scheinbar völlig normale Kopie kam durch stückweises Aneinanderfügen von vier jeweils in sich geschlossenen Elementen von rechts nach links zustande. Der Zusammenhang des Pfeifenstiels ergab sich nachträglich aus der Aneinanderreihung der drei linken Teile. Die Fehldeutung als Gießkanne korrespondiert mit einigen visuellen Merkmalen, aber nicht mit der Gesamtstruktur der Pfeife.
c Schwere semantische Gedächtnisstörung nach Herpes-simplex-Enzephalitis: Die Kopie wurde zügig und mit guter Erfassung der durchgängigen Strukturen angefertigt, aber die Patientin hat ihr Wissen über Meißel verloren.

den Exemplaren abnimmt (z. B. Sombrero und Strickhaube oder Pudel und Windhund).

Der Zugang vom Bild zum semantischen Gedächtnis wird gefordert, wenn *verschiedene Gegenstände nach visuell nicht wahrnehmbaren Eigenschaften einander zugeordnet* werden sollen. Fehler bei solchen Aufgaben trotz erfolgreicher Zuordnung verschiedener Ansichten und Exemplare eines Objektes charakterisieren die *assoziative Agnosie*. Ein Typ dieser Aufgabe ist das *Ordnen nach Kategorien*, also zum Beispiel eine Aufteilung von Gegenständen in Werkzeuge und Tiere. Dabei muss man allerdings beachten, dass solche Zuordnungen teilweise nach bloßer visueller Ähnlichkeit ohne Erfassen der Bedeutung der Bilder getroffen werden können. Zum Beispiel haben Tiere eher unregelmäßige und Werkzeuge eher glatte und geometrisch klar definierte Konturen. Auch reicht zum Zuordnen nach Kategorien ein unvollständiger Zugang zum semantischen Gedächtnis, der nur die übergeordnete Kategorie, aber nicht das spezifische Objekt identifiziert und nicht ausreicht, um dem Gegenstand den korrekten Namen zuzuordnen. Eventuell zeigt sich der mangelhafte Zugang zum semantischen Gedächtnis erst bei anspruchsvolleren Aufgaben, die eine Feindifferenzierung innerhalb der Kategorie oder einen Abruf von differenziertem Wissen über die Gegenstände verlangen – z. B. wenn entschieden werden soll, ob ein Huhn oder ein Vogel Strauß zu einem Ei im Eierbecher passen (De Renzi u. Saetti 1997).

2.3.2 Achromatopsie und Farbagnosie

Achromatopsie-Tests

Die *perzeptive Stufe des Farberkennens* wird mit Aufgaben geprüft, die Unterscheidungen zwischen ähnlichen Farbtönen verlangen. Dabei müssen die Stimuli so gestaltet sein, dass sie sich nicht in der Helligkeit unterscheiden, weil sonst intakte Farbwahrnehmung durch erhaltene Wahrnehmung von Helligkeitsunterschieden vorgetäuscht werden kann. Der *Standardtest* für diese Prüfung ist der *Farnsworth-Munsell 100 Hue Test*.

Die Verwertung von Farbunterschieden für das Erkennen von Konturen kann mit *pseudoisochromatischen Tafeln* geprüft werden. Bei der Anwendung für Patienten mit Agnosie bieten diese allerdings die zusätzliche Schwierigkeit, dass die Kontur aus der Zusammenschau von getrennten Farbpunkten entsteht. Patienten mit integrativer Agnosie scheitern an dieser Aufgabe, auch wenn sie die Farben der Punkte gut unterscheiden können.

Farbagnosie-Tests

Der *Zugang zum Wissen über Farben* kann durch *Sortiertests* geprüft werden, bei denen Farbtöne nach Grundfarben kategorisiert werden, also zum Beispiel eine Auswahl verschiedenfarbiger Wollknäuel in rote, gelbe, grüne und blaue unterteilt werden soll. Dabei ist es wichtig, nicht nur das Ergebnis, sondern auch das Vorgehen beim Sortieren zu beobachten. Während Normalpersonen die Farbtöne ohne Zögern den Grundfarben zuordnen, können Patienten mit Farbagnosie die Aufgabe lösen, indem sie den zu kategorisierenden Farbton mit den vorgegebenen Mustern der Grundfarbe vergleichen und beurteilen, wo der Unterschied am Geringsten ist. Diese Strategie führt allerdings in die Irre, wenn Helligkeitsunterschiede die perzeptive Ähnlichkeit in Widerspruch zur kategorialen Zuordnung bringen. So ist ein sehr heller Grünton perzeptiv näher an Gelb als an Grün, gehört aber trotzdem zur Kategorie grün.

2.3.3 Prosopagnosie

Das Erkennen von Gesichtern wird üblicherweise mit *Fotos von entweder prominenten oder den Patienten persönlich vertrauten Personen* geprüft. Man fragt dabei zunächst nach der Identität der Person und – wenn diese weder durch den Namen noch durch andere Informationen über die Person (z. B. „Das ist der Bundeskanzler.") gegeben werden kann – ob das Gesicht vertraut oder unbekannt ist. Wenn Gesichter nicht erkannt werden, muss man sicherstellen, dass die Person bekannt ist (z. B.: „Wer ist deutscher Bundeskanzler?").

Die weitergehende Fragestellung, ob die Schwierigkeit nur das Identifizieren der Person oder auch andere Aspekte des Gesichtserkennens betrifft und ob sie auf menschliche Gesichter beschränkt ist, erfordert den Einsatz von für Fragestellung und Patienten maßgeschneiderten experimentellen Untersuchungen. Es kann nützlich sein, Bilder von Hunde-, Pferde- oder Vogelarten und von Autos verschiedener Modelle auf Vorrat zu haben, um Hinweise auf andere Domänen visueller Expertise zu bekommen, die möglicherweise ebenso viele Probleme bereiten wie menschliche Gesichter.

2.3.4. Simultanagnosie

Die Simultanagnosie betrifft die Auffassung räumlicher Verhältnisse zwischen den Dingen und nicht das Erkennen der einzelnen Dinge. Sie kann allerdings mit dem Erkennen einzelner Dinge interferieren, wenn diese so dargestellt werden, dass der Zusammenhang ihrer Teile nicht leicht ersichtlich ist. Das ist zum Beispiel der Fall, wenn mehrere Strichzeichnungen von Dingen übereinander gedruckt sind und die einzelnen Dinge identifiziert werden sollen (Poppelreuter 1917; Riddoch u. Humphreys 1993).

2.4 Pathophysiologie

Grundlegend für Überlegungen zur Pathophysiologie der Agnosien ist die Annahme, dass visuelles Erkennen in mehreren hintereinander geschalteten Stufen abläuft.

- Zunächst müssen Konturen und Oberflächen zum Objekt zusammengefasst und von anderen Objekten und dem

Hintergrund abgegrenzt werden. Dabei müssen aus den Details und Zufälligkeiten der aktuellen Wahrnehmung des Objekts charakteristische Merkmale herausgefiltert werden, die unter allen Blickwinkeln und Beleuchtungen und für alle Exemplare eines Objekts konstant sind. Das Endprodukt dieser **perzeptiven Phase** ist eine strukturelle Repräsentation des Objekts.

- In der **assoziativen Phase** findet das Ergebnis dieser Analyse Anschluss an das im semantischen Gedächtnis gespeicherte Wissen über die Objekte. Dieses Wissen enthält auch Informationen über Eigenschaften, die nicht unmittelbar aus der visuellen Wahrnehmung abgeleitet werden können. Die Summe des im semantischen Gedächtnis gespeicherten Wissens über den Gegenstand definiert ihn und ist damit auch die Voraussetzung, um ihn richtig zu benennen.
- Beim Benennen kommt aber noch eine dritte, **lexikalische Phase** hinzu, in der die sprachliche Bezeichnung des Gegenstandes aktiviert wird. Da der Zugang vom Sehen zum Lexikon über das semantische Gedächtnis führt, das gleichermaßen dem Erkennen in anderen Sinnesmodalitäten dient, sollten Probleme, die nur den Zugriff auf das Lexikon betreffen, nicht auf die visuelle Modalität beschränkt sein.

Dieses Schema, dem auch die Darstellung der Agnosien in diesem Kapitel folgt, wird als Ausgangspunkt für die klinische Klassifikation und kognitive Analyse von Agnosien weitgehend anerkannt. Seine Gültigkeit für den tatsächlichen Ablauf der neuronalen Verarbeitung visueller Informationen ist aber zweifelhaft: Insbesondere die serielle Anordnung von jeweils in sich geschlossenen Verarbeitungsschritten passt nicht mehr gut zu aktuellen Vorstellungen neuronaler Informationsverarbeitung, die bidirektionale Konnektivität zwischen primären und nachgeschalteten Rindenarealen und den daraus resultierenden Netzwerkcharakter von Funktionen betonen (Engel u. Singer 2001; Passingham 2002; Tarr u. Cheng 2003; Tong 2003; Sporns et al. 2004). Daraus ergibt sich die Erwartung, dass die hintereinander geschalteten Stufen des visuellen Erkennens tatsächlich in ständiger Interaktion arbeiten und ihre Funktion nur im Zusammenhang der größeren neuronalen Netze verständlich ist, in die sie eingebunden sind.

Tatsächlich ist auch in der klinischen Praxis die Abgrenzung zwischen Störungen „elementarer" Sinnesempfindungen, ihrer perzeptiven Integration, dem Zugang zum Wissen über die Dinge und ihrer sprachlichen Benennung oft nicht so eindeutig bestimmbar wie sie es im hierarchischen Schema des visuellen Erkennens sein sollte.

Beispiel: Assoziative Agnosie und optische Aphasie

Die Beschränktheit des hierarchischen Schemas des visuellen Erkennens und Benennens zeigt sich u. a. in der Kontoverse, ob fehlerhaftes visuelles Benennen bei erhaltener perzeptiver Integration und intaktem nichtvisuellen Benennen besser als *assoziative Agnosie* oder als *optische Aphasie* bezeichnet werden sollte.

Die Bezeichnung als *optische Aphasie* hebt hervor, dass das Leitsymptom die Fehlbenennung von visuell dargebotenen Dingen ist. Nichtsprachliche Aufgaben, die das Wissen über die gesehenen Gegenstände prüfen, werden weitaus besser gelöst. Diese Konstellation ist mit dem dreistufigen Modell, in dem der Zugang von der perzeptiven Integration zum Lexikon über das semantische Gedächtnis führt, nicht gut vereinbar. Eine Unterbrechung zwischen perzeptiver Phase und Semantik sollte nichtsprachliche Aufgaben ebenso stark beeinträchtigen wie das Benennen, während eine Unterbrechung zwischen Semantik und Lexikon wiederum Benennen aus anderen Sinnesmodalitäten ebenso sehr beeinträchtigen sollte wie das visuelle Benennen. Um dennoch eine selektive Störung des visuellen Benennens zu erklären, müssen zusätzliche Bestandteile der kognitiven Architektur postuliert werden, für deren Existenz es aber wenig andere Hinweise gibt (ausführliche Darstellung und Diskussion bei Goldenberg 2002d).

Für die Klassifikation als *assoziative Agnosie* ist entscheidend, dass sich der Zugang vom Bild zum Wissen über den gesehenen Gegenstand bei genauer Prüfung als unvollständig erweist. Es wird postuliert, dass das im semantischen Gedächtnis aktivierte Wissen nicht ausreicht, den Gegenstand von anderen, verwandten abzugrenzen und dass deswegen der korrekte Name nicht gefunden wird. Geht man aber davon aus, dass die Zuordnung des Namens die vollständige Identifizierung des Dinges voraussetzt, ist nicht leicht zu verstehen, warum die Patienten den zuvor fehlbenannten Gegenständen den richtigen Namen zuordnen können, wenn er ihnen vorgesagt wird (Beauvois u. Lhermitte 1975; Hillis u. Caramazza 1995; Goldenberg u. Karlbauer 1998).

Offensichtlich überschreitet die Dynamik des visuellen Erkennens und Benennens die Grenzen zwischen den getrennten Verarbeitungsstufen des hierarchischen Modells. Netzwerkmodelle, die neuronale Interaktionen über die Grenzen der Verarbeitungsstufen hinaus annehmen, haben mit solchen „Grenzüberschreitungen" weniger Probleme als modulare Modelle, in denen jede der Stufen der Informationsverarbeitung in sich geschlossen ist (Plaut u. Shallice 1993; Goldenberg u. Karlbauer 1998; Sitton et al. 2001).

2.5 Anatomie

Trotz der Zweifel an der neuronalen Realität des hierarchischen Schemas des visuellen Erkennens, auf dem die Klassifikation und Differenzialdiagnose der Agnosien beruht, lassen sie sich einigermaßen verlässlich den Lokalisationen der ursächlichen Hirnschädigung zuordnen.

2.5.1 Apperzeptive Agnosie

Formagnosie

Die beschriebenen Fälle von Formagnosie hatten durchweg *toxische bzw. anoxische Hirnschädigungen*, und die Formagnosie entwickelte sich aus einer *initialen kortikalen Blindheit*.

Es wurde daher vermutet, dass ihre Ursache eine selektive Schädigung jener Zellen der primären Sehrinde ist, die für die Analyse von Konturen zuständig ist. Die Selektivität könnte daraus resultieren, dass diese Zellen einen höheren Sauerstoffbedarf haben als Zellen, die Helligkeit und Farbinformation verarbeiten. Hochauflösendes NMR einer Patientin mit besonders gut untersuchter Formagnosie zeigte jedoch umschriebene Läsionen beidseits in sekundär visuellen Rindenfeldern im lateralen okzipito-temporalen Übergang. Diese Lokalisation gewinnt an Glaubwürdigkeit durch Aktivierungsstudien an normalen Probanden, die in derselben Lokalisation Aktivierung zeigen, wenn das Sehen von Abbildungen mit dem von Mustern ohne durchgängige Konturen verglichen wird (Heider 2000; Malach et al. 2002; James et al. 2003). Diese *lokale Schädigung in sekundär visuellen Rindenfeldern* steht nicht unbedingt in Widerspruch zur *selektiven Zellschädigung innerhalb der primären Sehrinde*, denn das betroffene Areal ist besonders stark mit den konturempfindlichen Zellen der primären Sehrinde verbunden. Die Schädigung betrifft eine *funktionelle Einheit*, die anatomisch die Grenzen zwischen primären und sekundären visuellen Rindenfeldern und funktionell die zwischen „elementarer" und „höherer" Funktion überschreitet.

Integrative Agnosie

Ursache der integrativen Variante der apperzeptiven Agnosie sind durchweg *bilaterale okzipitale bis okzipito-temporale Läsionen*.

Sie können Teil einer *diffusen anoxischen, degenerativen oder traumatischen Hirnschschädigung* sein oder aber durch *beidseitige umschriebene Läsionen* – z. B. nach Infarkten der A. cerebri posterior – bedingt sein. Bei den umschriebenen Läsionen kann die Ausdehnung in der rechten Hemisphäre größer sein als in der linken (Goldenberg et al. 1985; Humphreys u. Riddoch 1987; Warrington u. James 1988).

2.5.2 Assoziative Agnosie

Den beiden Formen der assoziativen Agnosie liegen auch verschiedene Lokalisationen der ursächlichen Hirnschädigung zu Grunde.

Diskonnektion

> Die anatomische Diskonnektion, die der Diskonnektionsform der assoziativen Agnosie zu Grunde liegt, unterbricht die direkten Verbindungen zwischen intakter Sehrinde und der linken Hemisphäre.

Die Diskonnektionsform ist immer *Folge einer linksokzipitalen Läsion*, häufig in Folge von Infarkten der linken A. cerebri posterior. Die Läsionen zerstören einerseits die linksseitige Sehrinde, andererseits das Splenium des Corpus callosum oder die Fasern des Forceps maior, die in der linken Hemisphäre an das Splenium anschließen. Die linke Hemisphäre ist durch die Zerstörung der Sehrinde „blind" und auf die visuelle Information von der rechten Hemisphäre angewiesen, die über das Splenium des Corpus callosum zu ihr kommen sollte. Da die linke Hemisphäre sprachdominant ist, produziert sie Fehlbenennungen. Der Befund, dass bei ausreichend kritischer Prüfung auch der Zugang vom Bild zum semantischen Gedächtnis inkomplett und fehleranfällig ist, spricht dafür, dass die linke Hemisphäre auch eine führende Rolle für das semantische Gedächtnis spielt.

Verlust von semantischem Wissen

Störungen des Wissens über die Dinge der Welt können durch *bilaterale Läsionen des basalen Temporallappens*, z. B. bei Herpes-simplex-Enzephalitis, Schädelhirntraumen oder durch degenerative Erkrankungen verursacht werden (Gainotti et al. 1995; Devlin et al. 2002). Bei asymmetrischer Ausprägung steht die linksseitige Schädigung im Vordergrund.

Die Ausbreitung bilateraler Läsionen in die okzipital angrenzenden Regionen erklärt die für die Alzheimer-Demenz typische Kombination von assoziativer und apperzeptiver Agnosie.

2.5.3. Achromatopsie und Farbagnosie

Auch für die Störungen des Farberkennens unterstützt die Verschiedenheit der anatomischen Substrate die aus der funktionellen Analyse abgeleitete Unterteilung zwischen zwei unterschiedlichen Formen.

Der *Achromatopsie* liegen *beidseitige Läsionen des medialen okzipito-temporalen Übergangs* zu Grunde. Ihre Lokalisation dürfte annähernd einem medialen Spiegelbild des Schädigungsortes der Formagnosie im lateralen okzipito-temporalen Übergang entsprechen. Ebenso wie bei der Formagnosie besteht auch bei der Achromatopsie Übereinstimmung zwischen klinischen Befunden und der funktionellen Bildgebung, denn diese zeigt in der gleichen Lokalisation Aktivierungen, wenn das Betrachten von farbigen Mustern mit solchen in Grautönen verglichen wird (Meadows 1974; Lueck et al. 1989; Beauchamp et al. 2000). Einseitige okzipito-temporale Läsionen können eine Achromatopsie verursachen, die auf das gegenüberliegende Gesichtsfeld beschränkt ist.

Die Läsionen bei der *Farbagnosie* sind *auf die linke Hirnhälfte beschränkt* und ähneln denen, die die Diskonnektionsform der assoziativen Agnosie verursachen. Tatsächlich ist die Farbagnosie ein *typischer Begleitbefund der assoziativen Agnosie* (Lhermitte u. Beauvois 1973; Goldenberg u. Karlbauer 1998), doch kann sie auch ohne assoziative Objektagnosie auftreten (Goldenberg 1992).

2.5.4 Prosopagnosie

Die Läsionen bei Prosopagnosie zeigen große individuelle Variabilität. Läsionen, die bei einem Patienten Prosopagnosie verursachen, können bei anderen symptomlos bleiben.

Der Prosopagnosie liegen im Allgemeinen Läsionen zu Grunde, die ebenso wie bei der integrativen Agnosie *beidseits okzipitale und basale temporale Rindenfelder* betreffen. Die Beobachtung, dass es dennoch Patienten mit Prosopagnosie und ungestörtem Objekterkennen gibt, könnte auf die höheren Ansprüche zurückgeführt werden, die das Identifizieren individueller Gesichter an die perzeptive Integration stellt; es gibt jedoch auch einen Bericht über einen Patienten mit schwerer integrativer Agnosie, bei dem das Gesichtererkennen erhalten war (Moscovitch et al. 1997; Gauthier et al. 2004). Es wurden mehrere Fälle von Prosopagnosie dokumentiert, in denen die Läsionen nicht bilateral, sondern *auf die rechte Hemisphäre beschränkt* waren (De Renzi 1986; Michel et al. 1986; Landis et al. 1988). Doch beobachtet man in der klinischen Praxis immer wieder, dass ausgedehnte rechts temporo-okzipitale Läsionen, die sicherlich jene Areale umfassten, die bei diesen Patienten betroffen waren, zu keiner Störung des Gesichtererkennens führten. Anscheinend ist der Zusammenhang zwischen spezifischen Lokalisationen der Schädigung und dem Auftreten einer Prosopagnosie sehr variabel.

Studien der funktionellen Bildgebungen zeigen zwar ein eng umschriebenes Areal im basalen Okzipitallappen, das verlässlich durch Gesichter aktiviert wird, doch scheint dessen Funktion Teil eines weiter ausgedehnten okzipitalen Netwerkes zu sein. Möglicherweise hängt das Auftreten der Prosopagnosie davon ab, ob auch außerhalb der engen Face Area weitere Teile des Netzwerks geschädigt werden, und möglicherweise ist auch die Architektur dieses Netzwerkes individuell verschieden (Kanwisher et al. 1997; Haxby et al. 2000; Malach et al. 2002).

2.5.5 Simultanagnosie

Die funktionelle Unterteilung zwischen Simultanagnosie und Objektagnosie findet ihre Entsprechung in unterschiedlichen Lokalisationen der verantwortlichen Läsionen. Während die Objektagnosien ebenso wie Farberkennungsstörungen und Prosopagnosie an Läsionen des basalen Okzipital- und Temporallappens gebunden sind, ist die Simultanagnosie ebenso wie das Balint-Syndrom, mit dem sie oft assoziiert ist, eine *Folge bilateraler parietaler Läsionen.*

Sie ist somit Ausdruck einer Schädigung der „dorsalen" Route der visuellen Verarbeitung (Mishkin et al. 1983; Goodale u. Milner 1992) Dabei sind aber für die Wahrnehmungsstörung wahrscheinlich vor allem inferior-parietale Läsionen entscheidend, während die anderen Bestandteile des Balint-Syndroms – nämlich optische Ataxie und Blickataxie – eher an superior-parietale Läsionen gebunden sind. Beide Aufgaben der visuellen Bearbeitung sind von der „ventralen" Route zu unterscheiden, die bei den Objektagnosien betroffen ist; aber sie kennzeichnen zwei unterschiedliche „dorsale" Routen (Rizzolatti u. Matelli 2003).

2.6 Spontanverlauf und Prognose

Unsere Kenntnisse der Agnosien beruhen fast ausschließlich auf Einzelfallstudien. Einige der Patienten wurden über Jahre immer wieder untersucht (z. B. Adler, 1950; Humphreys u. Riddoch 1987; Milner et al. 1991; Wilson u. Davidoff 1993); doch lag der Schwerpunkt dabei eher in der Anwendung immer neuer experimenteller Paradigmen als in der Dokumentation des Verlaufs.

Immerhin lässt sich ein einigermaßen typischer Verlauf für Patienten voraussagen, bei denen in Folge einer anoxischen Hirnschädigung initial eine kortikale Blindheit auftrat (Gloning et al. 1962). In der Rückbildung kann aus der kompletten Blindheit eine Achromatopsie oder eine Formagnosie werden. Die Formagnosie kann sich weiter zu einer integrativen Agnosie entwickeln (Adler 1950). Über Jahre kann eine weitere Verbesserung eintreten, wobei vor allem das Erkennen von realen Objekten und Fotografien besser wird, während Strichzeichnungen weiter nicht erkannt werden. Wahrscheinlich lernen die Patienten, ihre vorhandene Wahrnehmung von Oberflächeneigenschaften und Farben besser auszunutzen und so die weiter bestehende Störung der Integration von Konturen zu kompensieren (Sparr et al. 1991; Wilson u. Davidoff 1993).

2.7 Therapie

Nach Kenntnis des Autors gibt es keine systematischen Studien zur Therapie von visuellen Agnosien. Die folgenden Empfehlungen stützen sich auf die Erfahrungen einer auf neuropsychologische Therapie spezialisierten Abteilung.

Verglichen mit den großen neuropsychologischen Syndromen wie Aphasie, Hemi-Neglect, Apraxie oder Amnesie sind visuelle Agnosien selten. Außerdem ist die Variabilität der Verteilung von erhaltenen und gestörten Leistungen auch bei Patienten, die unter dieselbe diagnostische Klassifikation fallen, groß. Jeder Patient mit visueller Agnosie ist ein Einzelfall. Der Grundsatz, dass die Ziele der neuropsychologischen Therapie individuell geplant und kontrolliert werden sollen (Goldenberg et al. 2002; Pössl et al. 2003), gilt daher nicht nur für die Auswirkung der Störung auf den bleibenden Alltag der Patienten, sondern auch für die Therapie der Grundstörung selbst.

Die Therapie der Agnosien sollte sich nicht auf die funktionelle Kompensation beschränken. Sie sollte auch den Patienten helfen, mit den sozialen Folgen der für Laien schwer verständlichen Behinderung zu Rande zu kommen.

2.7.1 Apperzeptive Agnosie

Die Beobachtung, dass Patienten mit apperzeptiver Agnosie auch aus eigener Erfahrung lernen, die vorhandenen visuellen Kompetenzen besser auszunutzen, um Gegenstände zu erkennen, legt nahe, die *Entwicklung von Kompensationsstrategien* auch zum Gegenstand der Therapie zu machen.

- Der Schwerpunkt kann darauf liegen, aus Oberflächeneigenschaften wie Farbe, Glanz oder Struktur auf die mögliche Natur der Gegenstände zu schließen.
- Bei der integrativen Agnosie können Strategien optimiert werden, vom Erkennen einzelner Formen auf ihren Zusammenhang und auf die Identifizierung des Gegenstandes zu schließen.
- Patienten, die bewegte Gegenstände besser erkennen als ruhende, können das Bild des Gegenstandes durch Bewegen des Kopfes in Bewegung versetzen.
- Schließlich können die Patienten sich angewöhnen, nichtvisuelle Hinweise auf die Natur des Gegenstandes verstärkt und systematisch auszunutzen. Dazu gehört neben akustisch oder taktil wahrnehmbaren Qualitäten auch der Kontext (Auf dem Schreibtisch findet man andere Dinge als in der Lebensmittelabteilung des Supermarkts).

Eine weitere Aufgabe der Therapie kann es sein, den Patienten ein *Verständnis für die Natur ihrer Störung* zu vermitteln. Spontan suchen manche Patienten die Ursache des mangelhaften visuellen Erkennens in Erkrankungen der Augen oder auch in mangelhafter Brillenversorgung.

Die Aufklärung über die zerebrale Ursache der Probleme kann helfen, unnötige Mühen, Enttäuschungen und auch Kosten zu vermeiden.

Es kann auch wichtig sein, dass Patienten im Stande sind, *ihre Störung anderen Personen zu erklären*. Weil die visuomotorische Koordination intakt ist, verhalten sich die Patienten in der Öffentlichkeit nicht wie Blinde oder hochgradig Sehbehinderte. Sie stoßen nirgends an und greifen zielsicher nach Gegenständen. Sie brauchen aber Hilfe, wenn sie zum Beispiel im Supermarkt eine bestimmte Ware unter anderen heraussuchen wollen. Wenn sie als Erklärung für die Bitte nach Hilfe nur angeben, dass sie „schlecht sehen", kann der scheinbare Widerspruch zu den erhaltenen Sehleistungen zu Verärgerung bei hilfsbereiten Personen führen.

2.7.2 Assoziative Agnosie

Es dürfte eher selten sein, dass die assoziative Agnosie im Zentrum therapeutischer Bemühungen steht. Sie tritt so gut wie immer gemeinsam mit anderen neuropsychologischen Symptomen auf, deren Alltagsrelevanz dringender ist als die der visuellen Benennstörung. Weitreichende Verluste des semantischen Gedächtnisses durch Herpes-simplex-Enzephalitis, Schädelhirntrauma oder Alzheimer-Demenz gehen fast immer mit *schweren anterograden Gedächtnisstörungen* einher. Vorwiegend verbale Gedächtnisstörungen gehören aber auch zum Syndrom der linken A. cerebri posterior, das die Diskonnektionsform der assoziativen Agnosie verursacht.

Die Auswirkungen der anterograden Gedächtnisstörung sind für den Alltag der Patienten evtl. gravierender als die der visuellen Benennstörung, deren Therapie sie gleichzeitig erschweren.

Für Patienten mit der Diskonnektionsform der assoziativen Agnosie stellt die begleitende Lesestörung die größte Behinderung dar und steht daher eher im Vordergrund der Therapie.

Bei der Kompensation der Diskonnektionsform können Patienten die hohe Selektivität ihrer Erkenn- und Benennstörung ausnutzen. Nicht nur ist das Benennen nach taktiler oder akustischer Vorgabe erhalten, die Patienten können auch visuell vorgegebene Gegenstände zu vorgegebenen Namen zuordnen. Daher kann auch das Heraussuchen eines bestimmten Gegenstandes, z. B. im Haushalt oder beim Einkaufen im Supermarkt, funktionieren.

2.7.3 Achromatopsie und Farbagnosie

Dank erhaltener Helligkeitsunterscheidung und Formwahrnehmung können die Auswirkungen auf das Erkennen von Objekten relativ leicht kompensiert werden. Die größte Beeinträchtigung stellt der Verlust der ästhetischen und emotionalen Effekte von Farben dar. Die Schwere dieses Verlusts hängt sicherlich von den Sehgewohnheiten und Interessen der Patienten ab. Hilfe bei seiner Bewältigung geht über die Aufgaben einer im engeren Sinne neuropsychologischen Therapie hinaus (Sacks 1995).

Die Aufgabe, Farben zu benennen, wird im Alltag kaum gefordert. Ihr Verlust fällt daher auch erst in der Untersuchung auf und behindert die Patienten nicht oder jedenfalls weit weniger als die anderen Symptome der linksposterioren Läsion.

2.7.4 Prosopagnosie

Ähnlich wie bei der integrativen Agnosie werden therapeutische Bemühungen dahin gehen, gemeinsam mit den Patienten Strategien herauszufinden, um den Einsatz erhaltener visueller Leistungen für das Erkennen von Personen zu systematisieren. Dazu gehört das Erkennen von einzelnen Details der Gesichter oder von visuellen Merkmalen, die nicht an das Gesicht gebunden sind wie Körperbau, Kleidung, Brillen oder Frisuren.

Das Nichterkennen vertrauter Personen stellt ein *massives soziales Handicap* dar, das Patienten in peinliche Situationen bringen kann und u. U. zum sozialen Rückzug führt. Es kommt vor, dass Patienten sich angewöhnen, auf der Strasse immer mit gesenktem Blick zu gehen, damit eventuelle Bekannte nicht verwundert sind, dass sie nicht gleich begrüßt werden und ihrerseits als Erste grüßen – was dann das Erkennen anhand der Stimme ermöglicht.

Es hilft den Patienten, wenn sie in der Therapie lernen, ihre eigene Behinderung zu verstehen und eine Form finden, in der sie diese Behinderung ihren Freunden und Bekannten verständlich machen können.

2.7.5 Simultanagnosie

Die Simultanagnosie stellt eine erhebliche Beeinträchtigung für aktive Alltagsbewältigung, Mobilität und Sicherheit der betroffenen Patienten dar. Es gelingt den Patienten nicht, den Überblick über die Anordnung von mehreren Dingen zu gewinnen und es fällt ihnen schwer, einzelne Dinge zu finden. Selbst Dinge, die sie soeben noch benutzt haben, finden sie nicht wieder, wenn die Aufmerksamkeit vorübergehend abgewendet war. Auf Grund der mangelhaften Repräsentation räumlicher Verhältnisse haben die Patienten große Schwierigkeiten, sich zu orientieren und ihren Weg zu finden. Auf der Straße übersehen sie potenzielle Gefahrenquellen oder schätzen ihre räumliche Position falsch ein. Wenn die Simultanagnosie Teil des Balint-Syndroms ist, verstärken Simultanagnosie, optische Ataxie und Blickataxie einander in der Behinderung des Bewegens und Agierens im Raum.

Der Ansatz der Therapie kann sein, systematisches, strategisch gesteuertes, visuelles Explorieren und explizite Analyse der räumlichen Verhältnisse als Kompensation für die gestörte spontane Exploration und Auffassung des Raums einzuüben. Das gute Erkennen von einzelnen Objekten kann genutzt werden, um die Orientierung in großen Gebäuden oder außerhalb auf das Erkennen von „Landmarken" statt auf die Vorstellung der räumlichen Beziehungen zu stützen.

Derartiges Umtrainieren basaler Strategien des Verhaltens im Raum ist mühsam und erfordert viele Stunden intensiver therapeutischer Arbeit. Bei Patienten mit rein parietalen Läsionen kann die Therapie auf ungestörten verbalen Fähigkeiten, guten Gedächtnisleistungen und erhaltenen exekutive Funktionen aufbauen. Nach unserer Erfahrung lernen manche Patienten über Monate und Jahre intensiven Bemühens erstaunlich gut, trotz der bleibenden Behinderung auch visuell anspruchsvolle Aufgaben wie z. B. Zeichnen und Malen zu meistern. Trotzdem entwickeln die Patienten kein normales „Raumgefühl" mehr; die Orientierung im Raum bleibt eine bewusst gesteuerte Leistung, die ungeteilte Aufmerksamkeit erfordert.

Danksagung

Die Abschnitte über die Therapie der Agnosien stützen sich wesentlich auf Erfahrungen von Udo Münßinger, der in der Abteilung für Neuropsychologie des Krankenhauses München Bogenhausen Patienten mit visuellen Agnosien therapeutisch betreut. Ich danke ihm auch für die kritische Durchsicht des ganzen Kapitels.

Literatur

Adler A. Disintegration and restoration of optic recognition in visual agnosia. Analysis of a case. Arch Neurol. 1944;51:243–59.
Adler A. Course and outcome of visual agnosia. J Nerv Ment Dis. 1950; 111:41–51.
Assal G, Favre C, Anderes JP. Non-reconnaissance d'animaux familiérs chez un paysan. Rev Neurol. 1984;140:580–4.
Balint R. Seelenlähmung des „Schauens", optische Ataxie, räumliche Störung der Aufmerksamkeit. Monatschr Psychiat Neurol. 1909;25: 51–81.
Bauer RM, Verfaellie M. Electrodermal discrimination of familiar but not unfamiliar faces in prosopagnosia. Brain Cognit. 1988;8:240–52.
Beauchamp MS, Haxby JV, Rosen AC, DeYoe EA. A functional MRI case study of acquired cerebral dyschromatopsia. Neuropsychologia. 2000;38:1170–9.
Beauvois MF, Lhermitte F. Deficits mnesiques electifs et lesions corticales restreintes. Rev Neurol. 1975;131:3–22.
Benson DF, Gardner H, Meadows JC. Reduplicative paramnesia. Neurology. 1976;26:147–51.
Benson DF, Greenberg JP. Visual form agnosia – a specific defect in visual discrimination. Arch Neurol. 1969;20:82–9.
Blanke O, Landis T, Spinelli L, Seeck M. Out-of-body experience and autoscopy of neurological origin. Brain. 2004;127:243–58.
Bodamer J. Die Prosop-Agnosie (Die Agnosie des Physiognomieerkennens). Arch Psychiat Nervenkr. 1947;179:6–53.
Brugger P, Regard M, Landis T. Illusory reduplication of one's own body: phenomenology and classification of autoscopic phenomena. Cognit Neuropsychiat. 1997;2:19–38.
Clarke S, Lindemann A, Maeder P, Borruat FX, Assal G. Face recognition and postero-inferior hemispheric lesions. Neuropsychologia. 1997; 35:1555–64.
Damasio AR, Yamada T, Damasio H, Corbett J, McKee J. Central achromatopsia: Behavioral, anatomic, and physiologic aspects. Neurology. 1980;30:1064–71.
De Renzi E. Prosopagnosia in two patients with CT scan evidence of damage confined to the right hemisphere. Neuropsychologia. 1986; 24:385–90.
De Renzi E, Faglioni P, Grossi D, Nichelli P. Apperceptive and associative forms of prosopagnosia. Cortex. 1991;27:213–22.
De Renzi E, Saetti MC. Associative agnosia and optic aphasia: qualitative or quantitative difference? Cortex. 1997;33:115–30.
Devlin JT, Russell RP, Davis MH, Price CJ, Moss HE, Fadili MJ, Tyler LK. Is there an anatomical basis for category-specifity? Semantic memory studies in PET and fMRI. Neuropsychologia. 2002;40:54–75.
Done DJ, Hajilou BB. Loss of high-level perceptual knowledge of object structure in DAT. Neuropsychologia. 2004;43:60–8.
Engel AK, Singer W. Temporal binding and the neural correlates of sensory awareness. Trends Cognit Sci. 2001;5:16–25.

Farah MJ. Visual agnosia – disorders of object recognition and what they tell us about normal vision. Cambridge, London: MIT Press; 1990.

Firth PG, Bolay H. Transient high altitude neurological dysfunction: An origin in the temporoparietal cortex. High Altitude Medicine and Biology. 2004;5:71–5.

Freund CS. Ueber optische Aphasie und Seelenblindheit. Arch Psychiat Nervenkr. 1889;20:276–97,371–416.

Gainotti G. A metanalysis of impaired and spared naming for different categories of knowledge in patients with a visuo-verbal disconnection. Neuropsychologia. 2004;42:299–319.

Gainotti G, Silveri MC, Daniele A, Giustolisi L. Neuroanatomical correlates of category-specific semantic disorders: A critical survey. Memory. 1995;3:247–64.

Gauthier I, Behrmann M, Tarr MJ. Can face recognition really be dissociated from object recognition? J Cognit Neurosci. 1999;11:349–70.

Gauthier I, Behrmann M, Tarr MJ. Are Greebles like faces? Using the neuropsychological exception to test the rule. Neuropsychologia. 2004;42:1961–70.

Gloning K, Hoff H, Tschabitscher H. Die Rückbildung der kortikalen Blindheit. Wien Klin Wochenschr. 1962;74:406–7.

Goldenberg G. Loss of visual imagery and loss of visual knowledge – a case study. Neuropsychologia. 1992;30:1081–99.

Goldenberg G. Body perception disorders. In: Ramachandran VS, eds. Encyclopedia of the Human Brain, Vol. 1. San Diego: Academic Press; 2002a:443–58.

Goldenberg G. Goldstein and Gelb's case Schn. – a classic case in neuropsychology? In: Code C, Wallesch CW, Joanette Y, Roch-Lecours A, eds. Classic cases in Neuropsychology, Vol. 2. Hove: Psychology Press; 2002b:281–99.

Goldenberg G. Neuropsychologie – Grundlagen, Klinik, Rehabilitation. 3. Aufl. München: Urban & Fischer; 2002c.

Goldenberg G. Visuelle Objektagnosie und Prosopagnosie. In: Karnath HO, Thier P, eds. Neuropsychologie. Heidelberg: Springer; 2002d: 119–32.

Goldenberg G. Body Image and the Self. In: Feinberg TE, Keenan JP, eds. The Lost Self: Pathologies of the Brain and Identity. San Francisco: Oxford University Press; in press.

Goldenberg G, Karlbauer F. The more you know the less you can tell: Inhibitory effects of visuo-semantic activation on modality specific visual misnaming. Cortex. 1998;34:471–92.

Goldenberg G, Mamoli B, Binder H. Die Simultanagnosie als Symptom der Schaedigung extrastriaerer visueller Rindenfelder – eine Fallstudie. Nervenarzt. 1985;56:682–90.

Goldenberg G, Pössl J, Ziegler W. Der Alltag als Richtschnur für Diagnostik und Therapie. In: Goldenberg G, Pössl J, Ziegler W, eds. Neuropsychologie im Alltag. Stuttgart, New York: Georg Thieme Verlag; 2002:1–11.

Goldstein K, Gelb A. Psychologische Analysen hirnpathologischer Fälle auf Grund von Untersuchungen Hirnverletzter – I. Abhandlung. Zur Psychologie des optischen Wahrnehmungs- und Erkennungsvorganges. Zeitschr ges Neurol Psychiat. 1918;41:1–142.

Goodale MA, Jakobson LS, Keillor JM. Differences in the visual control of pantomimed and natural grasping movements. Neuropsychologia. 1994;32:1159–78.

Goodale MA, Milner AD. Seperate visual pathways for perception and action. Trends Neurosci. 1992;15:20–5.

Halligan PW, Marshall JC, Wade DT. Three arms: a case study of supernumerary phantom limb after right hemisphere stroke. J Neurol Neurosurg Psychiat. 1993;56:159–66.

Haxby JV, Hoffman A, Gobbini MI. The distributed human neural system for face perception. Trends Cognit Sci. 2000;4:223–33.

Heider B. Visual form agnosia: Neural mechanisms and anatomical foundations. Neurocase. 2000;6:1–12.

Heywood CA, Cowey A, Newcombe F. Chromatic discrimination in a cortically colour blind observer. Europ J Neurocsi. 1991;3:802–12.

Hillis AE, Caramazza A. Cognitive and neural mechanisms underlying visual and semantic processing: Implications from „optic aphasia". J Cognit Neurosci. 1995;7:457–78.

Hoff H, Pötzl O. Über eine optisch-agnostische Störung des „Physiognomie-Gedächtnisses". (Beziehungen zur Rückbildung einer Wortblindheit.). Zeitschr ges Neurol Psychiat. 1937;159:367–95.

Humphreys GW, Riddoch MG. To see but not to see – a case study of visual agnosia. London Hillsdale NJ: Lawrence Erlbaum; 1987.

James TW, Culham J, Humphrey GK, Milner AD, Goodale MA. Ventral occipital lesions impair object recognition but not object-directed grasping: a fMRI study. Brain. 2003;126:2463–75.

Kanwisher N, McDermott J, Chun MM. The fusiform face area: A module in human extrastriate cortex specialized for face perception. J Neurosci. 1997;17:4302–11.

Landis T, Graves R, Benson DF, Hebben N. Visual recognition through kinaesthetic mediation. Psychological Medicine. 1982;12:515–31.

Landis T, Regard M, Bliestle A, Kleihues P. Prosopagnosia and agnosia for noncanonical views – an autopsied case. Brain. 1988;111:1287–97.

Lewandowsky M. Über Abspaltung des Farbensinness. Monatschr Psychiat Neurol. 1908;23:488–510.

Lhermitte F, Beauvois MF. A visual-speech disconnection syndrome. Report of a case with optic aphasia, agnosic alexia and colour agnosia. Brain. 1973;96:695–714.

Lhermitte F, Pillon B. La prosopagnosie. Role de l'hemisphere droit dans la perception visuelle. Rev Neurol. 1975;131:791–812.

Liepmann H. Ueber die agnostischen Stoerungen. Neurol Centralbl. 1908;27:609–17,664–75.

Lissauer H. Ein Fall von Seelenblindheit nebst einem Beitrag zur Theorie derselben. Arch Psychiat Nervenkr. 1890;21:222–70.

Lueck CJ, Zeki S, Friston KJ, et al. The colour centre in the cerebral cortex of man. Nature. 1989;340:386–9.

Luzzatti C, Verga R. Reduplicative paramnesia for places with preserved memory. In: Halligan PW, Marshall JC, eds. Method in madness. Hove: Psychology Press; 1996:187–208.

Malach R, Levy I, Haason U. The topography of high-order human object areas. Trends Cognit Sci. 2002;6:147–87.

Meadows JC. Disturbed perception of colours associated with localized cerebral lesions. Brain. 1974;97:615–32.

Michel F, Perenin MT, Sieroff E. Prosopagnosie sans hémianopsie après lésion unilatérale occipito-temporale droite. Rev Neurol. 1986;142: 545–9.

Milner AD, Perrett DI, Johnston RS, et al. Perception and action in „visual form agnosia". Brain. 1991;114:405–28.

Mishkin M, Ungerleider LG, Macko KA. Object vision and spatial vision: Two visual pathways. Trends Neurosci. 1983;6:414–7.

Moscovitch M, Winocur G, Behrmann M. What is special about face recognition? Nineteen experiments on a person with visual object agnosia and dyslexia but normal face recognition. J Cognit Neurosci. 1997;9:555–604.

Passingham RE. The anatomical basis of functional localization in the cortex. Nat Rev Neurosci. 2002;3:606–15.

Plaut DC, Shallice T. Perseverative and semantic influences on visual object naming errors in optic aphasia: A connectionist account. J Cognit Neurosci. 1993;5:89–117.

Poeck K. Neuropsychological demonstration of splenial interhemispheric disconnection in a case of „optic anomia". Neuropsychologia. 1984; 22:707–14.

Poppelreuter W. Die psychischen Schäden durch Kopfschuß im Krieg 1914/16.Leipzig: L Voss; 1917.

Pössl J, Schellhorn A, Ziegler W, Goldenberg G. Die Erstellung individueller Therapieziele als qualitätssichernde Maßnahme in der Rehabilitation hirngeschädigter Patienten. Neurologie & Rehabilitation. 2003;9:62–70.

Riddoch MJ, Humphreys GW. Visual object processing in optic aphasia: A case of semantic access agnosia. Cognit Neuropsychol. 1987;4: 131–85.

Riddoch MJ, Humphreys GW. Birmingham Object Recognition Battery. Hove, Hillsdale: Lawrence Erlbaum Associates; 1993.

Rizzolatti G, Matelli M. Two different streams form the dorsal visual system: anatomy and functions. Exp Brain Res. 2003;153:146–57.

Sacks O. The case of the colorblind painter. Anonymous. An Anthropologist on Mars. New York: Vintage Books; 1995:3–41.

Sergent J, Poncet M. From covert to overt recognition of faces in a prosopagnosic patient. Brain. 1990;113:989–1004.

Sitton M, Mozer MC, Farah MJ. Superadditive effects of multiple lesions in a connectionist architecture: Implications for the neuropsychology of optic aphasia. Psychol Rev. 2001;107:709 – 34.

Sparr SA, Jay M, Drislane FW, Venna N. A historical case of visual agnosia revisited after 40 years. Brain. 1991;114:789 – 800.

Sporns O, Chialvo DR, Kaiser M, Hilgetag CC. Organization, development and function of complex brain networks. Trends Cognit Sci. 2004; 8:418 – 25.

Steeves JKE, Humphrey GK, Culham JC, Menon RS, Milner AD, Goodale MA. Behavioral and neuroimaging evidence for a contribution of color and texture information to scene classification in a patient with visual form agnosia. J Cognit Neurosci. 2004;16:955 – 65.

Tarr MJ, Cheng YD. Learning to see faces and objects. Trends Cognit Sci. 2003;7:23 – 30.

Teixeira-Ferreira C, Giusiano B, Ceccaldi M, Poncet M. Optic aphasia: Evidence of the contribution of different neural systems to object and action naming. Cortex. 1997;33:499 – 514.

Tong F. Primary visual cortex and visual awareness. Nat Rev Neurosci. 2003;4:219 – 29.

Turnbull OH, Driver J, McCarthy R. 2D but not 3D: Pictorial-depth deficits in a case of visual agnosia. Cortex. 2004;40:723 – 38.

Warrington EK, James M. Visual apperceptive agnosia: a clinico-anatomical study of three cases. Cortex. 1988;24:13 – 32.

Weinstein EA. Reduplicative Misidentification Syndromes. In: Halligan PW, Marshall JC, eds. Method in Madness. Hove: Psychology Press; 1996:13 – 36.

Wilson BA, Davidoff J. Partial recovery from visual object agnosia: a 10 year follow-up study. Cortex. 1993;29:529 – 42.

Wolpert I. Die Simultanagnosie – Stoerung der Gesamtauffassung. Zeitschr ges Neurol Psychiat. 1924;93:397 – 415.

Zeki S. A century of cerebral achromatopsia. Brain. 1990;113:1721 – 77.

3 Apraxie

G. Goldenberg

3.1 Definition

Eine oft zitierte Definition der Apraxie lautet: *„Apraxia is a disorder of skilled movements not caused by weakness, akinesia, deafferentation, abnormal tone or posture, movement disorders (such as tremors or chorea), intellectual deterioration, poor comprehension, or uncooperativeness."* (Heilman u. Rothi 1993). Man könnte das auch so ausdrücken, dass motorische Fehlhandlungen, für die es keine bessere Erklärung gibt, als Apraxie bezeichnet werden. Tatsächlich wurde der Begriff „Apraxie" auf eine Vielzahl von heterogenen Störungen angewandt.

Es gibt aber einen Kern von eindrucksvollen Symptomen, für die eine allgemeine Einigkeit besteht, sie als „Apraxie" zu bezeichnen.

- Die Symptome sind in erster Linie Folgen linkshirniger Läsionen und meist mit Aphasie verbunden.
- Sie äußern sich in fehlerhaften motorischen Handlungen nicht nur der rechten, sondern auch der zur Läsion ipsilateralen linken Körperhälfte.

Diese Art der Apraxie kann Mund und Gesicht oder die Gliedmaßen betreffen. Die Gliedmaßenapraxie betrifft vier Domänen motorischen Handelns:

- das Imitieren von Gesten,
- die Ausführung kommunikativer Gesten auf Aufforderung,
- den Gebrauch einzelner Werkzeuge und Objekte,
- die Durchführung mehrschrittiger Alltagshandlungen mit mehreren Werkzeugen und Objekten.

> Die im Kernbegriff der Apraxie zusammengefassten Störungen unterscheiden sich von den motorischen Folgen einer einseitigen Hemisphärenschädigung dadurch, dass sie auch die zur Läsion ipsilaterale Seite des Körpers betreffen.

3.2 Klinik

Die Darstellung beschränkt sich auf Patienten mit linkshirnigen Läsionen. Auf mögliche Probleme von Patienten mit rechtshirnigen Läsionen wird im Abschnitt Antatomie eingegangen (Kap. 3.5).

3.2.1 Mund- und Gesichtsapraxie

In der Literatur sind auch die Ausdrücke „bukkofaziale Apraxie", „Oral Apraxia" und „Face Apraxia" gebräuchlich. Die Patienten haben Schwierigkeiten, auf Aufforderung Bewegungen von Mund und Gesicht auszuführen. Charakteristisch sind *Suchbewegungen*. Bewegungen des Mundes und der Zunge – z. B. mit der Zunge zu schnalzen oder die Backen aufzublasen – werden nicht selten durch unartikulierte Phonationen („ah") ersetzt.

Diese Schwierigkeiten sind von einer eventuell vorhandenen Fazialisparese unabhängig und *betreffen auch die zur Läsion ipsilaterale Mund- und Gesichtshälfte*. Sie kontrastieren mit *ungestörter spontaner Mimik* und auch mit normaler automatisierter Mundmotorik beim Essen und Trinken. Daher fällt die Mund- und Gesichtsapraxie den Patienten und ihren Angehörigen auch nicht auf.

Die Sprechapraxie wird in einem eigenen Kapitel behandelt (Kap. 6). Anders als die Mund- und Gesichtsapraxie fällt sie nicht erst in der gezielten Untersuchung auf, sondern behindert den sprachlichen Ausdruck der Patienten. Sie kann, aber muss nicht, gemeinsam mit der Mund- und Gesichtsapraxie auftreten (De Renzi et al. 1966).

3.2.2 Gliedmaßenapraxie

Die Gliedmaßenapraxie (*limb apraxia*) betrifft prinzipiell Aktionen der oberen und der unteren Extremität; doch ist die Auswahl an Aktionen, die geprüft werden können, für die untere Extremität geringer als für die obere (Lehmkuhl et al. 1983; Goldenberg u. Strauss 2002). Besonders *symbolische Gesten* und *Werkzeuggebrauch* sind so gut wie ausschließlich an Aktivitäten der Hände gebunden.

Es wurde behauptet, dass die axiale Muskulatur von der Apraxie verschont bleibt (Geschwind 1975). Doch zeigten systematische Untersuchungen, dass diese scheinbare Aussparung daher kommt, dass Bewegungen des Rumpfes und des Kopfes weniger Freiheitsgrade haben als Bewegungen der Hände und Arme (Poeck et al. 1982; Hanlon et al. 1998).

Imitieren von Gesten

Die Patienten machen räumliche Fehler beim Imitieren von Stellungen der Extremitäten. Die Bewegung zur Endstellung ist oft zögerlich und durch Suchbewegungen entstellt, es kommt aber auch vor, dass Patienten mit zielsicherer und rascher Bewegung auf eine falsche Endstellung hinsteuern. Umgekehrt kann es auch sein, dass nach Suchen und Selbstkorrektur letztlich doch die richtige Endstellung gefunden wird (Hermsdörfer et al. 1996).

Die *Schwere der Imitationsstörung* kann davon abhängen, *welche Körperteile* an der Geste beteiligt sind. Bei Patienten mit linkshirnigen Läsionen sind das eindrucksvollste Symptom Fehler beim Nachstellen einfacher Handstellungen, die von Normalpersonen ohne jedes Zögern so gut wie fehlerlos imitiert werden (Abb 3.1). Wenn man sich die Mühe macht, es zu prüfen, findet man, dass das Imitieren von Fußstellungen ebenso schwer gestört ist (Lehmkuhl et al. 1983; Goldenberg u. Strauss 2002). Hingegen kann das Nachstellen von Fingerstellungen besser oder sogar perfekt gelingen (Goldenberg 1996; Goldenberg u. Hagmann 1997), obwohl Normalpersonen beim Imitieren von Fingerstellungen eher Fehler machen als beim Imitieren von Handstellungen.

Kommunikative Gesten auf Aufforderung

Kommunikative Gesten können eine konventionell festgelegte soziale Bedeutung haben wie zum Beispiel die „lange Nase" oder „okay", oder sie können auf Gegenstände und Aktionen verweisen. Die Untersuchung der Apraxie konzentriert sich meist auf die *Pantomime des Objektgebrauchs*, bei der die Bewegung des Gebrauchs ausgeführt wird, ohne dass der Gegenstand in die Hand genommen wird. Bei ihrer Prüfung kann, wenn einmal die grundsätzliche Aufgabe verstanden ist, das Verständnis für die einzelnen Gegenstände durch Zeigen von Bildern oder des realen Gegenstandes unterstützt werden. Damit wird der Einfluss von Störungen des Sprachverständnisses auf die Apraxieprüfung vermindert. Das Verständnis für die grundsätzliche Aufgabe kann durch Zeigen korrekter Pantomimen unterstützt werden.

Auch wenn durch Vorzeigen richtiger Pantomimen klargemacht wurde, was verlangt wird, versuchen manche Patienten, den vorgezeigten Gegenstand zu benennen oder wirklich zu gebrauchen. Das *Verständnis der Instruktion* ist auch zweifelhaft, wenn Patienten nur perseverative, mehr oder minder amorphe Bewegungen, wie z. B. ein Hin- und Herschwenken der Hand über dem Tisch, ausführen. Diese Bewegungen können von einem *Verbal Overflow* (Goodglass u. Kaplan 1963) begleitet werden, indem die Patienten aphasisch entstellte Kommentare zur verlangten Aufgabe geben.

Wenn die Aufgabe eindeutig verstanden ist und die produzierten Gesten zumindest Elemente der Pantomime enthalten, sind diese *entdifferenziert* und *inhaltlich verarmt*. Zum Beispiel zeigen die Patienten zwar auf den Ort, an dem ein Gegenstand verwendet werden soll – den Mund für die Zahnbürste, die Augen für den Feldstecher, den Tisch für den Bleistift –, tun dies aber mit einer Zeigebewegung statt mit der Bewegung des Gebrauchs. Wenn sie Bewegungen des Gebrauchs darstellen, stimmt die Handstellung nicht mit der Größe und Form des dargestellten Gegenstandes überein. Zum Beispiel wird die Pantomime des Zitronenauspressens mit einem Spitzgriff gezeigt. Es kann auch sein, dass gar kein Griff gezeigt wird, sondern die Hand selbst das Objekt darstellt, so dass zum Beispiel mit dem ausgestreckten Zeigefinger Zähneputzen markiert wird.

Gebrauch einzelner Werkzeuge und Objekte

Die Patienten sind extrem ungeschickt und machen Fehler, wenn sie einfache und vertraute Handlungen mit einzelnen Werkzeugen und Objekten ausführen sollen. Sie halten zum Beispiel den Kamm verkehrt, beißen auf die Zahnbürste, oder drücken mit dem Hammerkopf auf den Nagel statt zu schlagen. Beim Essen kann auffallen, dass sie beim Brotstreichen das Messer in die Brotschnitte bohren oder dass sie versuchen, mit der Gabel Suppe zu essen.

Wenn die Patienten eine rechtsseitige Hemiparese haben, müssen sie den Werkzeuggebrauch mit der linken Hand demonstrieren. Die Ungeschicklichkeit geht aber über den normalen Einfluss der Händigkeit deutlich hinaus – wie man sich leicht überzeugen kann, wenn man die Tätigkeiten selbst mit der subdominanten Hand durchführt.

Mehrschrittige Alltagshandlungen

Bei mehrschrittigen Alltagshandlungen mit mehreren Objekten machen auch Normalpersonen Fehler, wenn sie abgelenkt und unkonzentriert sind. So kommt es vor, dass man die Zwiebeln anbrennen lässt oder Salz in den Kaffee tut. Die Fehler von Patienten sind vielfach von der gleichen Art: Sie lassen Handlungsschritte aus oder verwechseln die Gegenstände, mit denen an sich passende Handlungsschritte ausgeführt werden. Eine zusätzliche Fehlerquelle sind unvertraute technische Geräte, bei denen die Patienten erst herausfinden müssen, wie sie zu bedienen sind. Die Patienten gehen unsystematisch vor, versuchen verschiedene Aktionen, ohne ihren jeweiligen Erfolg oder Misserfolg zu überprüfen, oder perseverieren offensichtlich erfolglose Bedienungsschritte.

Im Zusammenhang solcher mehrschrittiger Handlungen mit mehreren Objekten können auch Fehler im Gebrauch einzelner Werkzeuge und Objekte auftreten, die in der isolierten Prüfung richtig benutzt wurden. Anscheinend hat die richtige Benutzung in der isolierten Prüfung Aufmerksamkeit und bewusste Kontrolle erfordert, die nun durch die Komplexität der mehrschrittigen Handlung abgelenkt und aufgebraucht wird.

3.2.3 Balkenapraxie

Wenn das Corpus callosum durchtrennt und dadurch die Verbindung zwischen den Hemisphären verhindert wird, fehlt der rechten Hemisphäre die Unterstützung durch linkshirnige Leistungen. Für die linksseitigen Extremitäten resultiert daraus eine ähnliche Störung wie bei einer massiven Schädigung der linken Hemsiphäre: Sie sind apraktisch.

Entgegen manchen populärwissenschaftlichen Darstellungen führt die Durchtrennung des Corpus callosum nicht zur Trennung zweier unabhängiger Hirnhälften, sondern sie unterbricht eine von mehreren Leitungsbahnen zwischen zwei Seiten eines Gehirns.

Dazu kommt, dass natürliche Läsionen des Corpus callosum selten komplett sind und auch über erhaltene Fasern des Corpus callosum noch Information übermittelt wird. Die Apraxie der linken Hand nach Balkenläsionen ist daher selten so ausgeprägt wie nach linkshirnigen Läsionen, und sie kann sich im Verlauf soweit zurückbilden, dass sie nur mehr nachweisbar ist, wenn experimentelle Versuchsanordnungen eine vollständige und rasche Verbindung zwischen den Hemisphären erfordern (Goldenberg et al. 2001).

Leitsymptome

Leitsymptome der Balkenapraxie sind apraktische Fehler der linken Hand in der Prüfung von kommunikativen Gesten auf Aufforderung und der Imitation von Gesten. Diese kontrastieren mit korrekter Ausführung derselben Gesten durch die rechte Hand. Der Objektgebrauch kann für Werkzeuge, die normalerweise nur rechts verwendet werden (z. B. Messer) gestört sein, während Werkzeuge, die auch routinemäßig links verwendet werden (z. B. Gabel) weiter problemlos benutzt werden können (Goldenberg et al. 1985).

3.3 Diagnostik

3.3.1 Mund- und Gesichtsapraxie

Wahrscheinlich macht es für die Diagnose der Apraxie keinen wesentlichen Unterschied, ob die geforderten Bewegungen von Mund und Gesicht verbal bezeichnet oder vorgezeigt werden, aber schon wegen des möglichen Einflusses einer Sprachverständnisstörung bei Aphasie wird im Allgemeinen die *Prüfung durch Vorzeigen und Imitieren* bevorzugt.

Bizzozero et al (2000) entwickelten eine Kollektion von Mund- und Gesichtsstellungen, die sie auf Grund der Fehler von Kontrollpersonen nach ihrem Schwierigkeitsgrad ordneten. Tab. 3.1 zeigt eine Auswahl, die für die praktisch klinische Prüfung ausreichen dürfte. Für die Bewertung ist die Beobachtung von Suchverhalten und offensichtlichen Fehlhandlungen wichtiger als die Zahl der richtigen Antworten; zumal Normwerte nur für die vollständige Testdurchführung und nicht für die hier getroffene Auswahl existieren.

Prüfung der Mund- und Gesichtsapraxie (Tab. 3.1). Als pathologisch gelten abweichende und amorphe Bewegungen, Suchbewegungen und inkomplette oder ganz fehlende Durchführung der geforderten Bewegung. Rechts-links-Verwechslungen gelten nicht als Fehler.

3.3.2 Gliedmaßenapraxie

Prinzipiell sollte die *zur Läsion ipsilaterale Hand* geprüft werden. Wenn aber aphasische Patienten ohne oder mit nur geringer Hemiparese darauf bestehen, die rechte Hand einzusetzen, kann man darauf eingehen. Mit etwas Erfahrung lassen sich apraktische Fehler leicht von den Folgen einer motorischen Behinderung (z. B. einer Parese) unterscheiden.

Imitieren von Gesten

Die Prüfung des Imiterens soll zeigen, ob die Patienten die Form einer Geste nachahmen können. Sie sollte mit *bedeutungslosen Gesten* durchgeführt werden. Korrektes Imitieren bedeutungsvoller Gesten kann dadurch erreicht werden, dass die Bedeutung der Geste erkannt und reproduziert wird. Es kann daher auch bei Patienten erhalten sein, die unfähig sind, die äußere Form der Gesten nachzumachen (Goldenberg u. Hagmann 1997).

Tabelle 3.1 Prüfung der Mund- und Gesichtsapraxie.

Schwierigkeitsgrad	*Mund*	*Gesicht*
leicht	Mund öffnen Zähne zeigen Blasen	
mittelschwer	mit der Zunge schnalzen die Spitze der Zunge von innen gegen die linke Wange pressen Unterkiefer dreimal nach rechts und links bewegen	Nase rümpfen Augen schließen ohne Kopfdrehung nach links schauen
schwer	die linke Backe aufblasen den Unterkiefer vorstrecken (Prognathismus) die Zunge von innen gegen die Unterlippe pressen	die Stirn runzeln das linke Auge zudrücken

Die Aufforderung, eine Handbewegung nachzumachen, verstehen im Allgemeinen auch schwer aphasische Patienten.

> Abb. 3.1 zeigt je 10 Hand- und Fingerstellungen, für deren Imitieren Normwerte erhoben wurden. Die Demonstration erfolgt „wie im Spiegel". Patienten mit linkshirnigen Läsionen sollen also mit ihrer linken Hand Stellungen der rechten Hand des Untersuchers nachmachen.
> Für die rasche Orientierung in der klinischen Untersuchung reicht es meist, einige der Handstellungen imitieren zu lassen. Die Unsicherheiten und Fehler apraktischer Patienten sind eindrucksvoll und kontrastieren mit der praktisch fehlerlosen Ausführung derselben Gesten durch Normalpersonen. Für korrektes Imitieren vergibt man nach der ersten Demonstration 2 Punkte und nach Wiederholung der Demonstration 1 Punkt (Maximalscore je 20 für Hand- und Fingerstellungen). Scores unter 18 für die Handstellungen und unter 16 für die Fingerstellungen sind als pathologisch zu werten (Goldenberg 1996; Goldenberg 2003d).

Kommunikative Gesten auf Aufforderung

Üblicherweise wird die *Pantomime des Objektgebrauchs* geprüft. Ihre Beurteilung ist nicht so einfach wie die des Imitierens bedeutungsloser Gesten. Zum einen kann es unsicher sein, ob aphasische Patienten überhaupt die Instruktion verstanden haben. Zum anderen sind auch die Pantomimen von Normalpersonen nicht unbedingt perfekt. Die Abgrenzung pathologischer Fehler kann zum diagnostischen Großmutter-Dilemma („Meine Großmutter kann es auch nicht besser.") führen. Zu seiner Vermeidung ist es nötig, gezielt auf einzelne Merkmale der Pantomime zu achten, die von Normalpersonen verlässlich dargestellt werden und bei apraktischen Patienten falsch sind oder fehlen. Wenn man auf diese Merkmale achtet und eine feste Auswahl von Pantomimen oft prüft, entwickelt man bald ein ausreichend verlässliches Urteil, ob eine schwere Störung der Pantomime vorliegt.

> Tab. 3.2 zeigt Beispiele und Bewertungskriterien für 4 Pantomimen des Objektgebrauchs.
> Beim Nennen des Gegenstandes soll zusätzlich ein Bild oder der reale Gegenstand gezeigt werden. Wenn Patienten die erste geprüft Pantomime falsch machen, zeigt der Untersucher sie richtig vor, um das Verständnis für die Aufgabe zu erleichtern. Beachte, dass auch Normalpersonen nicht immer alle Merkmale korrekt darstellen! Grobe Abweichungen und das Fehlen mehrerer Merkmale bei mehreren Pantomimen sind aber mit ziemlicher Sicherheit pathologisch.

Gebrauch einzelner Werkzeuge und Objekte

Ein Hinweis auf eine *Störung des Gebrauchs einzelner Werkzeuge und Objekte* kann sein, dass die Patienten bei Prüfungen des Schreibens oder Zeichnens den Stift verkehrt in die Hand nehmen.

Andere Gegenstände, die sich gut für die klinische Prüfung eignen, sind z. B.:

- Kamm,
- Vorhängeschloss mit Schlüssel,
- Schere oder Locher mit Papier,
- Hammer mit Nagel.

Die Gegenstände müssen so vorbereitet sein, dass sie von hemiplegischen Patienten einhändig verwendet werden können. Zum Beispiel kann man auf die Rückseite eines

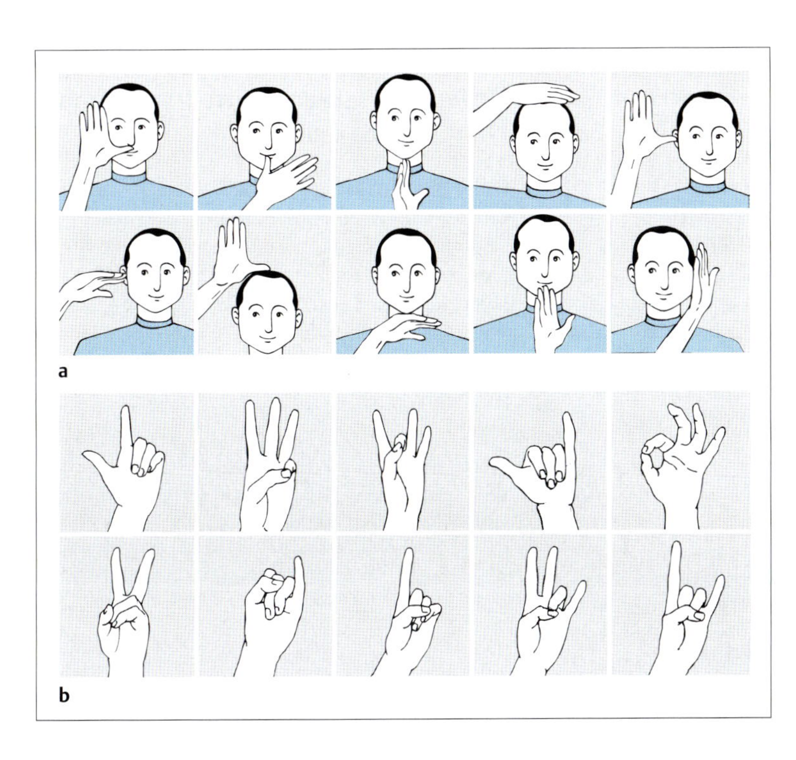

Abb. 3.1a–b Imitieren bedeutungsloser Hand- und Fingerstellungen.
a Handstellungen.
b Fingerstellungen.

Tabelle 3.2 Bewertungskriterien für 4 Pantomimen des Objektgebrauchs.

Pantomime des Objektgebrauchs	*aus einem Glas trinken*	*sich die Zähne putzen*	*mit dem Bügeleisen bügeln*	*mit der Schere Papier schneiden*
Merkmale der korrekten Pantomime	• weiter Zylindergriff • Bewegung bis kurz vor Mund • Kippbewegung	• Lateralgriff oder enger Zylindergriff • repetitive Bewegung • Abstand vom Mund	• enger Zylindergriff, proniert • großamplitudige Bewegung parallel zum Tisch • Abstand vom Tisch	• Finger gebeugt, Opposition des Daumens • Öffnen und Schließen: – Fingerbewegung senkrecht zum Tisch – Bewegung der ganzen Hand parallel zum Tisch

Die Pantomimen sind Teil des „Pantomime und Zeichnen"-Tests (Goldenberg et al. 2003; Goldenberg 2003b), dessen Publikation in Vorbereitung ist.

Vorhängeschlosses ein Stück rutschfester Folie kleben, so dass es am Tisch liegend sich nicht mit dem Schlüssel mitdreht. Eventuell muss man auch selbst das Objekt halten, das bearbeitet wird (z. B. das Blatt Papier, das geschnitten werden soll).

Normalpersonen führen diese Aufgaben fehlerlos aus. Um die normale Ungeschicklichkeit der nicht dominanten linken Hand von apraktischen Fehlern abzugrenzen, ist es aber nützlich, einige Normalpersonen zu untersuchen und auch selbst einmal die Durchführung mit der nicht dominanten Hand zu versuchen.

Mehrschrittige Alltagshandlungen

Die Beobachtung und Untersuchung mehrschrittiger Alltagshandlungen – z. B. in der Körperpflege, beim Anziehen, Essen oder bei Haushaltstätigkeiten – fällt eher in die Kompetenz von Pflege und Ergotherapie als in die des klinisch tätigen Neurologen. Seit kurzem ist ein standardisierter *Naturalistic Action Test* auf dem Markt (Schwartz et al. 2002), dessen Ausführung aber ziemlich aufwändig ist. Auch lassen die aus den Alltagsroutinen nordamerikanischer Familien abgeleiteten Aufgaben nur beschränkt Rückschlüsse darauf zu, wie deutsche Patienten mit den ihnen vertrauten Alltagshandlungen zurechtkommen.

Für die orientierende Prüfung in der neurologischen Untersuchung eignet sich die Aufgabe, ein Blatt Papier zu lochen und in einem Ordner abzuheften. Der Ordner wird dazu geschlossen und mit der Klammer über den Spangen gereicht. Die Schwierigkeiten und Fehler, die man dabei beobachten kann, sind eindrucksvoll genug, um Normwerte überflüssig zu machen. Um dem Großmutter-Dilemma zu entkommen, sollte man aber bei Patienten, die versagen, doch nachforschen, ob sie in ihrem Berufsleben mit Büroarbeiten zu tun hatten.

3.3.3 Balkenapraxie

Die Prüfung (Imitieren, kommunikative Gesten auf Aufforderung, einfacher Objektgebrauch) erfolgt getrennt für die linke und die rechte Hand. Während die rechte Hand alle Handlungen korrekt durchführt, macht die linke Fehler.

Um die Diskonnektionsgenese der einseitigen Störung plausibel zu machen, sollten auch noch *andere Zeichen der Diskonnektion* zwischen den Hemisphären nachweisbar sein. Dabei ist für die Balkenapraxie besonders das mittlere Drittel des Balkens wichtig, das die primären und sekundären motorischen und sensiblen Rindenfelder miteinander verbindet.

Nachweis der Diskonnektion

Um die Symptome nachzuweisen, müssen die Patienten die Augen schließen. Sie sind dann nicht fähig, mit einer Hand die Stelle zu zeigen, an der die andere Hand berührt wurde. Da den Rindenfeldern der rechten Hemisphäre auch der Zugang zu den in der linken Hemisphäre lokalisierten sprachlichen Fähigkeiten fehlt, können die Patienten weder sagen, welchen Finger ihrer linken Hand man berührt hat noch verbal bezeichnete einzelne Finger der linken Hand ausstrecken. Gibt man ihnen Gegenstände in die linke Hand, werden sie geschickt taktil exploriert und die linke Hand kann sogar beginnen, sie zu gebrauchen, aber sie werden fehlbenannt.

3.3.4 Differenzialdiagnose: Willensfremde Handlungen der Hände

Für die Symptome, die in den Kernbereich der Apraxie fallen, ist charakteristisch, *dass die Patienten versuchen, die verlangte Handlung auszuführen.* Dabei machen sie Fehler und sind ungeschickt. Davon abzugrenzen ist eine Gruppe von Störungen, bei denen geschickte und zielsichere Handlungen ausgeführt werden, die aber weder vom Untersucher gefordert noch von den Patienten gewollt sind.

Während bei der Apraxie die Handlung ihr Ziel nicht oder nur fehlerhaft erreicht, sind willensfremde Handlungen in Bezug auf ihr Ziel korrekt, doch entspricht das Ziel nicht den Intentionen der ausführenden Person.

Greifen und Nachgreifen (Grasping and Groping)

Wenn die betroffene Hand in Kontakt mit Gegenständen kommt, schließt sie sich zum festen Griff, auch wenn die Patienten das gar nicht wollen. Es kann auch sein, dass sich die Hand nach Gegenständen ausstreckt und sie ergreift (*groping*). Die Patienten fühlen sich durch dieses ungewollte Greifen belästigt. Manchmal gelingt es ihnen, es durch Willensanstrengung zu verhindern oder zu unterbrechen. Es kommt auch vor, dass sich Patienten auf die betroffene Hand setzen oder sie durch einen ständig gehaltenen Gegenstand „zufrieden stellen", um sie am Greifen zu hindern.

In der klinischen Untersuchung kann das Greifen durch leichtes Streichen mit einem Gegenstand (z. B. dem Stiel des Reflexhammers) über die Handfläche ausgelöst werden. Wenn die Hand zugreift, wird der Patienten ausdrücklich ausgefordert, nicht zuzugreifen und die Untersuchung wiederholt. Für die Diagnose ist entscheidend, dass das Greifen dennoch auftritt (De Renzi u. Barbieri 1992).

Ungewolltes Greifen betrifft prinzipiell die der Läsion gegenüberliegende Hand und ist schon dadurch leicht von den unter den Kernbereich der Apraxie fallenden Symptomen abzugrenzen. Es kann allerdings gemeinsam mit einer Balkenapraxie der linken Hand auftreten.

Anarchische Hand

Eine Hand führt zielgerichtete und auch geschickte Bewegungen aus, die aber *nicht den Intentionen des Patienten entsprechen* und *mit seinen gewollten Aktionen interferieren* (Marchetti u. Della Sala 1998). Vielfach lassen sich die ungewollten Aktionen auf *Greifen und Nachgreifen* zurückführen. Zum Beispiel ergreift die anarchische Hand ein Blatt Papier, auf dem die andere schreibt, und zieht es weg. Andere ungewollte Aktionen lassen erkennen, dass die anarchische Hand gewollte Bewegungen der anderen Hand selbst durchführen will. Zum Beispiel drängt sie sich zum Gesicht, wenn die andere Hand dort Handstellungen imitieren soll.

Ebenso wie Greifen und Nachgreifen kann das Symptom der anarchischen Hand auch gemeinsam mit einer Balkenapraxie auftreten. Dann wird die Abgrenzung der apraktischen Fehler von ungewollten Aktionen der betroffenen Hand schwierig (Liepmann 1900; Goldstein 1908; Goldenberg et al. 1985).

Die Patienten beklagen zwar den „Ungehorsam" ihrer Hand und versuchen, sie an ungewollten Aktionen zu hindern, aber sie *sind sich bewusst, dass es ihre eigene Hand ist.* Die für dieses Symptom ebenfalls vorgeschlagene Bezeichnung „fremde Hand" (Goldberg et al. 1981) trifft daher nicht das Wesen der Störung. Sie wurde auch ursprünglich eingeführt, um das Phänomen zu bezeichnen, dass Patienten mit hinteren Balkenläsionen die linke Hand nicht mehr als ihre eigene erkennen, wenn man sie ihnen in die andere Hand legt und sie daran hindert, sie zu sehen (Brion u. Jedynak 1972).

Motorische Perseverationen

Die Patienten *führen eine motorische Aktion fort, obwohl ihr Ziel schon erreicht ist.* Zum Beispiel können sie nicht aufhören, sich die Zähne zu putzen oder sie schälen alle Orangen aus einem Korb, obwohl sie nur eine essen wollten. Die Abgrenzung von einem alle Handlungen betreffenden *dysexekutiven Syndrom* kann schwierig bis unmöglich sein. Es gibt aber Patienten, die ihre motorischen Perseverationen selbstkritisch beurteilen und sie als willensfremde Belästigung empfinden.

In der klinischen Untersuchung lassen sich motorische Perseverationen provozieren, wenn man die Patienten auffordert, begrenzte repetitive Muster (z. B. einen Kringel mit genau drei Schlingen) zu zeichnen. Die Patienten machen dann mehr Repetitionen als verlangt und haben eventuell auch Schwierigkeiten, am Ende der Zeile mit dem Zeichnen aufzuhören (Luria 1980).

Utilisationsverhalten (Utilization Behaviour)

Die Patienten verwenden Gegenstände, die sich in ihrer Reichweite befinden, in einer Weise, die zwar dem Gegenstand aber nicht der Situation angepasst ist. Zum Beispiel nehmen sie die Brille, die der Untersucher abgelegt hat und setzen sie sich selbst auf, nehmen eine Streichholzschachtel und zünden die Streichhölzer an, oder stempeln ein Blatt Papier mit einem am Tisch herumliegenden Stempel voll (Lhermitte 1983; Shallice et al. 1989; De Renzi et al. 1996).

Imitationsverhalten (Imitation Behaviour)

Die Patienten imitieren unaufgefordert und zur Situation unpassend Gesten und Handlungen des Untersuchers. Zum Beispiel nehmen sie die Brille ab oder kratzen sich am Kopf, wenn der Untersucher das tut. In der älteren Literatur wurde dieses Verhalten als Echopraxie bezeichnet (Stengel 1947).

Wenn man Imitationsverhalten in der Untersuchung provozieren will, muss man darauf achten, dass die Demonstration von Gesten oder Handlungen nicht als implizite Aufforderung verstanden wird, sie zu imitieren. Immerhin kann es sein, dass in der gleichen Untersuchung zuvor das Imitieren von Gesten geprüft wurde! Es gibt aber Patienten, die fortfahren zu imitieren, obwohl sie ausdrücklich aufgefordert wurden, es nicht zu tun (De Renzi et al. 1996).

3.4 Pathophysiologie

Die am Anfang dieses Kapitels zitierte Definition der Apraxie macht deutlich, warum die Einordnung der Apraxien in Modelle der motorischen Kontrolle schwierig und kontrovers ist. Durch den *Ausschluss von elementaren motorischen und globalen kognitiven Ursachen* definiert sie *Apraxie als eine Störung des Übergangs von der Kognition zur Motorik.* Es gibt aber keine allgemein anerkannten Kriterien dafür, wo in der Ausführung einer motorischen Handlung der kognitive Plan aufhört und die motorische Ausführung beginnt; und es ist fraglich, ob die Anatomie und Physiologie der zerebralen Grundlagen motorischen Handelns überhaupt eine solche klare Trennung verwirklicht (Jeannerod 1994).

Das bis heute einflussreichste Modell der Apraxien wurde vor gut 100 Jahren von Liepmann vorgeschlagen (Liepmann 1908; Goldenberg 2003a). Er unterschied *drei Stadien* der Planung und Ausführung motorischer Handlungen:

- Der erste Schritt ist der *Entwurf einer Bewegungsformel.* Diese Bewegungsformel ist eine Vorstellung der intendierten Handlung, spezifiziert aber keine einzelnen Bewegungen. Sie ist also kognitiv und nicht motorisch. Sie ist ein Produkt der ganzen Hirnrinde, wobei aber möglicherweise posteriore Anteile der linken Hemisphäre eine führende Rolle spielen.
- Der zweite Schritt ist die *Umsetzung dieses allgemeinen Handlungsplanes in Einzelbewegungen,* also der Übergang von der Kognition zur Motorik. Diese Umsetzung kann nur in der linken Hemisphäre erfolgen und setzt intakte Verbindungen von anderen Rindenarealen zur linken Zentralregion voraus.
- Der letzte Schritt ist die von der Zentralregion gesteuerte Bewegung der kontralateralen Extremitäten, also die *motorische Ausführung der Handlung.* Dabei nahm Liepmann an, dass es für „gewisse kurze, stereotyp wiederkehrende Zweckbewegungen" ein *kinästhetisches Gedächtnis* in der motorischen Rinde gibt, das es erlaubt, sie ohne Steuerung von der übergeordneten Bewegungsformel automatisch auszuführen. Für diesen letzten, motorischen, Schritt des Handelns gibt es keine prinzipielle Hemisphärendominanz.

Ausgehend von diesem Modell definierte Liepmann **drei Arten von Apraxien:**

- Die Störung des ersten Schrittes bezeichnete er als **ideatorische Apraxie.** Bei ihr ist der *Handlungsentwurf fehlerhaft;* die Ausführung der falsch geplanten Handlung bietet aber keine weiteren Schwierigkeiten. Gibt man den Patienten durch Vorzeigen einer Geste einen richtigen Handlungsentwurf vor, können sie ihn korrekt imitieren. Da der übergeordnete Handlungsplan fehlerhaft ist, betreffen die Fehler beide Seiten des Körpers.
- Liepmanns besonderes Interesse galt der Unterbrechung des zweiten Schrittes, also der *fehlerhaften Umsetzung einer richtig geplanten Handlung* in motorische Elemente. Er nannte diese Art der Apraxie zunächst „motorische Apraxie" und später „ideo-kinetische Apraxie". In der späteren Rezeption seiner Theorien hat sich jedoch dafür die Bezeichnung **ideomotorische Apraxie** eingebürgert (für die Geschichte dieser Namensänderung siehe Goldenberg 2003a). Da die Umsetzung richtiger Handlungspläne in adäquate Bewegungen gestört ist, treten Fehler auch beim Imitieren auf. Diese Apraxie ist eine Folge linkshirniger Läsionen, betrifft aber beide Seiten des Körpers.
- Die letzte Möglichkeit ist eine unvollständige Läsion der Zentralregion, die zwar zu keiner kompletten Parese, aber zum *Verlust des kinästhetischen Gedächtnisses* führt. Als Folge sind Bewegungen der gegenüberliegenden Hand ungeschickt. Diese „gliedkinetische Apraxie" fällt nicht mehr in den eingangs definierten Kernbegriff der Apraxie, weil sie bei einseitigen Läsionen nur die kontralateralen Extremitäten betrifft. Sie wird daher auch in diesem Kapitel nicht diskutiert.

Fehlerhaftes Imitieren war für Liepmann ein zentrales Argument für die Interpretation der ideomotorischen Apraxie als gestörte Umsetzung richtig intendierter Handlungspläne in Bewegungen. Dieses Argument wurde aber durch Studien in Zweifel gezogen, die zeigten, dass apraktische Patienten, die fehlerhaft imitieren, auch Fehler machen, wenn sie Bilder von Gesten einander zuordnen sollen (Goldenberg 1999) oder wenn sie gezeigte Gesten an einer Puppe nachstellen sollen (Goldenberg 1995), obwohl die dabei geforderten motorischen Aktionen ganz andere sind als die zur Ausführung der Geste benötigten. Außerdem gibt es Patienten, bei denen schwer gestörtes Imitieren mit korrekter Ausführung von kommunikativen Gesten auf Aufforderung kontrastiert (Goldenberg u. Hagmann 1997). Wenn die Umsetzung von Handlungsentwürfen in motorische Aktionen gestört ist, sollte es keinen Unterschied machen, ob die Handlungsentwürfe vom Untersucher vorgezeigt oder – bei den kommunikativen Gesten – aus dem Langzeitgedächtnis abberufen werden. Diese und noch weitere Befunde sprechen dafür, *dass auch dem fehlerhaften Imitieren ein fehlerhafter Handlungsentwurf zu Grunde liegt* und die Patienten tatsächlich keine richtige Vorstellung der zu imitierenden Geste haben.

Nimmt man hinzu, dass Liepmanns Annahmen über die anatomischen und physiologischen Korrelate der motorischen Kontrolle kaum mehr dem heutigen Stand der Wissenschaft entsprechen, erheben sich große Zweifel an der Berechtigung einer Unterscheidung zwischen ideatorischer und ideomotorischer Apraxie.

Merke

Sinnvoller als die Unterteilung in ideatorisch und ideomotorisch ist es, die Manifestationen der Apraxie danach zu klassifizieren, welche Domäne des Handelns davon betroffen ist.

Im Folgenden werden mögliche Mechanismen der Mund- und Gesichtsapraxie und der von der Gliedmaßenapraxie betroffenen Domänen des Handelns diskutiert.

3.4.1 Mund- und Gesichtsapraxie

Die tieferen Mechanismen der Mund- und Gesichtsapraxie sind ein bislang vernachlässigtes Feld der Neuropsychologie. Ein möglicher Ansatz zu ihrem Verständnis wäre die Überlegung, *dass viele der geforderten Gesten nicht sichtbar sind,* sondern indirekt aus produzierten Lauten oder Veränderungen der äußeren Erscheinung von Mund und Gesicht erschlossen werden müssen. So lässt sich das Schnalzen der Zunge nicht sehen, sondern nur am charakteristischen Laut erkennen. Wenn die Zunge gegen die Wange oder gegen die Unterlippe gepresst wird (Tab. 3.1), sieht man die Vorwölbung von Wange oder Unterlippe, aber nicht die ursächliche Bewegung der Zunge.

Auch könnte man überlegen, dass Bewegungen von Zunge und Gesicht außerhalb der Untersuchung *selten bewusst und isoliert gesteuert werden,* sondern fast immer automatisch und im Kontext von Sprechen, Nahrungsaufnahme und mimischen Ausdruck geschehen. Jedenfalls ist die Aufgaben, auf Kommando Mund- und Gesichtsbewegungen zu produzieren, nicht trivial und es wäre ein lohnendes Forschungsprojekt, ihre Komponenten und deren Störung durch zerebrale Läsionen zu erforschen.

3.4.2 Gliedmaßenapraxie

Imitieren von Gesten

Die Vorstellung, dass beim Imitieren der Handlungsplan durch das Modell vorgegeben wird und nur seine motorische Ausführung geprüft wird (Liepmann 1908; De Renzi 1990) übersieht, dass richtiges Imitieren bedeutungsloser Gesten zumindest zwei Transformationen der Form der Geste voraussetzt:

- Zum einen muss die von einer anderen Person gezeigte Geste auf den eigenen Körper übertragen werden, wobei von Unterschieden der Größe, des Körperbaus und der räumlichen Position (üblicherweise sitzt der Untersucher dem Patienten gegenüber!) abstrahiert werden muss.
- Zum anderen muss die visuell wahrgenommene Geste in eine motorisch produzierte und – falls die Endposition der Hand nicht sichtbar ist (Abb. 3.1) – kinästhetisch kontrollierte Körperstellung transformiert werden.

Ein Weg, diese Transformationen zu erleichtern, ist die *Körperteilkodierung (body part coding)* der Geste. Dabei wird die bedeutungslose Geste als einfache räumliche Beziehung zwischen definierten Körperteilen kodiert. Diese Kodierung gilt gleichermaßen für die gesehene wie für die ausgeführte Geste und überbrückt damit die Transformationen vom fremden auf den eigenen Körper und von der visuellen Wahrnehmung zur motorischen Ausführung. Die Reduktion der Geste auf Kombinationen einer beschränkten Zahl von Körperteilen vereinfacht sie und reduziert die Menge an Information, die zwischen visueller Wahrnehmung und Ausführung im Arbeitsgedächtnis gehalten werden muss (Meltzoff u. Moore 1997; Goldenberg 1999; Goldenberg et al. 2001; Goldenberg 2001; Goldenberg u. Hermsdörfer 2002).

Ausgehend von diesen Überlegungen wurde vorgeschlagen, dass apraktische Fehler beim Imitieren eine mögliche Ursache in einer mangelhaften Körperteilkodierung haben (Goldenberg 1999; Goldenberg et al. 2001; Goldenberg 2001; Goldenberg u. Hermsdörfer 2002). Da die Fehler damit in einer kognitiven Operation vermutet werden, die der motorischen Ausführung vorausgeht, ist leicht erklärlich, dass sie sich auch äußern, wenn Gesten zwischen Bildern verglichen oder an einer Puppe nachgestellt werden – also gar keine motorische Ausführung der Geste verlangt wird. Auch kann ein selektiver Ausfall der Köperteilkodierung erklären, dass Patienten nicht imitieren können, aber trotzdem kommunikative Gesten auf Aufforderung aus dem Gedächtnis abrufen und richtig motorisch ausführen können.

Eine weitere Fehlerquelle, speziell beim Imitieren von Fingerstellungen, wurde in der perzeptiven Analyse der Stellung gesehen. Diese Stellungen bestehen aus Kombinationen des Daumens mit 4 uniformen und nur in ihrer räumlichen Anordnung verschiedenen Körperteilen, den Fingern. Sie stellen daher geringe Ansprüche an die Körperteilkodierung, aber umso größere an die perzeptive Unterscheidung zwischen den beteiligten Fingern.

Kommunikative Gesten auf Aufforderung

Es gibt zwei Ansätze zum Verständnis der Pathogenese von Störungen der Ausführung kommunikativer Gesten auf Aufforderung:

- Der eine betont, dass sie so gut wie ausschließlich bei Patienten mit Aphasie auftreten und sieht sie *als Symptom einer allgemeinen Asymbolie,* also einer Unfähigkeit sprachliche oder nichtsprachliche Symbole zur Bezeichnung von Ereignissen und Dingen zu gebrauchen (Finkelnburg 1870; Duffy u. Duffy 1981; Duffy et al. 1994).
- Der andere deutet sie als *Störung der motorischen Ausführung,* wobei die motorische Schwierigkeit vor allem darin gesehen wird, dass die Gesten ohne Halten eines realen Objekten ausgeführt werden müssen und daher die „Führung der Hand durch das Objekt" fehlt (Liepmann 1908; Goodglass u. Kaplan 1963). Manche Autoren meinen auch, dass beide Faktoren im Spiel sein können (Barbieri u. De Renzi 1988; Wang u. Goodglass 1992).

Eine Variante der Asymbolie-Hypothese, die sich auf die Pantomime des Objektgebrauchs konzentriert, betont die kognitiven Ansprüche der Kreation einer korrekten Pantomime (Goldenberg et al. 2003; Goldenberg 2003b u. 2003c). Die Pantomime des Objektgebrauchs kann demnach nicht auf die Ausführung des motorischen Routineprogramms für den Gebrauch der Objekte reduziert werden (zu Unterschieden zwischen Pantomime und realem Objektgebrauch bei Normalpersonen siehe Goodale et al. 1994; Laimgruber et al. 2004). Vielmehr ist sie eine Darstellung des Objektes und seines Gebrauchs durch Handbewegungen. Sie erfordert die Extraktion von charakteristischen Merkmalen von Objekt und Gebrauch und ihre Darstellung durch Handbewegungen. Dabei dürfen aber nur solche Bewegungen gezeigt werden, die auch im Gebrauch vorkommen. Es ist zum Beispiel nicht erlaubt, das Objekt in die Luft zu zeichnen oder es direkt durch die Hand darzustellen (indem man etwa mit dem Zeigefinger über die Zähne streicht, um Zähneputzen zu zeigen).

Die Fähigkeit, eine perzeptive Vielfalt durch Kombination einer beschränkten Zahl von Merkmalen darzustellen, erinnert an die Reduktion der Gesten auf Kombinationen einer beschränkten Anzahl von definierten Körperteilen bei der Körperteilkodierung. Sie könnte ein zentrales Merkmal linkshirniger Funktion sein, das auch anderen nichtsprachlichen Funktionen der linken Hemisphäre und der sprachlichen Kompetenz zu Grunde liegt.

Unterstützung für diese Hypothese wird in dem Befund gesehen, dass bei Patienten mit Aphasie Störungen der Pantomime gleichmäßig mit der Schwere aller anderen Folgen der linkshirnigen Läsion korrelieren (Goldenberg 2003c).

Gebrauch einzelner Werkzeuge und Objekte

Morlaas (Morlaas 1928; De Renzi u. Lucchelli 1988) postulierte, dass die Fähigkeit, Werkzeuge zu benutzen eine besondere, isolierte (in heutiger Nomenklatur „modulare") intellektuelle Fähigkeit des Menschen ist und dass apraktische Patienten diese Fähigkeit verloren haben. Sie wissen zwar vielleicht noch, wozu das Werkzeug letztlich dient, aber nicht mehr, wie man es verwendet.

Das *Wissen über den Gebrauch einfacher vertrauter Werkzeuge und Objekte* kann zwei Quellen haben:

- Zum einen gibt es im semantischen Gedächtnis *Gebrauchsanweisungen*, die den typischen Gebrauch beschreiben. Für einen Hammer wäre das zum Beispiel, dass man ihn mit Faustgriff am Stiel packt und kräftig auf den Nagel haut. Diese Gebrauchsanweisung wird dann aktiviert, wenn der Gegenstand erkannt wird. Der Abruf solcher Gebrauchsanweisungen ist auch eine der Voraussetzungen für die Pantomime des Objektgebrauchs.
- Eine zweite Quelle des Wissens über den richtigen Gebrauch einfacher Werkzeuge ist der *direkte Schluss von der Struktur auf mögliche Funktionen* (Vaina u. Jaulent 1991). Dieser Schluss beruht auf basalen mechanisch-funktionellen Zusammenhängen, wie zum Beispiel, dass man zum Hämmern ein rigides Objekt mit einer einigermaßen harten und planen Schlagfläche benötigt und dass der Schlag effektiver ist, wenn der Schwerpunkt des schlagenden Objektes nahe an seiner Spitze ist. Das *Erkennen solcher basalen mechanischen Zusammenhänge* enthüllt mögliche Funktionen unbekannter Werkzeuge und ermöglicht den untyptischen Gebrauch bekannter Werkzeuge. Zum Beispiel zeigt es, dass eine Zange, nicht aber ein Schraubenzieher geeignet sind, als Ersatz für den Hammer zu dienen. Es setzt allerdings voraus, dass die mechanischen Beziehungen, die dem Gebrauch des Werkzeugs zu Grunde liegen, einfach und offensichtlich sind. Das ist für die meisten einfachen vertrauten Werkzeuge wie z. B. Bürste, Kamm, Hammer, Schraubenzieher, Messer oder Schere der Fall.

Vermutlich haben nur Patienten, bei denen beide Quellen des Wissens über den richtigen Gebrauch von der Hirnschädigung betroffen sind, Schwierigkeiten im Gebrauch vertrauter einfacher Werkzeuge und Objekte (Heilman et al. 1997; Goldenberg u. Hagmann 1998b).

Mehrschrittige Alltagshandlungen

Die Voraussetzungen für die richtige Durchführung mehrschrittiger Alltagshandlungen gehen über die des Gebrauchs einzelner vertrauter Werkzeuge und Objekte hinaus. Die Gebrauchsanweisungen beschränken sich nicht auf die Assoziation zwischen dem Werkzeug, seinem zugehörigen Gegenstand und der Aktion, sondern *spezifizieren eine Sequenz von Handlungsschritten*. Der direkte Schluss von der Struktur auf die Funktion verliert an Bedeutung, wenn die Alltagshandlungen technische Geräte wie z. B. verschiedene Typen von Kaffekochern einschließen, denn bei diesen Geräten sind die funktionellen Beziehung oft verborgen oder auch gar nicht mechanisch, sondern elektrisch oder elektronisch bestimmt. Bei solchen Geräten muss die richtige Bedienung nicht selten durch Versuch, Irrtum und schrittweises Problemlösen herausgefunden werden.

Vor allem erfordert die richtige Durchführung der mehrschrittigen Handlungen aber, dass man präsent hält, welche Handlungsschritte schon ausgeführt sind und welche noch ausstehen. Exekutive Funktionen (Kap. 15) werden benötigt, um beim Übergang von einem Handlungsschritt zum nächsten zu kontrollieren, ob der Handlungsschritt richtig abgeschlossen wurde und auch, um bei unvertrauten technischen Geräten die richtige Bedienung herauszufinden.

Mehrschrittige Alltagshandlung stellen daher Ansprüche an Gedächtnis, Aufmerksamkeit und exekutive Funktionen und können durch Störungen all dieser Funktionen beeinträchtigt werden (Pick 1905; Schwartz et al. 1999; Hartmann et al. 2004).

Bei Patienten mit linkshirnigen Läsionen und Aphasie könnte auch die Sprachstörung mit dem Ablauf mehrschrittiger Routinehandlungen (wie z. B. dem Kaffeekochen) interferieren, weil die „Skripten", die den geordneten Ablauf der Handlungsschritte ordnen, auch eine sprachliche Komponente haben, deren Abruf durch die Aphasie behindert wird (Hartmann et al. 2004).

3.5 Anatomie

Die Bindung der Apraxie an Läsionen der linken Hemisphäre ist nicht durchgängig. Die Hemisphärendominanz hängt davon ab, welche Domäne des Handelns betroffen ist und kann auch innerhalb einer Domäne für verschiedene Aufgaben verschieden sein.

Traditionell werden die Symptome, die zum Kernbereich der Apraxie gehören, mit zwei lokalisatorischen Hypothesen in Verbindung gebracht:

- Sie sind ein *Symptom linkshirniger Läsionen*, und
- innerhalb der linken Hemisphäre kommt *parietalen Läsionen* eine besondere Bedeutung zu.

Die weitere Diskussion wird sich auf diese beiden Vorhersagen konzentrieren und überprüfen, wie weit sie für jede der Manifestationen zutreffen.

3.5.1 Mund- und Gesichtsapraxie

Gestörtes Imitieren von Mund und Gesichtsbewegungen gibt es *sowohl bei links- als auch bei rechtshirnigen Läsionen*. Möglicherweise hängt die Hemisphärenspezifität von der Art der Gesten ab. Während für Gesten des Gesichts kein Unterschied zwischen Patienten mit rechts- und linkshirnigen Läsionen gefunden wurde, sind Mundbewegungen bei Patienten mit linkshirnigen Läsionen häufiger und schwerer betroffen als bei Patienten mit rechtshirnigen Läsionen (Bizzozero et al. 2000).

Innerhalb der linken Hemisphäre spielen parietale Läsionen keine besondere Rolle. Kritisch für die Mund- und Gesichtsapraxie dürften vielmehr *Läsionen des Frontallappens* oder der *Basalganglien* sein (Tognola u. Vignolo 1980; Raade et al. 1991; Bizzozero et al. 2000), doch ist die Variabilität der verantwortlichen Läsionen groß.

3.5.2 Gliedmaßenapraxie

Imitieren von Gesten

Beim Imitieren bedeutungsloser Gesten machen auch Patienten mit rechtshirnigen Läsionen insgesamt mehr Fehler als Kontrollen (Kimura u. Archibald 1974; De Renzi et al. 1980). Die Hemisphärenspezifität gestörten Imitierens hängt aber von der Art der Geste ab:

- Während das Imitieren von Handstellungen (Abb. 3.**1a**) nur bei linkshirnigen Läsionen gestört ist, wird das Imitieren von Fingerstellungen (Abb. 3.**1b**) durch rechtshirnige Läsionen ebenso schwer oder sogar noch mehr beeinträchtigt.
- Fußstellungen sind für Läsionen beider Hemisphären empfindlich (Goldenberg 1996 u. 1999; Goldenberg u. Strauss 2002).

Dies wurde damit erklärt, dass Hand- und Fußstellungen höhere Ansprüche an die Körperteilkodierung und Finger- und Fußstellungen höhere Ansprüche an die perzeptive Analyse stellen. (Die Körperteilkodierung wird ausschließlich von der linken Hemisphäre geleistet, während die perzeptive Analyse auch rechtshirnige Beiträge fordert.

Innerhalb der linken Hemisphäre ist gestörtes Imitieren an *suprasylvische Läsionen* gebunden. Rein temporale Läsionen beeinträchtigen es also nicht (Basso et al. 1985; Haaland et al. 2000). Suprasylvisch können prämotorische, parietale oder tiefe Läsionen verantwortlich sein, doch sind die Störungen nach parietalen Läsionen schwerer und hartnäckiger (De Renzi et al. 1983; Goldenberg et al. 2003). Patienten, bei denen gestörtes Imitieren als einziges Symptom der Apraxie mit intakter Ausführung von kommunikativen Gesten auf Aufforderung kontrastiert, hatten durchweg parietale Läsionen (Mehler 1987; Goldenberg u. Hagmann 1997; Peigneux et al. 2000).

Kommunikative Gesten auf Aufforderung

Gestörte Ausführung kommunikativer Gesten auf Aufforderung ist eindeutig ein *Symptom linkshirniger Läsionen* und fast immer mit Aphasie verbunden (Duffy u. Duffy 1981; Barbieri u. De Renzi 1988). Bei genauer Auswertung von Videoaufzeichnungen erweisen sich auch die Gesten von Patienten mit rechtshirnigen Läsionen weniger detailgenau als die von Kontrollen (Roy et al. 1998; Goldenberg et al. 2003), aber klinisch fallen diese Unschärfen kaum auf und sind nicht mit den schweren Problemen und Fehlern von Patienten mit linkshirnigen Läsionen und Aphasie zu verwechseln. Anders als beim Imitieren gibt es innerhalb der linken Hemisphäre keine weitere Spezifität der Lokalisation (Goldenberg 2003c).

Gebrauch einzelner Werkzeuge und Objekte

Für den Gebrauch einzelner Werkzeuge und Objekte ist die Hemisphärendominanz eindeutig. Nur Patienten mit *linkshirnigen Läsionen* haben hier Schwierigkeiten (De Renzi et al. 1968; Goldenberg u. Hagmann 1998b). Eine besondere Lokalisation innerhalb der Hemisphäre wurde aber nicht nachgewiesen. Die klinische Erfahrung spricht dafür, dass es sich um große Läsionen handelt, die meist den Parietallappen mit einschließen, aber nicht auf ihn beschränkt sind.

Die enge Bindung an linkshemisphärische Funktionen betrifft auch die beiden postulierten Wurzeln des *Wissens über richtigen Objektgebrauch*. Sowohl die Fähigkeit, von strukturellen Merkmalen auf mögliche Funktionen zu schließen als auch der Abruf von Gebrauchsanweisungen aus dem semantischen Gedächtnis sind *nur bei* Patienten mit *linkshirnigen* Läsionen *gestört* (Vaina et al. 1995; Goldenberg u. Hagmann 1998b). Eine Studie an Patienten mit vaskulären Läsionen zeigte, dass beide Defizite vornehmlich nach *temporalen* und *parietalen* Läsionen auftreten, konnte aber nicht weiter zwischen diesen beiden Lokalisationen differenzieren (Goldenberg u. Hagmann 1998b). Studien an Patienten mit degenerativen Erkrankungen, die selektiv den Parietal- oder Temporallappen betreffen, zeigen aber eine klare Dissoziation:

- Patienten mit *semantischer Demenz*, bei denen der Temporallappen atrophiert aber der Parietallappen erhalten ist, versagen beim Abruf von Wissen über den richtigen Gebrauch, aber können ebensogut wie Kontrollen von Struktur auf Funktion schließen (Hodges et al. 2000).
- Patienten mit *kortikobasaler Degeneration*, bei denen in erster Linie der Parietallappen atrophiert, haben hingegen mehr Schwierigkeiten mit dem Schluss von der Struktur auf die Funktion als mit dem Abruf von Wissen aus dem semantischen Gedächtnis (Hodges et al. 1999; Spatt et al. 2002).

Mehrschrittige Alltagshandlungen

Mehrschrittige Alltagshandlungen mit mehreren Objekten (wie z. B. Kaffee zu kochen oder ein Geschenk einzupacken) bereiten Patienten mit rechtshirnigen Läsionen oder diffusen Hirnschädigungen ebensoviele Probleme wie Patienten mit linkshirnigen Läsionen (Buxbaum et al. 1998; Schwartz et al. 1999; Hartmann et al. 2004). Die vorliegenden Studien ergeben keine Hinweise auf eine besondere Lokalisation innerhalb der Hemisphären. Möglicherweise kommt aber das scheinbare Fehlen jeglicher lokalisatorischer Spezifität dadurch zu Stande, dass verschiedene Läsionen verschiedene Komponenten dieser komplexen Aufgaben beeinträchtigen (Hartmann et al. 2004).

Apraxie und Händigkeit

Die bisherigen Ausführungen beschränkten sich auf rechtshändige Personen mit Sprachdominanz der linken Hemisphäre. Die gemeinsame Dominanz der linken Hemisphäre für die Kontrolle der geschickteren Hand und der Sprache lassen es offen, ob ihr Beitrag zur Apraxie eher der sprachlichen oder der motorischen Kompetenz nahe steht. Bei linkshändigen Personen ist die Verteilung der sprachlichen Dominanz variabel: Sie kann mit der motorischen Dominanz der rechten Hemisphäre zusammenfallen, aber auch linkshirnig oder bilateral sein (Hecaen et al. 1981; Knecht et al. 2000). Außerdem gibt es eine kleine Minderheit rechtshändiger Personen, bei denen die Sprache rechts lokalisiert ist und rechtshirnige Läsionen daher eine „gekreuzte" Aphasie verursachen.

Einzelfallstudien von Linkshändern und Patienten mit gekreuzter Aphasie zeigen, dass die Lokalisation der Apraxie sowohl von der Händigkeit als auch von der Sprachdominanz verschieden sein kann, wobei aber die Bindung an die Sprachdominanz häufiger sein dürfte als die an die Händigkeit.

Beweisend für eine *Bindung an die Händigkeit* sind linkshändige Patienten, bei denen eine rechtshirnige Läsion keine Aphasie aber dennoch eine Apraxie verursacht. Solche Fälle wurden bisher nur selten beschrieben (Heilman et al. 1973; Margolin 1980).

Für eine *Bindung an die Sprachdominanz* sprechen Fälle von rechtshändigen Patienten, bei denen rechtshirnige Läsionen sowohl eine Aphasie als auch eine Apraxie verursachten. Für diese Konstellation gibt es mehr Belege (Basso et al. 1985; Junque et al. 1986; Rapcsak et al. 1987; Marchetti u. Della Sala 1997; Raymer et al. 1999; Coppens et al. 2002).

3.6 Spontanverlauf und Prognose

3.6.1 Mund- und Gesichtsapraxie

Eine Studie, in der Mund- und Gesichtsapraxie im ersten Monat nach einem Insult und nach mehr als drei Monaten geprüft wurde, fand keine eindeutige Abnahme ihrer Inzidenz (Bizzozero et al. 2000). Demnach würde es, anders als bei der Gliedmaßenapraxie, *keine wesentliche Spontanbesserung* geben.

3.6.2 Gliedmaßenapraxie

Systematische Studien des Langzeitverlaufs wurden nur für das Imitieren von Gesten publiziert (Basso et al. 1987; Basso 1992; Basso et al. 2000). Die Störung des Imitierens bessert sich im ersten Jahr beträchtlich. Von den Patienten, die einen Monat nach einem linkshirnigen Schlaganfall apraktische Fehler machten, sind zwei Monate später nur mehr die Hälfte und ein Jahr später nur mehr knapp ein Viertel apraktisch. Danach kommt es aber zu keiner nennenswerten Spontanbesserung mehr.

Die klinische Erfahrung spricht dafür, dass sich auch die Ausführung kommunikativer Gesten und der Gebrauch einfacher Werkzeuge und Objekte in den ersten Monaten nach einem Insult beträchtlich bessern können. Für komplexe Alltagshandlungen ergab sich hingegen als Nebenbefund einer Therapiestudie, dass Patienten mit Aphasie und rechtsseitiger Hemiplegie im zweiten und dritten Monat nach dem Insult keinen spontanen Zuwachs an Selbständigkeit in Aktivitäten des täglichen Lebens (wie Zähneputzen oder Pulloveranziehen) hatten (Goldenberg u. Hagmann 1998a).

3.7 Therapie

Die Therapie apraktischer Störungen fällt großteils in die Kompetenz der Ergotherapie. Am Wiedererlernen von Aktivitäten des tägliche Lebens sind oft Pflegepersonen und am Erwerb kommunikativer Gesten Sprachtherapeuten beteiligt. Neurologen sollten Kenntnisse über die Indikationsstellung und die Erfolgsaussichten haben.

Für die Apraxie gilt in ganz besonderem Maße der Grundsatz, dass die Diagnose einer neuropsychologischen Störung nicht in jedem Fall die Indikation zu ihrer Therapie nach sich zieht. Therapiewürdig sind nur Störungen, die die Patienten auch außerhalb der Testsituation im Alltag behindern (Goldenberg et al. 2002). Dies gilt sicherlich nur für einen Teil der Manifestationen der Apraxie.

Die Indikationsstellung zur Therapie der Apraxien sollte immer auch die Alltagsrelevanz der Symptome hinterfragen. Therapieziele sollen möglichst direkt auf die tatsächlichen Bedürfnisse der Patienten abgestimmt sein.

3.7.1 Mund- und Gesichtsapraxie

Da die bukkofaziale Apraxie weder die spontane Mimik noch die automatisierter Mundmotorik beim Essen und Trinken betrifft, ist sie eigentlich nicht therapiewürdig. Allerdings kann sie ein Hindernis darstellen, wenn im Zuge der Therapie von Sprechapraxie oder Dysarthrie Lautbildung durch Imitieren von artikulatorischen Bewegungen angebahnt werden soll. Es ist aber fragwürdig, ob in solchen Fällen das Einüben des Imitierens von visuell dargebotenen artikulatorischen Bewegungen der beste Weg ist, um letztlich zur korrekten Lautbildung vorzudringen (Kap. 6).

3.7.2 Gliedmaßenapraxie

Imitieren von Gesten

Auch das Imitieren von Hand- und Fingerstellungen ist eine Kunst, die außerhalb der neuropsychologischen Untersuchung kaum gefordert wird und daher kaum die Mühe einer Therapie rechtfertigt. Gestörtes Imitieren kann allerdings ein Hindernis sein, wenn Patienten den Gebrauch kommunikativer Gesten zur Kompensation der Aphasie erlernen sollen. Auch hier ist es fraglich, ob der Erfolg die Mühe des Umwegs lohnt.

Kommunikative Gesten auf Aufforderung

Es erscheint plausibel, dass aphasische Patienten, die auf Aufforderung nur fragmentarische und entdifferenzierte kommunikative Gesten produzieren, auch ungeschickt sind, wenn sie in der Kommunikation mangelnden sprachlichen Ausdruck durch Gesten ersetzen wollen. Empirische Belege für diese Annahme sind aber spärlich und widersprüchlich (Glosser et al. 1986; Feyereisen et al. 1988; Borod et al. 1989; Maher u. Ochipa 1997; Rose u. Douglas 2003). Einsatz und Effizienz der Gesten hängen wahrscheinlich sehr stark von der konkreten kommunikativen Situation und von den Reaktionen der Gesprächspartner ab – und die variieren von Patient zu Patient und auch zwischen Therapiesituation und Alltag noch mehr als die neuropsychologischen Symptome selbst (Goodwin 2000; Glindemann et al. 2002; Byng u. Duchan 2004).

Es ist belegt, dass aphasische Patienten mit Apraxie die korrekte Ausführung eines beschränkten Repertoires von kommunikativen Gesten erlernen können (Guilford et al. 1982; Code u. Gaunt 1986; Coelho u. Duffy 1987 u. 1990). Die Erfolge bleiben aber auf die erlernten Gesten beschränkt und auch für diese Gesten ist fraglich, inwieweit sie außerhalb der Therapiesituation spontan eingesetzt werden.

Merke

Für die therapeutische Praxis bedeuten diese Einschränkungen, dass die Therapie kommunikativer Gesten auf solche Gesten beschränkt sein sollte, die für die alltägliche Kommunikation der Patienten relevant sind. Nach Möglichkeit sollte die Therapie die wichtigsten Kommunikationspartner der Patienten einbeziehen. Dann kann es gelingen, gestische Hilfen für konkrete und alltagsrelevante kommunikative Probleme zu etablieren.

Gebrauch einzelner Werkzeuge und Objekte

Die Alltagsrelevanz dieser schwersten Manifestation der Apraxie bestätigt sich in Beobachtungen der Alltagsprobleme der betroffenen Patienten (Foundas et al. 1995). Die klinische Erfahrung spricht dafür, dass Therapie hier helfen kann, wobei aber mangels kontrollierter Studien unsicher bleibt, ob die Erfolge wesentlich über die Spontanbesserung hinausgehen (Bergego et al. 1994).

Mehrschrittige Alltagshandlungen

Die Störung solcher Aktionen ist per definitionem alltagsrelevant. Allerdings kann es sein, dass Patienten dieselben Handlungen, die sie in der Untersuchungssituation nicht zu Stande bringen, weit besser bewältigen, wenn sie zu Hause mit den gewohnten Geräten routinemäßig ablaufen. Der sicherste Weg, die Alltagsrelevanz der Probleme zu bestimmen ist daher die Beobachtung der Patienten in ihrem eigenen, permanenten Umfeld oder die Befragung von Angehörigen dazu (Goldenberg u. Daumüller 2002).

Mehrere Studien belegen, dass die Bewältigung von Aktivitäten des täglichen Lebens bei Patienten mit linkshirnigen Läsionen und Apraxie erfolgreich eingeübt werden kann (Goldenberg u. Hagmann 1998a; Goldenberg et al. 2001; Donkervoort et al. 2001). Die Erfolge bleiben aber auf die geübten Handlungen beschränkt und generalisieren nicht auf die allgemeine Fertigkeit, mit komplexen Alltagshandlungen zu Rande zu kommen.

Schon scheinbar irrelevante Variationen der Aufgabe – wie der Ersatz eines Kaffeekochers durch einen anderen – können wieder zu einer Zunahme der Fehler führen. Wahrscheinlich erwerben die Patienten zwar Handlungsroutinen für den trainierten Ablauf, aber nicht die Fähigkeit, auf unerwartete Probleme flexibel zu reagieren. Ihre Selbständigkeit bleibt daher fragil.

Literatur

Barbieri C, De Renzi E. The executive and ideational components of apraxia. Cortex. 1988;24:535 – 44.

Basso A. Prognostic factors in aphasia. Aphasiology. 1992;6:337 – 48.

Basso A, Burgio F, Paulin M, Prandoni P. Long-term follow-up of ideomotor apraxia. Neuropsychol Rehab. 2000;10:1 – 13.

Basso A, Capitani E, Della Sala S, Laiacona M, Spinnler H. Recovery from ideomotor apraxia – a study on acute stroke patients. Brain. 1987;110:747 – 60.

Basso A, Capitani E, Laiacona M, Zanobio ME. Crossed aphasia: One or more syndromes? Cortex. 1985;21:25 – 45.

Basso A, Faglioni P, Luzzatti C. Methods in neuroanatomical research and an experimental study of limb apraxia. In: Roy EA, eds. Neuropsychological studies of apraxia and related disorders. Amsterdam, New York, Oxford: North Holland; 1985:179 – 202.

Bergego C, Bradat-Diehl P, Taillefer C, Migeot H. Evaluation et rééducation de l'apraxie d'utilisation des objets. In: Le Gall D, Aubin G, eds. l'apraxie. Marseille: SOLAL éditeurs; 1994:214 – 23.

Bizzozero I, Costato D, Della Sala S, Papagno C, Spinnler H, Venneri A. Upper and lower face apraxia: role of the right hemisphere. Brain. 2000;123:2213 – 30.

Borod JC, Fitzpatrick PM, Helm-Estabrooks N, Goodglass H. The relationship between limb apraxia and the spontaneous use of communicative gesture in aphasia. Brain Cognit. 1989;10:121 – 31.

Brion S, Jedynak CP. Troubles de transfert interhémisphérique (callosal disconnection). A propos de trois observations de tumeurs du corps calleux. Le signe de la main étrangère. Rev Neurol. 1972;126: 257 – 66.

Buxbaum LJ, Schwartz MF, Montgomery MW. Ideational apraxia and naturalistic action. Cognit Neuropsychol. 1998;15:617 – 44.

Byng S, Duchan JF. Challenging aphasia therapies. In: Duchan JF, Byng S, eds. Challenging Aphasia Therapie – Broadening the Discourse and Extending the Boundaries. Hove: Psychology Press; 2004:8 – 18.

Code C, Gaunt C. Treating severe speech and limb apraxia in a case of aphasia. British Journal of Disorders of Communication. 1986;21: 11 – 20.

Coelho CA, Duffy RJ. The relationship of the acquisition of manual signs to severity of aphasia: a training study. Brain Lang. 1987;31:328 – 45.

Coelho CA, Duffy RJ. Sign acquisition in two aphasic subjects with limb apraxia. Aphasiology. 1990;4:1 – 8.

Coppens P, Hungerford S, Yamaguchi S, Yamadori A. Crossed aphasia: An analysis of the symptoms, their frequency, and a comparison with left hemisphere aphasia symptomatology. Brain Lang. 2002;83: 425 – 63.

De Renzi E. Apraxia. In: Boller F, Grafman J, eds. Handbook of clinical neuropsychology. Vol 2. Amsterdam, New York, Oxford: Elsevier; 1990:245 – 63.

De Renzi E, Barbieri C. The incidence of the grasp reflex following hemispheric lesions and its relation to frontal damage. Brain. 1992; 115:293 – 313.

De Renzi E, Cavalleri F, Facchini S. Imitation and utilisation behaviour. J Neurol Neurosurg Psychiat. 1996;61:396 – 400.

De Renzi E, Faglioni P, Lodesani M, Vecci A. Performance of left brain-damaged patients on imitation of single movements and motor sequences. Frontal and parietal- injured patients compared. Cortex. 1983;19:333 – 44.

De Renzi E, Lucchelli F. Ideational apraxia. Brain. 1988;111:1173 – 85.

De Renzi E, Motti F, Nichelli P. Imitating gestures – A quantitative approach to ideomotor apraxia. Arch Neurol. 1980;37:6 – 10.

De Renzi E, Pieczuro A, Vignolo LA. Oral apraxia and aphasia. Cortex. 1966;2:50 – 73.

De Renzi E, Pieczuro A, Vignolo LA. Ideational apraxia: a quantitative study. Neuropsychologia. 1968;6:41 – 55.

Donkervoort M, Dekker J, Stehmann-Saris JC, Deelman BG. Efficacy of strategy training in left hemisphere stroke with apraxia: A randomised clinical trial. Neuropsychol Rehab. 2001;11:549 – 66.

Duffy RJ, Duffy JR. Three studies of deficits in pantomimic expression and pantomimic recognition in aphasia. J Speech Hear Res. 1981;14: 70 – 84.

Duffy RJ, Watt JH, Duffy JR. Testing causal theories of pantomimic deficits in aphasia using path analysis. Aphasiology. 1994;8:361 – 79.

Feyereisen P, Barter D, Goossens M, Clerebaut N. Gestures and speech in referential communication by aphasic subjects: channel use and efficiency. Aphasiology. 1988;2:21 – 32.

Finkelnburg FC. Sitzung der Niederrheinischen Gesellschaft in Bonn. Medizinische Section. Berliner Klinische Wochenschrift. 1870;7: 449 – 50,460 – 2.

Foundas AL, Macauley BL, Raymer AM, Maher LM, Heilman KM, Rothi LJG. Ecological implications of limb apraxia: Evidence from mealtime behaviour. J Intern Neuropsychol Soc. 1995;1:62 – 6.

Geschwind N. The apraxias: Neural mechanisms of disorders of learned movements. American Scientist. 1975;63:188 – 95.

Glindemann R, Ziegler W, Kilian B. Aphasie und Kommunikation. In: Goldenberg G, Pössl J, Ziegler W, editors.Neuropsychologie im Alltag. Stuttgart, New York: Georg Thieme Verlag; 2002:78 – 97.

Glosser G, Wiener M, Kaplan E. Communicative gestures in aphasia. Brain Lang. 1986;27:345 – 59.

Goldberg G, Mayer NH, Toglia JU. Medial frontal cortex infarction and the alien hand sign. Arch Neurol. 1981;38:683 – 6.

Goldenberg G. Imitating gestures and manipulating a mannikin – the representation of the human body in ideomotor apraxia. Neuropsychologia. 1995;33:63 – 72.

Goldenberg G. Defective imitation of gestures in patients with damage in the left or right hemisphere. J Neurol Neurosurg Psychiat. 1996; 61:176 – 80.

Goldenberg G. Matching and imitation of hand and finger postures in patients with damage in the left or right hemisphere. Neuropsychologia. 1999;37:559 – 66.

Goldenberg G. Imitation and matching of hand and finger postures. Neuroimage. 2001;14:S132-S136.

Goldenberg G. Apraxia and beyond – life and works of Hugo Karl Liepmann. Cortex. 2003a;39:509 – 25.

Goldenberg G. Pantomime des Objektgebrauchs und Aphasie. Logos Interdisziplinär. 2003b;11:90 – 9.

Goldenberg G. Pantomime of object use: a challenge to cerebral localization of cognitive function. Neuroimage. 2003c;20:S101-S106.

Goldenberg G. The neuropsychological assessment and treatment of disorders of voluntary movement. In: Halligan P, Kischka U, Marshall JC, eds. Handbook of Clinical Neuropsychology. Oxford, New York: Oxford University Press; 2003d:340 – 52.

Goldenberg G, Daumüller M. Werkzeug- und Objektgebrauch. In: Goldenberg G, Ziegler W, Pössl J, eds. Neuropsychologie im Alltag. Stuttgart: Georg Thieme Verlag; 2002:48 – 60.

Goldenberg G, Daumüller M, Hagmann S. Assessment and therapy of complex ADL in apraxia. Neuropsychol Rehab. 2001;11:147 – 68.

Goldenberg G, Hagmann S. The meaning of meaningless gestures: A study of visuo-imitative apraxia. Neuropsychologia. 1997;35:333 – 41.

Goldenberg G, Hagmann S. Therapy of activities of daily living in patients with apraxia. Neuropsychol Rehab. 1998a;8:123 – 42.

Goldenberg G, Hagmann S. Tool use and mechanical problem solving in apraxia. Neuropsychologia. 1998b;36:581 – 9.

Goldenberg G, Hartmann K, Schlott I. Defective pantomime of object use in left brain damage: apraxia or asymbolia? Neuropsychologia. 2003;41:1565 – 73.

Goldenberg G, Hermsdörfer J. Imitation, apraxia, and hemisphere dominance. In: Prinz W, Meltzoff AN, eds. The imitative mind. Cambridge, New York: Cambridge University Press; 2002:331 – 46.

Goldenberg G, Hermsdörfer J, Laimgruber K. Imitation of gestures by disconnected hemispheres. Neuropsychologia. 2001;39:1432 – 43.

Goldenberg G, Pössl J, Ziegler W. Der Alltag als Richtschnur für Diagnostik und Therapie. In: Goldenberg G, Pössl J, Ziegler W, eds. Neuropsychologie im Alltag. Stuttgart, New York: Georg Thieme Verlag; 2002:1 – 11.

Goldenberg G, Strauss S. Hemisphere asymmetries for imitation of novel gestures. Neurology. 2002;59:893 – 7.

Goldenberg G, Wimmer A, Holzner F, Wessely P. Apraxia of the left limbs in a case of callosal disconnection: The contribution of medial frontal lobe damage. Cortex. 1985;21:135 – 48.

Goldstein K. Zur Lehre von der motorischen Apraxie. J Psychol Neurol. 1908;11:169 - 87,270 - 83.

Goodale MA, Jakobson LS, Keillor JM. Differences in the visual control of pantomimed and natural grasping movements. Neuropsychologia. 1994;32:1159 - 78.

Goodglass H, Kaplan E. Disturbance of gesture and pantomime in aphasia. Brain. 1963;86:703 - 20.

Goodwin C. Gesture, aphasia, and interaction. In: McNeill D, eds. Language and Gesture. Cambridge: Cambridge University Press; 2000:84 - 98.

Guilford AM, Scheuerle J, Shirek PG. Manual communication skills in aphasia. Arch Phys Med Rehab. 1982;63:601 - 4.

Haaland KY, Harrington DL, Knight RT. Neural representations of skilled movement. Brain. 2000;123:2306 - 13.

Hanlon RE, Mattson D, Demery JA, Dromerick AW. Axial movements are relatively preserved with respect to limb movements in aphasic patients. Cortex. 1998;34:731 - 42.

Hartmann K, Goldenberg G, Daumüller M, Hermsdörfer J. It takes the whole brain to make a cup of coffee: The neuropsychology of naturalistic actions involving technical devices. Neuropsychologia. In press.

Hecaen H, De Agostini M, Monzon.-Montes A. Cerebral organization in left handers. Brain Lang. 1981;12:261 - 84.

Heilman KM, Coyle JM, Gonyea EF, Geschwind N. Apraxia and agraphia in a left-hander. Brain. 1973;96:21 - 8.

Heilman KM, Maher LM, Greenwald ML, Rothi LJG. Conceptual apraxia from lateralized lesions. Neurology. 1997;49:457 - 64.

Heilman KM, Rothi LJG. Apraxia. In: Heilman KM, Valenstein E, eds. Clinical Neuropsychology. New York Oxford: Oxford University Press; 1993:141 - 64.

Hermsdörfer J, Mai N, Spatt J, Marquardt C, Veltkamp R, Goldenberg G. Kinematic analysis of movement imitation in apraxia. Brain. 1996; 119:1575 - 86.

Hodges JR, Bozeat S, Lambon Ralph MA, Patterson K, Spatt J. The role of conceptual knowledge in object use - evidence from semantic dementia. Brain. 2000;123:1913 - 25.

Hodges JR, Spatt J, Patterson K. "What" and "how": Evidence for the dissociation of object knowledge and mechanical problem-solving skills in the human brain. Proc Natl Acad Sci USA. 1999;96:9444 - 8.

Jeannerod M. The representing brain: neural correlates of motor intention and imagery. Behav Brain Sci. 1994;17:187 - 202.

Junque C, Litvan I, Vendrell P. Does reversed laterality really exist in dextrals? A case study. Neuropsychologia. 1986;24:241 - 54.

Kimura D, Archibald Y. Motor functions of the left hemisphere. Brain. 1974;97:337 - 50.

Knecht S, Dräger B, Deppe M, Bobe L, Lohmann H, Flöel EB, Ringelstein EB, Henningsen H. Handedness and hemispheric language dominance in healthy humans. Brain. 2000;123:2512 - 8.

Laimgruber K, Goldenberg G, Hermsdörfer J. Manual and hemispheric asymmetries in the execution of actual and pantomimed prehension. Neuropsychologia. In Press.

Lehmkuhl G, Poeck K, Willmes K. Ideomotor apraxia and aphasia: An examination of types and manifestations of apraxic symptoms. Neuropsychologia. 1983;21:199 - 212.

Lhermitte F. "Utilization behaviour" and its relation to lesions of the frontal lobes. Brain. 1983;106:237 - 55.

Liepmann H. Das Krankheitsbild der Apraxie (motorische Asymbolie) auf Grund eines Falles von einseitiger Apraxie. Monatschr Psychiat Neurol. 1900;8:15 - 44, 102 - 32, 182 - 97.

Liepmann H. Drei Aufsätze aus dem Apraxiegebiet. Berlin: Karger; 1908.

Luria AR. Higher Cortical Functions in Man. 2nd ed. New York: Basic Books; 1980.

Maher LM, Ochipa C. Management and treatment of limb apraxia. In: Rothi LJG, Heilman KM, eds. Apraxia - the Neuropsychology of Action. Hove: Psychology Press; 1997:75 - 92.

Marchetti C, Della Sala S. On crossed apraxia. Description of a right-handed apraxic patient with right supplementary motor area damage. Cortex. 1997;33:341 - 54.

Marchetti C, Della-Sala S. Disentangling the alien and anarchic hand. Cognit Neuropsychiat. 1998;3:191 - 207.

Margolin D. Right hemisphere dominance for praxis and left hemisphere dominance for speech in a left-hander. Neuropsychologia. 1980;18: 715 - 6.

Mehler MF. Visuo-imitative apraxia. Neurology. 1987;37(Suppl 1):129.

Meltzoff AN, Moore MK. Explaining facial imitation: a theoretical model. Early Dev Parent. 1997;6:179 - 92.

Morlaas J. Contribution à l'étude de l'apraxie. Paris: Amédée Legrand; 1928.

Peigneux P, Van der Linden M, Andres-Benito P, Sadzot B, Franck G, Salmon E. Exploration neuropsychologique et par imagerie fonctionelle cérébrale d'une apraxie visuo-imitative. Rev Neurol. 2000;156: 459 - 72.

Pick A. Studien zur motorischen Apraxia und ihr nahestende Erscheinungen; ihre Bedeutung in der Symptomatologie psychopathischer Symptomenkomplexe. Leipzig, Wien: Franz Deuticke; 1905.

Poeck K, Lehmkuhl G, Willmes K. Axial movements in ideomotor apraxia. J Neurol Neurosurg Psychiat. 1982;45:1125 - 9.

Raade AS, Rothi LJG, Heilman KM. The relationship between buccofacial and limb apraxia. Brain Cognit. 1991;16:130 - 46.

Rapcsak SZ, Rothi LJG, Heilman KM. Apraxia in a patient with atypical cerebral dominance. Brain Cognit. 1987;6:450 - 63.

Raymer AM, Merians AS, Adair JC, Schwartz RL, Williamson DJG, Rothi LJG, Poizner H, Heilman KM. Crossed apraxia. Cortex. 1999;35: 183 - 200.

Rose M, Douglas J. Limb apraxia, pantomime, and lexical gesture in aphasic speakers: Preliminary findings. Aphasiology. 2003;17:453 - 64.

Roy EA, Black SE, Blair N, Dimeck PT. Analysis of deficits in gestural pantomime. J Clinic Experim Neuropsychol. 1998;20:628 - 43.

Schwartz MF, Buxbaum LJ, Montgomery MW, Fitzpatrick-DeSalme EJ, Hart T, Ferraro M, Lee SS, Coslett HB. Naturalistic action production following right hemisphere stroke. Neuropsychologia. 1999;37:51 - 66.

Schwartz MF, Segal M, Veramonti T, Ferraro M, Buxbaum LJ. The naturalistic action test: a standardised assessment for everyday action impairment. Neuropsychol Rehab. 2002;12:311 - 39.

Shallice T, Burgess PW, Schon F, Baxter DM. The origins of utilization behaviour. Brain. 1989;112:1587 - 98.

Spatt J, Bak T, Bozeat S, Patterson K, Hodges JR. Apraxia, mechanical problem solving and semantic knowlledge - Contributions to object usage in corticobasal degeneration. J Neurol. 2002;249:601 - 8.

Stengel E. A clinical and psychological study of echo-reactions. J ment Sci. 1947;93:598 - 612.

Tognola G, Vignolo LA. Brain lesions associated with oral apraxia in stroke patients: A clinico-neuroradiological investigation with the CT scan. Neuropsychologia. 1980;18:257 - 72.

Vaina LM, Goodglass H, Daltroy L. Inference of object use from pantomimed actions by aphasics and patients with right hemisphere lesions. Synthese. 1995;104:43 - 57.

Vaina LM, Jaulent MC. Object structure and action requirements: A compatibility model for functional recognition. Intern J Intell Syst. 1991;6:313 - 36.

Wang L, Goodglass H. Pantomime, praxis, and aphasia. Brain Lang. 1992; 42:402 - 18.

4 Aphasie

D. Weniger

4.1 Definition

Aphasien sind erworbene Sprachstörungen, die als Folge einer akuten (meist) linkshemisphärischen Schädigung perisylvischer Hirnareale auftreten. Nicht selten sind extrasylvische Hirnareale mitbetroffen.

Die Störungen zeigen sich in allen sprachlichen Verarbeitungsmodalitäten,
- beim Sprechen und Hören (Lautsprache) und
- beim Lesen und Schreiben (Schriftsprache).

Aphasien sind demnach als *multimodale Sprachstörungen* zu definieren, bei denen die einzelnen Komponenten des Sprachsystems (Phonologie, Lexikon, Syntax und Semantik) je nach Art, Ort und Ausmaß der erlittenen Hirnschädigung in spezifischer Weise betroffen sind.

Aphasien sind abzugrenzen von *Störungen des Sprechvorganges*, bei denen die Steuerung und Ausführung von artikulatorischen Bewegungsmustern oder der Zugriff auf diese betroffen ist (Kap. 6). Sie sind ferner auch abzugrenzen von Störungen, die auf eine *periphere oder zentrale Schädigung akustischer Verarbeitungsprozesse* zurückzuführen sind.

4.2 Klinik

4.2.1 Symptomatik von Sprachstörungen

Die sprachlichen Symptome, welche eine Aphasie kennzeichnen, zeigen sich bei genauer Beobachtung der Spontansprache. In der Akutphase kann die Sprachproduktion noch von *pathologischer Hemmung* oder *Enthemmung* bestimmt sein; doch nach dem Abklingen der Akutsymptomatik lassen sich typische Muster von sprachlichen Fehlleistungen erkennen. Bei manchen Patienten findet sich eine reduzierte (nichtflüssige) Sprachproduktion, bei der die syntaktische Struktur der einzelnen Äußerungen vereinfacht ist und Funktionswörter bzw. Flexionsformen oft fehlen; die Sprachproduktion anderer Patienten ist demgegenüber flüssig, mit deutlichen Störungen in der Wortfindung, die sich in lautlichen Veränderungen und/oder semantischen Unstimmigkeiten in der Wortwahl äußern.

Die sprachlichen Fehlleistungen aphasischer Patienten sind organisch bedingte Störungen in der Sprachverarbeitung; sie sind nicht zufällige Abweichungen im Sprachverhalten.

Störungen in der Wortfindung und in der Wortwahl

Sprachliches Suchverhalten

Störungen in der Wortfindung treten bei allen Aphasieformen auf. Sie äußern sich einerseits in einer mangelnden Verfügbarkeit bzw. reduzierten Abrufbarkeit von Zielwörtern. Es kommt zu sprachlichem Suchverhalten, das unterschiedliche Formen haben kann:
- lange Pausen, die mit Interjektionen ausgefüllt werden,
- Ausweichen in inhaltsarme Redefloskeln, z. B. „wie soll ich Ihnen das sagen?", „wie sagt man dem noch ..", „ja das ist so eine Sache",
- perseveratorische Wiederholung von gerade gebrauchten Wörtern, z. B. „dann bin ich mit dem Auto ... mit dem Auto sofort ... mit dem Auto sofort in die Garage gefahren".
- Satzabbrüche und Fortführen des Themas in variierter Form, wobei der neue Ansatz oft weiter von der intendierten Aussage wegführt, z. B. „ich habe dann 6 Jahre lang ... im Ausland gewesen ... und dann 12 Jahre Betriebsleitung gemacht ... und dann 6 Jahre lang ... Wagenbau ... nein ... 6 Jahre lang Schreiner gewesen und dann nachher ... zwei Jahre lang ...",
- Ausweichen in Pantomime, Gestik und Mimik.

Semantische Paraphasien, semantischer Jargon

Das Abrufen eines Wortes erfordert die Verknüpfung einer Wortbedeutung und einer Wortform. Dabei kann es zu *Verwechslungen mit Wörtern ähnlicher Bedeutung oder ähnlicher Form* kommen. Bedeutungsmäßige Verwechslungen werden *semantische Paraphasien* genannt. Sie stammen meist aus dem engeren Bedeutungsfeld des Zielwortes.

Paraphasie und Zielwort können Bezeichnungen von Objekten sein, die derselben semantischen Kategorie angehören („Reisetasche" statt „Koffer"; „Stuhl" statt „Tisch"). Die Paraphasie kann einen Teil des gemeinten Objektes bezeichnen („Henkel" statt „Koffer") oder die semantische Kategorie, der das gemeinte Objekt zuzuordnen ist, identifizieren („Werkzeug" statt „Bohrer"). Zuweilen liegt eine assoziative Verwandtschaft vor („Wachs" statt „Kerze"). Semantische Verwechslungen sind nicht auf Substantive beschränkt; sie kommen bei allen Wortklassen vor.

Es kann derart gehäuft zu semantisch falscher Wahl und Kombination von Wörtern kommen, dass der Sinn des Gesagten trotz intakter Lautstruktur der Wörter, regelhaftem Satzbau und erhaltener Grammatik unverständlich bleibt. Man spricht dann von *semantischem Jargon*.

Phonematische Paraphasien, phonematischer Jargon

Verwechslungen von Wortformen sind seltener und nicht immer leicht von semantischen Paraphasien zu unterscheiden (z. B. „Felchen“ statt „Fenchel“). Meist ist die falsch gewählte Wortform im jeweiligen Kontext semantisch unpassend (z. B. „Kiew“ statt „Kiwi“; „Organ“ statt „Orgel“; „garantieren“ statt „gratulieren“). Häufiger als solche Wortformverwechslungen sind *Veränderungen einzelner Laute innerhalb einer Wortform.* Einzelne Laute werden ersetzt (z. B. „Bisen“ statt „Besen“), ausgelassen (z. B. „Scholade“ statt „Schokolade“), hinzugefügt (z. B. Teledofon“ statt „Telefon“) oder umgestellt (z. B. „Schühlkrank“ statt „Kühlschrank“). Solche lautlichen Veränderungen werden *phonematische Paraphasien* genannt. Ist eine Wortform mehrfach lautlich so verändert, dass die Zielform nicht mehr erkennbar ist (z. B. „Zivar“ statt „Zigarre“), spricht man von einem *Neologismus.*

Phonematische Paraphasien und Neologismen können in der Spontansprache derart vorherrschend sein, dass kaum ein Inhaltswort zu erkennen ist, d. h. die produzierten Lautabfolgen können nicht mit einem bekannten Wort der jeweiligen Umgangssprache in Verbindung gebracht werden (*phonematischer Jargon*). Beim phonematischen wie auch beim semantischen Jargon ist die Sprachproduktion flüssig und gut artikuliert. Manche Patienten bemerken die lautlichen Entstellungen, die ihnen „passiert“ sind, und versuchen, diese zu korrigieren; die Korrekturversuche führen nicht selten zu einer Kette von lautlichen Annäherungen (*Conduite d'approche*).

Automatismen

Bei schweren Aphasien besteht die spontane Sprachproduktion weitgehend aus automatisierten Sprachelementen (Silben, Wörter oder Redephrasen), die unwillkürlich bei jedem Versuch, sich sprachlich mitzuteilen, hervorgebracht werden. Es werden unterschiedliche Formen von automatisierter Sprache differenziert. Die spontane Sprachproduktion kann auf fortlaufende Automatismen reduziert sein, die aus aneinandergereihten Einzelsilben („dododo“; „tatata“), aus festen Silbenabfolgen („pompe“) oder aus Wörtern oder Phrasen („guten Tag, jeden Tag“) bestehen.

Wie das nachfolgende Textbeispiel veranschaulicht, findet sich bei den meisten Patienten mit einer schweren Aphasie eine Mischung von formstarr wiederkehrenden Automatismen („effektiv“, „voilà“) und Redefloskeln (Stereotypien), die der Sprechsituation angemessen sind, jedoch im Gespräch mehrfach wiederkehren („ach ja“, „genau“, „ganz genau jawohl“). Ab und zu gelingt auch ein kommunikativ sinnvolles Einzelwort. Um die stark eingeschränkte sprachliche Ausdrucksfähigkeit zu kompensieren, werden (meist erfolglos) Mimik und Gestik eingesetzt.

Untersucher: „Was haben Sie beruflich vor Ihrer Erkrankung gemacht?“
Patient: „Effektiv ich bin das ... eh ... im Büro ... und zwar bin ich ... effektiv ... eh... nicht ... eh .... nicht ....“
Untersucher: „In welcher Branche waren Sie denn tätig?“
Patient: „Voilà ... voilà ... voilà sondern effektiv ...eh ... ungemein ... voilà voilà voilà sondern effektiv ... eh ... ja es ist ... und ... oder eh ... effektiv quer ... „
Untersucher: „Waren Sie als Buchhalter tätig?“
Patient: „Nein ...“
Untersucher: „Oder waren Sie im Verkauf tätig?“
Patient: „Ganz genau jawohl ...

Semantische Paraphasien: Fehlerhaftes Auftreten eines Wortes der Standardsprache, das zum Zielwort entweder eine bedeutungsmäßige Ähnlichkeit hat oder grob davon abweicht.
Semantischer Jargon: Sinnlose Aneinanderreihung von Wörtern und Redefloskeln bei flüssiger Sprachproduktion.
Phonematische Paraphasien: Lautliche Veränderung eines Wortes durch Substitution, Auslassung, Umstellung oder Hinzufügung einzelner Laute.
Phonematischer Jargon: Sinnlose Aneinanderreihung von phonematisch veränderten Wörtern bei flüssiger Sprachproduktion.
Neologismen: Wörter, die in der Standardsprache aus lautlichen oder semantischen Gründen nicht vorkommen.
Automatismus: Auftreten von Silben, Wörtern oder Redefloskeln, die unwillkürlich bei nahezu jedem Versuch, sich sprachlich mitzuteilen, hervorgebracht werden.

Störungen im Satzbau und in der Verknüpfung von Satzkonstituenten

Agrammatismus

Auffälligstes Merkmal der Spontansprache kann ein *telegrammartiger Redestil* sein, der seit Pick als *Agrammatismus* bezeichnet wird. Die syntaktische Struktur der Äußerung ist vereinfacht, eine Differenzierung nach grammatischen Relationen, wie z. B. Subjekt gegenüber Objekt, direktes gegenüber indirektem Objekt, ist häufig nicht erkennbar. Die Verknüpfung von Inhaltswörtern mit Funktionswörtern ist fehlerhaft, Flexionsformen werden weggelassen oder durch eine einfachere Ausdrucksform ersetzt (z. B. „Mann und Mann“ statt „zwei Männer“). Das Verb in der Infinitiv- oder Partizipform steht meist am Ende der Äußerung oder fehlt. Die einzelnen Phrasen werden häufig mit nebenordnenden Konjunktionen wie „und“, „dann“ oder „aber“ verknüpft.

Das folgende Textbeispiel ist typisch für solche Störungen des Satzbaus.

Untersucher: „Können Sie sich noch an den Anfang Ihrer Krankheit erinnern?“
Patientin: „ .... Am Anfang konnte ich gar nicht ...zwanzig Jahre Kopfschmerzen gehabt...“

Untersucher: „Waren Sie deshalb in ärztlicher Behandlung?“
Patientin: „Nein ... Tabletten geschluckt ... Kavergot ... vor zwei Jahren ... eh ... das ist ... Arzt gekommen und ich ... eh ... kleine Nadeln ...“
Untersucher: „Sie haben eine Akupunktur gemacht?“
Patientin: „Ja ... und nachher drei Monate Rheinfelden ... und dann wieder zu Hause ... und Haushalt gemacht und jetzt hier. Am Anfang ja und nein ... das war alles.“

Bei schwerster Störung des Satzbaus werden nahezu nur einzelne Inhaltswörter aneinandergereiht, und der Gesprächspartner muss den Sinn der Mitteilung aus der Bedeutung der Wörter und ihrer logischen Verknüpfung erschließen. Obschon die syntaktische Verknüpfung zwischen den einzelnen Wörtern falsch ist oder fehlt, ist die Abfolge der Wörter meist nicht willkürlich. In der Regel entspricht sie der thematischen Wertigkeit der bezeichneten Sachverhalte.

Paragrammatismus

Störungen in der Satzproduktion äußern sich nicht nur in einem reduzierten Satzbau, sondern auch in einem überschießenden Satzbau. Bei Patienten, deren Spontansprache flüssig und gut artikuliert ist, findet sich häufig ein komplex angelegter Satzbau, der aber von *fehlerhaften Verdoppelungen von Satzteilen* und *Satzverschränkungen* gekennzeichnet ist. Dies sind die sprachlichen Symptome des Paragrammatismus.

Wie die folgenden Beispiele veranschaulichen, sind bei Satzverschränkungen alternative Satzkonstruktionen durch eine gemeinsame Konstituente miteinander verbunden (kursiv):

„die hat ich von mir hat ich sehr viel Sachen“
„dann wird dat eh eh gemeinsam wird dat gemacht“
„also ich bin dann mit ... mit elf Jahren schon sind wir dann gezogen (= umgezogen)“

Es können auch zwei verschiedene Satzkonstruktionen verschränkt werden:

„Ich wohne jetzt mit meiner Frau hamwer 'n klein Häuschen gekauft“
„Ich bin eh ... hier auf der Schule hat ich gewartet“

Bei *Satzverschränkungen* werden die beiden Satzkonstruktionen mit einem Intonationsbogen gesprochen, d. h. sie bilden eine einzige Tongruppe, auch wenn sich vor oder nach der gemeinsamen Konstituente Suchverhalten zeigt. Bei *Satzabbrüchen*, die Zeichen von Wortfindungsstörungen sind, kommt es zu einem Abfall des Intonationsbogens. Die Abgrenzung zwischen Satzabbrüchen und Satzverschränkungen ist nicht selten eine Ermessensfrage.

Satzverschränkungen werden in der englischsprachigen Aphasieliteratur kaum beschrieben; sie werden in der deutschsprachigen Literatur als Zeichen einer mangelnden internen Kontrolle bei der Satzproduktion interpretiert (Huber u. Schlenck, 1988): Redundant erzeugte Satzstrukturen können nicht unterdrückt werden, so dass es bei der phonologischen Spezifizierung und Linearisierung zu Kontaminationen („überschießenden“ Formulierungen) kommt. Gestört sind demnach nicht die syntaktischen Kenntnisse, die bei der Satzbildung erforderlich sind, sondern die Kontrollfunktionen, die den Prozess der Satzbildung überwachen.

Symptome des *Produktions-Agrammatismus* sind:
- Auslassen von Funktionswörtern und Flexionsformen
- eingeschränkte Verfügbarkeit von Verben
- verkürzte Satzlänge und vereinfachte Syntax
- Schwierigkeiten bei der Wortstellung

Als *Paragrammatismus* wird ein komplex angelegter Satzbau bezeichnet, der durch fehlerhafte Verdoppelung von Satzteilen und durch Satzverschränkungen gekennzeichnet ist.

4.2.2 Aphasiesyndrome

Es entspricht der klinischen Tradition, Aphasien auf Grund typischer Kombinationen von sprachlichen Störungsmerkmalen zu klassifizieren. Im Akutstadium einer Hirnerkrankung lässt sich noch nicht zwischen den Auswirkungen einer dauerhaften strukturellen Hirnschädigung und einer passageren funktionellen Beeinträchtigung unterscheiden. Das sprachliche Störungsbild kann sich innerhalb von Tagen wandeln; eine zuverlässige Klassifikation der Aphasie ist erst bei stabilem Allgemeinzustand möglich.

Grundlage der herkömmlichen Klassifikation sind Gefäßsyndrome, die rund 80 % der Aphasien ausmachen. Bei Tumoren, Hirntraumen, Enzephalitiden und hirnatrophischen Prozessen finden sich nichtsprachliche Symptome, die das sprachliche Störungsbild modifizieren, so dass sie sich einer Syndromklassifikation entziehen.

Bei *vaskulärer Ätiologie* wird zwischen *vier Standardsyndromen* differenziert:
- globale Aphasie,
- Wernicke-Aphasie,
- Broca-Aphasie und
- amnestische Aphasie.

Neben den vier Standardsyndromen werden noch zwei weitere Aphasieformen unterschieden, die durch modalitätsspezifische Störungsmerkmale bestimmt sind:
- die Leitungsaphasie und
- die transkortikalen Aphasien.

Allgemein gilt, dass die aphasischen Syndrome *expressive Syndrome* sind und keine Entsprechung im Sprachverständnis haben (Poeck, 1983).

Tabelle 4.1 Spontansprache der vier Standard-Aphasiesyndrome.

Syndrom	*Leitsymptom*	*Sprechfluss*	*Kommunikation*
globale Aphasie	Sprachautomatismen	stark eingeschränkt, oft Sprechapraxie/Dysarthrie	sehr schwer bis schwer gestört
Wernicke-Ahasie	Paragrammatismus, Paraphasien, Jargon	unauffällig, teilweise überschiessend (Logorrhoe)	bei Jargon sehr schwer gestört, sonst schwer bis mittelgradig
Broca-Aphasie	Agrammatismus	eingeschränkt, oft Sprechapraxie/Dysarthrie	schwer bis mittelgradig
amnestische Aphasie	Wortfindungsstörungen	unauffällig, aber häufig Suchverhalten und Satzabbrüche	mittelgradig bis leicht gestört

Standardsyndrome

Für die Standardsyndrome ist eine an der Spontansprache orientierte Klassifikation möglich. Die wichtigsten Merkmale der Spontansprache sind für die vier Standardsyndrome in Tabelle 4.1 angegeben.

Leitungsaphasie

Bei einer Leitungsaphasie ist das *Nachsprechen* im Vergleich zu den anderen Sprachfunktionen herausragend gestört. Die Patienten haben große Mühe bei der Bildung von Lautstrukturen und weisen häufig eine *reduzierte auditive Merkspanne* auf (Shallice u. Warrington, 1977).

Im Gegensatz zu Patienten mit einer Wernicke-Aphasie sind sich Patienten mit einer Leitungsaphasie ihrer phonematischen Paraphasien stärker bewusst und ihr Sprachverständnis ist meist besser erhalten, was sich zuweilen darin äußert, dass sie die Bedeutung der Wörter und Sätze, bei denen eine korrekte Nachsprechleistung misslingt, verständlich umschreiben können.

Transkortikale Aphasien

Bei Patienten mit einer transkortikalen Aphasie gelingt das Nachsprechen herausragend gut.

- Ist die Sprachproduktion flüssig mit vorwiegend semantischen Paraphasien, wie bei einer Wernicke-Aphasie, liegt eine *transkortikal-sensorische Aphasie* vor; die Patienten haben schwere Störungen im Sprachverständnis.
- Das eher seltene Syndrom der *transkortikal-motorischen Aphasie* ist dadurch charakterisiert, dass die Patienten mit gutem Sprachverständnis spontan nicht oder kaum sprechen, aber prompt Nachsprechen und dies mit relativ gut erhaltener Artikulation und intakter Syntax.
- Patienten mit *gemischt-transkortikaler Aphasie* zeigen gutes Nachsprechen bei geringer Sprachproduktion und schlechtem Sprachverständnis.

4.2.3 Nicht klassifizierbare Aphasien

Bei Traumen, Hirntumoren, Enzephalitiden oder Hirnabbauprozessen, die ebenfalls Ursache einer Aphasie sein können, sind nicht nur Teile der Sprachzentren betroffen, sondern auch angrenzende Hirnareale, die nichtsprachliche Funktionsstörungen zur Folge haben. Diese Ätiologien führen deshalb meist zu einem sprachlichen Ausfallsmuster, das sich nicht als eines der vier Standardsyndrome beschreiben lässt. Es weist oft Ähnlichkeiten mit einer amnestischen Aphasie auf, unterscheidet sich aber von dieser durch Perseverationen, Neologismen und ein vermindertes Sprachverständnis.

Hirnatrophische Prozesse beginnen wegen der breiten kortikalen Repräsentation von Wortbedeutungen oft mit einem aphasischen Syndrom, das an eine amnestische oder transkortikal-sensorische Aphasie erinnert. Die inhaltliche Sprachverarbeitung ist stärker beeinträchtigt als die formale: Nachsprechen und oft auch lautes Lesen bleiben länger erhalten als Sprachfunktionen wie Benennen und Sprachverstehen, die erhöhte Anforderungen an die kognitive Verarbeitung stellen.

Von diesem Störungsbild abzugrenzen ist die *primär progressive Aphasie*, bei der sich anfangs nur die Sprachfunktionen zunehmend verschlechtern. Im weiteren Verlauf entwickeln sich entweder Varianten einer „flüssigen" oder einer „nichtflüssigen" Aphasie. In der Literatur wird für die flüssige Variante die Bezeichnung „Semantic Dementia" verwendet, so dass meist die nichtflüssige Variante gemeint ist, wenn von einer primär progressiven Aphasie die Rede ist (vgl. Hodges u. Patterson, 1996).

Häufig lassen sich bei Aphasien charakteristische Kombinationen von sprachlichen Störungsmerkmalen erkennen, so dass unterschiedliche Aphasiesyndrome unterschieden werden: *globale Aphasie, Wernicke-Aphasie, Broca-Aphasie, amnestische Aphasie, Leitungsaphasie* und *transkortikale Aphasien*.
Da Aphasien durch komplexe sprachliche Störungsmuster gekennzeichnet sind, können sie durch eine Klassifikation, die sich vorwiegend an den motorischen (expressiven) Komponenten der Sprachproduktion bzw. an den sensorischen (rezeptiven) Komponenten der Sprachperzeption orientiert, *nicht* zureichend erfasst werden. Die Termini „motorische Aphasie" und „sensorische Aphasie" sind daher obsolet.

4.3 Diagnostik

Nicht jede Auffälligkeit im Sprachverhalten eines Patienten weist bereits auf eine aphasische Sprachstörung hin. Um zu prüfen, ob eine Aphasie vorliegt, ist eine gezielte Untersuchung der einzelnen Sprachfunktionen erforderlich. Eine solche Untersuchung ist auch Voraussetzung für eine klinische Erfassung der zu Grunde liegenden Hirnpathologie.

Die Spontansprache eines Patienten lässt bei sorgfältigem Hinhören die Symptome einer Aphasie erkennen; das Gespräch mit dem Patienten sollte deshalb möglichst viele Inhaltsfragen umfassen, deren Beantwortung (mindestens) einen vollständigen Satz erfordert. Bei der Beurteilung der Spontansprache wird häufig darauf geachtet, ob ein Patient flüssig oder nicht flüssig spricht. Doch der *Sprachfluss* ist nur ein grobes motorisches Merkmal der Sprachproduktion, das kaum Aufschluss über das sprachliche Störungsbild gibt, Ausdruck einer Antriebsverminderung sein kann (Poeck, 1983) und höchstens Rückschlüsse darüber erlaubt, ob eine prä- oder eine postrolandische Läsion vorliegt (Goodglass, 1993). Auch das *Sprachverständnis* lässt sich nur bedingt auf Grund des spontanen Sprachverhaltens einschätzen. Patienten mit einer Aphasie sind in ihrem Situationsverständnis meist unauffällig und wissen nonverbale Merkmale eines Gesprächs wie Mimik, Gestik und Sprechmelodie zu nutzen. So antworten sie auf einen mit fragendem Tonfall gesprochenen Satz situationsadäquat mit „ja“ oder „nein“, ohne dabei die Frage verbal verstanden zu haben. Ein adäquates Verhalten in kommunikativen Interaktionen ist nicht mit einem erhaltenen Sprachverständnis gleichzusetzen.

4.3.1 Diagnostische Tests

Eine Aphasiediagnostik sollte sowohl die Leistungsstörungen als auch die erhaltenen Sprachfunktionen zuverlässig erfassen. Dabei richtet sich die Wahl des diagnostischen Testverfahrens nach den klinischen oder wissenschaftlichen Erfordernissen. Während für die orientierende klinische Untersuchung eine *kurze, strukturierte Aufgabensammlung* ausreicht, um das vorliegende aphasische Störungsbild in seinen Leitsymptomen zu erfassen, ist für die Klassifikation und die Bestimmung des Schweregrades ein *standardisiertes und psychometrisch abgesichertes Testverfahren* erforderlich.

Dafür eignet sich im Deutschen der *Aachener Aphasie Test* (Huber et al., 1983), mit dem sich die aphasischen Symptome quantifizieren und Veränderungen im chronischen Verlauf einer Aphasie festhalten lassen. Für die Untersuchung von akuten Aphasien wurde der *Aachener Aphasie Bedside-Test* (Biniek, 1993) entwickelt. Gerade in der Akutphase ist es wichtig, durch eine systematische und abgestufte Stimulierung der Patienten zu klären, wann und in welchen sprachlichen Bereichen eine therapeutische Aktivierung sinnvoll und notwendig ist.

4.3.2 Klinische Untersuchung der Sprachfunktionen

Die klinische Untersuchung der Sprachfunktionen umfasst die Prüfung der Laut- und der Schriftsprache, und zwar expressiv wie rezeptiv. Geprüft werden:

- Spontansprache
- Sprachverständnis (auditiv wie schriftlich)
- Benennen
- Nachsprechen
- Lesen
- Schreiben

Für eine *orientierende* Erfassung der sprachlichen Störungsmerkmale eignen sich Aufgaben, wie sie in Abb. 4.1 aufgelistet sind. Es handelt sich dabei um Aufgaben, die im Rahmen einer klinischen Studie zum Rückbildungsverlauf kortikaler Funktionsstörungen entwickelt wurden (Koller et al., 1990). Das erforderliche Bildmaterial ist in Abb. 4.2 zusammengestellt.

Spontansprache

Ein zu Beginn der Untersuchung mit dem Patienten geführtes Gespräch gibt zunächst Aufschluss darüber, ob Störungen in der Wortfindung und/oder Schwierigkeiten in der Satzbildung die sprachliche Ausdrucksfähigkeit des Patienten einschränken.

Es ist dabei nicht nur auf *Wortwahl* und *Satzbau* zu achten, sondern auch auf die *Artikulation* und die *Modulation der Sprache*. Aphasien können von Störungen der Sprechmotorik (Dysarthrophonien) begleitet sein. Die Artikulation kann derart unpräzise sein, dass die einzelnen sprachlichen Äußerungen unverständlich sind. Um das Vorliegen einer Aphasie in solchen Fällen auszuschließen, wird der Patient aufgefordert, das soeben Gesagte niederzuschreiben. Gelingt ihm dies mühelos, ist eine Aphasie unwahrscheinlich.

Auditives Sprachverständnis

Patienten mit einer Aphasie erwecken oft den Eindruck, einem Gespräch folgen zu können, da sie sich kommunikativ adäquat verhalten. Gestützt auf ihr Situationsverständnis gelingt es ihnen, ihr beeinträchtigtes Sprachverständnis zu kompensieren. Für eine zuverlässige Einschätzung des Sprachverständnisses sollte deshalb das *Wort- und Satzverständnis* formal geprüft werden.

Wenig geeignet zur Prüfung des Sprachverständnisses sind sogenannte 1-, 2- und 3-Stufen-Kommandos (z. B. „Zeigen Sie auf Ihre Nase!“; „Zeigen Sie zur Türe, dann zum Fenster, dann auf Ihr Ohr!“). Ihre Ausführung ist an weitere kognitive Fähigkeiten geknüpft, so dass Fehlleistungen nicht zwingend auf eine aphasische Verständnisstörung deuten. Ebenfalls ungeeignet sind Fragen wie „Ist ein Elefant ein Tier?“, da manche Patienten nicht zuverlässig mit „ja“ oder „nein“ antworten können.

Prüfung der Sprachfunktionen

Name: .... Datum: ....

I. Spontansprache

Sprachliche Symptome: ....

....

....

II. Nachsprechen

Stimulus	
1. Bach	
2. Fass	
3. Kluft	
4. Nagel	
5. Generator	
6. Versuch	
7. Glatteis	
8. Unsicherheit	
9. Die Zeitungen waren alle schon ausverkauft.	
10. Der Schlüssel, den er sucht, liegt auf dem Tisch.	

III. Lautes Lesen

Stimulus	
1. Loch	
2. Beutel	
3. Glückspilz	
4. Portemonnaie	
5. Das hat uns alle sehr interessiert.	
6. Wir werden es noch einmal versuchen	

IV. Schreiben nach Diktat

Stimulus	
1. Buch	
2. Säule	
3. Pechvogel	
4. Parterre	
5. Das kann nicht immer gut gehen.	
6. Sie hat sich das anders vorgestellt.	

V. Benennen

Stimulus	
1. rot	
2. schwarz	
3. blau	
4. gelb	
5. grün	
6. braun	
7. grau	
8. lila	

Stimulus	
1. Stuhl	
2. Kamm	
3. Schere	
4. Birne	
5. Korb	
6. Brille	
7. Geige	
8. Anker	
9. Rucksack	
10. Bügeleisen	

VI. Sprachverständnis

Auditives Wort-/Satzverständnis

Teppich	Boot	Giraffe	Pfirsich	Das ist ihm beim Skifahren passiert.	Sie bringen einen neuen Schrank.	Welches Bild zeigt, was sie macht?	Welches Bild zeigt, was ihm passiert?
R oben links	R oben rechts	R unten links	R oben links	R unten links	R oben rechts	R unten rechts	R oben rechts

Lesesinnverständnis für Wörter/Sätze

Sofa	Hobel	Löwe	Gurke	Er hat gerade einen Fisch gefangen.	Der Bus wird gleich wegfahren.	Welches Bild zeigt, wo er ist?	Welches Bild zeigt, was sie bekommt?
R unten rechts	R unten rechts	R unten links	R oben rechts	R unten rechts	R oben links	R oben links	R unten links

Abb. 4.1 Protokollbogen für eine orientierende Erfassung aphasischer Störungsmerkmale. Die Auswertungsschablonen für die Aufgaben zum Sprachverständnis (Teil VI) sind zur leichteren Handhabung während der Untersuchung spiegelbildlich angeordnet.

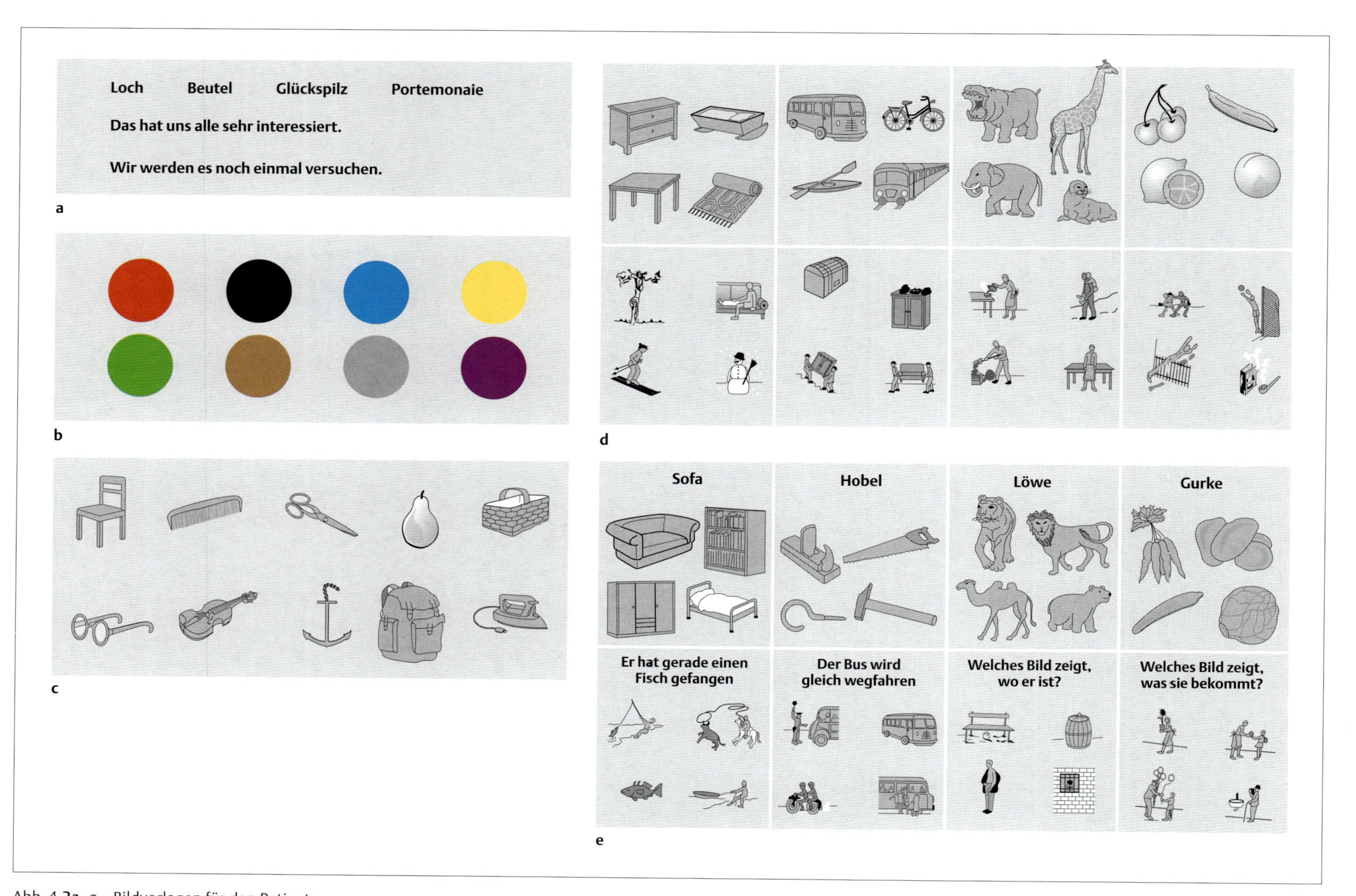

Abb. 4.2a–e Bildvorlagen für den Patienten.
a Lautes Lesen (Teil III); **b** u. **c** Benennen (Teil V); **d** Sprachverständnis (Teil VI). Auditives Wort-/Satzverständnis; **e** Sprachverständnis (Teil VI). Lesesinnverständnis für Wörter/Sätze.

Wortverständnis. Hier sind *Zuordnungsaufgaben* zu verwenden, in denen die Bedeutung eines Wortes mit einem Bild zu identifizieren ist; dabei sollte die Zuordnung eine Differenzierung zwischen lautlich oder semantisch ähnlichen Bezeichnungen erfordern. Kennzeichnend für eine Aphasie ist gerade, dass *sprachlich relevante Lautmerkmale* (z. B. die Stimmhaftigkeit in Wörtern wie „Gasse" – „Kasse") und *Inhaltskomponenten* (z. B. die unterschiedliche Form von „Birne" und „Apfel") nicht mehr vollumfänglich diskriminiert werden können. Patienten mit einer Wernicke-Aphasie sind in solchen Aufgaben im Vergleich zu Patienten mit einer Broca-Aphasie stärker beeinträchtigt; in beiden Patientengruppen führen erhöhte Anforderungen an die lautliche Diskriminierungsfähigkeit zu mehr semantischen Verwechslungen (Baker et al., 1981).

Satzverständnis. Das Satzverständnis ist in analoger Weise zu prüfen. Beim verwendeten Testmaterial ist jedoch darauf zu achten, dass die Bedeutung eines Satzes nicht auf Grund der Inhaltswörter erschlossen werden kann. Vor allem Patienten mit einer Broca-Aphasie suchen nach Schlüsselwörtern und rekonstruieren über situative Erwartungen und allgemeines Weltwissen den Sinn des Gesagten (Linebarger, 1995). Störungen im Satzverständnis treten bei allen Aphasieformen dann hervor, wenn syntaktische Strukturmerkmale (z. B. pronominale Formen, Funktionswörter), nichtkanonische Wortabfolgen (z. B. „Den Hasen schießt der Jäger") oder komplexe Satzstrukturen zu verarbeiten sind (Caplan et al., 1996; Dronkers et al., 2004).

Bei der Prüfung des auditiven Sprachverständnisses ist zu beachten, dass das Verstehen gesprochener Sprache selektiv gestört sein kann, während die Fähigkeit zu sprechen, zu lesen und zu schreiben intakt ist. Es liegt dann das seltene klinische Bild einer *reinen Worttaubheit* vor. Dabei ist das Audiogramm normal. Akustische Signale, die nicht sprachlich kodiert sind, werden verstanden; Töne und nichtverbale Stimuli werden richtig erkannt und zugeordnet.

Lesesinnverständnis

Lesen bezeichnet nicht nur die Fähigkeit, geschriebene Sprache lautsprachlich wiedergeben zu können, sondern meint auch, das Geschriebene zu verstehen. Diese beiden Aspekte des Leseprozesses können bei einer Aphasie unterschiedlich betroffen sein. Patienten mit schweren expressiven Störungen sind oft in der Lage, die Bedeutung geschriebener Wörter zu erfassen (zumindest in ihrem allgemeinen Sinn), obwohl sie dieselben Wörter nicht laut lesen können. Andererseits gibt es Patienten, die mühelos Wörter, Sätze und sogar Texte lesen, ohne jedoch das Gelesene zu verstehen. Eine Prüfung des Lesesinnverständnisses ist deshalb von diagnostischer Relevanz; es lassen sich vergleichbare Aufgaben verwenden wie bei auditiver Stimulusdarbietung. Um das Lesesinnverständnis zu erfassen, sind die Patienten anzuhalten, nicht laut zu lesen.

Benennen

Wortfindungsstörungen sind nicht immer die *Folge einer gestörten Verfügbarkeit von Wörtern.* Die spontansprachlich eingeschränkte sprachliche Ausdrucksfähigkeit kann Ausdruck einer *Beeinträchtigung in der syntaktischen Planungsfähigkeit* sein, d. h. für den Gedanken, der mitzuteilen ist, kann kein Satzgerüst entworfen werden (Robinson et al., 1998). Demgegenüber fallen manche Patienten spontansprachlich kaum auf, wenn sich das Gespräch auf Alltagsthemen beschränkt, die keine differenzierte Wortwahl erfordern.

Das Benennen von Objekten vermag nicht nur in diesen beiden Fällen Klarheit zu schaffen. Fehlleistungen beim Benennen sind auch von differenzialdiagnostischer Relevanz, da Broca-, Wernicke- und amnestische Aphasiker in unterschiedlicher Weise bei Benennaufgaben versagen.

- Bei amnestischer Aphasie werden die Benennstörungen durch Ersatzstrategien, wie sie bei der Spontansprache zu beobachten sind, kompensiert.
- Bei Broca- und Wernicke-Aphasie finden sich phonematische und semantische Paraphasien.
- Bei Wernicke-Aphasie besteht nicht selten zwischen Fehlbenennung und verlangter Objektbezeichnung kein semantischer Bezug (*wild semantic misnaming*), ferner werden oft Gebrauch und Eigenschaft des abgebildeten Objektes beschrieben.

Als Testmaterial sind Strichzeichnungen von Objekten zu verwenden, da sie die Verfügbarkeit von sprachlich unterschiedlich komplexen Bezeichnungen zu erfassen erlauben. Bei der Verwendung realer Objekte ist dies nicht möglich; reale Objekte haben auch keinen stimulierenden Vorteil gegenüber Strichzeichnungen (Gainotti, 1987).

Nachsprechen

Beim Nachsprechen zeigen sich meist dieselben sprachlichen Störungsmerkmale wie in der Spontansprache. Doch bei einigen Aphasieformen kommt dem Nachsprechen die Funktion eines differenzialdiagnostischen Kriteriums zu. Patienten mit einer *Leitungsaphasie* sind beim Nachsprechen im Vergleich zu ihren Leistungen in den anderen Sprachmodalitäten unverhältnismäßig schwer gestört, während Patienten mit einer *transkortikalen Aphasie* auffallend gute Leistungen im Nachsprechen erbringen.

Da es beim Nachsprechen primär um die Erfassung von Störungen im Transkodieren phonologischer Informationen von der auditiven in die artikulatorisch-motorische Modalität geht, ist auf die artikulatorische Komplexität und Länge der Wortstimuli zu achten (verschiedene Konsonantenverbindungen bei unterschiedlicher Silbenzahl). Automatisierte sprachliche Ausdrucksformen und Schnabelwetzer erlauben keine spezifische Prüfung der Nachsprechfähigkeit.

Lesen/Schreiben

Die schriftsprachlichen Fähigkeiten sind bei Aphasien je nach sprachlichem Leitsymptom unterschiedlich gestört.

- Ist die *Spontansprache agrammatisch*, werden Sätze beim lauten Lesen in agrammatisch reduzierter Form und Wörter mit Lautverwechslungen (phonematischen Paralexien) wiedergegeben. Schreiben ist nicht durch räumlich-konstruktive Störungen beeinträchtigt, doch treten Paragraphien auf, die in ihrer Fehlerstruktur den phonematischen Paraphasien der Spontansprache entsprechen, und Sätze können agrammatisch vereinfacht sein. Die parallele Beeinträchtigung von Laut- und Schriftsprache zeigt, dass die phonematischen Paraphasien nicht auf eine gestörte Sprechmotorik reduziert werden können.
- Bei *paragrammatischer Spontansprache* mit häufigen semantischen und/oder phonematischen Paraphasien ist lautes Lesen normalerweise in gleicher Weise gestört wie die Spontansprache; erstreckt sich die Läsion nicht auf den Gyrus angularis, gelingt lautes Lesen oft auffallend gut. Das Schreiben ist durch Perseverationen und Überproduktion von Buchstaben und Buchstabenkombinationen entstellt. Zuweilen sind räumlich-konstruktive Störungen zu beobachten.
- Kennzeichnen *Sprachautomatismen* und ein *stark eingeschränkter Redefluss* die Spontansprache, sind Lesen und Schreiben kaum möglich, meist aber das Kopieren von Buchstaben und einzelnen Wörtern.

Eine kurze Prüfung der Lese- und Schreibfähigkeiten ist differenzialdiagnostisch sinnvoll, da sich vor allem beim Lesen Störungsmuster zeigen können, die charakteristisch für einzelne Aphasieformen sind. So kann es bei Patienten mit einer rückgebildeten globalen Aphasie zu einem gehäuften Auftreten von semantischen Paralexien kommen (z. B. „Teich" statt „Schwan"). Bei herausragend guter Nachsprechleistung ist die Lesefähigkeit nicht selten weitgehend unauffällig, während das Gelesene kaum verstanden wird – eine Symptomkombination, die sich bei semantischer Demenz findet (Kap. 5).

4.3.3 Exkurs: Beurteilung des Verlaufs

Die Diagnose einer Aphasie kann zuweilen ohne Kenntnis des Verlaufs schwierig sein. Ein ungehemmter Redefluss, bei dem kein sinnvoller Gedankenablauf zu erkennen ist, lässt zunächst an Verwirrtheit denken und nicht an das akute Krankheitsstadium einer Wernicke-Aphasie. Sobald das akute Krankheitsstadium abgeklungen ist, treten jedoch die für eine Wernicke-Aphasie charakteristischen sprachlichen Störungsmerkmale hervor. Zu Beginn einer Erkrankung des ZNS oder unmittelbar nach der Exstirpation eines Hirntumors kann die sprachliche Ausdrucksfähigkeit auf Grund einer Antriebsverminderung eingeschränkt sein, so dass sich vor allem spontansprachlich Wortfindungsstörungen zeigen, welche das Vorliegen einer Aphasie nahe legen. Auch hier muss man zur Abgrenzung einer Aphasie den Krankheitsverlauf kennen.

4.4 Pathophysiologie und Anatomie

4.4.1 Sprachdominanz und Händigkeit

Die Klinik der Aphasien weist auf eine *Sprachdominanz der linken Hemisphäre* hin, die allgemein mit der Rechtshändigkeit in Beziehung gesetzt wird. Unterschiedliche Verfahren zur Ermittlung der Sprachdominanz haben vergleichbare Ergebnisse gebracht:

- Eine linksseitige Sprachdominanz ist zu 96 % von Rechtshändigkeit begleitet.
- Linkshändigkeit bedeutet aber für die Hirnorganisation *nicht* das Spiegelbild von Rechtshändigkeit. Bei 76 % der Linkshänder findet sich eine linksseitige Sprachdominanz, und von den übrigen 24 % weisen mehr als die Hälfte (14 %) eine doppelseitige Sprachrepräsentation auf (Pujol et al., 1999).

Rechtsseitige Sprachdominanz ist also weitaus seltener als Linkshändigkeit. Händigkeit und Sprachdominanz bedingen sich nicht wechselseitig, sondern weisen nur eine Häufigkeitsbeziehung auf.

Gekreuzte Aphasie

Auch bei Rechtshändigkeit kann es nach einer rechtshemisphärischen Hirnschädigung zu einer Aphasie kommen. Man spricht dann von einer *gekreuzten Aphasie*. Dabei sollten drei Selektionskriterien erfüllt sein:

1. eine eindeutige Rechtshändigkeit,
2. keine linkshändigen Familienangehörigen und
3. keine nachweisbare Schädigung der linken Hemisphäre.

Es findet sich häufig ein sprachliches Störungsbild, wie es bei vergleichbarer linksseitiger Hirnschädigung zu erwarten ist. Doch nicht selten ist das Störungsbild insofern „atypisch", als einer flüssigen Spontansprache mit vielen Paraphasien eine Schädigung frontaler Hirnareale zu Grunde liegt (Alexander et al., 1989). Es wurden auch mehrere Fälle berichtet, in denen die Schriftsprache stärker betroffen war als die Lautsprache.

4.4.2 Funktionelle Anatomie der aphasischen Syndrome

Allgemein gilt, dass den unterschiedlichen aphasischen Syndromen eine differenzielle Lokalisation der Läsion in der sprachdominanten linken Hemisphäre entspricht. Diese klassische Auffassung gründet auf Beobachtungen an umschriebenen zerebralen Durchblutungsstörungen und geht von einer Einheitlichkeit der Syndrome aus. Sie konn-

Tabelle 4.2 Sprachliche Funktionsstörungen der aphasischen Syndrome.

	Expressive Sprachleistungen					*Rezeptive Sprachleistungen*
	Spontansprache	*Benennen*	*Nachsprechen*	*Lautes Lesen*	*Schreiben*	*Sprachverständnis*
amnestische Aphasie	flüssig; Wortfindungsstörungen: Ersatzstrategien und semantische Paraphasien	gestört	kaum gestört	kaum möglich	kaum möglich	besser erhalten als die Benennfähigkeit
Broca-Aphasie	verlangsamter Sprechfluss; Wortfindungsstörungen; reduzierter Satzbau	gestört; phonematische und/ oder semantische Paraphasien	gestört; phonematische Paraphasien	gestört	gestört	gestört, je nach der Komplexität des Materiales
Wernicke-Aphasie	flüssig; Wortfindungsstörungen: phonematische und/ oder semantische Paraphasien; überschiessender Satzbau	stark gestört; semantische und/oder phonematische Paraphasien; Umschreibungen	gestört	gestört	gestört	stark gestört
globale Aphasie	spärlicher Sprechfluss; vorwiegend Sprachautomatismen; (recurring utterances)	kaum möglich	kaum möglich	kaum möglich	kaum möglich	sehr stark gestört (im Gespräch weniger auffallend
Leitungsaphasie	flüssig; Wortfindungsstörungen: phonematische Paraphasien	von phonematischen Paraphasien geprägt	gestört; phonematische Paraphasien	gestört; phonematische Paralexien	gestört	wenig gestört
transkortikal-sensorische Aphasie	flüssig; Wortfindungsstörungen: semantische Paraphasien	gestört; semantische Paraphasien	kaum gestört	meist gestört	gestört	stark gestört
transkortikal-motorische Aphase	verlangsamter Sprechfluss	gestört	kaum gestört	kaum gestört	gestört	weitgehend erhalten

te an größeren Gruppen von Patienten mithilfe der Computertomographie grundsätzlich bestätigt werden, allerdings nicht im engeren Sinne der tradierten Zentrenlehre (Basso et al., 1985; Willmes u. Poeck, 1993; Kreisler et al., 2000).

Doch die neurowissenschaftliche Forschung der vergangenen Jahrzehnte hat zu der Vorstellung geführt, dass die Sprache komplexe Funktionen umfasst, denen ausgedehnte neuronale Netzwerke zu Grunde liegen. Die Störung einer bestimmten Sprachfunktion kann sich demnach unterschiedlich auswirken, je nach der Region im neuronalen Netzwerk, die geschädigt ist. So können Patienten mit einer Wernicke-Aphasie trotz ihrer ausgeprägten auditiven Sprachverständnisstörungen oft über eine gute phonologische Diskriminationsfähigkeit verfügen, während diese bei Patienten mit einer Broca-Aphasie beeinträchtigt sein kann, und zwar trotz eines höheren Leistungsniveaus bei Aufgaben zum auditiven Wortverständnis. Solche doppelten Dissoziationen legen nahe, dass je nach Läsionsort unterschiedliche Komponenten einer Sprachfunktion betroffen sein können. Im Einklang mit solchen Befunden hat sich auch gezeigt, dass die Wahrscheinlichkeit, mit der ein aphasisches Syndrom seinem „typischen" Läsionsort zugeordnet werden kann, nur zwischen 0,59 und 0,90 liegt. Orientiert man sich bei der Klassifikation einer aphasischen Sprachstörung am Läsionsort, der mit einem aphasischen Syndrom assoziiert wird, sinkt die Wahrscheinlichkeit einer übereinstimmenden Zuordnung gar unter 0,50 (Willmes u. Poeck, 1993).

Zweckdienlicher als die Suche nach dem „typischen" Läsionsort eines Syndroms ist daher die Betrachtung der *neuronalen Organisation* der einzelnen Komponenten des Sprachsystems, die bei einer Aphasie gestört sein können.

Wie jüngere Arbeiten zur auditiven Sprachverarbeitung nahe legen (Wise 2003; Hickok u. Poeppel 2004), ist zwischen einem dorsalen und einem ventralen „Fluss" der Verarbeitung zu differenzieren.

- Der *ventrale Verarbeitungsfluss* dient der Verknüpfung auditiver Sprachreize mit ihren konzeptuellen Repräsentationen. Diese liegen in einem ausgedehnten Projektionsgebiet, das Teile des Sulcus temporalis superior, des Gyrus temporalis medius und des Gyrus temporalis inferior sowie den Temporalpol umfasst und über den Fasciculus uncinatus mit *ventrolateralen und rostralen Anteilen des präfrontalen Kortex* verbunden ist.
- Der *dorsale Verarbeitungsfluss* bildet ein integratives sensomotorisches Netzwerk, das der phonologischen Sprachverarbeitung dient. Es umfasst hintere Anteile des Gyrus temporalis superior sowie Areale im Übergang vom Temporallappen zum Parietallappen und ist über den Fasciculus longitudinalis superior mit dem *dorsolateralen Präfrontalkortex* verbunden.

Der dorsale wie auch der ventrale Verarbeitungsfluss weisen reziproke Faserverbindungen auf, über die Sprachperzeptions- und Sprachproduktionsprozesse moduliert werden.

Störungen der Wortverarbeitung

Störungen der Wortverarbeitung, die sich rezeptiv in einer *Einschränkung des Sprachverständnisses* äußern und/oder expressiv als *Schwierigkeiten bei der Wortfindung* (S. 48 – 49) manifestieren, treten auf, wenn die Verknüpfung von phonologischer Kodierung und konzeptueller Bedeutungsrepräsentation nicht zustande kommt oder fehlerhaft erfolgt.

Je nachdem, ob die Hirnschädigung vorwiegend den ventralen oder den dorsalen Verarbeitungsfluss betrifft, zeigen sich klinisch unterschiedliche Störungsmuster, in der auditiven wie auch in der visuellen Wortverarbeitung.

Amnestische Aphasie

Wortfindungsstörungen sind das Leitsymptom einer amnestischen Aphasie. Die Patienten sprechen flüssig, die syntaktische Struktur ihrer Äußerungen ist weitgehend intakt. Ihr Sprachverständnis ist im Vergleich zur Spontansprache weniger stark gestört und ihre semantischen Paraphasien weisen meist nur eine geringe bedeutungsmäßige Abweichung vom Zielwort auf.

Die Läsionen finden sich vorwiegend temporoparietal. Da die amnestische Aphasie aber auch bei Erkrankungen des zentralen Nervensystems auftritt, deren Ursache nicht eine Durchblutungsstörung ist, lässt sie sich oft nicht einem bestimmten Gefäßterritorium zuordnen.

Wernicke-Aphasie

Kennzeichnend für die expressiven Sprachleistungen (Spontansprache, Benennen, Nachsprechen, Lesen) von Patienten mit einer Wernicke-Aphasie ist das gehäufte Auftreten von *semantischen und phonematischen Paraphasien*. Die Läsion liegt im rückwärtigen Anteil des Temporallappens und bezieht immer die erste Temporalwindung mit ein.

Bei Vorherrschen von phonematischen Paraphasien erstrecken sich die Läsionen mehr nach parietal, bei Vorherrschen von semantischen Paraphasien hingegen mehr nach temporal. Aktivierungsuntersuchungen bei sprachgesunden Probanden sind mit einer solchen Differenzierung auch vereinbar: Segmental-phonologische Anforderungen führen zu Aktivierungen im Gyrus supramarginalis, wortsemantische Anforderungen aktivieren den Gyrus temporalis medius, und zwar die rückwärtigen Anteile, den Gyrus angularis einschließend (Chee et al., 1999; Wise et al., 2001).

Transkortikale Aphasie

Patienten mit einer *transkortikal-sensorischen Aphasie*, deren Läsionen häufig im unteren Parietallappen und im Übergang zum Okzipitallappen liegen, sind in ihrem *Sprachverständnis* beeinträchtigt, die Spontansprache und das Benennen sind vorwiegend von *semantischen Paraphasien* gekennzeichnet; doch im Gegensatz zu Patienten mit einer Wernicke-Aphasie ist ihre Nachsprechfähigkeit weitgehend erhalten, da die sensomotorische Schleife von der Hirnschädigung nicht betroffen ist. Die Fallberichte, in denen eine transkortikal-sensorische Aphasie auch bei Läsionen frontaler Hirnareale beschrieben wurde, sind vereinbar mit den Ergebnissen von Aktivierungsstudien, die beim gezielten Zugriff auf semantische Informationen ein neuronales Netzwerk aktiviert finden, das den inferioren Frontalkortex und Areale des temporo-parieto-okzipitalen Kortex umfasst (Fiez, 1997).

Auch beim eher seltenen Syndrom der *transkortikal-motorischen Aphasie* ist Nachsprechen gut möglich, das Sprachverständnis ist aber kaum gestört. Die Patienten sprechen spontan nicht oder nur wenig und erbringen in entsprechend eingeschränktem Maße Benennleistungen. Die Wortkargheit dieser Patienten wird primär auf *Schwierigkeiten in der sprechmotorischen Initiierung* und/oder der *propositionalen Planung von Sprachäußerungen* zurückgeführt – und nicht auf eine gestörte Verarbeitung bestimmter sprachlicher Entitäten, zumal sprachliche Abweichungen kaum zu beobachten sind. Die Läsionen werden in unmittelbarer Nachbarschaft der Broca-Region bzw. der supplementär-motorischen Area beschrieben (Rapcsak u. Rubens, 1994).

Leitungsaphasie

Bei Patienten mit einer Leitungsaphasie ist nicht nur das *herausragend gestörte Nachsprechen* von häufigen phonematischen Paraphasien entstellt; auch die Spontansprache und das Obektbenennen weisen häufige *phonematische Paraphasien* auf. Im Gegensatz aber zu Patienten mit einer Wernicke-Aphasie ist ihr Sprachverständnis wenig beeinträchtigt. Häufiges Begleitsymptom einer Leitungsaphasie ist ein *reduziertes Kurzzeit- oder Arbeitsgedächtnis*.

Die Läsion soll nach Geschwind (1965) im Fasciculus arcuatus liegen, der, durch das parietale Operkulum verlaufend, die Wernicke- mit der Broca-Region verbindet. Doch diese Lokalisation ist umstritten. Fokale Schädigungen des Fasciculus arcuatus führen nicht zu einer Leitungsaphasie; vielmehr finden sich die Schädigungen bei einer Leitungsaphasie in Hirnarealen, die im Projektionsgebiet des dorsalen Verarbeitungsflusses liegen und der segmental-phonologischen Verarbeitung dienen. Eine differenzierte Analyse der computertomographisch erfassten Läsionen von Patienten mit einer Leitungsaphasie zeigte, dass zu unterscheiden ist, ob temporale und/oder parietale Hirnareale betroffen sind (Axer et al., 2001). Umfasst die Läsion vorwiegend temporale Hirnareale, ist meist ein reduziertes Kurzzeitgedächtnis nachweisbar, was ein gestörtes Satzverständnis zur Folge haben kann.

Broca-Aphasie

Patienten mit einer Broca-Aphasie sprechen oft langsam, mit vielen Pausen und großer Sprachanstrengung. Ihre expressiven Sprachleistungen sind vor allem von *syntaktischen Störungen* geprägt, doch sie weisen auch Störungen in der Wortverarbeitung auf. Dabei sind *phonematische Entstellungen* häufiger als semantische Paraphasien. Die Läsion ist nicht auf die Broca-Region (Brodmann-Area 44/45) beschränkt, sondern erstreckt sich auf benachbarte frontale Areale und betrifft das parietale Operkulum, die vordere Insel sowie die darunter liegende weiße Substanz.

Jüngere Untersuchungen mit funktioneller Bildgebung haben gezeigt, dass Hirnareale, die bei einer Broca-Aphasie geschädigt sein können, spezifische Verarbeitungsprozesse modulieren.

- *Rückwärtige Anteile der Broca-Region* (Brodmann-Area 44/6) sind aktiviert, wenn Phoneme zu segmentieren und in eine sequenzielle Abfolge zu bringen sind (Gelfand u. Bookheimer, 2003) oder wenn phonologische Informationen eines Sprachreizes unmittelbar abrufbar bleiben müssen (verbales Arbeitsgedächtnis).
- Ist nach einem semantischen Kriterium zu differenzieren, finden sich Aktivierungen in den *anterioren Anteilen der Broca-Region*, im Übergang zu Brodmann-Area 47 (Fiez, 1997).

Die Broca-Aphasie wird – vor allem in der anglo-amerikanischen Literatur – häufig als eine *Störung der artikulatorischen Realisierung von Sprache* verstanden. Dieser Störungsaspekt wird auch unter dem Begriff der Sprechapraxie diskutiert (Kap. 6).

Störungen der syntaktischen Strukturierung

Störungen in der syntaktischen Strukturierung einer Sprachäußerung sind das *Leitsymptom einer Broca-Aphasie*. Sie werden wie die phonematisch gestörte Wortproduktion als Schwierigkeiten in der sequenziellen Gliederung sprachlicher Entitäten interpretiert (Damasio 1992).

Läsionsstudien (Dronkers et al., 2004) und Aktivierungsuntersuchungen (Friederici et al., 2003) zur rezeptiven Verarbeitung syntaktischer Strukturelemente haben jedoch gezeigt, dass der regelgesteuerten Verknüpfung von bedeutungstragenden sprachlichen Entitäten ein ausgedehntes neuronales Netzwerk zu Grunde liegt, das anteriore Anteile des Temporallappens, das temporale und das frontale Operkulum umfasst. Die anterioren Anteile des linken Temporallappens werden als eine Schnittstelle der (satzsemantischen) Integration von Wortbedeutungen und der syntaktischen Strukturierung einer Wortabfolge verstanden und sind bei einer Aphasie häufig mitbetroffen. Eine Beteiligung der rückwärtigen Anteile der Broca-Area und des frontalen Operkulums findet sich primär dann, wenn grammatische Aspekte einer Wortform (z. B. grammatisches Geschlecht oder Wortart) zu verarbeiten sind. Es sind Schädigungen dieser Hirnstrukturen, die eine agrammatische Sprachproduktion bewirken (Mohr et al., 1978). Die Aktivierung der Broca-Region, die sich bei der rezeptiven Verarbeitung von syntaktisch komplex strukturierten Sätzen findet, wird funktionell auf die erhöhten Anforderungen, die komplexe Satzstrukturen an das Arbeitsgedächtnis stellen, zurückgeführt.

4.4.3 Funktionelle Anatomie der nicht klassifizierbaren Aphasien

Sprachstörungen nach striatokapsulären Läsionen

Linkshemisphärische Läsionen der Capsula interna und des Striatums können zu einer Aphasie führen. Die sprachlichen Störungsmerkmale, die bei diesen Läsionen auftreten, können dem Störungsmuster eines Aphasiesyndroms entsprechen, stellen aber häufig *atypische sprachliche Symptomkomplexe* dar.

Einige Autoren vermuten, dass Strukturen im lentikulostriären Versorgungsgebiet an bestimmten sprachlichen Verarbeitungsprozessen beteiligt sind (Damasio, 1992). Die meisten Autoren gehen aber davon aus, dass striatokapsuläre Läsionen zu einer *Verminderung des regionalen Blutflusses in kortikalen Hirnarealen* führen und es dadurch zu aphasischen Sprachstörungen kommt (Weiller et al., 1993). Diskutiert wird, ob es sich dabei um eine *transiente sprachliche Funktionsstörung* handelt, die sich bei normalisierter Perfusion in den kortikalen Hirnarealen zurückbil-

Tabelle 4.3 Spontanverlauf bei Aphasie zwischen dem 1., 4. und 7. Monat nach einem Schlaganfall (nach Willmes u. Poeck, 1984).

nach 1 Monat		*nach 4 Monaten*			*nach 7 Monaten*		
Aphasiesyndrom	*n*	*G*	*SW*	*KA*	*G*	*SW*	*KA*
globale Aphasie	21	57 %	43 %	0 %	52 %	48 %	0 %
Wernicke-Aphasie	19	32 %	58 %	10 %	16 %	58 %	26 %
Broca-Aphasie	12	58 %	9 %	33 %	42 %	16 %	42 %
amnestische Aphasie	32	41 %	0 %	59 %	34 %	0 %	66 %
nicht klassifizierbar	12	92 %	8 %	75 %	25 %		
gesamt	96			27 %			35 %

G = gleiches Syndrom; SW = Syndromwandel; KA = keine Aphasie bzw. Restsymptome

det. Meist kommt es aber zu einer anhaltenden Minderperfusion in den betroffenen kortikalen Hirnarealen und einem selektiven Neuronenverlust, der sich kernspintomographisch in einer *fokalen Atrophie* manifestiert. Trotz Rückbildung der initialen Sprachstörung sind häufig noch nach einem Jahr Restsymptome nachweisbar (Weiller et al., 1993). Die sprachlichen Störungsmerkmale, die nach einer Schädigung subkortikaler Strukturen auftreten, variieren je nach Gebiet und Ausmaß der kortikalen Minderperfusion (Hillis et al., 2004).

Sprachstörungen nach thalamischen Läsionen

Auch thalamische Läsionen können Sprachstörungen bewirken. Im Gegensatz zu striatokapsulären Läsionen findet sich meist ein *einheitliches sprachliches Störungsmuster,* das aus lexikalisch-semantischen Schwierigkeiten in der Wortfindung besteht, zuweilen verbunden mit einer Hemmung des Redeflusses. Diese Schwierigkeiten werden funktionell darauf zurückgeführt, dass die Aktivierung der neuronalen Netzwerke, die der Wortfindung zu Grunde liegen, nur noch in eingeschränktem Maße reguliert werden kann.

4.5 Spontanverlauf und Prognose

4.5.1 Spontanverlauf

Bei der Mehrzahl der Aphasien, die durch eine akute Durchblutungsstörung entstanden sind, lassen sich in der Akutphase, d. h. in den ersten 4 Wochen nach Auftreten der Aphasie, rasche und teilweise unerwartet starke Besserungen beobachten. In ihrer Untersuchung zum Spontanverlauf von logopädisch nicht behandelten Patienten zwischen dem 1. und 7. Monat nach Schlaganfall fanden Willmes u. Poeck (1984), dass 35 % der Patienten nach sieben Monaten kaum mehr aphasische Störungen aufwiesen, sich aber 10 % der Patienten in ihren sprachlichen Fähigkeiten nicht verbesserten (Tab. 4.3). Bei den übrigen Patienten zeigten sich Unterschiede im ersten Beobachtungszeitraum (bis zum 4. Monat) gegenüber dem zweiten Beobachtungszeitraum (bis zum 7. Monat). Im ersten Zeitraum verbesserten sich doppelt so viele Patienten wie im zweiten, und auch das Ausmaß der Besserung war im ersten Zeitraum wesentlich größer. Bei rund 30 % der Patienten war ein Syndromwandel festzustellen.

In der Literatur besteht Übereinstimmung darin, dass spätestens nach 12 Monaten ein chronischer Zustand eintritt. Weitere Besserungen erfolgen nicht mehr spontan, und auch bei fortgesetzter Sprachtherapie sind die Fortschritte häufig begrenzt und auf einzelne sprachliche Modalitäten beschränkt (Poeck et al., 1989).

4.5.2 Funktionelle Rückbildung

Die Rückbildung der sprachlichen Symptome einer Aphasie ist mit einer allmählichen *Reorganisation des gestörten Sprachsystems* verbunden. Neurophysiologisch sind drei Formen der Funktionswiederherstellung zu unterscheiden, die in Abb. 4.3 schematisch wiedergegeben sind: *Restitution, Substitution* und *Kompensation.*

Restitution

Eine Wiederherstellung der vor der Hirnschädigung vorhandenen Sprachfunktionen ist im temporär geschädigten Gewebe in unmittelbarer Nachbarschaft der Läsion möglich, d. h. *im Bereich der ischämischen Penumbra.* Normalisiert sich in diesem Bereich der gestörte Funktionsstoffwechsel, kann es zu einer vollständigen Rückbildung der sprachlichen Funktionsstörung kommen (*Restitution*). Doch meist kommt es zu einer Hypofunktion in den zur Läsion benachbarten Gebieten.

Darüber hinaus können fokale Hirnschädigungen auch zu *metabolischen Veränderungen in weiter entfernt lie-*

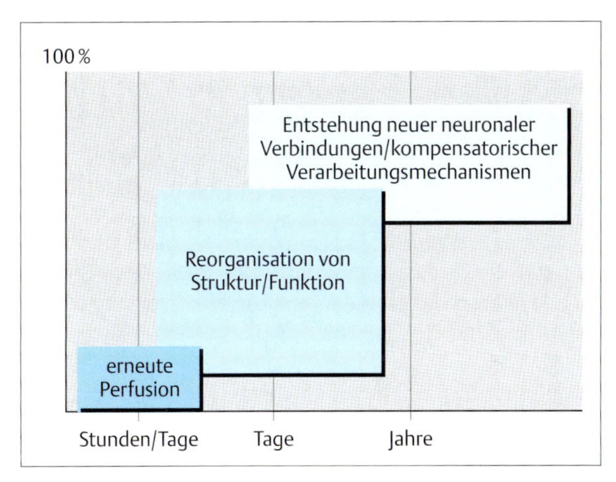

Abb. 4.3 Stufen der funktionellen Rückbildung bei Aphasie (nach Hillis u. Heidler, 2002).

genden Hirnregionen führen, die mit der geschädigten vernetzt sind, so dass es ohne eine Substanzschädigung in diesen Hirnregionen zu einer funktionellen Beeinträchtigung kommt. Solche Fernwirkungseffekte (*Diaschisis*) können sich auch auf kontralaterale Hirnregionen erstrecken. Seit von Monakow werden sie als ein Mechanismus der Funktionswiederherstellung diskutiert (Feeney u. Baron, 1986). Wie aus einer PET-Untersuchung von Cappa et al. (1997) hervorgeht, normalisierte sich bei akuten Aphasien die Minderdurchblutung von rechtshemisphärischen Hirnregionen innerhalb der ersten 6 Monate und die damit verbundenen metabolischen Veränderungen korrelierten positiv mit sprachlichen Leistungsverbesserungen.

Substitution

Bei der Mehrzahl der Patienten bleibt die Satzbildung trotz gewisser Leistungsverbesserungen fehlerhaft oder reduziert, die Wortwahl ist immer wieder von semantischen Verwechslungen und/oder lautlichen Entstellungen gekennzeichnet, und zwar umso mehr, je spezifischer der Patient sich mitzuteilen sucht und nicht in automatisierte Ausdrucksformen ausweichen kann. Leistungsverbesserungen erfolgen über *Umwegstrategien*, die verbunden sind mit einem expliziten verbalen Einsatz des vormals impliziten sprachlichen Wissens. Patienten lernen bei Schwierigkeiten in der Wortfindung, ihr fragmentarisch verfügbares Wissen um die Zielform auszunutzen, indem sie durch bestimmte Techniken (z. B. semantisches Umschreiben, phonologisches Suchverhalten, pantomimische Gestik) die Aktivierung der Zielform erleichtern. Eine solche Leistungsverbesserung ist vermutlich darauf zurückzuführen, dass zur Überbrückung des funktionalen Defizits *andere Hirnstrukturen mitaktiviert werden*, was eine funktionale Substitution der gestörten Sprachleistung ermöglicht.

Kompensation

Bei schweren Aphasien werden die sprachlichen Funktionsstörungen oft spontan über Umwegstrategien „kompensiert". Doch sprachliche Umwegstrategien können nur dann erfolgreich erworben werden, wenn fragmentarisches Sprachwissen noch verfügbar ist. Ist dies nicht der Fall, wird es darum gehen, Sprachleistungen durch nonverbale Ausdrucksmittel zu kompensieren. Dazu zählt vor allem die *Verwendung von visuellen und gestischen Zeichensystemen*, deren erfolgreicher Einsatz jedoch bestimmte kognitive Fähigkeiten voraussetzt.

Exkurs: Aphasierückbildung und rechte Hemisphäre

Es ist unbestritten, dass die rechte Hemisphäre über bestimmte Fähigkeiten verfügt, lexikalisch-semantische Informationen zu verarbeiten. Doch ob und wie diese Fähigkeiten bei Aphasie die sprachliche Leistungsfähigkeit beeinflussen, wird unterschiedlich diskutiert. Verhaltensuntersuchungen wie auch Aktivierungsstudien legen nahe, dass rechts- wie linkshemisphärische Hirnareale bei Aphasien an der Sprachverarbeitung beteiligt sind. Im Rückbildungsverlauf kann sich eine initial stärkere Beteiligung der rechten Hemisphäre zugunsten der linken verschieben, was als eine funktionelle Rückbildung sprachlicher Verarbeitungsmechanismen der geschädigten linken Hemisphäre interpretiert wird (Heiss et al., 1999).

Je nach Aufgabenstellung können die beiden Hemisphären an der Sprachverarbeitung in unterschiedlichem Maße beteiligt sein (Calvert et al., 2000). Auch bei ausgedehnten Läsionen, die mit einer schweren Aphasie verbunden sind, können Hirnstrukturen der geschädigten linken Hemisphäre sprachliche Verbesserungen bewirken. So zeigten Patienten mit einer globalen Aphasie, deren Sprachverständnis sich gebessert hatte, bei Aufgaben zur lexikalisch-semantischen Verarbeitung eine linkshemisphärische Aktivierung temporaler Regionen, die im perifokalen Gebiet lagen. Die Patienten unterschieden sich auch nicht von den Kontrollpersonen bezüglich der ermittelten Lateralitätsindizes; es konnte keine aphasiebedingte Aktivierung rechtshemisphärischer Areale nachgewiesen werden (Zahn et al., 2004). Die Aktivierung perifokaler Gebiete bei sprachlicher Stimulierung unterstreicht die Bedeutsamkeit pharmakologischer Interventionen bei akuten ischämischen Insulten. Es liegen bislang auch kaum Arbeiten zur Frage vor, ob die sprachtherapeutischen Behandlungserfolge, die bei chronischen Aphasien noch erzielt werden, durch eine Aktivierung homologer Areale der rechten Hemisphäre zustande kommen.

4.5.3 Prognostische Faktoren

Zu den prognostischen Einflussgrößen von Aphasien zählen neurologische Faktoren wie *Ätiologie, Ort und Ausmaß der Läsion* sowie *initialer Schweregrad.* Die Aphasiesyndrome sind durch unterschiedlich schwere Störungen in der Sprachverarbeitung gekennzeichnet; es ist deshalb vielmehr der Schweregrad der vorliegenden Aphasie, die eine Prognose bezüglich des Rückbildungsverlaufes zu machen erlaubt. Alter, Händigkeit und Geschlecht werden oft als weitere Einflussgrößen angeführt, haben sich aber nicht als prognostisch relevant erwiesen (Basso, 1992).

Ätiologie

In der Akutphase von Aphasien, die *Folge eines ischämischen Insultes* sind, beeinflussen *hämodynamische Veränderungen der Penumbra* die Rückbildung (Croquelois et al., 2003); der *Glukosestoffwechsel* ist ebenfalls ein Prädiktor (Heiss et al., 1993). Der weitere Rückbildungsverlauf wird aber vom Ort und Ausmaß der Substanzschädigung geprägt.

Aphasien bei *traumatisch bedingter Hirnschädigung* haben häufig eine bessere Prognose und einen längeren Rückbildungsverlauf als Aphasien vaskulärer Ätiologie. Wegen nichtsprachlicher kognitiver Ausfälle bleibt oft die Kommunikationsfähigkeit eingeschränkt; häufig ist auch eine anhaltende Beeinträchtigung der Sprechmotorik zu beobachten.

Patienten mit einer *Hirnblutung* zeigen im Vergleich zu Patienten mit Infarkten ebenfalls eine bessere Rückbildung der aphasischen Symptome, was möglicherweise darauf zurückzuführen ist, dass Faserbündel bei einer Blutung oft weniger geschädigt werden als bei einer Ischämie.

Bei *entzündlichen Prozessen* liegen häufig Gedächtnisstörungen vor, welche die Rückbildung der sprachlichen Störungsmerkmale einschränken.

Ort und Ausmaß der Läsion

Wie mehrfach nachgewiesen werden konnte, wirkt sich die *Läsionsgröße* negativ auf die Rückbildung einer Aphasie aus (Goldenberg u. Spatt, 1994).

Es wird auch übereinstimmend berichtet, dass *Läsionen in der Wernicke-Area* – d. h. in den hinteren Anteilen der ersten linken Temporalwindung und im angrenzenden Gewebe – zu schweren Aphasien führen, die aber einen günstigen Rückbildungsverlauf nehmen können. Wie aus Aktivierungsstudien hervorgeht, ist entscheidend, dass Strukturen der ersten linken Temporalwindung wieder in die Sprachverarbeitung eingebunden werden können.

Einen ungünstigen Verlauf nehmen *Läsionen, die die Wernicke-Area, den Gyrus angularis und den Gyrus supramarginalis umfassen* (Kertesz et al., 1993). Läsionen in der Wernicke-Area, die sich auf basale Anteile des Temporallappens erstrecken, beeinflussen sprachliches Wiederlernen bei Aphasie, da sie oft zu Unterbrechungen von Faserverbindung zwischen sprachrelevanten perisylvischen Hirnregionen und hippokampalen Strukturen führen, die für explizites sprachliches Lernen bestimmend sind (Goldenberg u. Spatt, 1994). Verbesserungen in der semantischen Verarbeitung setzen eine bestimmte Lernfähigkeit voraus, die läsionsbedingt eingeschränkt sein kann – was bei der Weiterführung sprachtherapeutischer Maßnahmen zu berücksichtigen ist.

Läsionen, die auf die *Broca-Region* beschränkt sind, haben meist leichte und transiente Sprachstörungen zur Folge und führen nicht zu den aphasischen Symptomen, die kennzeichnend für eine Broca-Aphasie sind (Mohr et al, 1978).

Aphasien mit einem *subkortikalen Herdbefund* zeigen meist eine eher gute Rückbildung.

Schweregrad

Im Allgemeinen gilt, dass der Schweregrad einer Aphasie mit dem Ausmaß der Hirnschädigung positiv korreliert; so haben schwere Aphasien ein deutlich geringeres Rückbildungspotenzial. Doch auch bei kleinen Läsionen, die ein spezifisches sprachliches Defizit zur Folge haben, werden zuweilen nur geringe Leistungsverbesserungen erzielt (z. B. bei Beeinträchtigungen im schriftsprachlichen Bereich).

4.6 Therapie

4.6.1 Pharmakologische Interventionen

Um die funktionellen Auswirkungen eines ischämischen Hirninfarktes zu reduzieren, werden seit einiger Zeit *neuroprotektive Therapieverfahren* erprobt, welche das in der Penumbra liegende Gewebe zu erhalten suchen. Man geht davon aus, dass diese therapeutischen Ansätze zu einer günstigeren Rückbildung der sprachlichen Funktionsstörungen beitragen könnten, zumal einige Langzeitstudien gezeigt haben, dass sprachliche Leistungsverbesserungen mit hämodynamischen Veränderungen in den perifokalen Gebieten verbunden sind (Heiss et al., 1997; Mimura et al., 1998).

Die Wirkung einiger pharmakologischer Substanzen auf die Rückbildung aphasischer Störungen ist in den vergangenen Jahren mehrfach untersucht worden, doch die Ergebnisse bleiben eher umstritten (Small 2004).

- Verbesserungen in der Sprachproduktion, die sich nach einer Behandlung mit *Amphetaminen* fanden, erstreckten sich vor allem auf die Sprechmotorik. Auch *Bromocriptin* führte zu einer Steigerung des Redeflusses.
- In einer Reihe von Untersuchungen sind signifikante Leistungsverbesserungen bei Patienten, die mit *Piracetam* behandelt wurden, nachgewiesen worden, insbesondere wenn die Behandlung kurz nach dem Ereignis einsetzte.
- In Einzelfallstudien hat sich eine *pharmakologisch induzierte Erhöhung des Blutdruckes* in den ersten Tagen nach dem Insult positiv auf die Rückbildung der aphasischen Symptomatik ausgewirkt, vor allem bei markant

fehlender Übereinstimmung zwischen MR-Diffusions- und MR-Perfusionsaufnahmen (Hillis et al., 2001).

4.6.2 Sprachtherapeutische Maßnahmen

Wie zahlreiche Verlaufsstudien belegen, werden durch gezielte logopädische Maßnahmen Verbesserungen erreicht, die über das Ausmaß der spontanen Rückbildung hinausgehen (Robey, 1994). Doch trotz intensiver Behandlung bildet sich die aphasische Symptomatik meist nicht vollständig zurück.

Ziel der Aphasietherapie ist es, sprachliche Ausdrucks- und Verstehensleistungen zu reaktivieren und kommunikative Interaktionen im Alltag zu ermöglichen.

Dabei kommen je nach Art und Ausprägung der aphasischen Symptomatik *unterschiedliche Therapieansätze* zum Einsatz.

- So orientiert sich die Therapieplanung beim *Syndrom-Ansatz* an den Leitsymptomen, d. h. an den spezifischen sprachlichen Störungsmerkmalen der Aphasie.
- Eine linguistisch begründete Struktur des Therapiemateriales soll beim *sprachstrukturellen Ansatz* das verbliebene Wissen um sprachliche Einheiten und Gesetzmäßigkeiten aktiveren und möglichst erweitern. Zentrales Anliegen dieses Ansatzes ist es, nicht nur einfache Übungseffekte zu erzielen, sondern auch eine Übertragung der Leistungsverbesserung auf nicht geübte, aber sprachlich ähnlich strukturierte Aufgabenstellungen nachweisen zu können.
- Beim *Strategie-Ansatz* wird der Patient systematisch angeleitet, nicht auf seine jeweiligen sprachlichen Schwierigkeiten zu achten, sondern die sprachlichen Verarbeitungstechniken, über die er noch verfügt, möglichst optimal einzusetzen.
- Die Entwicklung von Verarbeitungsmodellen, die den Fluss sprachlicher Informationen spezifizieren und auch vorherzusagen erlauben, was für ein Ausfallsmuster bei der jeweils vorliegenden sprachlichen Funktionsstörung zu erwarten ist, hat zum *Modell-Ansatz* geführt. Bei diesem Ansatz werden erhaltene (Verarbeitungs-)Routen optimiert und gestörte aktiviert. Diese Verarbeitungsmodelle haben wohl gewisse Ähnlichkeiten mit den Diagrammen der klassischen Aphasielehre, im Gegensatz zu diesen suchen sie keine funktionelle Anatomie des Gehirns sondern eine funktionelle Architektur der Sprache zu entwerfen.
- Der *Kommunikations-Ansatz* sucht in der Therapie möglichst natürliche kommunikative Situationen zu schaffen, in denen die noch vorhandenen sprachlichen und nichtsprachlichen Ausdrucksmittel der Patienten aktiviert werden; die Patienten sollen dabei lernen, wie sie diese nutzbar machen können, um kommunikative Zwecke zu erfüllen. Dieser Ansatz setzt voraus, dass die kommunikative Handlungsfähigkeit des Patienten weitgehend erhalten ist. Selbst bei schwerster Aphasie wissen Patienten meist, wie man ein Gespräch führt und wie der Wechsel von Rede und Gegenrede variiert.

Wird eine logopädische Behandlung über Monate oder gar Jahre nach dem Ereignis fortgesetzt, ist zu prüfen, ob die Kriterien dafür noch erfüllt sind. Der klinische Eindruck oder die Einschätzung der Angehörigen reichen allein nicht aus, um die Fortsetzung der Therapie zu begründen. Vielmehr bedarf es einer *objektivierbaren Leistungskontrolle*. Therapieerfolge spiegeln sich jedoch nicht zwangsläufig in signifikanten Leistungsverbesserungen bei der wiederholten diagnostischen Aphasieprüfung wider. Für eine Fortsetzung der Therapie sind zumindest Leistungsverbesserungen nachzuweisen, die über Übungseffekte, die sich nur als Drilleffekte darstellen, hinausgehen. Eine Weiterführung der Therapie ist nicht indiziert, wenn die Lernfähigkeit derart eingeschränkt ist, dass einfache konzeptuelle Diskriminations- und Zuordnungsaufgaben nicht gelingen, was bei Patienten mit degenerativen Erkrankungen häufig der Fall ist.

Manche Patienten erbringen zuweilen unauffällige Sprachleistungen, wenn keine zeitlichen Beschränkungen bestehen. Muss die gleiche Sprachleistung in Echtzeit erbracht werden, kommt es zu sprachlichen Fehlleistungen, weil eine automatisierte Verarbeitung nicht gelingt und die kontrollierte Verarbeitung mit einem größeren Zeitaufwand verbunden ist. Bei diesen Patienten ist schwer zu entscheiden, ob weitere therapeutische Maßnahmen zu einer verbesserten Echtzeit-Verarbeitung führen.

Eine optimale psychosoziale Reintegration aphasischer Patienten setzt bei den betroffenen Personen die Einsicht voraus, dass die erlittene Hirnschädigung zu sprachlichen Funktionsstörungen geführt hat, die sich trotz therapeutischer Maßnahmen nicht vollständig zurückbilden werden. Die logopädische Behandlung orientiert sich deshalb am vorliegenden sprachlichen Störungsbild und an den kommunikativen Interaktionsbedürfnissen des Patienten.

Literatur

Alexander MP, Fischette MR, Fischer R. Crossed aphasia can be mirror image or anomalous. Brain. 1989;112:953 – 973.

Axer H, v. Keyserlingk AG, Berks G, v. Keyserlingk DG. Supra- and infrasylvian conduction aphasia. Brain Lang. 2001;76:317 – 331.

Baker E, Blumstein SE, Goodglass H. Interaction between phonological and semantic factors in auditory comprehension. Neuropsychologia. 1981;19:1 – 15.

Basso A. Prognostic factors in aphasia. Aphasiology. 1992;6:337 – 348.

Basso A, Lecours AR, Moraschini S, Vanier M. Anatomoclinical correlations of the aphasias as defined through computerized tomography. Exceptions. Brain Lang. 1985;26:201 – 229.

Biniek R. Akute Aphasie. Stuttgart: Thieme; 1993.

Calvert GA, Brammer MJ, Morris RG, Williams SCR, King N, Matthews PM. Using fMRI to study recovery from acquired dysphasia. Brain Lang. 2000;71:391 – 399.

Caplan D, Hildebrandt N, Makris N. Location of lesions in stroke patients with deficits in syntactic processing in sentence comprehension. Brain. 1996;119:933 – 949.

Cappa SF, Perani D, Grassi F, et al. A PET follow-up study of recovery after stroke in acute aphasics. Brain Lang. 1997;56:55 – 67.

Chee MWL, O'Craven KM, Bergida R, Rosen BR, Savoy RL. Auditory and visual word processing studied with fMRI. Hum Brain Mapp. 1999; 7:15 – 28.

Croquelois A, Wintermark M, Reichhart M, Meuli R, Bogousslavsky J. Aphasia in hyperacute stroke: Language follows brain penumbra dynamics. Ann Neurol. 2003;54:321 – 329.

Damasio AR. Aphasia. N Engl J Med. 1992;326:531 – 539.

Dronkers NF, Wilkins DP, Van Valin RD, Redfern BB, Jaeger JJ. Lesion analysis of the brain areas involved in language comprehension. Cognition. 2004;92:145 – 177.

Feeney DM, Baron JC. Diaschisis. Stroke. 1986;17:817 – 830.

Fiez JA. Phonology, semantics, and the role of the left inferior prefrontal cortex. Hum Brain Mapp. 1997;5:79 – 83.

Friederici AD, Rüschmeyer SA, Hahne A, Fiebach CJ. The role of the left inferior frontal and superior temporal cortex in sentence comprehension: localizing syntactic and semantic processes. Cerebral Cortex. 2003;13:170 – 177.

Gainotti G. The status of the semantic-lexical structures in anomia. Aphasiology. 1987;6:449 – 461.

Gelfand JR, Bookheimer SY. Dissociating neural mechanisms of temporal sequencing and processing phonemes. Neuron. 2003;38:831 – 842.

Geschwind N. Disconnection syndromes in animals and man. Brain. 1965;88:237 – 294.

Goldenberg G, Spatt J. Influence of size and site of cerebral lesions on spontaneous recovery of aphasia and on success of language therapy. Brain Lang. 1994;47:684 – 698.

Goodglass, H. Understanding Aphasia. San Diego: Academic Press; 1993.

Heiss WD, Kessler J, Karbe H, Fink GR, Pawlik G. Cerebral glucose metabolism as a predictor of recovery from aphasia in ischemic stroke. Arch Neurol. 1993;50:958 – 964.

Heiss WD, Karbe H, Weber-Luxenburger G, et al. Speech-induced cerebral metabolic activation reflects recovery from aphasia. J Neurol Sci. 1997;145:213 – 217.

Heiss WD, Kessler J, Thiel A, Ghaemi M, Karbe H. Differential capacity of left and right hemispheric areas for compensation of poststroke aphasia. Ann Neurol. 1999;45:430 – 438.

Hickok G, Poeppel D. Dorsal and ventral streams: a framework for understanding aspects of the functional anatomy of language. Cognition. 2004;92:67 – 99.

Hillis AE, Barker PB, Beauchamp NJ, Winters BD, Mirski M, Wityk RJ. Restoring blood pressure reperfused Wernicke's area and improved language. Neurology. 2001;56:670 – 672.

Hillis AE, Heidler J. Mechanisms of early aphasia recovery. Aphasiology. 2002;16:885 – 895.

Hillis AE, Barker PB, Wityk RJ, et al. Variability in subcortical aphasia is due to variable sites of cortical hypoperfusion. Brain Lang. 2004;89: 524 – 530.

Hodges JR, Patterson K. Nonfluent progressive aphasia and semantic dementia: A comparative neuropsychological study. Journal of the International Neuropsychological Society. 1996;2:511 – 524.

Huber W, Poeck K, Weniger D. Aphasie. In: Hartje W, Poeck K, Hrsg. Klinische Neuropsychologie. Stuttgart: Thieme; 2002:93 – 173.

Huber W, Schlenck KJ. Satzverschränkungen bei Wernicke-Aphasie. In: Blanken G, Dittmann J, Wallesch CW, Hrsg. Sprachproduktionsmodelle. Freiburg: Hochschulverlag; 1988:111 – 149.

Huber W, Poeck K, Weniger D, Willmes K. Der Aachener Aphasie-Test. Göttingen: Hogrefe; 1983.

Kertesz A, Lau WK, Polk M. The structural determinants of recovery in Wernicke's aphasia. Brain Lang. 1994;44:153 – 164.

Koller M, Haenny P, Hess K, Weniger D, Zangger P. Adjusted hypervolemic hemodilution in acute ischemic stroke. Stroke. 1990;21: 1429 – 1434.

Kriesler A, Godefroy O, Delmaire C, et al. The anatomy of aphasia revisited. Neurology. 2000;54:1117 – 1123.

Linebarger MC. Agrammatism as evidence about grammar. Brain Lang. 1995;50:52 – 91.

Mimura M, Kato M, Sano Y, Kojima T, Naeser M, Kashima H. Prospective and retrospective studies of recovery in aphasia. Changes in cerebral blood flow and language function. Brain. 1998;121:2083 – 2094.

Mohr JP, Pessin MS, Finkelstein HH, Duncan GW, Davis KR. Broca's aphasia: pathologic and clinical. Neurology. 1978;28:311 – 324.

Poeck K, Huber W, Willmes K. Outcome of intensive language treatment in aphasia. J. Speech Hear Disord. 1989;54:471 – 479.

Poeck K. What do we mean by „aphasic syndromes?". A neurolinguist's view. Brain Lang. 1983;20:79 – 89.

Pujol J, Deus J, Losilla JM, Capdevila A. Cerebral lateralization of language in normal left-handed people studied by functional MRI. Neurology. 1999;52:1038 – 1043.

Rapcsak SZ, Rubens AB. Localization of lesions in transcortical aphasias. In: Kertesz A, ed. Localization and Neuroimaging in Neuropsychology. New York: Academic Press; 1993:297 – 329.

Robey RR. The efficacy of treatment for aphasic persons: A meta-analysis. Brain Lang. 1994;47:582 – 608.

Robinson G, Blair J, Cipolotti L. Dynamic aphasia: an inability to select between competing verbal responses. Brain. 1998;121:77 – 89.

Shallice T, Warrington EK. Auditory-verbal short-term memory impairment and conduction aphasia. Brain Lang. 1977;4:479 – 491.

Small SL. A biological model of aphasia rehabilitation: Pharmacological perspectives. Aphasiology. 2004;18:473 – 492.

Weiller C, Willmes K, Reiche W, Thron A, Isensee C, Buell U, Ringelstein EB. The case of aphasia and neglect after striatocapsular infarction. Brain. 1993;116:1509 – 1525.

Willmes K, Poeck K. Ergebnisse einer multizentrischen Untersuchung über die Spontanprognose von Aphasien vaskulärer Ätiologie. Nervenarzt. 1984;55:62 – 71.

Willmes K, Poeck K. To what extent can aphasic syndromes be localized? Brain. 1993;116:1527 – 1540.

Wise RJS. Language systems in normal and aphasic human subjects: functional imaging studies and inferences from animal studies. British Medical Bulletin. 2003;65:95 – 119.

Wise RJS, Greene J, Büchel C, Scott SK. Brain regions involved in articulation. The Lancet. 1999;353:1057 – 1061.

Wise RJS, Scott SK, Blank SC, Mummery CJ, Murphy K, Warburton ES. Separate neural systems within ‚Wernicke's area'. Brain. 2001;124: 83 – 95.

Zahn R, Drews E, Specht K, et al. Recovery of semantic word processing in global aphasia: a functional MRI study. Cogn Brain Res. 2004;18: 322 – 336.

5 Dyslexie und Dysgraphie

R. De Bleser

5.1 Definition

Dyslexie

Dyslexie (synonym: Alexie) bezeichnet eine Gruppe von hirnorganisch bedingten Störungen, bei denen verschiedene Aspekte der Lesefähigkeit trotz normalen Erwerbs und erhaltener Sehfähigkeit stark beeinträchtigt bzw. vollständig gestört sind.
Dies kann z. B. durch Ausfall des phonologischen Rekodierens (*phonologische Dyslexie*) oder durch Ausfall des direkten, nichtphonologischen Lexikonzugriffs (*Oberflächendyslexie*) mit Schwierigkeiten beim Lesen unregelmäßiger Wörter zustande kommen.

Dysgraphie

Dysgraphie (synonym: Agraphie) bezeichnet eine Gruppe von hirnorganisch bedingten Erkrankungen, bei denen verschiedene Aspekte der Schreibfähigkeit trotz normalen Erwerbs und erhaltener Schreibmotorik stark beeinträchtigt bzw. vollständig gestört sind.
Es können z. B. Probleme beim Schreiben von Pseudowörtern (*phonologische Dysgraphie/Tiefendysgraphie*) oder Schwierigkeiten beim Schreiben unregelmäßiger Wörter (*lexikalische Dysgraphie*) vorliegen.

5.2 Klinik

5.2.1 Dyslexie

Lesestörungen treten sehr häufig nach Infarkten und Blutungen der linken Großhirnhemisphäre auf. Sie gehen daher meist mit aphasischen Störungen einher. Spezifische Symptomkonstellationen erlauben es, verschiedene Dyslexiesyndrome zu unterscheiden. Von wesentlicher Bedeutung ist dabei die Unterscheidung zwischen *regelmäßigen Wörtern* und *Ausnahmewörtern*.

- Die überwiegende Anzahl deutscher Wörter (etwa 90 %) sind *regelmäßig* zu lesen. Dies beinhaltet, dass sie den normalen Buchstaben-Laut-Korrespondenzregeln entsprechen, wie z. B. „Bett", „Mahl", „Sieb".
- Die übrigen 10 % der Wörter sind *unregelmäßige* oder *Ausnahmewörter*, die Verletzungen der Korrespondenzregeln enthalten. Beispiele sind „Bus" (vgl. „Mus"), „sprach" (vgl. „Bach"), „Lilie" (vgl. „Manie").

Beim Schreiben gibt es im Deutschen beträchtlich mehr Ausnahmewörter (etwa 40 %) als beim Lesen, da die Herleitung der geschriebenen aus der gesprochenen Wortform weniger transparent ist als der umgekehrte Vorgang. Dies ist u. a. durch die Regeln der Vokalschreibung und durch die Auslautverhärtungsregel bedingt. So kann das Wort „Saal" auf Grund der Korrespondenzregel „aa" = /a/ eindeutig segmental gelesen, nicht jedoch geschrieben werden – als Alternativen ergeben sich „Sahl" (vgl. „Wahl") oder „Sal" (vgl. „Wal"). Ähnliches gilt für Wörter wie „Leid", die segmental eindeutig gelesen werden können, beim segmentalen Schreiben aber zwei Varianten liefern („Leit", „Leid"). Die korrekte Schreibung solcher Wörter kann nur durch eine ganzheitliche Schreibleistung über eine *orthographisch-lexikalische Repräsentation* funktionieren.

Eine weitere Differenzierung, die für die Unterscheidung verschiedener Dyslexieformen bedeutsam ist, ist die zwischen *Wörtern* und *Nichtwörtern* (auch *Pseudowörter* oder *Neologismen* genannt). Nur existierende Wörter wie „rot", „Schimmel" etc. haben einen lexikalischen Eintrag in einem Langzeitspeicher und können ganzheitlich realisiert werden. Nichtwörter wie „rut", „Schammel" haben keinen lexikalischen Eintrag und können somit nur segmental, d. h. über die Korrespondenz von Lauten und Buchstaben, verarbeitet werden.

Tiefendyslexie

Die Patienten *lesen flüssig*, zeigen aber oft *semantische Fehler* beim Lesen von Wörtern. In einer einfachen Testsituation, in der Einzelwörter ohne Kontext und ohne zeitliche Beschränkung zum lauten Lesen dargeboten werden, treten Reaktionen auf, die dem Stimuluswort zwar bedeutungsähnlich sind, sich jedoch in Schreibweise und Aussprache stark davon unterscheiden. Tiefendyslektiker lesen z. B. „König" als „Fürst".

Neben dem semantischen Fehler, dem Hauptsymptom der Tiefendyslexie, treten typischerweise auch andere Symptome auf (Überblick bei Coltheart, 1980; 1987).

Oberflächendyslexie

Es gibt zwei Untergruppen von Patienten mit Oberflächendyslexie, nämlich *nichtflüssige* und *flüssige Leser*. Beiden ist gemeinsam, dass sie – im Gegensatz zu Patienten mit Tiefendyslexie – Nichtwörter gut lesen können, beim *Lesen von Ausnahmewörtern* jedoch Störungen aufweisen. In einer einfachen Testsituation, in der Ausnahmewörter ohne Kontext und ohne zeitliche Beschränkung zum lauten Lesen dargeboten werden, treten sog. *Regularisierungen* auf. So wird z. B. „Bus" gelesen als würde es sich mit „Mus" reimen und „Lilie" wie „Manie". Daneben treten aber auch verschiedene andere Symptome auf (Überblick bei Patterson et al., 1985).

Die Oberflächendyslexie kommt typischerweise bei *primär progressiver Aphasie* vor. Sie wurde jedoch auch bei Patienten mit Aphasie in Folge vaskulär bedingter Hirnläsionen beobachtet.

Phonologische Dyslexie

Patienten mit phonologischer Dyslexie erscheinen klinisch häufig unauffällig, da sie Wörter flüssig lesen. Hauptsymptom der phonologischen Dyslexie ist die *gestörte Lesefähigkeit für Nichtwörter.* Meist geht diese Fähigkeit nicht ganz verloren (Funnell, 1983). Das *Wortlesen* ist sowohl im Falle von Ausnahmewörtern als auch von regelmäßigen Wörtern relativ gut erhalten; es liegen jedoch keine Fallberichte vor, bei denen das Wortlesen 100 % korrekt war.

Reine Alexie (buchstabierendes Lesen)

Dies ist die älteste (Déjerine, 1892) und in der Klinik wohl bekannteste erworbene Lesestörung. Patienten mit reiner Alexie haben in der Regel *keine oder nur minimale Zeichen einer Aphasie.* Das Schreiben ist ebenfalls erhalten (*Alexie ohne Agraphie*). Die Patienten können jedoch kaum lesen. Dies trifft sowohl für Wörter als auch für Nichtwörter zu. Das Lesen verläuft buchstabierend, ist außerordentlich langsam und fehlerbehaftet.

Neglectdyslexie

Als Begleitsymptom eines unilateralen visuellen Neglects stellt die Neglectdyslexie *keine eigenständige Lesestörung* dar (Kap. 13). Das Lesen ist – wie auch andere visuelle Verarbeitungsleistungen – durch eine Vernachlässigung von Reizen in der kontraläsionalen Raumhälfte charakterisiert, so dass bei einem Neglect nach links beispielsweise Wörter oder Wortfragmente am Zeilenanfang vernachlässigt werden. Beim Einzelwortlesen betrifft die Vernachlässigung den linken Teil des Wortes.

Die Neglectdyslexie kann allerdings auch eigenständig, d. h. ohne sonstige Neglectsymptome auftreten (Patterson u. Wilson, 1990).

5.2.2 Dysgraphie

Das Schreiben kann durch eine Hirnschädigung auf vielfache Art gestört sein. Viele Formen der Schreibstörung ähneln den erworbenen Lesestörungen:

- *Tiefendysgraphie:* Beim Schreiben nach Diktat von Einzelwörtern werden semantische Fehler gemacht, z. B. „König" statt „Prinz"; „Tiger" statt „Löwe". Die Patienten sind unfähig, Nichtwörter zu schreiben.
- *Oberflächendysgraphie:* Die Patienten können Nichtwörter wie „Rutt", „Stomm" und regelmäßige Wörter wie „Butt", „Stamm" korrekt schreiben; aber beim Schreiben von Ausnahmewörtern treten Fehler in Form von Regularisierungen auf, z. B. „Rus" statt „Ruß", „Potzdamm" statt „Potsdam".
- *Phonologische Dysgraphie:* Die Patienten können Wörter schreiben, sind jedoch beim Schreiben von Neologismen wie „Rutt" oder „Stomm" gestört.
- *Neglectdysgraphie:* Beim Schreiben wird die linke Seite des Blattes nicht ausgenützt, beim Einzelwortschreiben werden die Wortanfänge ausgelassen oder fehlrealisiert.
- *Reine Agraphie:* Die Existenz einer reinen Agraphie – d. h. einer Schreibstörung ohne Lesestörung – wurde und wird angezweifelt. Nach der klassischen Lehre liegt bei reiner Agraphie eine Läsion in der 2. Frontalwindung (Exner-Zentrum) vor. Solche Fallberichte sind äußerst selten, und häufig berichten sie über das Vorliegen einer apraktischen Dysgraphie (s. u.).
- *Alexie mit Agraphie:* Die Patienten können weder lesen noch schreiben, obwohl keine oder nur minimale Zeichen einer Aphasie vorliegen. Diese Störung kann bei einer Läsion im linken Parietallappen auftreten.
- *Apraktische Dysgraphie:* Dysgraphie, die nicht durch ein fehlendes Wortwissen entsteht. Die korrekte Schreibweise ist dem Patienten bekannt, aber die Buchstaben werden durch Vorliegen einer apraktischen Störung (Kap. 3) schlecht oder falsch realisiert. Die Läsion liegt parieto-okzipital.

5.3 Diagnostik

5.3.1 Dyslexie

Die Diagnostik der Dyslexien erfolgt meist im Rahmen einer umfassenderen Aphasiediagnostik mittels spezifischer Leseaufgaben. Ergibt sich in der Aphasiediagnostik der Verdacht auf eine Dyslexie, müssen entsprechend differenzierte diagnostische Methoden verwendet werden, mit denen die beschriebenen Symptome systematisch geprüft werden können.

Leseaufgaben, die solche linguistischen Strukturprinzipien berücksichtigen, sind in dem Diagnostikmaterial *LEMO – Lexikon modellorientiert* enthalten (De Bleser et al, 2004). Mit diesem computergestützten Diagnostikverfahren kann eine detaillierte Einzelfalldiagnostik der Dyslexien durchgeführt werden.

Zur Differenzierung zwischen den verschiedenen Dyslexiesyndromen können die im Folgenden aufgelisteten Leitsymptome herangezogen werden:

Tiefendyslexie

- Nichtwörter (Neologismen), wie „Tönig", „Rulpe" können nicht gelesen werden.
- Ausnahmewörter und regelmäßige Wörter führen zu vergleichbaren Fehlreaktionen. Diese sind:
  - *semantische Fehler,* z. B. „Anker" statt „Boot"; „Kleid" statt „Rock",
  - *visuelle Fehler* (Ziel und Reaktion haben viele Buchstaben gemeinsam), z. B. „Brot" statt „Boot"; „Fliege" statt „Flieder".
- Konkrete (gut vorstellbare) Wörter, z. B. „Tulpe", werden sehr viel besser gelesen als Abstrakta, z. B. „Idee" (*Konkretheitseffekt*).
- Funktionswörter wie „und", „der", „oder" können selten gelesen werden.

Das Schreiben ist häufig nicht möglich. Wenn geschrieben werden kann, liegt häufig eine *Tiefendysgraphie* vor, d. h. das Schreiben zeigt ähnliche Symptome wie das Lesen (S. 70, Tab. 5.**4**).

Oberflächendyslexie

- Nichtwörter können gut gelesen werden, insofern sie den regelmäßigen Buchstaben-Laut-Korrespondenzregeln entsprechen.
- Regelmäßige Wörter, die den Buchstaben-Laut-Korrespondenzregeln entsprechen, werden gut gelesen.
- Für regelmäßige Wörter und Nichtwörter liegt ein *Längeneffekt* vor: Stimuli mit mehr Buchstaben führen häufiger zu Fehlern als Stimuli mit weniger Buchstaben.
- Ausnahmewörter werden schlechter gelesen als regelmäßige Wörter, auch wenn sie mit diesen nach Worthäufigkeit, Buchstabenzahl usw. identisch sind.
- Wenig bekannte Ausnahmewörter mit niedriger Verwendungshäufigkeit werden schlechter gelesen als gut bekannte Ausnahmewörter mit hoher Verwendungshäufigkeit.
- Wenn ein Ausnahmewort falsch gelesen wird, wird es meist *regularisiert,* d. h. es wird nach den regulären Buchstaben-Laut-Korrespondenzregeln ausgesprochen.

Beim Schreiben liegt häufig eine *Oberflächendysgraphie* vor, d. h. das Schreiben zeigt ähnliche Symptome wie das Lesen (S. 70, Tab. 5.**4**).

Phonologische Dyslexie

Die phonologische Dyslexie hat viele Ähnlichkeiten mit der Tiefendyslexie: In beiden Fällen sind die Störungen beim Lesen von Nichtwörtern ausgeprägter als beim Wortlesen. Zusatzsymptome der Tiefendyslexie, wie das Vorliegen eines Konkretheitseffektes oder eines Häufigkeitseffektes, sind auch in einigen Fällen von phonologischer Dyslexie beobachtet worden.

Zur Unterscheidung dienen folgende Kriterien:

- Wenn semantische Fehler beim Lesen vorliegen und das Lesen von Nichtwörtern unmöglich ist, hat der Patient eine *Tiefendyslexie.*
- Wenn keine semantischen Fehler vorliegen und das Nichtwortlesen nicht völlig aufgehoben ist, hat der Patient eine *phonologische Dyslexie.*
- Es gibt keine Berichte über das Vorliegen semantischer Fehler, wenn das Nichtwortlesen nicht völlig aufgehoben ist, und umgekehrt über ein völlig aufgehobenes Nichtwortlesen, ohne dass semantische Fehler vorliegen.

Über das Schreiben bei phonologischer Dyslexie gibt es keine sicheren Erkenntnisse. Patienten mit phonologischer Dysgraphie zeichnen sich – wie die phonologischen Dyslektiker – durch die *Störung beim Schreiben von Nichtwörtern* aus.

Reine Alexie (buchstabierendes Lesen)

- Es liegt kein Unterschied zwischen Nichtwörtern und Wörtern vor.
- Die Buchstaben eines Wortes werden einzeln von links nach rechts benannt (buchstabierendes Lesen).
- Der Lesevorgang ist sehr langsam, und die Gesamtlesezeit nimmt linear mit der Wortlänge zu. (Sie ist die Summe der Lesezeiten aller Einzelbuchstaben; mit jedem zusätzlichen Einzelbuchstaben kommen etwa 4 Sekunden Lesezeit hinzu.).

Buchstabieren und Schreiben sind in der Regel erhalten. Der Patient kann schreiben, kann jedoch das eigene Schriftstück nach einigen Minuten nicht mehr lesen. Der Vorgang wird noch erschwert, wenn Handschrift verwendet wird und die Einzelbuchstaben dabei nicht deutlich voneinander getrennt sind.

In der Regel liegt keine Aphasie vor. Das Sprachverständnis und die Sprachproduktion sind ungestört.

Neglectdyslexie

- Es liegt kein Unterschied zwischen Nichtwörtern und Wörtern vor.
- Die Buchstaben am Anfang eines Wortes oder Nichtwortes werden vernachlässigt oder falsch identifiziert. Dies führt zu Lesefehlern wie „Kuss" statt „Fluss" oder „lügen" statt „belügen".
- Der Lesevorgang ist flüssig.
- Die Stimuli werden bei vertikaler Anordnung korrekt gelesen.

In der Regel liegt keine Aphasie vor. Das Sprachverständnis und die Sprachproduktion sind ungestört. Manchmal liegt eine assoziierte *Neglectdysgraphie* vor (S. 70, Tab. 5.**4**).

Differenzialdiagnose

Wichtige Differenzialdiagnosen der Dyslexiesyndrome sind:

- eine *Entwicklungsdyslexie* bzw. eine *eingeschränkte prämorbide Leseleistung* (Ausschluss durch eine eingehende Anamnese zum Schriftspracherwerb) sowie
- Lesestörungen, die als *Folge zerebraler Sehstörungen* auftreten (Kap. 1).

5.3.2 Dysgraphie

Die Notwendigkeit einer spezifischen Diagnostik von Schreibleistungen ergibt sich meist aus der Aphasiediagnostik: Wenn sich dort Anhaltspunkte für das Bestehen einer Schreibstörung finden, ist eine Überprüfung der Schreibfähigkeit durch systematische Aufgaben erforderlich. Diese kann beispielsweise mit dem computergestützten Verfahren *LeMo* modelltheoretisch durchgeführt werden (De Bleser et al., 2004).

Eine Differenzierung zwischen den verschiedenen Typen erworbener Schreibstörungen ist nach den oben beschriebenen Leitsymptomen möglich (vgl. auch Tab. 5.4).

Differenzialdiagnose

Wie bei den Dyslexien ist eine *Anamnese zum Schriftspracherwerb* erforderlich, um das Bestehen einer Entwicklungsdysgraphie auszuschließen und die prämorbiden orthographischen Fähigkeiten des Patienten einschätzen zu können. Ferner ist das Vorliegen *motorischer Schreibstörungen* auszuschließen.

5.4 Pathophysiologie

5.4.1 Dyslexie

Die Annahmen zur Pathophysiologie der Dyslexien beruhen auf kognitiv-neurolinguistischen Modellen der Wortverarbeitung. Eine wichtige Grundlage zur Erklärung der Lesestörungen bildet das *Dual-Route-Modell*, das zwei Zugangswege zum visuellen Wortverstehen annimmt:

1. einen *indirekten Weg*, bei dem der visuelle Stimulus zunächst phonologisch (d. h. in die lautliche Form des geschriebenen Wortes) rekodiert wird, bevor über das für die Verarbeitung gesprochener Sprache spezialisierte *phonologische Eingangslexikon* das Wort verstanden wird, und
2. einen *direkten Weg*, bei dem der visuelle Stimulus unmittelbar über einen Speicher orthographischer Wortformen, das *orthographische Eingangslexikon*, verarbeitet wird.

Der indirekte Weg ist vor allem beim Lesen von neuen, unvertrauten Wörtern erforderlich, während bekannte, hochfrequente Wörter direkt über ihre orthographische Repräsentation verarbeitet werden können (Tab. 5.1).

Nach diesem Modell lassen sich die Symptome der besprochenen Dyslexietypen auf eine Unterbrechung unterschiedlicher Routen oder eine Beeinträchtigung bestimmter Repräsentationen zurückführen (Tab. 5.2).

5.4.2 Dysgraphie

Das Verständnis der Schreibstörungen basiert – wie das der Dyslexien – auf dem *Dual-Route-Modell*, das zwei Mechanismen annimmt, um Lautsprache in Schriftsprache umzuwandeln („Schreiben nach Diktat"):

- einen *indirekten Weg*, bei dem der lautliche Input segmental-graphematisch rekodiert wird, und
- einen *direkten Weg*, bei dem der lautliche Input ganzheitlich in Schriftsprache umgesetzt wird.

Ganzheitliches Schreiben ist bei bekannten, hochfrequenten Wörtern möglich, während neue oder wenig bekannte Wörter über den „Umweg" eines lautsprachlichen Codes geschrieben werden müssen (Tab. 5.3).

Eine Einordnung der Dysgraphiesyndrome in dieses Modell findet sich in Tab. 5.4.

5.5 Anatomie

5.5.1 Dyslexie

Mit Ausnahme der Neglectdyslexie sind alle Dyslexien *Syndrome der sprachdominanten Hemisphäre.* Sie unterliegen daher ähnlichen Lateralisationsprinzipien wie die Aphasien (Kap. 4). Über die genaue Lokalisation der einzelnen Syndrome ist zurzeit noch wenig bekannt.

- Patienten mit *Tiefendyslexie* haben *ausgedehnte linkshemisphärische Läsionen*, die zu einer Aphasie (in der Regel Broca-Aphasie) und einer rechtsseitigen Hemiparese führen.
- Die *Oberflächendyslexie* ist häufig mit fortschreitenden degenerativen Prozessen des linken Temporallappens assoziiert.
- Über die *phonologische Dyslexie* fehlen sichere anatomische Kenntnisse.
- Nahezu alle in der Literatur beschriebenen Patienten mit *reiner Alexie* (buchstabierendem Lesen) hatten *zwei Läsionen;* eine Läsion im linken Okzipitallappen, mit der Folge einer Hemianopsie nach rechts, die allein jedoch keine Lesestörung der im linken Gesichtsfeld dargebotenen Wörter verursacht, und eine Läsion im Splenium des Corpus callosum.
  - Patienten, die nur eine Hemianopsie nach rechts haben, können Wörter, die im linken Gesichtsfeld dar-

Tabelle 5.1 Dual-Route-Modell für das Leseverständnis.

	Leseverständnis	*Funktion*
indirekter Weg	Der visuelle Stimulus wird zunächst phonologisch rekodiert, bevor über das *phonologische Eingangslexikon* das Wort verstanden wird.	Lesen neuer, wenig bekannter Wörter
direkter Weg	Der visuelle Stimulus wird über das *orthographische Eingangslexikon* verarbeitet	Lesen bekannter, hochfrequente Wörter

Tabelle 5.2 Pathophysiologische Einordnung unterschiedlicher Dyslexiesyndrome nach dem Logogenmodell.

Dyslexieform	*Merkmale*	*Funktionale Störung*
Tiefendyslexie	• semantische Lesefehler • reguläre Wörter und Ausnahmewörter ähnlich gestört • Konkretheitseffekt (konkret besser als abstrakt) • Lesen von Nichtwörtern aufgehoben	• Blockierung der Verbindung zwischen visuell-orthographischer und lautlicher Wortform • Blockierung der indirekten Route für Buchstaben-Laut-Korrespondenz
Oberflächen-dyslexie	• Defizit im ganzheitlichen Lesen • reguläre Wörter werden besser gelesen als Ausnahmewörter • Wörter werden nach der Aussprache und nicht nach der Schriftvorlage verstanden (Patient kann zwischen Homophonen wie „Wal" –„Wahl" nicht differenzieren) • Lesen von Nichtwörtern gut • Längeneffekt (kurz besser als lang)	visuell-orthographische Wortform wird nicht aktiviert; Patient muss Buchstaben-Laut-Korrespondenz verwenden
phonologische Dyslexie	• gutes Lesen von regelmäßigen und Ausnahmewörtern • Lesen von Nichtwörtern erschwert	• Erhalt der direkten Verbindung zwischen visuell-orthographischer Wortform und Lautform • Blockierung der indirekten Route für Buchstaben-Laut-Korrespondenz
reine Alexie	• langsames, buchstabierendes Lesen • Längeneffekt (kurz besser als lang) • vorbuchstabierte Wörter werden erkannt • Schreiben erhalten	Unterbrechung der Verbindung zwischen dem visuellen Erkennen (rechte Hemisphäre) und der Wortverarbeitung (linke Hemisphäre)
Neglectdyslexie	Hemineglekt nach links für ganze Wörter oder Wortteile; vertikal präsentierte Wörter o. Texte können gelesen werden	Störung auf früher Ebene der visuell-räumlichen Analyse

	Schreiben	*Funktion*
indirekter Weg	Der lautliche Input wird segmental-graphematisch rekodiert.	Schreiben neuer, wenig bekannter Wörter
direkter Weg	Der lautliche Input wird ganzheitlich in Schriftsprache umgesetzt.	Schreiben bekannter, hochfrequenter Wörter

Tabelle 5.3 Dual-Route-Modell für die Umwandlung von Lautsprache in Schriftsprache.

geboten werden, visuell mit dem rechten visuellen Cortex verarbeiten und diese Information über das Splenium den Lesezentren der linken Hemisphäre vermitteln.
- Sind die transkallosalen Verbindungsbahnen über das Splenium unterbrochen, ist diese Übermittlung beeinträchtigt. Vermutlich ist das verlangsamte, buchstabierende Lesen Resultat eines durch die Balkenläsion eingeschränkten Transfers visueller Information zur linken Hemisphäre.

• Der durch ein *Neglectsyndrom* verursachten Lesestörung liegen *ausgedehnte Läsionen der rechten (seltener der linken) Hemisphäre* zu Grunde (Kap. 13).

5.5.2 Dysgraphie

Über die neuroanatomischen Grundlagen des Schreibprozesses liegen kaum gesicherte Kenntnisse vor. Exner (1881) lokalisierte ein *Schreibzentrum* im Fuß der 2. Frontalwindung, dem Teil des prämotorischen Kortex, der unmittelbar anterior zur prärolandischen motorischen Handregion liegt. Gezielte Untersuchungen kognitiver Beeinträchtigungen bei Läsionen in diesem Gebiet konnten jedoch keine spezifischen Schreibstörungen nachweisen.

Tabelle 5.4 Pathophysiologische Einordnung der Dysgraphiesyndrome nach dem Logogenmodell.

Dysgraphieform	*Merkmale*	*Funktionale Störung*
Tiefendysgraphie	• semantische Schreibfehler • reguläre Wörter und Ausnahmewörter ähnlich gestört • Konkretheitseffekt (konkret besser als abstrakt) • Schreiben von Nichtwörtern aufgehoben	• Blockierung der Verbindung zwischen lautlicher und visuell-orthographischer Wortform • Blockierung der indirekten Route für Laut-Buchstaben-Korrespondenz
Oberflächendysgraphie	• Defizit im ganzheitlichen Schreiben • reguläre Wörter werden besser geschrieben als Ausnahmewörter • Schreiben von Nichtwörtern gut • Längeneffekt (kurz besser als lang)	direkte Wortformroute wird nicht aktiviert; Pat. muss Laut-Buchstaben-Korrespondenz verwenden
Phonologische Dysgraphie	• Schreiben von regelmäßigen und Ausnahmewörtern erhalten • Lesen von Nichtwörtern erschwert	• Erhalt der direkten Verbindung zwischen lautlicher und visuell-orthographischer Wortform • Blockierung der indirekten Route für Buchstaben-Lautkorrespondenz
Reine Agraphie (umstritten)	• Schreiben vollkommen aufgehoben • Lesen erhalten	Schriftsystem nur für den *graphematischen Ausgang* vollständig gestört
Alexie mit Agraphie	• Lesen vollkommen aufgehoben • Schreiben vollkommen aufgehoben	Schriftsystem vollständig gestört
Apraktische Agraphie	• Buchstaben werden falsch realisiert • Lesen erhalten	Störung auf konstruktiver Planungsebene; Schriftsystem vollständig vorhanden
Neglectdysgraphie	Hemineglekt nach links für ganze Wörter oder Wortteile; bei vertikaler Wiedergabe kann vollständig geschrieben werden	Störung auf früher Ebene der visuell-räumlichen Analyse; Schriftsystem vollständig vorhanden

5.6 Spontanverlauf und Prognose

5.6.1 Dyslexie

Systematische Untersuchungen zum Spontanverlauf und zur Prognose der einzelnen Dyslexiesyndrome liegen nicht vor. Da die meisten der hier besprochenen Lesestörungen Folge linkshemisphärischer Infarkte sind, unterliegen sie vermutlich ähnlichen Verlaufsmustern wie die Aphasien (Kap. 4). Dyslexieformen, die mit anderen Ätiologien verknüpft sind – wie etwa die Oberflächendyslexie bei degenerativen Erkrankungen oder die Neglectdyslexie bei rechtshemisphärischen Infarkten – sind nach Verlauf und Prognose dementsprechend anders zu bewerten.

Da die *Tiefendyslexie* gewöhnlich Folge einer ausgedehnten Hirnschädigung mit schwergradiger Lesestörung und einer ausgeprägten Aphasie ist, zeigt dieses Syndrom meist eine nur langsame und unvollständige Besserung. Von der *reinen Alexie* weiß man dagegen, dass sie sich häufig in den ersten Wochen oder Monaten nach dem Insult teilweise oder sogar ganz zurückbildet.

5.6.2 Dysgraphie

Systematische Untersuchungen zum Spontanverlauf und zur Prognose der einzelnen Dysgraphiesyndrome liegen nicht vor. Die meisten der hier besprochenen Schreibstörungen sind Folge linkshemisphärischer Infarkte, daher unterliegen sie vermutlich ähnlichen Verlaufsmustern wie die Aphasien (Kap. 4). Dysgraphieformen, die mit anderen Ätiologien verknüpft sind – wie etwa die Oberflächendysgraphie bei degenerativen Erkrankungen – sind hinsichtlich Verlauf und Prognose anders zu bewerten.

5.7 Therapie

5.7.1 Dyslexie

Die Übungsbehandlung dyslektischer Störungen erfolgt im Rahmen einer umfassenderen Aphasietherapie oder ergänzend dazu. Sie gehört daher zum Tätigkeitsfeld der sprachtherapeutischen Berufsgruppen. Eine Ausnahme bildet die Neglectdyslexie, deren Behandlung gewöhnlich im Kontext einer Übungsbehandlung des visuellen Neglects stattfindet (Kap. 13).

Die kognitiv-neurolinguistische Modellierung der Dyslexien hat zur Entwicklung spezifischer Übungsansätze für die unterschiedlichen Syndrome geführt. Therapiestudien mit randomisiertem Kontrollgruppendesign existieren bislang noch nicht, jedoch gibt es Erfahrungen mit gut dokumentierten Einzelfallstudien.

Tiefendyslexie

Trotz des ausgeprägten Schweregrads der Lesestörung tiefendyslektischer Patienten konnte de Partz (1986) mit einer spezifischen intensiven Übungsbehandlung Verbesserungen erzielen.

Oberflächendyslexie

In Einzelfalluntersuchungen hat sich gezeigt, dass die Oberflächendyslexie mit *mnemotechnischen Übungen* sehr erfolgreich behandelt werden kann. Dabei wird versucht, die Verbindung zwischen geschriebenem und gesprochenem Wort ganzheitlich wiederherzustellen (Byng u. Coltheart, 1986; Coltheart u. Byng, 1989; Weekes u. Coltheart, 1996).

Phonologische Dyslexie

Es liegen keine Therapiestudien zur erworbenen phonologischen Dyslexie vor. Therapieerfolge sind jedoch zu erwarten, da sogar im Falle der viel schwereren Symptomatik einer Tiefendyslexie durch intensive Übungsbehandlung Verbesserungen erzielt werden können und die Fähigkeit, Nichtwörter zu lesen, wieder angebahnt werden kann.

Reine Alexie (buchstabierendes Lesen)

Wenn keine spontane Rückbildung erfolgt, können *Rehabilitationstechniken*, wie wiederholtes lautes Lesen eines bekannten Textes, eingesetzt werden (Moyer, 1979; Moody, 1988). Diese Methode bewirkt einen Transfer auf neue Textabschnitte mit verbesserter Leseleistung.

Neglectdyslexie

In vielen Fällen erfolgt eine Spontanremission; manche Neglectpatienten leiden jedoch an einer persistierenden Störung. In der Therapie werden *Scanninghilfen* eingesetzt. z. B. wird eine rote Markierungslinie am linken Seitenrand angebracht, und der Patient soll erst nach Auffinden dieser Marke anfangen zu lesen. Diese Hilfe wird dann allmählich ausgeblendet (Kap. 13).

5.7.2 Dysgraphie

Die Übungsbehandlung der Dysgraphie erfolgt meist zusammen mit der Dyslexietherapie. Sie gehört zum Arbeitsfeld der sprachtherapeutischen Berufsgruppen. Wie bei den Dyslexien hat die kognitiv-neurolinguistische Modellierung der Dysgraphien zur Entwicklung spezifischer Übungsansätze geführt. Dazu gibt es auch bereits Erfahrungen mit gut dokumentierten Einzelfallstudien. Positive Ergebnisse gezielter Therapiemaßnahmen wurden sowohl bei Störungen der segmentalen Schreibroute (Carlomagno u. Parlato, 1989; Cardell u. Chennery, 1999) als auch bei Störungen der ganzheitlich lexikalischen Schreibroute erzielt (Behrmann, 1987; Pound, 1996).

Literatur

Byng S, Coltheart M Aphasia therapy research: methodological requirements and illustrative results. In: Nilsson IG, Hjelmquist E, eds. Communication and Handicap: Aspects of Psychological Compensation and Technical Aids. Amsterdam: North-Holland Publishing; 1986:191 – 213.

Behrmann M. The rites of righting writing: Homophone remediation in acquired dysgraphia. Cognitive Neuropsychology. 1987;4:365 – 384.

Cardell EA, Chenery HJ. A cognitive neuropsychological approach to the assessment and remediation of acquired dysgraphia. Language Testing. 1999;16:353 – 388.

Carlomagno S, Parlato V. Writing rehabilitation in in brain damaged adult patients: A cognitive approach. In: Seron X Deloche G, eds. Cognitive Approaches in Neuropsychological Rehabilitation. Hillsdale: Lawrence Erlbaum; 1989:175 – 211.

Coltheart M, Byng S. A treatment for surface dyslexia. In: Seron X, ed. Cognitive Approaches in Neuropsychological Rehabilitation. London: Lawrence Erlbaum; 1989:159 – 174.

Coltheart M. Deep dyslexia: A review of the syndrome. In: Coltheart M, Patterson K, Marshall JC, eds. Deep Dyslexia. 2nd ed. London: Routledge and Kegan Paul; 1980 (Second Edition 1987):22 – 47.

De Bleser R, Cholewa J, Stadie N, Tabatabaie S. LEMO – Lexikon modellorientiert. Einzelfalldiagnostik bei Aphasie, Dyslexie und Dysgraphie. München: Elsevier Urban und Fischer; 2004.

De Partz MP. Re-education of a deep dyslexic patient: Rationale of the method and results. Cognitive Neuropsychology. 1986;3:149 – 177.

Déjerine J. Contribution à l'étude anatomo-pathologique et clinique des différentes variétés de cécité verbale. Mémoires de la Société de Biologie. 1892;4:61 – 90.

Exner S. Untersuchungen über die Localisation der Functionen in der Grosshirnrinde des Menschen. Wien: W. Braumüller; 1881.

Funnell E. Phonological processes in reading: New evidence from acquired dyslexia. Br J Psychol. 1983;74:159 – 180.

Moody S. The Moyer reading technique re-evaluated. Cortex. 1988;24: 473 – 476.

Moyer SB. Rehabilitation of alexia: A case study. Cortex. 1979;15:139 – 144.

Patterson K, Marshall JC, Coltheart M. (Eds): Surface Dyslexia: Cognitive and Neuropsychological Studies of Phonological Reading. London: Lawrence Erlbaum Associates; 1985.

Patterson K, Wilson BA. A rose is a rose or a nose: A deficit in initial letter recognition. Cognitive Neuropsychology. 1990;7:447 – 477.

Pound C. Writing remediation using preserved oral spelling: A case for separate output buffers. Aphasiology. 1996;11:283 – 296.

Shallice T, Warrington EK. Single and multiple component central dyslexic syndromes. In: Coltheart M, Patterson K, Marshall JC, eds. Deep Dyslexia. London: Routledge and Kegan Paul; 1980:119 – 145.

Weekes B, Coltheart M. Surface dyslexia and surface dysgraphia: Treatment studies and their theoretical implications. Cognitive Neurospychology. 1996;13:277 – 315.

6 Sprechapraxie und Dysarthrie

W. Ziegler

6.1 Definition

Sprechapraxie und Dysarthrie sind erworbene, neurologisch bedingte Störungen der motorischen Vorgänge beim Sprechen.

Sprechapraxie

Die Sprechapraxie (synonym auch *Aphemie* oder *Anarthrie*) betrifft Prozesse des *Planens bzw. Programmierens* von Sprechbewegungen. Die Patienten sprechen sehr unflüssig und angestrengt, zeigen sichtbare Suchbewegungen und machen viele artikulatorische Fehler. Störungsursache sind Läsionen linkshemisphärischer, vermutlich kortikaler Zentren der Planung oder Programmierung von Sprechmotorik.

Dysarthrie

Die Dysarthrien (synonym: Dysarthrophonien) sind *Störungen der Bewegungsausführung*. Sie können im Rahmen verschiedener motorischer Erkrankungen oder nach Schlaganfall oder Schädel-Hirn-Trauma (SHT) auftreten und werden durch Pathomechanismen wie Parese, Ataxie, Rigidität und Akinesie, Tremor oder Dyskinesien verursacht. Sie sind durch Beeinträchtigungen der Sprechatmung, der Stimme und der Artikulation gekennzeichnet.

Sprechapraxie und Dysarthrien führen meist zu einer verlangsamten, unnatürlichen und schwer verständlichen Sprechweise, in schweren Fällen kann ein kompletter *Mutismus* eintreten.

6.2 Klinik

6.2.1 Sprechapraxie

Patienten mit Sprechapraxie fallen durch eine mühsame, durch viele Sprechpausen, Fehlstarts, Selbstkorrekturen und Artikulationsfehler gekennzeichnete Sprechweise auf. Sie suchen – oft deutlich sichtbar – mit Lippen-, Kiefer- und Zungenbewegungen nach der richtigen artikulatorischen Einstellung, bemerken ihre Fehler und korrigieren sich immer wieder; dabei ist meist eine hohe Sprechanstrengung zu erkennen.

- Die gesprochenen Äußerungen sind durch viele *phonematische Paraphasien* gekennzeichnet, also durch Ersetzungen, Hinzufügungen oder Auslassungen von Lauten (Beispiele s. Tab. 6.1).
- Die produzierten Wörter sind über diese Fehler hinaus oft nicht korrekt artikuliert; es treten also *lautliche Veränderungen* auf, die im Lautinventar des Deutschen sonst nicht zu finden sind (sog. phonetische Entstellungen), z. B. nasale Vokale, „überartikulierte" Konsonanten oder ungewöhnliche Lautübergänge.
- Die phonetischen Entstellungen sind *inkonstant* und *inkonsistent*. Das heißt, ein Patient kann ein- und denselben Sprachlaut völlig korrekt oder auf unterschiedliche Weisen entstellt aussprechen; die Artikulation ist also sehr variabel.

Tabelle 6.1 Symptome der Sprechapraxie (nach Croot, 2002).

Symptome	*Erläuterungen*	*Beispiele*[1]
phonematische Paraphasien	„wohlartikulierte" Veränderungen der Wortform	Tomate → tobate; Polizist → boditsik
Lautentstellungen	„fehlartikulierte" Sprachlaute	Kuh → ^{t}ku; Tee → t^{hh}e; Wald → uallt^{s}
Inkonstanz der Fehler	fehlerhaft produzierte Laute, Silben oder Wörter werden zu einem anderen Zeitpunkt völlig korrekt gebildet	Baum → baum, baum^{p}; Wald → wald, f^{v}alt^{s}
Inkonsistenz der Fehler	bei mehreren Versuchen, dasselbe Wort auszusprechen, treten ganz unterschiedliche Fehler auf	Baum → baup, vaam, baum^{p}; Blume → luup^{m}e, vube, v..buun^{d}e, p^{h}ume
Unflüssigkeit	stockender Redefluss infolge häufiger Fehlstarts oder durch Initiierungsprobleme	Möwe → v ... b^{m} ... möö . v^{u}e
Suchbewegungen	sichtbare Bewegungen von Kiefer, Lippen oder Zunge oder hörbare Fehlversuche, meist am Wortanfang	
störungsfreie Inseln	unvermutet auftretende flüssige und wohlartikulierte Äußerungen, oft emotional gefärbt oder dialektal und häufig als Kommentar zur Untersuchung	„des geht net" (das geht nicht)

[1] Zur besseren Lesbarkeit für linguistische Laien werden die Beispiele nicht in phonetischer Transkription wiedergegeben. Hochgestellte Buchstaben (z. B. ^{t} k) stehen für eine nur angedeutete oder unvollständige Artikulation des jeweiligen Lautes, Punkte stehen für Pausen, Doppelbuchstaben für Lautdehnung

- Sprechapraktische Patienten – vor allem solche mit mittel- bis geringgradiger Ausprägung – können außerdem auch durch vereinzelte völlig fehlerfrei und flüssig ausgesprochene Wörter oder Phrasen überraschen (*störungsfreie Inseln*). Oft sind das emotionale Äußerungen oder spontane Kommentare zu den Fehlern, die sie während der Untersuchung machen.

Die genannten Symptome zeigen sich bei freier Sprachproduktion wie auch beim Nachsprechen oder beim Benennen von Objekten. In schweren Fällen oder in den ersten Tagen nach dem Schlaganfall können die Patienten auch völlig unfähig sein, mündliche Äußerungen hervorzubringen (*Mutismus*).

Patienten mit einer Sprechapraxie haben (auf Grund der Lokalisation ihrer Hirnläsion) in den meisten Fällen zusätzlich auch eine *Aphasie*, sind also zum Beispiel agrammatisch und haben Wortabrufprobleme oder auch eine *Lese- und Schreibstörung* (Kap. 4 u. 5). Das Sprachverständnis ist dabei oft herausragend gut erhalten. Außerdem liegt meist, wenn auch nicht immer, eine *bukkofaziale Apraxie* vor (Kap. 3). Zum klinischen Erscheinungsbild vieler sprechapraktischer Patienten gehört ferner eine rechtsseitige Hemiparese und eine Apraxie der Extremitäten sowie eine rechtsseitige zentrale Fazialisparese.

Die aphasischen Symptome, die Apraxie für nonverbale Mundbewegungen, die Gliedmaßenapraxie und die Parese des Armes und der unteren Gesichtshälfte stehen jedoch in *keinem ursächlichen Zusammenhang* mit der Sprechapraxie, sondern sind der speziellen Lokalisation der Hirnschädigung zuzuschreiben. Bei Patienten mit einer „reinen" Sprechapraxie liegen keine zusätzlichen aphasischen Störungen vor. Diese Patienten sind beispielsweise in der Lage, Wörter, die sie nicht aussprechen können, aufzuschreiben.

6.2.2 Dysarthrien

Die häufigsten Ursachen dysarthrischer Störungen sind zerebrovaskuläre Erkrankungen, Schädel-Hirn-Verletzungen, degenerative Basalganglien- und Kleinhirnerkrankungen, Multiple Sklerose und Erkrankungen des motorischen Neurons. Daten zur Auftretenshäufigkeit von Dysarthrien bei diesen Erkrankungen finden sich bei Ziegler (2002b).

Die Dysarthrien bieten kein homogenes klinisches Bild, ihre Erscheinungsform hängt vielmehr von der motorischen Grunderkrankung, von der Lokalisation der Läsion und vom zu Grunde liegenden Pathomechanismus ab. In den meisten Fällen stimmen die allgemein-motorischen Störungen, die diese Patienten haben, mit ihren sprechmotorischen Störungen überein:

- Patienten mit *zerebellärer Ataxie* zeigen gewöhnlich die Symptome einer *ataktischen Dysarthrie*,
- Patienten mit *Basalganglienläsionen* können *hypo- oder hyperkinetische Symptome* zeigen,
- Patienten mit *Läsionen des ersten motorischen Neurons* Anzeichen einer *paretisch bedingten Sprechstörung*, etc.

Dysarthrien können auch *isoliert* oder *im Rahmen lakunärer Syndrome* (Dysarthria-Clumsy-Hand-Syndrom, Pure Motor Paresis) auftreten (Urban et al., 1996).

Je nach vorliegendem Pathomechanismus sind die Sprechatmung, Phonation und Artikulation dysarthrischer Patienten durch charakteristische Merkmale gekennzeichnet, die von geschulten Sprachtherapeuten differenziert beschrieben und nach Syndromen klassifiziert werden können (Tab. 6.**2**).

Neben den in Tab. 6.**2** unterschiedenen Hauptformen dysarthrischer Störungen gibt es noch die selteneren *dystonen und dyskinetischen Formen:*

- Patienten mit einer fokalen Dystonie der Kehlkopfmuskulatur beispielsweise zeigen die Symptome einer *spasmodischen Dysphonie*, d. h. eine gepresst-heisere Stimme mit vielfachen Stimmabbrüchen (Brin et al., 1992).
- Die choreatischen Hyperkinesen des M. Huntington können sich durch abrupte Wechsel der Tonhöhe oder der Stimmqualität oder durch unwillkürliche Vokalisationen äußern (Murray, 2000).
- Schließlich können die Sprechbewegungen dysarthrischer Patienten auch durch einen *laryngealen, lingualen, mandibulären oder labialen Tremor* überlagert sein, zum Beispiel im Rahmen eines essenziellen Tremors oder als Symptom der ataktischen Dysarthrie, bei M. Parkinson oder bei einer spasmodischen Dysphonie (Findley u. Büttner, 1996).

Eine weitere Störungsform, die dem Formenkreis der Dysarthrien zugeordnet werden muss, ist das selten auftretende *erworbene neurogene Stottern*, das in manchen Aspekten dem Entwicklungsstottern ähnelt. Allerdings ist das im Erwachsenenalter erworbene Stottern weniger von Ko-Kontraktionen (z. B. Faust ballen), mimischen Mitbewegungen und Vermeidungsverhalten begleitet, stärker durch klonische Anteile gekennzeichnet und offenbar auch weniger an den Wortanfang gebunden als das in der Sprachentwicklung auftretende Stottersyndrom (Helm et al.,1978).

Im Unterschied zu sprechapraktischen Patienten zeigen Patienten mit Dysarthrie relativ gleichförmige, wenig modulierbare Störungen von Artikulation, Stimme und meist auch Sprechatmung. Für den Gesprächspartner bedeutet dies häufig, dass er sich – anders als bei einer sprechapraktischen Symptomatik – relativ rasch „einhört". Phonematische Paraphasien (Tab. 6.**1**) zählen nicht zum Störungsbild, völlig symptomfreie Äußerungen treten auch bei wenig ausgeprägten dysarthrischen Störungen nicht auf.

In der Alltagskommunikation sind dysarthrische Patienten – in Abhängigkeit vom Schweregrad der Dysarthrie – nur eingeschränkt verständlich und in ihrer Sprechweise verlangsamt und dadurch erheblich in ihrer sozialen Partizipation beeinträchtigt. Die Dysarthrien haben, wie alle Sprechstörungen, darüber hinaus auch einen „kosmetischen" Aspekt, da sie die Natürlichkeit und die individuellen Merkmale des sprachlichen Ausdrucks der Betroffenen merklich verändern können. Die sozialen Rückzugstendenzen dieser Patienten werden dadurch meist noch verstärkt.

Tabelle 6.2 Merkmale der wichtigsten Dysarthrieformen (nach Darley et al., 1975; Ziegler, 2002b).

Sprechatmung	*Stimme*	*Artikulation*	*Prosodie*[1]
Schlaffe Dysarthrie (Läsionen des 2. motorischen Neurons oder der motorischen Hirnnervenkerne; z. B. bei Amyotropher Lateralsklerose)			
• erhöhte Einatmungshäufigkeit • angestrengte Einatmung	• zu tief, zu leise • behaucht • bei schwerer Ausprägung Aphonie	• Konsonanten reduziert, oft vorverlagert • in schweren Fällen durchgängig vokalische Artikulation • hypernasal	• verlangsamt, monoton • bei schwerer Ausprägung viele und lange Sprechpausen
Spastische Dysarthrie (bilaterale Läsionen der Motorkortices oder der absteigenden kortiko-nukleären Bahnen; z. B. nach Schlaganfall, SHT)			
• erhöhte Einatmungshäufigkeit • angestrengte Einatmung	• eher zu hoch; gepresst • bei schwerer Ausprägung Aphonie	• Konsonanten reduziert, oft rückverlagert • in schweren Fällen durchgängig vokalische Artikulation • hypernasal	• verlangsamt, monoton • bei schwerer Ausprägung viele und lange Sprechpausen
Rigid-hypokinetische Dysarthrie (Stammganglienläsionen; hauptsächlich bei M. Parkinson, aber auch nach Schlaganfall oder SHT)			
• erhöhte Einatmungshäufigkeit	• zu hoch, zu leise • behaucht und rau • vor allem zum Äußerungsende manchmal Stimmschwund	• reduzierte Kieferöffnung, kaum sichtbare Mundbewegungen, reduzierte Lautkontraste • zum Äußerungsende verstärkt sich die Symptomatik	• Sprechtempo normal oder sogar erhöht • kurze, rasche Äußerungen; monoton
Ataktische Dysarthrie (Läsionen des Kleinhirns oder dessen Afferenzen bzw. Efferenzen; z. B. bei zerebellärer Ataxie, nach Kleinhirn- oder Brückeninfarkten, nach SHT)			
• Überziehen der Atemmittellage, manchmal inspiratorisches Sprechen • Einatmungspausen innerhalb von Wörtern oder Phrasen	• wechselnde Stimmqualität, oft gepresste Stimme • Tonhöhen- und Lautstärkeschwankungen • Stimmzittern (ca. 3 Hz)	• überwiegend reduzierte Konsonanten, manchmal „explosive" Artikulation • wechselnd Hyper- und Hyponasalität möglich	• verlangsamt • in manchen Fällen skandierend • manchmal bizarre Tonhöhenmodulation

[1] Sprechtempo, Sprechrhythmus, Sprachmelodie

Zu den Symptomen der *Sprechapraxie* zählen phonematische Fehler, Suchbewegungen, Fehlstarts und Selbstkorrekturen (Tab. 6.1). *Dysarthrische Patienten* zeigen solche Fehler *nicht*.
Die Artikulationsstörung sprechapraktischer Patienten ist sehr variabel, mitunter treten auch völlig störungsfreie Äußerungen auf. Dysarthrien zeigen dem gegenüber ein wesentlich konstanteres Muster.

6.3 Diagnostik

6.3.1 Sprechapraxie

In der Diagnostik der Sprechapraxie geht es darum,

- die Störung gegenüber aphasisch bedingten Problemen der mündlichen Sprachproduktion einerseits und gegenüber den Dysarthrien andererseits abzugrenzen,
- den Schwergrad der Sprechstörung zu bestimmen und im Erkrankungs-/Therapieverlauf zu kontrollieren und
- das Störungsprofil zu analysieren, um daraus die Ansätze für eine Übungsbehandlung abzuleiten.

Ein wichtiges diagnostisches Instrument, mit dem die Leitsymptome der Sprechapraxie erfasst werden, ist die *Analyse der Sprachproduktion im freien Gespräch* (Spontansprache). Sie liefert Aufschluss über das Vorliegen phonetischer Entstellungen und phonematischer Paraphasien und zeigt die Symptome eines gestörten Redeflusses und sichtbaren Suchverhaltens an (vgl. Tab. 6.**1**).

Bei Patienten mit aphasischen Störungen kann die spontane Sprachproduktion allerdings aus vielerlei Gründen stark reduziert und der Redefluss durch lexikalische oder syntaktische Probleme beeinträchtigt sein (Kap. 4), was die Bewertung der Leitsymptome einer Sprechapraxie erschweren kann. Die Diagnostik behilft sich in diesen Fällen mit *Nachsprechaufgaben auf Wortebene*, z. B. den sog. hierarchischen Wortlisten (Liepold et al., 2003).

Die standardisierte Vorgehensweise bei der Auswertung der *hierarchischen Wortlisten* erlaubt es,

- quantitative Aussagen zum Schweregrad der phonetischen, phonematischen und der Redeflussstörung zu treffen,
- beeinflussende Faktoren wie Wortlänge oder phonologische Komplexität zu analysieren und
- Veränderungen des Störungsbildes im Therapieverlauf zu dokumentieren.

6.3.2 Dysarthrien

Die Fragestellungen der Dysarthriediagnostik beinhalten:

- eine *Beschreibung des Störungsprofils* hinsichtlich der relativen Beteiligung verschiedener Muskelgruppen,
- eine *Syndromdiagnose* und
- eine Einschätzung der Verständlichkeit und der *kommunikativen Relevanz der Störung* im Alltag.

Störungsprofil

Die Beschreibung des Störungsprofils und der relativen Beteiligung verschiedener Funktionskreise muss durch hörerfahrene Sprachtherapeuten auf der Grundlage eines etablierten Merkmalsinventars erfolgen. Die neun Subskalen der *Bogenhausener Dysarthrie-Skala (BoDyS)* bieten ein solches Inventar systematischer Beschreibungskategorien (Tab. 6.**3**).

Jede dieser fünfstufigen Subskalen wird durch repräsentative Störungsmerkmale beschrieben. Die Befundung erfolgt anhand von zwölf Sprechproben, die nach einem standardisierten Schema erhoben und beurteilt werden (Nicola et al., 2004).

Zusätzliche Daten können mithilfe *apparativer Untersuchungen des Sprechvorgangs* gewonnen werden. Dabei spielt, wegen ihres nichtinvasiven Charakters, die akustische Analyse des Sprachschalles durch computergestützte Signalanalyseverfahren eine zunehmend größere Rolle. Diese Methode erlaubt es beispielsweise, quantitative Aussagen zum Sprechtempo, zur Sprechstimmlage oder zur Stimmqualität zu machen (Kent et al., 1999; Merk u. Ziegler, 1999).

Syndromklassifikation

Eine Klassifizierung der Störung nach Syndromen orientiert sich an den in Tab. 6.**2** aufgelisteten Merkmalsclustern. Diese können anhand spontansprachlicher Äußerungen der Patienten oder anhand von Lesetexten oder von Nachsprechaufgaben geprüft werden.

Ein standardisiertes Verfahren, das auch nichtsprachliche Aufgaben beinhaltet, ist die *Frenchay Dysarthrie-Untersuchung* (Enderby, 1991). Dieses Verfahren umfasst 10 Aufgabengruppen, in denen verschiedene sprachliche und nichtsprachliche Willkürbewegungen geprüft und Beobachtungen reflektorischer Funktionen (z. B. beim Schlucken) erfasst und auf 9-stufigen Skalen beurteilt werden. Die Untersuchung liefert ein Störungsprofil, aus dem Schweregrad und Syndromklassifikation abgelesen werden können.

Für die Erstellung einer Syndromdiagnose kann es auch wichtig sein, die *Stimmstabilität* (durch Vokalhalteaufgaben) oder die *artikulatorische Diadochokinese* (durch Silbenwiederholungsaufgaben) gesondert zu prüfen.

- *Vokalhalteaufgaben* können beispielsweise zur Entdeckung eines Stimmtremors beitragen. Sie erlauben es auch, die Tremorfrequenz zu bestimmen, und können damit Hinweise auf z. B. eine zerebelläre Pathologie oder

Tabelle 6.**3** Skalen für die auditive Beurteilung dysarthrischer Störungen. Jede der in der linken Spalte angegebenen Variablen wird auf einer 5-stufigen Skala bewertet (0 = schwere Störung; 4 = unauffällig). In der rechten Spalte sind die für die Bewertung relevanten Kriterien angegeben (vgl. Nicola et al., 2004; Ziegler, 2002b).

Skala	*Merkmale*
Atmung	erhöhte Einatmungshäufigkeit, Überziehen der Atemmittellage; hör-/sichtbar angestrengte Einatmung
Stimmlage	zu tief oder zu hoch; zu laut oder zu leise
Stimmqualität	Aphonie; behaucht-heisere oder gepresst-raue Phonation
Stimmstabilität	Tonhöhen-/Lautstärkeschwankungen, Entstimmungen, Tremor
Artikulation	reduzierte Konsonanten, zentralisierte Vokale, offenes Artikulieren *oder* verkürzte Vokale, reduzierte Kieferöffnung, geschlossenes Artikulieren
Resonanz	Hyper- oder Hyponasalität
Tempo	verringertes oder erhöhtes Sprechtempo
Redefluss	Sprechpausen, Iterationen, Korrekturversuche, Lautdehnungen
Modulation	eingeschränkte oder übersteigerte Tonhöhen-/Lautstärkemodulation, silbisches Sprechen

andere Ursachen liefern (zerebelläre Pathologie: Tremorfrequenz ca. 3 Hz; essenzieller Tremor, Parkinson-Erkrankung, spasmodische Dysphonie: Tremorfrequenzen bis zu 10 Hz; Ackermann u. Ziegler, 1991).

- Auch die Überprüfung schneller *Silbenwiederholungsaufgaben* kann differenzialdiagnostische Hinweise geben. Die artikulatorische Dysdiadochokinese bei Patienten mit zerebellärer Pathologie ist beispielsweise wesentlich deutlicher ausgeprägt als bei Patienten mit M. Parkinson oder mit Sprechapraxie (Ziegler, 2002d).

Eine video-laryngoskopische Untersuchung des Kehlkopfs liefert Aufschluss über *laryngeale Bewegungsstörungen*, z. B. eine ein- oder beidseitige Stimmlippenparese, einen laryngealen Tremor oder Myoklonien (Schröter-Morasch, 2002). Die Beobachtung erhaltener reflektorischer Bewegungen (z. B. stimmhaftes Husten) oder erhaltener emotionaler Ausdrucksbewegungen (z. B. stimmhaftes Lachen oder Weinen, Beweglichkeit der mimischen Muskulatur) bei Patienten mit paretischen Dysarthriesymptomen weist auf das Vorliegen eines *zentralen Pathomechanismus* (Schädigung des *ersten* motorischen Neurons) hin.

Beurteilung der Alltagsrelevanz

Die Verständlichkeit dysarthrischer Patienten kann aus dem Störungsprofil nicht abgeleitet werden und ist daher gesondert zu erfassen. Dabei ist es wichtig, die verschiedenen Faktoren, die das Verstehen gesprochener Sprache beeinflussen können, zu berücksichtigen (Ziegler, 2002a). Die *NTID-Verständlichkeitsskala*, die für die Diagnostik der Sprechstörungen hörgeschädigter Patienten entwickelt wurde, genügt wichtigen psychometrischen Gütekriterien und lässt sich auch für die Verständlichkeitsbeurteilung dysarthrischer Patienten einsetzen (Tab. 6.**4**). Es empfiehlt sich, die Skalierung durch eine mit dem Patienten unvertraute Person, entweder live oder anhand einer Videoaufzeichnung eines Gesprächs, durchführen zu lassen (Ziegler, 2002a).

Tabelle 6.**4** NTID[1]-Verständlichkeitsskala (vgl. Samar u. Metz, 1988; Ziegler u. Vogel, 2002). Übersetzung durch d. Autor.

		Score
Die Äußerungen des Patienten sind	unverständlich	1
	mit Ausnahme einzelner Wörter/ Phrasen unverständlich	2
	schwer zu verstehen, doch der Inhalt ist im wesentlichen verständlich	3
	mit Ausnahme einzelner Wörter/ Phrasen verständlich	4
	völlig verständlich	5

[1] National Technical Institute for the Deaf

Ein standardisiertes Verfahren für die Verständlichkeitsmessung ist das *Münchner Verständlichkeits-Profil (MVP)* (Ziegler u. Hartmann, 1993), das derzeit für die Nutzung über einen Web-Server vorbereitet wird.

6.3.3 Differenzialdiagnose

Differenzialdiagnostisch müssen Sprechapraxie und Dysarthrie sowohl gegen einander als auch gegenüber anderen Störungen des Sprechens und der mündlichen Sprachproduktion abgegrenzt werden.

Dysglossien

Dysglossien sind Sprechstörungen, die durch *strukturelle bzw. mechanische Veränderungen der Sprechorgane selbst* bedingt sind, wie z. B. Stimmlippengranulome nach Intubation, Defekte nach chirurgischer oder radiochemotherapeutischer Tumorbehandlung, kongenitale kranio-faziale Fehlbildungen, etc.

Der Ausschluss solcher Ursachen erfolgt durch eine HNO-ärztliche oder phoniatrische Inspektion der Mund- und Rachenhöhle und des Kehlkopfs. Die Symptomatik schränkt sich meist auf klar abgrenzbare stimmliche oder artikulatorische Merkmale ein. Bei Patienten mit traumatischer Hirnschädigung können wegen zusätzlicher Verletzungen des Schädels (z. B. Kieferfrakturen) Dysarthrie und Dysglossie koexistieren (Schröter-Morasch u. Ziegler, 2005).

Psychogene Sprechstörungen

Psychogene Sprechstörungen sind – wenn sie nicht als Symptom einer anderen psychischen Erkrankung, z. B. einer Depression auftreten – in den meisten Fällen *Konversionsstörungen*. Depressive Patienten können durch eine verlangsamte, monotone Sprechweise auffallen (Kuny u. Stassen, 1993).

Die Abgrenzung neurogener Sprechstörungen von Konversionsstörungen, wie *psychogenem Mutismus* oder *Stottern*, beruht in erster Linie auf eingehenden anamnestischen Untersuchungen und auf Verlaufsdaten. Solche Störungen sind differenzialdiagnostisch an den Nachweis einer als Ursache in Frage kommenden psychischen Belastungssituation geknüpft. Psychisch bedingte Sprechstörungen zeigen oft bereits nach wenigen Wochen oder Monaten eine spontane Remission. Für die symptomatische Differenzierung zwischen *neurogenem und psychogenem Stottern* werden in der Literatur konkrete Kriterien genannt, allerdings auf der Grundlage relativ weniger gesicherter Fallbeschreibungen (Zückner u. Ebel, 2001).

Sprechapraxie vs. Dysarthrie

Die differenzialdiagnostische Abgrenzung der Sprechapraxie gegenüber den *Dysarthrien* kann häufig schon auf Grund ätiologischer Voraussetzungen getroffen werden.

Die Sprechapraxie ist ätiologisch eng mit zerebrovaskulär bedingten *linkshemisphärischen Läsionen* im Bereich der vorderen Sprachregion verknüpft. Bei solchen Läsionen wäre allenfalls das Syndrom einer paretischen Dysarthrie infolge einer Läsion des motorischen Gesichtskortex zu diskutieren; jedoch treten persistierende und ausgeprägte Dysarthrien dieses Typs fast ausschließlich nach *bilateralen Läsionen* des ersten Motoneurons auf (Urban et al., 2001).

Die Symptome der Sprechapraxie – insbesondere die inkonsistenten und schwer vorhersagbaren Lautentstellungen und das Auftreten von „Inseln" völlig störungsfreier Sprachproduktion – sind mit dem Modell einer Parese oder einer „elementaren" feinmotorischen Störung auch gar nicht vereinbar. Ähnliches gilt für das Symptom der phonematischen Paraphasien.

Schließlich haben dysarthrische Patienten erfahrungsgemäß auch Stimmstörungen, deren Schweregrad mit dem der Artikulationsstörung vergleichbar ist, während bei einer Sprechapraxie die Stimme im Vergleich zur Artikulation oft herausragend gut erhalten ist.

Phonologische Störungen

Die Abgrenzung sprechapraktischer gegenüber *phonologischen Störungen*, wie sie im Rahmen aphasischer Syndrome auftreten, fällt erfahrungsgemäß schwer. Als ein Hauptkriterium für die Diagnose „Sprechapraxie" wird das *Auftreten phonetischer Entstellungen* angesehen (Tab. 6.1), da dieser Fehlertyp auf ein Problem der motorischen Programmierung oder Implementierung von ansonsten korrekt repräsentierten Wortformen hinweist. Das *Auftreten von phonematischen Paraphasien* (also von „wohlartikulierten" Fehlern) bei sprechapraktischen Patienten spricht nicht gegen einen solchen Pathomechanismus, da verschiedene motorische Mechanismen (auf der Seite des Patienten) und verschiedene perzeptuelle Mechanismen (auf der Seite des Untersuchers) zum Entstehen *kategorialer Lautabweichungen* führen können.

Die differenzialdiagnostische Schlüsselrolle der phonetischen Entstellungen resultiert aus der Annahme, dass eine fehlerhafte motorische Programmierung in jedem Falle *auch* zu einem relevanten Anteil phonetischer Entstellungen führen sollte, dass also eine Sprechapraxie nur ausgeschlossen werden kann, wenn die Sprachproduktion durchgängig wohlartikuliert ist.

Als zusätzlicher starker Hinweis auf eine Sprechapraxie wird, neben den Lautentstellungen, die Beobachtung von *Suchbewegungen* gewertet. Allerdings gibt es auch sprechapraktische Patienten, die dieses auffällige Verhalten – spontan oder therapiebedingt – nicht zeigen oder es kompensieren können.

Weitere positive Hinweise auf eine Sprechapraxie lassen sich aus der Beobachtung eines *gestörten Redeflusses* mit häufigen *Fehlversuchen* und *Selbstkorrekturen*, überwiegend am Wortanfang, ableiten. Allerdings sprechen auch Patienten mit Leitungsaphasie oft unflüssig (Conduites d' approche), und bei allen aphasischen Patienten, die Wortabrufprobleme haben, treten Unflüssigkeiten als Folge lexikalischer Suchprozesse auf. Ohne eine umfassendere Diagnostik von Wortabrufprozessen sind die Ergebnisse der Sprechapraxiediagnostik daher nur eingeschränkt interpretierbar.

Wenn neben den Störungen des Sprechens auch *Störungen auditiver Verarbeitungsleistungen* (z. B. Phonemdiskrimination) oder *schriftsprachlicher Leistungen* (z. B. schriftliches Benennen) auftreten, so wird dies häufig als Anzeichen für eine „supramodale" oder „amodale" phonologische Beeinträchtigung angesehen und als Argument gegen eine Störung motorischer Planungs- oder Programmierungsprozesse ins Feld geführt. Ähnliches gilt für die Störungen bei Aufgaben, mit denen die sog. *phonologische Bewusstheit* geprüft wird, also etwa die Fähigkeit, die Länge eines Wortes abzuschätzen oder zwei Wörter als „reimend" zu erkennen. Solche Beobachtungen bieten jedoch kein zuverlässiges Kriterium für die Annahme oder den Ausschluss einer Sprechapraxie, da die Rolle orthographischer Prozesse und Repräsentationen, die Rolle des Arbeitsgedächtnisses und die Rolle interner sprechmotorischer Repräsentationen bei diesen Verarbeitungsleistungen nicht geklärt sind (Ziegler, 2002c; Waters et al., 1992; Hickok u. Poeppel, 2004).

> Die Äußerungen sprechapraktischer Patienten sind durch phonetische Entstellungen gekennzeichnet; die Äußerungen von Patienten mit phonologischen Störungen sind wohlartikuliert.
> Die Äußerungen sprechapraktischer Patienten sind durch Suchbewegungen, Fehlstarts und Selbstkorrekturen gekennzeichnet; Patienten mit phonologischen Störungen sprechen flüssiger. (Aber: Conduites d'approche oder Wortabrufprobleme können auch bei phonologischen Störungen zu Unflüssigkeiten führen!)

6.4 Pathophysiologie

6.4.1 Sprechapraxie

Der Pathomechanismus der *Sprechapraxie* ist bislang nicht hinreichend geklärt. Das Verständnis der Störung wird von der Vorstellung geleitet, der Patient wisse „was er sagen möchte und wie das klingen soll", aber er könne „die Artikulatoren nicht so programmieren, dass die gewünschten Sprachlaute entstehen" (Hillis et al., 2004; übersetzt durch d. Autor).

In diesem Sinne wird die Sprechapraxie also als eine sprech*motorische* Störung angesehen. Auf das Vorhandensein intakter phonologischer Repräsentationen schließt man unter anderem aus der Beobachtung, dass die Patienten oft nur in phonetischen Details von der Zielform eines Wortes abweichen und dass sie nach der richtigen artikulatorischen Konfiguration – z. B. für den Wortanfang – *suchen*. Auch die Tatsache, dass manche sprechapraktische Patienten deutlich besser *schreiben* als sprechen, wird oft als Zeichen gewertet, dass sie auf relativ erhaltene Wortformrepräsentationen zugreifen können; wobei man allerdings sagen muss, dass das korrekte Schreiben eines Wortes auch durch Prozesse unterstützt werden kann, die für die mündliche Sprachproduktion unerheblich sind (vgl. Kap. 5). Welches „Wissen" sprechapraktische Patienten über die Form von Wörtern tatsächlich haben, ist noch weitgehend unerforscht.

Aus dem Umstand, dass die Symptome der Sprechapraxie dem Augenschein nach durch keinen der geläufigen elementar-motorischen Pathomechanismen (Parese, Ataxie, Dystonie, Tremor, Akinesie) erklärbar sind, leitet man eine taxonomische Unterscheidung von den Dysarthrien ab. Man spricht von einem *Planungs-* oder *Programmierungsproblem* – ohne allerdings genau zu wissen, wie die Planung und Programmierung von Sprechbewegungen organisiert ist und wie sie sich von phonologischen Verarbeitungsprozessen einerseits und von den Prozessen der Bewegungsausführung andererseits abgrenzen lässt.

Eine Sonderstellung unter den sprechmotorischen Störungen erhält die Sprechapraxie jedenfalls aus der Tatsache, dass sie – wie die Apraxie der Gliedmaßen – an Läsionen der sprachdominanten Hemisphäre geknüpft ist. Auch andere Beobachtungen erinnern an das Störungsbild der Apraxie, z. B. dass die Patienten unter oft nicht vorhersagbaren Bedingungen bisweilen nahezu völlig unbeeinträchtigte Leistungen abrufen können, zu einem anderen Zeitpunkt dagegen plötzlich große Ratlosigkeit selbst bei den einfachsten Wörtern zeigen (Kap. 3). Diese Parallelen haben zur Annahme eines *apraktischen* Störungsmechanismus (und damit zur Bezeichnung *Sprechapraxie*) geführt.

Moderneren Vorstellungen der Apraxie als einer Störung *konzeptueller* Aspekte der Handlungssteuerung (vgl. Kap. 3) würde auf der Seite der Sprachstörungen allerdings eher das Syndrom der *Leitungsaphasie* entsprechen, bei dem der Fehlertyp der phonematischen Paraphasie bei ansonsten unbeeinträchtigter Artikulation vorherrscht (Kap. 4). Die taxonomische Verwirrung resultiert letztlich aus dem Umstand, dass auch der Pathomechanismus der Gliedmaßenapraxie nicht hinreichend aufgeklärt ist und dass die gegenwärtig verfügbaren Modelle der Steuerung motorischer Handlungen und der Sprachproduktion nicht kompatibel sind.

In der Psycholinguistik herrscht die Vorstellung vor, dass die *Silben* eine wichtige sprechmotorische Planungseinheit darstellen (Levelt et al., 1999). Daraus haben einige Autoren die Vermutung abgeleitet, dass der Pathomechanismus der Sprechapraxie zu einem Zerfall silbischer Motorprogramme führt und die Patienten daher einen *indirekten* Weg der sprechmotorischen Planung auf der Grundlage kleinerer Einheiten (z. B. Phoneme) gehen müssen (Varley u. Whiteside, 2001). Andere Untersuchungen haben jedoch gezeigt, dass sprechmotorische Programme vermutlich eine komplexere, hierarchische Struktur besitzen und die Sprechapraxie zu einem Zerfall motorischer Einheiten auf verschiedenen Integrationsebenen führen kann (Aichert u. Ziegler, 2004; Ziegler, 2005).

6.4.2 Dysarthrien

Für die verschiedenen Dysarthriesyndrome werden die den jeweiligen Grunderkrankungen entsprechenden Pathomechanismen unterstellt, also spastische oder schlaffe Parese, Ataxie, Akinesie, Dystonie etc. Dies beruht aber eher auf Analogieschlüssen als auf tatsächlichen physiologischen Befunden. Die klinischen Methoden der Prüfung von Parametern wie Kraft, Tonus oder Bewegungsgeschwindigkeit sind auf die Bewegungsorgane der Sprechatmung, der Stimme und der Artikulation nicht ohne weiteres anwendbar; eine Reflexprüfung ist beispielsweise nur für die Kieferhebermuskulatur möglich. Außerdem ist nicht bekannt, wie sich das für die Extremitätenmotorik gültige Modell der Spastizität auf die Sprechbewegungen der Zunge oder des Kehlkopfs übertragen lässt.

Ähnliches gilt für die Bradykinesie beim *M. Parkinson*, die für die Sprechmotorik nicht nachzuweisen ist (Connor et al., 1989). Auch die Beobachtung, dass sprechmotorische Parameter in geringerem Maße durch eine Dopaminsubstitutionstherapie oder durch Stimulation der subthalamischen Kerne beeinflussbar sind als die Motorik der Gliedmaßen (Krack et al., 2003) lässt auf unterschiedliche pathophysiologische Bedingungen für die Sprech- und die Extremitätenmotorik bei der Parkinson-Erkrankung schließen.

Zum erworbenen *neurogenen Stottern* werden verschiedene Pathomechanismen diskutiert, unter anderem Probleme der (transcallosalen) Synchronisation und Koordination sprechmotorischer Innervationsmuster (Kakishita et al., 2004; Soroker et al., 1990), dyskinetische Beeinträchtigungen infolge von mesothalamischen oder striären Läsionen (Andy u. Bhatnagar, 1992) oder eine Unterbrechung thalamischer Projektionen auf die SMA (Abe et al., 1993). Läsionen der SMA selbst können ebenfalls eine Rede-Unflüssigkeit herbeiführen, die sich jedoch vermutlich vom Störungsbild des neurogenen Stotterns unterscheidet (Ackermann et al., 1996).

Dysarthrische Störungen müssen nicht mit einer Störung nichtsprachlicher Bewegungen der am Sprechen beteiligten Muskeln einhergehen. Patienten, die beispielsweise im Rahmen einer Pseudobulbärparalyse völlig unfähig sind, stimmhaft zu sprechen, können nichtsdestoweniger oft stimmhaft lachen oder weinen und sind dabei auch zu ausgeprägten mimischen Ausdrucksbewegungen fähig. Auch die Beeinträchtigungen des Kauens oder Schluckens und die Störungen nichtsprachlicher *Willkürbewegungen* der Sprechorgane – z. B. bei visuomotorischen Trackingaufgaben oder bei artikulatorischen Diadochokineseaufgaben – können mit dem Vorliegen oder dem Schweregrad einer Dysarthrie dissoziiert sein (Ziegler, 2003).

6.5 Anatomie

6.5.1 Sprechapraxie

Historisch ist das Syndrom der Sprechapraxie mit den anterioren Arealen der perisylvischen Rinde der dominanten Hemisphäre, insbesondere der Broca-Region, verknüpft. Paul Broca hatte diese Region als das Zentrum der Fähigkeit zur Kontrolle von Artikulationsbewegungen angesehen (Broca, 1861).

Da umschriebene Läsionen des Broca-Areals nicht notwendigerweise zu persistierenden Sprechstörungen führen (Mohr et al., 1978), haben verschiedene Autoren eine Beteiligung des im unteren Anteil des Gyrus praecentralis gelegenen motorischen Gesichtskortex und des darunter liegenden Marklagers diskutiert (Tanji et al., 2001; Schiff et al., 1983). In jüngeren Läsionsstudien wurde, unterstützt durch Studien mit bildgebenden Verfahren, der Gyrus praecentralis der Inselrinde in der sprachdominanten Hemisphäre als verantwortlicher Läsionsort und als für die sprechmotorische Planung relevante Struktur vermutet (Nagao et al., 1999; Dronkers, 1996; Wise et al., 1999). Neuere Evidenz *gegen* diese Hypothese und eine Rückkehr zu Brocas ursprünglicher Annahme ergab eine umfangreiche Läsionsstudie von insgesamt 80 Patienten mit akuten linkshemisphärischen Infarkten mit und ohne Beteiligung des vorderen Anteils der Inselrinde (Hillis et al., 2004). Eine Analyse diffusions- und perfusionsgewichteter MRT-Daten zeigte, dass das Auftreten einer Sprechapraxie in den beiden Subgruppen nicht an das Vorliegen einer Inselläsion geknüpft war, sondern an Läsionen bzw. eine Minderdurchblutung in der Broca-Region.

> Eine Sprechapraxie tritt fast ausschließlich nach Läsionen im anterioren perisylvischen Kortex der linken Hemisphäre auf; dagegen sind persistierende Dysarthrien nach einseitigen kortikalen Läsionen selten.

6.5.2 Dysarthrien

Dysarthrien sind verbunden mit Läsionen motorischer Zentren, insbesondere

- des motorischen Gesichtskortex und der absteigenden kortiko-fugalen Bahnen (beidseits),
- der motorischen Kerne der Hirnnerven V, VII, IX, X, XI und XII und der im Rückenmark gelegenen Kerne C1 – C8 und T1 – T12,
- der motorischen Basalganglienschleife inklusive der lateralen Kerne des Thalamus, sowie
- des Kleinhirns mit seinen afferenten und efferenten Projektionen (Ziegler, 2002a).

Die somatotope Organisation der motorischen Zentren und Verbindungsbahnen führt dazu, dass dysarthrische Störungen von den Störungen der Gliedmaßenmotorik dissoziiert sein können.

Unterbrechungen der direkten kortiko-motoneuronalen Bahnverbindungen können auf der Ebene des primärmotorischen Kortex (bei bilateraler Läsion: Foix-Chavany-Marie-Syndrom), im Bereich der Corona radiata und des hinteren Schenkels der inneren Kapsel, auf ponto-mesenzephaler Ebene und im Bereich der Basis pontis sowie in der Medulla oblongata (lateral) eine Dysarthrie verursachen (Arboix u. Marti-Vilalta, 1990; Bassetti et al., 1996; Kim, 2003; Urban et al., 2001).

Zerebelläre Dysarthrien werden in erster Linie auf Läsionen rostraler-paravermaler Kleinhirnregionen im Versorgungsgebiet der A. cerebelli superior zurückgeführt (Ackermann et al., 1992; Urban et al., 2001; Urban et al., 2003). Über die dysarthrierelevanten Basalganglienstrukturen ist wenig bekannt, da fokale infarkt- oder blutungsbedingte Läsionen der Basalganglien meist auch Teile der inneren Kapsel mit einbeziehen. Für das Auftreten der typischen hypokinetischen Dysarthriemerkmale sind aber vermutlich Läsionsorte im Putamen verantwortlich zu machen (Ziegler, 1997). Eine der Parkinson-Dysarthrie ähnliche Sprechstörung wurde auch nach bilateralen Thalamusläsionen beobachtet, offensichtlich als Folge einer Unterbrechung pallidaler Efferenzen auf der Ebene des Thalamus (Ackermann et al., 1993). Thalamische Läsionen können allerdings auch ein der zerebellären Dysarthrie ähnliches Syndrom verursachen, das in diesen Fällen vermutlich Folge einer Unterbrechung zerebello-thalamo-kortikaler Verbindungsbahnen ist (Cramon, 1981).

Bilaterale Läsionen im Bereich des mesio-frontalen Kortex können zu einem kompletten Mutismus führen (*akinetischer Mutismus*); in der Rückbildung sind ein reduzierter Sprechantrieb, Hypophonie und bisweilen auch stotterähnliche Symptome beobachtbar (Ackermann et al., 1996). Ein dem akinetischen Mutismus ähnliches Syndrom kann durch Läsionen des mesodienzephalen Übergangs verursacht werden (Ackermann u. Ziegler, 1995).

> Dysarthrien sind verbunden mit Läsionen motorischer Zentren, insbesondere des motorischen Gesichtskortex und der absteigenden kortiko-fugalen Bahnen (beidseits), der motorischen Kerne der Hirnnerven V, VII, IX, X, XI und XII und der im Rückenmark gelegenen Kerne C1 – C8 und T1 – T12, der motorischen Basalganglienschleife inklusive der lateralen Kerne des Thalamus, sowie des Kleinhirns mit seinen afferenten und efferenten Projektionen.

6.6 Spontanverlauf und Prognose

6.6.1 Sprechapraxie

Sprechapraktische Patienten durchlaufen in den ersten Tagen nach dem Schlaganfall häufig eine Phase kompletter Unfähigkeit zu sprechen (Mutismus). Im weiteren Verlauf zeigt sich, vermutlich in Abhängigkeit von der Größe der

Läsion, eine Rückkehr der Fähigkeit zu willkürlicher Phonation und Artikulation. Patienten, bei denen die Hirnschädigung auf die Broca-Region beschränkt ist und Patienten mit kleinen Infarkten können eine nahezu komplette Restitution ihrer Sprechfähigkeit erreichen (Mohr et al., 1978).

Die Bedingungen für das Auftreten schwerer persistierender Störungen sind nicht bekannt, aber vermutlich spielt das Ausmaß der subkortikalen Läsion und möglicherweise auch deren Ausdehnung in Bereiche des motorischen Gesichtskortex und der vorderen Insel eine Rolle (Hillis et al., 2004). Es gibt Fallberichte über persistierende mutistische Zustände nach bilateralen Operculum-Läsionen. Allerdings lässt sich wegen des kompletten Fehlens sprachlicher Äußerungen bei diesen Patienten nicht entscheiden, ob es sich dabei um eine sprechapraktische oder eine dysarthrische Symptomatik handelt (Ziegler u. Ackermann, 1994).

6.6.2 Dysarthrien

Bei den dysarthrischen Störungen hängt der Spontanverlauf von der Grunderkrankung ab. Bei manchen progredienten Erkrankungen, etwa beim M. Parkinson, kann die Sprechstörung zu den ersten Krankheitszeichen gehören. Der Störungsschweregrad nimmt im Verlauf solcher Erkrankungen zu, im Extremfall bis zum Stadium des Mutismus (Ackermann u. Ziegler, 1994). Dysarthrische Störungen nach einseitigen Hemisphäreninfarkten und Dysarthrien nach lakunären Infarkten bilden sich meist innerhalb weniger Wochen zurück (Urban et al., 1996). Für die spontane Rückbildung zentraler einseitiger Hypoglossusparesen werden Mechanismen der Aktivierung ipsilateraler Projektionen von Neuronen des motorischen Kortex der intakten Hemisphäre verantwortlich gemacht (Muellbacher et al., 1999).

Zum Rückbildungsverlauf der dysarthrischen Störungen nach traumatischem Mutismus gibt es differenzierte Beschreibungen der verschiedenen Stadien der Rückkehr phonatorischer und artikulatorischer Fertigkeiten (Cramon u. Vogel, 1981).

6.7 Therapie

6.7.1 Sprechapraxie

Übungsbehandlung

Die Übungsbehandlung der Sprechapraxie zählt zum Aufgabenbereich sprachtherapeutischer Berufsgruppen und ist in den meisten Fällen Bestandteil einer umfassenderen Aphasietherapie. Eine Sprechapraxiebehandlung hat Priorität in der Aphasietherapie, wenn die Schwere der Sprechstörung eine Behandlung der aphasischen Störungsaspekte (Agrammatismus, Wortabrufstörung, etc.) behindert. Sie muss dagegen zeitlich zurückstehen, wenn das Sprachverständnis so schwer gestört ist, dass der Patient keinen Zusammenhang zwischen den geübten Sprechbewegungen und der Bedeutung der dabei geäußerten Wörter erkennt („Papageientherapie").

Die logopädische Übungsbehandlung der Sprechapraxie kennt eine Reihe verschiedener, klinisch gut erprobter Ansätze, jedoch gibt es keine aussagekräftigen Wirksamkeitsstudien mit größeren Fallzahlen. Für einige Ansätze wurden in Einzelfallstudien und in Studien mit kleineren Gruppen Wirksamkeitsnachweise dokumentiert (Wambaugh, 2002).

Die bekannten Verfahren lassen sich wie folgt untergliedern:

- Eine Gruppe von Verfahren verfolgt einen sehr expliziten, didaktischen Lernansatz, der mit *Erläuterungen des Sprechbewegungsablaufs für den Patienten* verbunden ist. Dies wird unterstützt durch graphische Illustrationen, durch taktile Reizung der Zunge oder der Lippen bzw. der Artikulationsstelle am Gaumen, manchmal auch durch apparatives Biofeedback (Katz et al., 1999) oder einen Spiegel, in dem der Patient seine Bewegungen kontrollieren kann. Typischerweise wird mit diesen Verfahren an einzelnen Lauten und weniger an Bewegungssequenzen gearbeitet (*segmentaler Ansatz;* z. B. Springer, 1995).
- Eine andere Klasse von Verfahren verfolgt dem gegenüber eher den Ansatz, mit größeren sprachlichen Einheiten – also zum Beispiel auf der Ebene von Wörtern und Phrasen – *artikulatorische Bewegungsabläufe zu trainieren,* ohne einen expliziten Fokus auf den Bewegungsvorgang selbst zu legen (z. B. Jaeger u. Ziegler, 1993; Ziegler u. Jaeger, 1993). Bei solchen Verfahren können zusätzlich noch rhythmische oder melodische Hilfestellungen zur Fazilitierung einer flüssigeren Artikulation eingesetzt werden (Belin et al., 1996; Brendel, Ziegler und Deger, 2001; Wambaugh u. Martinez, 2000).
- Eine weitere Gruppe von Verfahren beruht auf dem Prinzip, *Artikulationsbewegungen durch taktile Stimulation anzubahnen* oder, wie in der TAKTKIN-Methode, die Bewegungen teilweise passiv zu führen (Birner-Janusch, 2001).

Diese und weitere Methoden werden in der Praxis meist miteinander kombiniert. Sie können mit dem Ziel eingesetzt werden, die Artikulationsfähigkeit generell zu verbessern; bei Patienten mit sehr schweren Störungen können sie aber auch dazu dienen, lediglich ein kleines Inventar von individuell bedeutsamen, alltagsrelevanten Wörtern zu trainieren, um dem Patienten zumindest residuale kommunikative Möglichkeiten zu vermitteln. Schließlich beschränkt sich das Spektrum therapeutischer Interventionsmöglichkeiten nicht nur auf das Training der Artikulation, sondern es kann auch auf die Verwendung alternativer Kommunikationsmittel, den kommunikativen Einsatz von Gesten oder eine Verbesserung kommunikativer Strategien im Alltag abzielen. In diesem Aspekt unterscheidet sich die Behandlung der Sprechapraxie nicht grundsätzlich von der Aphasietherapie (Kap. 4).

Pharmakologische Ansätze

Einige pharmakologische Studien zur Aphasietherapie waren vor allem auf nichtflüssige Aphasien fokussiert, daher können die Ergebnisse dieser Versuche vermutlich auf die Fragestellungen der Sprechapraxiebehandlung übertragen werden. Insbesondere wurden Behandlungsversuche mit *Bromocriptin* (Bragoni et al., 2000; Gupta et al., 1995) und mit *Amphetamin* durchgeführt (Walker-Batson et al., 2001) – allerdings bislang mit widersprüchlichen Resultaten.

Bei Diener (in press) findet sich ein Literaturüberblick mit Empfehlungen zur Aphasietherapie, die zumindest teilweise auf die Behandlung sprechapraktischer Patienten übertragbar sind.

6.7.2 Dysarthrien

Für die Behandlung dysarthrischer Störungen gibt es im Wesentlichen drei unterschiedliche Zugänge:

- neurochirurgische oder neuropharmakologische Behandlung der Grunderkrankung,
- sprachtherapeutische Übungsbehandlung und
- Anpassungsmaßnahmen, inklusive alternativer Kommunikationsmittel.

Neurochirurgische und neuropharmakologische Ansätze

Systematische Untersuchungen gibt es zur Wirksamkeit der *Tiefenhirnstimulation bei Patienten mit M. Parkinson,* allerdings mit widersprüchlichen Ergebnissen. In zwei Studien von Gentil u. Mitarb. konnten positive Auswirkungen bilateraler Stimulation der subthalamischen Kerne auf die Kontrolle der Artikulationsmuskulatur (Gentil et al., 1999; N=10) und auf Stimmparameter (Gentil et al., 2001; N=26) berichtet werden, eine dritte Studie derselben Gruppe konnte diese Ergebnisse zum großen Teil bestätigen (Gentil et al., 2003; N=16). Verschiedene Studien anderer Gruppen zeigten dagegen, dass eine bilaterale STN-Stimulation die Sprechstörung von Parkinson-Patienten nicht oder sogar negativ beeinflusst. Insbesondere konnte in einer Follow-up-Studie gezeigt werden, dass fünf Jahre nach Beginn der bilateralen STN-Stimulationstherapie die Dysarthrie das einzige motorische Symptom war, das sich durch die Behandlung nicht verbessern ließ (Krack et al., 2003).

Zur Wirksamkeit *pharmakologischer* Ansätze in der Dysarthrietherapie:

- Hier sind vor allem Untersuchungen des Einflusses von *Levodopa* auf die *Sprechstörung bei Parkinson-Kranken* zu nennen. Während einige ältere Studien widersprüchliche Ergebnisse geliefert haben, konnten in einer neueren Studie positive Einflüsse der Dopaminsubstitution auf Stimmparameter berichtet werden (Sanabria et al., 2001). Im Vergleich zu den allgemein-motorischen Verbesserungen ist die Modulation der dysarthrischen Störung durch dopaminerge Substanzen allerdings wenig überzeugend.
- Ein zweiter Kernbereich pharmakologischer Therapieansätze ist die *Behandlung der spasmodischen Dysphonie* mittels *Botulinum-Toxin-Injektionen.* Vor allem bei der hyperadduktorischen Variante dieser Störung erweist sich diese Behandlungsmethode als wirksam, allerdings sind in Abständen von wenigen Monaten Re-Injektionen erforderlich (Bender et al., 2004; Damrose et al., 2004; Rubin et al., 2004). Erfolgreiche Behandlungsversuche mit Botulinum-Toxin wurden auch für Patienten mit einem *Stimmtremor* berichtet (Adler et al., 2004). Als Nebenwirkungen dieser Behandlungsmethode können eine behauchte Stimmqualität und Schluckstörungen auftreten.

Übungsbehandlung

Der *Übungsansatz* in der Dysarthrietherapie beruht auf der Überzeugung, dass bei Patienten mit einer Hirnschädigung durch intensives motorisches Lernen eine zumindest teilweise Restitution verloren gegangener motorischer Fertigkeiten möglich ist (Platz, 2004). Eine weitere Zielsetzung der Übungsbehandlung dysarthrischer Patienten besteht darin, *Fehlanpassungen abzubauen* und die verbliebenen Möglichkeiten für eine möglichst effiziente *Kompensation der Störung* zu nutzen. Sprachtherapeuten versuchen, nach einer sorgfältigen Analyse des Störungsschwerpunkts (Sprechatmung, Stimme, velopharyngeale Luftstromkontrolle, linguo-mandibuläre und labio-mandibuläre Bewegungskontrolle) durch gezielte Stimulation und durch systematisches und häufiges Üben verloren gegangene Bewegungsmuster neu zu trainieren. Durch Haltungskorrekturen oder eine bewusste Kontrolle der Sprechatmung oder des Kieferöffnungswinkels können Fehlanpassungen zurückgedrängt und die Sprechökonomie verbessert werden (Vogel, 2002).

Wenige dieser Ansätze sind mittels systematischer Wirksamkeitsanalysen mit hinreichend großen Stichproben überprüft worden (Sellars et al., 2002). Eine Ausnahme bildet das *Lee-Silverman-Voice-Treatment (LSVT)* zur Behandlung der Dysarthrie bei M. Parkinson (Ramig et al., 1996). Bei diesem Verfahren wird durch einen streng hierarchischen Aufbau von Stimm- und Atmungsübungen versucht, eine kräftigere Kehlkopfadduktion und einen höheren respiratorischen Anblasedruck zu erreichen, um dadurch die Stimmqualität zu verbessern und die Sprechlautstärke zu erhöhen.

Bei Patienten, deren Verständlichkeit primär durch eine Gaumensegelinsuffizienz eingeschränkt ist (z. B. in Folge einer zentralen Gaumensegelparese), kann die Anpassung einer Gaumensegel*prothese* indiziert sein (Vogel, 2002). Diese Maßnahme ist immer mit einer intensiven Übungsbehandlung verbunden.

Auch bei dysarthrischen Patienten können *Biofeedback-Techniken* sinnvoll sein, in der Regel jedoch in Verbindung mit anderen, parallel durchgeführten Therapiemaßnahmen (Goldstein et al., 1994).

Anpassungsmaßnahmen

Zusätzlich zu den übungstherapeutischen Maßnahmen ist es erforderlich, mit den Patienten und gegebenenfalls auch mit ihren Angehörigen *Strategien einer möglichst effizienten Kommunikation* zu trainieren. Um einen Transfer des Therapieerfolgs zu erreichen, müssen die erworbenen Funktionen und Strategien in möglichst alltagsnahen und für den Patienten relevanten Situationen geübt und überprüft werden (Vogel, 2002).

Bei schwerer Dysarthrie mit annähernd aufgehobener Fähigkeit, mündlich zu kommunizieren muss der vorübergehende oder dauerhafte *Einsatz alternativer Kommunikationshilfen* erwogen werden. Diese können vom Einsatz gestischer Mittel über Buchstaben- oder Bildtafeln und individuelle Kommunikationsbücher bis zur Anpassung komplexer apparativer Systeme mit individuell angepassten Sensoren und synthetischer Sprachausgabe reichen.

Ein etwas ausführlicherer Literaturüberblick mit Empfehlungen zur Dysarthrietherapie findet sich bei Diener (im Druck).

Literatur

Abe K, Yokoyama R, Yorifuji S. Repetitive speech disorder resulting from infarcts in the paramedian thalami and midbrain. J Neurol Neurosurg Psychiatry. 1993;56:1024 – 1026.

Ackermann H, Hertrich I, Ziegler W, Bitzer M, Bien S. Acquired dysfluencies following infarction of the left mesiofrontal cortex. Aphasiology. 1996;10:409 – 417.

Ackermann H, Vogel M, Petersen D, Poremba M. Speech deficits in ischaemic cerebellar lesions. J Neurol. 1992;239:223 – 227.

Ackermann H, Ziegler W. Cerebellar voice tremor: an acoustic analysis. J Neurol Neurosurg Psychiatry. 1991;54:74 – 76.

Ackermann H, Ziegler W. Mutismus bei zentralmotorischen Störungen: eine Literaturübersicht. Fortschr Neurol Psychiatr. 1994;62:337 – 344.

Ackermann H, Ziegler W. Der akinetische Mutismus – eine Literaturübersicht. Fortschr Neurol Psychiatr. 1995;63:59 – 67.

Ackermann H, Ziegler W, Petersen D. Dysarthria in bilateral thalamic infarction. J Neurol. 1993;240:357 – 362.

Adler CH, Bansberg SF, Hentz JG, et al. Botulinum toxin type A for treating voice tremor. Arch Neurol. 2004;61:1416 – 1420.

Aichert I, Ziegler W. Syllable frequency and syllable structure in apraxia of speech. Brain Lang. 2004;88:148 – 159.

Andy OJ, Bhatnagar SC. Stuttering acquired from subcortical pathologies and its alleviation from thalamic perturbation. Brain Lang. 1992;42: 385 – 401.

Arboix A, Marti-Vilalta JL. Lacunar infarctions and dysarthria. Arch Neurol. 1990;47:127.

Bassetti C, Bogousslavsky J, Barth A, Regli F. Isolated infarcts of the pons. Neurology. 1996;46:165 – 175.

Belin P, Van Eeckhout Ph, Zilbovicius M, et al. Recovery from nonfluent aphasia after melodic intonation therapy: A PET study. Neurology. 1996;47:1504 – 1511.

Bender BK, Cannito MP, Murry T, Woodson GE. Speech intelligibility in severe adductor spasmodic dysphonia. J Speech Lang Hear Res. 2004; 47:21 – 32.

Birner-Janusch B. Die Anwendung des PROMPT™ Systems im Deutschen – eine Pilotstudie. Sprache – Stimme – Gehör. 2001;25:174 – 179.

Bragoni M, Altieri M, Di PV, Padovani A, Mostardini C, Lenzi GL. Bromocriptine and speech therapy in non-fluent chronic aphasia after stroke. Neurol Sci. 2000;21:19 – 22.

Brendel B, Ziegler W, Deger K. The synchronization paradigm in the treatment of apraxia of speech. J Neurolinguist. 2000;13:254 – 257.

Brin MF, Fahn S, Blitzer A, Ramig LO, Stewart C. Movement disorders of the larynx. In: Blitzer A, Brin M, Sasaki CT, Fahn S, Harris KS, eds. Neurologic Disorders of the Larynx. New York: Thieme; 1992:248 – 278.

Broca P. Remarques sur le siège de la faculté du langage articulé; suives d'une observation d'aphémie. Bull Soc Anat. 1861;6:330 – 357.

Connor NP, Abbs JH, Cole KJ, Gracco VL. Parkinsonian deficits in serial multiarticulate movements for speech. Brain. 1989;112:997 – 1009.

v. Cramon DY. Bilateral cerebellar dysfunctions in a unilateral mesodiencephalic lesion. J Neurol. 1981;44:361 – 363.

v. Cramon DY, Vogel M. Der traumatische Mutismus. Nervenarzt; 1981; 52:664 – 668.

Croot K. Diagnosis of AOS: definition and criteria. Semin Speech Lang. 2002;23:267 – 280.

Damrose JF, Goldman SN, Groessl EJ, Orloff LA. The impact of long-term botulinum toxin injections on symptom severity in patients with spasmodic dysphonia. J Voice. 2004;18:415 – 422.

Darley FL, Aronson AE, Brown JR. Motor Speech Disorders. Philadelphia: W.B. Saunders; 1975.

Diener HC. Leitlinien für Diagnostik und Therapie in der Neurologie. 3. Aufl. Stuttgart: Georg Thieme Verlag; in press.

Dronkers NF. A new brain region for coordinating speech articulation. Nature. 1996;384:159 – 161.

Enderby P. Die Frenchay Dysarthrie-Untersuchung. Stuttgart: Gustav Fischer Verlag; 1991.

Findley LJ, Büttner U. Tremor. In: Brandt T, Caplan LR, Dichgans J, Diener HC, Kennard C, eds. Neurological Disorders. Course and Treatment. 1 st ed. San Diego, London: Academic Press; 1996:853 – 860.

Gentil M, Chauvin P, Pinto S, Pollak P, Benabid AL. Effect of bilateral stimulation of the subthalamic nucleus on Parkinsonian voice. Brain Lang. 2001;78:233 – 240.

Gentil M, Garcia-Ruiz P, Pollak P, Benabid AL. Effect of stimulation of the subthalamic nucleus on oral control of patients with parkinsonism. J Neurol Neurosurg Psychiatry. 1999;67:329 – 333.

Gentil M, Pinto S, Pollak P, Benabid AL. Effect of bilateral stimulation of the subthalamic nucleus on Parkinsonian dysarthria. Brain Lang. 2003;85:190 – 196.

Goldstein P, Ziegler W, Vogel M, Hoole P. Combined palatal-lift and EPG-feedback therapy in dysarthria: a case study. Clin Linguist Phon. 1994;8:201 – 218.

Gupta SR, Mlcoch AG, Scolaro C, Moritz T. Bromocriptine treatment of nonfluent aphasia. Neurology. 1995;45:2170 – 2173.

Helm NA, Butler RB, Benson DF. Acquired stuttering. Neurology. 1978;28:1159 – 1165.

Hickok G Poeppel D. (2004). Dorsal and ventral streams: a framework for understanding aspects of the functional anatomy of language. Cognition. 2004;92:67 – 99.

Hillis AE, Work M, Barker PB, Jacobs MA, Breese EL, Maurer K. Re-examining the brain regions crucial for orchestrating speech articulation. Brain. 2004;127:1479 – 1487.

Jaeger M, Ziegler W. Der metrische Übungsansatz in der Sprechapraxiebehandlung: Ein Fallbericht. Neurolinguistik. 1993;7:31 – 41.

Kakishita K, Sekiguchi E, Maeshima S, et al. Stuttering without callosal apraxia resulting from infarction in the anterior corpus callosum. A case report. J Neurol. 2004;251:1140 – 1141.

Katz WF, Bharadwaj SV, Carstens B. Electromagnetic articulography treatment for an adult with Broca's aphasia and apraxia of speech. J Speech Lang Hear Res. 1999;42:1355 – 1366.

Kent RD, Weismer G, Kent JF, Vorperian HK, Duffy JR. Acoustic studies of dysarthric speech: methods, progress, and potential. J Commun Disord. 1999;32:141 – 186.

Kim JS. Pure lateral medullary infarction: clinical-radiological correlation of 130 acute, consecutive patients. Brain. 2003;126:1864 – 1872.

Krack P, Batir A, Van Blercom N, et al. Five-year follow-up of bilateral stimulation of the subthalamic nucleus in advanced Parkinson's disease. New Engl J Med. 2003;349:1925 – 1934.

Kuny S, Stassen HH. Speaking behavior and voice sound characteristics in depressive patients during recovery. J Psychiatr Res. 1993;27: 289 – 307.

Levelt WJM, Roelofs A, Meyer AS. A theory of lexical access in speech production. Behav Brain Sci. 1999;22:1 - 38.

Liepold M, Ziegler W, Brendel B. Hierarchische Wortlisten. Ein Nachsprechtest für die Sprechapraxiediagnostik. Dortmund: Borgmann; 2003.

Merk M, Ziegler W. (1999). MoDiaS - a PC-based system for routine acoustic analysis of neurogenic speech disorders. In: Maassen B, Groenen P, eds. Pathologies of Speech and Language. Advances in Clinical Phonetics and Linguistics. London: Whurr; 1999:315 - 321.

Mohr JP, Pessin MS, Finkelstein S, Funkenstein HH, Duncan GW, Davis KR. Broca aphasia: pathologic and clinical. Neurology. 1978;28:311 - 324.

Muellbacher W, Artner C, Mamoli B. The role of the intact hemisphere in recovery of midline muscles after recent monohemispheric stroke. J Neurol. 1999;246:250 - 256.

Murray LL. Spoken language production in Huntington's and Parkinson's diseases. J Speech Lang Hear Res. 2000;43:350 - 1366.

Nagao M, Takeda K, Komori T, Isozaki E, Hirai S. Apraxia of speech associated with an infarct in the precentral gyrus of the insula. Neuroradiology. 1999;41:356 - 357.

Nicola F, Ziegler W, Vogel M. Die Bogenhausener Dysarthrieskalen (BODYS): Ein Instrument für die klinische Dysarthriediagnostik. Forum Logopädie. 2004;2:14 - 22.

Platz T. Motor system recovery: evidence from animal experiments, human functional imaging and clinical studies. Restor Neurol Neurosci. 2004;22:137 - 142.

Ramig LO, Countryman S, Obrien C, Hoehn M, Thompson L. Intensive speech treatment for patients with Parkinson's disease - short-term and long-term comparison of two techniques. Neurology. 1996;47: 1496 - 1504.

Rubin AD, Wodchis WP, Spak C, Kileny PR, Hogikyan ND. Longitudinal effects of Botox injections on voice-related quality of life (V-RQOL) for patients with adductory spasmodic dysphonia: part II. Arch Otolaryngol Head Neck Surg. 2004;130:415 - 420.

Samar VJ, Metz DE. Criterion validity of speech intelligibility rating scale procedures for the hearing-impaired population. J Speech Hear Res. 1988;31:307 - 316.

Sanabria J, Garcia Ruiz P, Gutierrez R, et al. The effect of levodopa on vocal function in Parkinson's disease. Clin Neuropharmacol. 2001; 24:99 - 102.

Schiff HB, Alexander MP, Naeser M, Galaburda AM. Aphemia. Clinical-anatomic correlations. Arch Neurol. 1983;40:720 - 727.

Schröter-Morasch H. Beurteilung der Sprechorgane und ihrer sensomotorischen Funktionen. In: Ziegler W, Vogel M, Gröne B, Schröter-Morasch H, Hrsg. Dysarthrie. Grundlagen, Diagnostik, Behandlungsverfahren. 2. Aufl. Stuttgart: Thieme; 2002:53 - 72.

Schröter-Morasch H, Ziegler W. Wiederherstellende Verfahren bei gestörter Sprechfunktion (Dysarthrie, Dysglossie). Laryng-Rhino-Otologie. 2005;84:213 - 220.

Sellars C, Hughes T, Langhorne P. Speech and language therapy for dysarthria due to nonprogressive brain damage: a systematic Cochrane review. Clin Rehabil. 2002;16:61 - 68.

Soroker N, Bar-Israel Y, Schechter I, Solzi P. Stuttering as a manifestation of right-hemispheric subcortical stroke. Eur Neurol. 1990;30:268 - 270.

Springer L. Erklärungsansätze und Behandlung sprechapraktischer Störungen. Forum Logopädie. 1995;9:3 - 7.

Tanji K, Suzuki K, Yamadori A, et al. Pure anarthria with predominantly sequencing errors in phoneme articulation: a case report. Cortex. 2001;37:671 - 678.

Urban PP, Hopf HC, Zorowka PG, Fleischer S, Andreas J. Dysarthria and lacunar stroke. Pathophysiologic aspects. Neurology. 1996;47: 1135 - 1141.

Urban PP, Marx J, Hunsche S, et al. Cerebellar speech representation. Lesion topography in dysarthria as derived from cerebellar ischemia and functional magnetic resonance imaging. Arch Neurol. 2003; 60:965 - 972.

Urban PP, Wicht S, Vukurevic G, et al. Dysarthria in acute ischemic stroke. Lesion topography, clinicoradiologic correlation and etiology. Neurology. 2001;56:1021 - 1027.

Varley R, Whiteside SP. What is the underlying impairment in acquired apraxia of speech? Aphasiology. 2001;15:39 - 49.

Vogel M. Behandlung der Dysarthrien. In: Ziegler W, Vogel M, Gröne B, Schröter-Morasch H, Hrsg. Dysarthrie. Grundlagen, Diagnostik, Therapie. 2. Aufl. Stuttgart: Thieme-Verlag; 2002.

Walker-Batson D, Curtis S, Natarajan R, et al. A double-blind, placebo-controlled study of the use of amphetamine in the treatment of aphasia. Stroke. 2001;32:2093 - 2098.

Wambaugh JL. A summary of treatments for apraxia of speech and review of replicated approaches. Semin Speech Lang. 2000;23: 293 - 308.

Wambaugh JL, Martinez AL. (2000). Effects of rate and rhythm control treatment on consonant production accuracy in apraxia of speech. Aphasiology. 2000;14:851 - 871.

Waters GS, Rochon E, Caplan D. The role of high-level speech planning in rehearsal: evidence from patients with apraxia of speech. J Mem Lang. 1992;31:54 - 73.

Wise RJS, Greene J, Buchel C, Scott SK. Brain-regions involved in articulation. Lancet. 1999;353:1057 - 1061.

Ziegler W. Die Bedeutung der Stammganglien für die Sprachproduktion. Neurolinguistik. 1997;12:133 - 166.

Ziegler W. Auditive Methoden in der Neurophonetik. Neurolinguistik. 2002a;165 - 190.

Ziegler W. Grundlagen der Dysarthrien. In: Ziegler W, Vogel M, Gröne B, Schröter-Morasch H, Hrsg. Dysarthrie. Grundlagen, Diagnostik, Behandlungsverfahren. 2. Aufl. Stuttgart: Thieme; 2002b.

Ziegler W. Psycholinguistic and motor theories of apraxia of speech. Semin Speech Lang. 2002c;23:231 - 243.

Ziegler W. Task-related factors in oral motor control: speech and oral diadochokinesis in dysarthria and apraxia of speech. Brain Lang. 2002d;80:556 - 575.

Ziegler W. Speech motor control is task-specific. Evidence from dysarthria and apraxia of speech. Aphasiology. 2003;17:3 - 36.

Ziegler W. A nonlinear model of word length effects in apraxia of speech. Cognitive Neuropsychology. 2005;22:603 - 623.

Ziegler W, Ackermann H. Mutismus und Aphasie - eine Literaturübersicht. Fortschr Neurol Psychiatr. 1994;62:366 - 371.

Ziegler W, Hartmann E. Das Münchner Verständlichkeits-Profil (MVP): Untersuchungen zur Reliabilität und Validität. Nervenarzt. 1993; 64:653 - 658.

Ziegler W, Jaeger M. Aufgabenhierarchien in der Sprechapraxie-Therapie und der "metrische" Übungsansatz. Neurolinguistik. 1993;7:17 - 29.

Ziegler W, Vogel M. Diagnostik der Dysarthrien. In: Ziegler W, Vogel M, Gröne B, Schröter-Morasch H, Hrsg. Dysarthrie. Grundlagen, Diagnostik, Behandlungsverfahren. 2. Aufl. Stuttgart: Thieme; 2002.

Zückner H, Ebel H. Erworbenes psychogenes Stottern bei Erwachsenen: Diagnostische und differenzialdiagnostische Aspekte. Sprache - Stimme - Gehör. 2001;25:110 - 117.

7 Akalkulie

K. Willmes-von Hinckeldey

7.1 Definition

Patienten mit einer Akalkulie zeigen als Folge einer erworbenen Hirnschädigung, vorwiegend der linken Hirnhälfte, *Störungen im Umgang mit Zahlen und beim Rechnen* (Ardila u. Rosselli, 2002; Grafman u. Rickard, 1997). Diese zeigen sich nicht nur in Testuntersuchungen, sondern betreffen auch viele Verrichtungen im Alltag, wie etwa das Einkaufen, Transaktionen bei einer Bank, das Umgehen mit Telefonnummern, Zeitangaben, Maßeinheiten sowie den approximativen Umgang mit Zahlen (z. B. bei Überschlagsrechnungen oder beim Abschätzen von Anzahlen, Entfernungen, Preisnachlässen).

Der Begriff „Akalkulie" wurde von Solomon Henschen (1919) geprägt, obwohl Lewandowsky u. Stadelmann (1908) bereits detailliert einen Fall beschrieben hatten, in dem Rechenstörungen als *eigenständige Folge einer Hirnschädigung* darstellt wurden und nicht als Bestandteil einer Sprachstörung. Auch Berger (1926) grenzte die sog. *sekundäre Akalkulie* bei Patienten mit Störungen der Aufmerksamkeit, des Kurz- oder Langzeitgedächtnisses, der Sprache oder des Lesens von der *primären* oder *reinen Form der Akalkulie* ab, die nicht auf eine dieser Störungen zurückgeführt werden kann.

Akalkulie als Störung oder Verlust der *bereits erworbenen Rechenfähigkeit* ist von der (Entwicklungs-)Dyskalkulie abzugrenzen, die eine von Kindheit an bestehende Rechenschwäche bezeichnet. Hier liegt eine Teilleistungsschwäche im Rechnen bei ansonsten im Normalbereich liegenden Fähigkeiten und Fertigkeiten vor (Butterworth, 2005).

7.2 Grundlagen

Vor einer Darstellung der auch klinisch zu beobachtenden Symptommuster ist es sehr hilfreich, die wichtigsten mentalen Operationen beim Umgang mit Zahlen und deren Organisation zu charakterisieren. Dieses Vorgehen liefert dann bereits den konzeptuellen Rahmen für eine systematische klinisch-diagnostische Untersuchung.

7.2.1 Mentale Repräsentation

Unser Wissen über Zahlen besitzen wir zumindest in drei Formaten, mit denen diese im Gehirn repräsentiert sind (vgl. das Triple-Code Modell von Dehaene u. Cohen, 1995):

1. *Sequenz* oder *Kette von arabischen Ziffern* (z. B. 57),
2. *Sequenz von Zahlwörtern* aus einem begrenzen Zahlwortlexikon mit bestimmten syntaktisch-morphologischen Kombinationsregeln, die etwa für das Deutsche bei zweistelligen Zahlen noch die sog. Inversion von Einer- und Zehnerzahl beinhalten (z. B. „fünfzig-sieben" = „siebenundfünfzig"),
3. *abstrakte*, nicht an eine bestimmte Notation gebundene *Quantität/Numerosität.*

Die kulturell gebundenen und kulturell vermittelten symbolischen Notationssysteme erlauben prinzipiell die exakte Enkodierung einer jeden beliebigen Zahl. Es gibt viele unterschiedliche Belege dafür, dass die *quantitative Repräsentation* (oft modelliert als ein von links nach rechts orientierter mentaler Zahlenstrahl) approximativ ist und dass die Genauigkeit mit steigender Quantität abnimmt (mit breiter werdenden und damit stärker überlappenden Aktivierungsabschnitten auf diesem Zahlenstrahl; Dehaene, 2003).

Bestimmte Zahlen können sich zudem neben einer Quantität auch auf bestimmte Aspekte von *episodischem oder deklarativem Faktenwissen* beziehen, wie z. B. „4711", „1945" oder wie das individuelle Geburtsjahr oder Lebensalter.

7.2.2 Input/Output

- Gehörte oder geschriebene *Zahlwörter* können wie andere Wörter auch identifiziert bzw. gesprochen und geschrieben werden.
- *Arabische Zahlen* können lediglich visuell identifiziert und geschrieben werden, wobei eine einzelne Ziffer bereits einem Wort mit bestimmter Bedeutung/Semantik (der durch die Ziffer bezeichneten numerischen Anzahl/ Quantität) und nicht einem Buchstaben entspricht.
- Die *Anzahl einer Menge von (visuellen) Objekten* (auch Punkt- und Fingermuster oder die Augenzahl eines Würfels) erlaubt die *nichtsprachliche Enkodierung* von numerischer Quantität. Auch Handgesten können zum Ausdrücken von Anzahlen in nichtsprachlicher Form eingesetzt werden.

7.2.3 Transkodieren/Umformen

Die verschiedenen Zahlencodes können nach festen Regeln ineinander überführt werden. Beim (lauten) Lesen von arabischen Zahlen (z. B. „56" = „sechsundfünfzig") müssen die einzelnen Ziffern einschließlich ihrer Position in der Ziffernsequenz identifiziert werden. Bei der Zahl 56 muss aus dem Zahlwortlexikon das fünfte Element aus der Menge der Dekadenwörter und das sechste aus der Menge der Einerwörter abgerufen werden und unter Beachtung der Inversion und Verwendung des Partikels „und" kombiniert werden.

Entsprechend gibt es andere Transkodierungsprozesse für die Überführung zwischen je zwei der drei mentalen Repräsentationen, z. B.

- beim Schreiben von Zahlen oder Zahlwörtern nach Diktat,
- beim Benennen der Größe einer Punktmenge oder
- beim Zugriff auf die numerische Quantität einer auditiv oder visuell dargebotenen Zahl.

7.2.4 Rechnen

Die drei Zahlencodes sind in unterschiedlicher Weise und Kombination beim mündlichen oder schriftlichen Rechnen beteiligt.

- Das kleine Einmaleins etwa ist hoch überlernt. Bei der Vorgabe von z. B. „7 × 8" wird üblicherweise die Aufgabe intern in eine *verbale Repräsentation* überführt („sieben mal acht"), welche den *Abruf des gespeichertes Ergebnisses in sprachlicher Form* („sechsundfünfzig") ermöglicht.
- Aufgaben in den Grundrechenarten mit größeren arabischen Zahlen nutzen die einzigartigen Möglichkeiten des *„Position-mal-Wert"-Notationssystems*, um entsprechende, meist auch hoch überlernte Rechenalgorithmen (z. B. „342 – 189"; „342 × 189") zur Lösung auf diese Zahlen anzuwenden.
- Die *abstrakte Größenrepräsentation* wird beim numerischen Größenvergleich (welche von zwei/mehreren Zahl ist die größere/größte?) eingesetzt, mit schnelleren und weniger mit Fehlern behafteten Entscheidungen bei weiter auseinander liegenden Zahlen (sog. Distanzeffekt) – was anhand der angenommenen quantitativen numerischen Größenrepräsentation auf einem analogen Zahlenstrahl gut erklärbar ist.

Bei komplexeren Aufgabenstellungen im Umgang mit Zahlen und beim Rechnen werden zusätzlich mehr oder weniger starke Anforderungen an das (sprachliche) Arbeitsgedächtnis und an (sprachliche) Aufmerksamkeits- und Exekutivfunktionen gestellt.

> Rechnen erfordert eine Vielzahl von Teilprozessen:
> - Zahlen (und Rechenzeichen) müssen in der jeweiligen Notation erkannt, verstanden und produziert werden.
> - Im Gedächtnis gespeicherte Rechenfakten müssen abgerufen werden.
> - Im Gedächtnis gespeicherte Rechenprozeduren müssen als eine Sequenz von Rechenschritten abgerufen werden.
> - Die (mentale) Ausführung von Transkodierungs- und Rechenprozessen erfordert kognitive Ressourcen wie Aufmerksamkeits-, Arbeitsgedächtnis- und Problemlöseprozesse.

7.3 Klinik

Die Symptome einer Akalkulie lassen sich grob unterteilen in:

1. *Störungen des Transkodierens* (d. h. der Zahlenverarbeitung), die etwa das (auditive) Verständnis für Zahlen oder das (laute) Lesen und Schreiben von Zahlen betreffen,
2. *Störungen der quantitativen Größenrepräsentation* (d. h. der mentalen Verarbeitung von numerischen Quantitäten), wie etwa beim numerischen Größenvergleich und
3. *Störungen des (mündlichen oder schriftlichen) Rechnens*, einschließlich der *Verarbeitung der Rechenzeichen.*

7.3.1 Störungen des Transkodierens

Für die drei symbolischen Repräsentationen *„arabische Zahlen"*, *„gesprochene Zahlwörter"* und *„geschriebene Zahlwörter"* gibt es insgesamt 6 verschiedene Transkodierungswege, die alle in neuropsychologischen Studien untersucht worden sind (Noel, 2000). Beim exemplarisch genauer erläuterten *(lauten) Lesen von arabischen Zahlen*, welches sich wesentlich auf die (linke) sprachdominante Hemisphäre stützt, sind drei sequenzielle Verarbeitungsschritte erforderlich:

1. die Identifizierung der Ziffernkette (Enkodierung),
2. die (mentale) Überführung in eine Abfolge von Wörtern und
3. deren Äußerung.

Identifizierung von Ziffern

Störungen in der initialen (Enkodierungs-)Phase findet man bei *reiner Alexie*. Trotzdem sind diese Patienten in der Lage, auch mehrstellige Zahlen hinsichtlich ihrer numerischen Größe miteinander zu vergleichen (da die rechte Hemisphäre ebenfalls arabische Zahlen enkodieren und den Größenvergleich anhand der quantitativen Größenrepräsentation ausführen kann).

Überführung in ein Zahlwort

Bei der Transkodierung in ein Zahlwort treten unterschiedliche Arten von Fehlern auf:

- Bei sog. *lexikalischen Fehlern* wird ein lexikalisches Element durch ein anderes Element aus derselben lexikalischen Zahlwortklasse (Einer: 0 – 9; „Teens": 11 – 19, Dekaden: 10 – 90) ersetzt, während die gesamte morphosyntaktische Struktur (sog. Zahlwortrahmen) des Zielzahlworts erhalten ist (z. B. „56" = „sechsundsiebzig" oder „411" = „vierhundertzwölf").
- *Syntaktische Fehler* sind dadurch charakterisiert, dass ein falscher syntaktischer Rahmen erzeugt wird und in diesen entsprechend der Ziffern der arabischen Zahl das „richtige" Zahlwort eingesetzt wird (z. B. „56" = „fünfhundertsechs").

- In Sprachen wie dem Deutschen treten zudem als charakteristische Fehler *Inversionsfehler bei zweistelligen Zahlen* oder *Fehler bei Zehner- und Einerstellen in mehrstelligen Zahlen* auf (z. B. „56" = „fünfundsechzig"). Beim Lesen mehrstelliger Zahlen werden u. U. Zahlwortmorpheme – insbesondere sog. Multiplikatorwörter („hundert", „tausend", „million") – ausgelassen (z. B. „30160" = „dreißig hundertsechzig").

Beim „umgekehrten" Transkodierungsweg des *Schreibens von arabischen Zahlen nach Diktat* kommt neben den zuvor beschriebenen lexikalischen und syntaktischen Fehlern häufiger folgender Fehlertyp vor: „viertausenddreihundertachtundsechzig" = „400030068". Das Zahlwort wird dabei abschnittweise („term-by-term") transkodiert, und die sog. Überschreibungsregeln für die Nullen werden nicht beachtet; d.h das *additive Kompositionsprinzip mehrstelliger Zahlen* wird nicht korrekt angewendet.

Trotz gravierender Transkodierungsprobleme, z. B. beim lauten Lesen selbst einstelliger Zahlen, kann ein gutes *Verständnis* für dieselben Zahlen vorliegen. Neben der quantitativen Bedeutung der Zahlen kann u. U. auch semantisches deklaratives Wissen aktiviert und statt des Zahlwortes geäußert werden (z. B. „1945" – „Hitler weg"). Patienten mit schwereren Benennstörungen benutzen vorwiegend bei kleineren Zahlen häufiger das besser erhaltene *automatisierte Aufwärtszählen*, um bis zur richtigen Zahl hoch zu zählen. Bei diesem Hochzählen kommt es ganz überwiegend nicht zu Fehlern; insbesondere wird nicht über die Zielzahl hinaus weiter gezählt. Alternativ werden als Kompensationsstrategie auch die Finger zum Zeigen der Anzahl oder der Zeigefinger zum „imaginären" Schreiben der arabischen Zahl auf einer Unterlage oder in der Luft eingesetzt.

Diese Strategien sind nicht nur beim Transkodieren zu finden, sondern auch dann, wenn in einer Aufgabenstellung mit Zahlen eine mündliche Äußerung als Antwort gefragt ist, sprachlich expressive Probleme aber den lexikalischen Zugriff verhindern.

Äußerung des Zahlwortes

Für die letzte Phase der (laut-)sprachlichen Äußerung eines Zahlwortes werden generelle Sprachverarbeitungsprozesse angenommen, obwohl auch hier Leistungsdissoziationen beobachtet werden können.

Klinische Beispiele

Akalkulie und Aphasie treten häufig assoziiert auf. Dennoch sind Zahlenverarbeitungsprobleme (und Rechenstörungen) von Aphasikern nicht unbedingt auf die Sprachstörung zurückzuführen (Basso et al., 2005) – auch wenn bei Aphasien oft Störungen der rezeptiven wie produktiven Zahlenverarbeitung auftreten (Überblick bei Claros Salinas u. Willmes, 2000), bei vielen Patienten in Kombination mit einer generellen Lese- und Schreibstörung.

Störungen des Zahlenlesens und -schreibens treten vorwiegend zusammen auf, können aber auch dissoziiert sein: Ein Patient mit *Jargon-Aphasie* (Benson u. Denkla, 1969), der über ein gutes Zahlenverständnis (d. h. eine korrekte Zuordnung mündlich vorgegebener Zahlwörter zu schriftlichen Zahlen oder Punktmengen) verfügte, produzierte beim Benennen arabischer Ziffern und Zahlen nur Paraphasien. Häufiger zu beobachten ist der Fall, dass ein Aphasiker bei einem schriftlich vorgegebenen ein- oder mehrstelligen Zahlenpaar richtig die größere Zahl zeigen kann, ohne dass das für geschriebene bzw. auditiv vorgegebene Zahlwörter auch der Fall wäre.

Broca-Aphasiker zeigen häufiger syntaktische als lexikalische Transkodierungsfehler; bei *Wernicke-Aphasikern* findet man keine deutlichen Unterschiede zwischen diesen Fehlerarten.

Auch bei *neuropsychologischen Patienten ohne Aphasie* findet man verschiedene Arten von Störungen der Zahlenverarbeitung.

- Typisch für eine *eingeschränkte Zahlenmerkspanne* ist beim Diktat-Schreiben von mehrstelligen Zahlen – besonders mit ausschließlich von Null verschiedenen Ziffern – ein Abbruch nach wenigen Ziffern.
- Bei Zahlen mit „eingebetteten" Nullen werden bei Patienten mit *räumlich-konstruktiven Problemen* bisweilen als vorwiegende Fehlerart Nullstellen ausgelassen oder hinzugefügt.
- *Visuelle Wahrnehmungsstörungen* (Hemianopsie) oder ein *visueller Neglect* können sich als Vernachlässigungen von Ziffern im rechten Teil mehrstelliger Zahlen oder (seltener) am Anfang zeigen (Hécaen et al., 1961), ohne dass semantisch gehaltvolleres Sprachmaterial ebenfalls betroffen sein müsste.
- Ein vermutlich auf mangelhafte kognitive Kontrollmechanismen zurückgehender Transkodierungsfehler, der bislang vorwiegend für die Zahlenverarbeitung bei *Alzheimer-Patienten* beschrieben worden ist (Kessler u. Kalbe, 1996), beinhaltet, dass Teile der Zielzahl in der Notation des Quellcodes geschrieben werden, z. B.: „2457" = „2 tausendvierhundert57". Empirisch begründete Kritik an der Verwendung dieser Fehlerart als Diagnosekriterium für eine beginnende Alzheimer-Demenz äußern Della Sala et al. (2000).
- *Räumlich-visuelle* bzw. *räumlich-konstruktive Störungen* sind beim schriftlichen Rechnen in den Grundrechenarten hinderlich. Dort ist es erforderlich, Zahlen nach bestimmten Regeln anzuordnen (Hartje, 1987): Beim Addieren mehrerer Zahlen gelingt es nicht, diese exakt auf den Stellenwert bezogen anzuordnen, und es kommt zum „Verrutschen" in den Spalten. Beim schriftlichen Multiplizieren kann die Anordnung der Zwischenergebnisse z. B. durch fehlendes oder falsches Einrücken fehlerhaft sein.

7.3.2 Störungen der quantitativen Größenrepräsentation

Im Unterschied zu den leichter festzustellenden sprachbezogenen Fehlern sind *Probleme mit der mentalen Verarbeitung der abstrakten numerischen Größe* weniger stark beachtet worden; zumal die bilaterale Repräsentation der quantitativen Größenrepräsentation diese vermutlich weniger anfällig für umschriebene Hirnschädigungen macht.

Es sind nur wenige Patienten beschrieben worden, die bei erhaltenen sprachlichen Fähigkeiten Fehler im Umgang mit abstrakten Quantitäten zeigten (Dehaene u. Cohen, 1997; Delazer u. Benke, 1997; Lemer et al., 2003). Diese Patienten hatten Läsionen in der intraparietalen Region der sprachdominanten Hemisphäre. Sie konnten Zahlen laut lesen und andere numerische Symbole (wie Punktmuster von Würfeln) transkodieren sowie automatisierte Reihen von Zahlwörtern (wie beim Hochzählen oder Aufsagen von Multiplikationsreihen) produzieren. Beim *Größenvergleich von arabischen Zahlen* kam es aber zu Fehlern, und auch sog. *Zahlenbisektionsaufgaben* („Welches ist die numerische Mitte zwischen zwei vorgegebenen Zahlen?") konnten nicht gelöst werden. Weiterhin konnten selbst einfachste Subtraktionsaufgaben nicht gelöst werden, von denen man nicht annimmt, dass sie im Gedächtnis gespeichert sind. Diese Patienten können auch nicht überschlagsmäßig rechnen. Semantische Probleme traten häufiger notationsunabhängig auf, etwa auch beim Größenvergleich von Punktmengen.

Sehr eindrucksvoll ist der von Delazer und Mitarbeitern (2005) untersuchte Fall einer Patientin mit bilateraler, stärker rechtshemisphärisch ausgeprägter, posteriorer kortikaler Atrophie, die ein Symptommuster zeigte, das gut mit einer parietalen Degeneration vereinbar war:

- In Aufgabenstellungen zur numerischen Kognition, die zunehmende *visuo-spatiale Fähigkeiten* erforderten, kam es zu vielen Fehlern: z. B. beim *Abzählen von Punktmengen* im Bereich von 11 bis 30 und bei einer sog. *Zahlenstrahl-Aufgabe,* bei der die Patientin die ungefähre Position einer vorgegebenen Zahl auf einer Strecke von 0 – 100 bzw. 0 – 50 markieren musste.
- Fehler traten auch bei den Aufgabenstellungen auf, in denen der *Zugriff auf eine quantitative Größenrepräsentation* erforderlich war: So z. B. bei der *Zahlenbisektionsaufgabe,* bei der die numerische Mitte zwischen zwei vorgegebenen anderen Zahlen angegeben werden soll (Produktionsvariante) oder ein vorgegebenes Zahlentripel daraufhin beurteilt werden soll, ob die in der Mitte des Tripels angeordnete Zahl auch die numerische Mitte ist (rezeptive Variante; z. B. 22 – 25 – 28 vs. 21 – 23 – 28).
- Viele Fehler traten auch beim *approximativen Rechnen* auf, bei dem aus zwei falschen Ergebnissen einer arithmetischen Rechnung schnell die besser passende Lösung ausgewählt werden musste; sowie bei *numerischen Schätzaufgaben* (Größe, Gewicht, Anzahl, Zeitdauer) und *Aufgaben zum semantischen deklarativen numerischen Wissen* (Anzahlen, Preise von alltäglichen Dingen). Die Beeinträchtigung des semantischen Wissens war dabei auf numerisches Wissen beschränkt.

7.3.3 Störungen des Rechnens und der Verarbeitung von Rechenzeichen

Probleme beim Rechnen im engeren Sinn lassen sich einteilen in:

1. *Störungen des arithmetischen Faktenabrufs* und
2. *Störungen der Fähigkeit, Rechenoperationen auszuführen* (vgl. Warrington, 1982).

Beide Funktionen können auf Grund ihrer angenommenen Modularität unabhängig voneinander beeinträchtigt sein (Caramazza u. McCloskey 1987; McCloskey et al., 1991).

Störungen des arithmetischen Faktenabrufs

Störungen des Abrufs von Rechenfakten umfassen Fehler beim einfachen Addieren und Subtrahieren (im Zahlenraum unter 20), beim einfachen Multiplizieren (kleines Einmaleins) und evtl. beim einfachen Dividieren durch kleine einstellige Zahlen. Normalerweise führt man für solche Aufgaben keine schrittweisen Berechnungen aus, sondern ruft im Langzeitgedächtnis gespeicherte Ergebnisse ab (wie bei anderen, stark überlernten Fakten). Multiplikationen mit Null oder Eins gehören eher zum Regelwissen und können selektiv besser oder schlechter erhalten sein als das Rechnen mit anderen Zahlen (Überblick bei Pesenti et al., 2000). Fehlerhafte Ergebnisse bei einfachen Multiplikationen stammen häufiger aus derselben Multiplikationsreihe (z. B. „7 × 9 = 54"; sog. Tafel-Fehler) als aus anderen Reihen oder nicht aus dem kleinen Einmaleins.

Probleme des Faktenabrufs können sich auch (ausschließlich) in *deutlich erhöhten Lösungszeiten* ausdrücken (Warrington, 1982), was auf den Einsatz von Rechenstrategien bei erschwertem oder nicht möglichem Gedächtnisabruf hinweist.

Störungen der Fähigkeit, Rechnoperationen auszuführen

Störungen der Durchführung mehrschrittiger Rechenoperationen oder der Beherrschung arithmetischer Prozeduren sind durch die *inkorrekte* oder *unvollständige Anwendung von Lösungsalgorithmen* gekennzeichnet. Bei schriftlichen Additionsvorgängen werden häufig die Zehnerüberträge nicht berücksichtigt; ebenso wird bei schriftlicher Subtraktion das Zehnerborgen ausgelassen oder fehlerhaft ausgeführt. Weitere Fehlerarten sind bei Claros, Salinas und Willmes (2000) zusammengefasst.

Klinische Beispiele

Gestörte Verarbeitung von Rechenzeichen, gestörte Zählfähigkeit

Bei Aphasikern kann sich eine *gestörte Verarbeitung von Rechenzeichen* so äußern, dass auditiv vorgegebene Rechenzeichen nicht verstanden oder mit anderen Rechenzeichen verwechselt werden. Derartige Probleme können auch selektiv, ohne Beeinträchtigungen bei der Verarbeitung anderer visueller Symbole auftreten (Ferro u. Botelho, 1980).

Beeinträchtigungen der Zählfähigkeit als entwicklungspsychologischem Vorläufer von Additions- und Subtraktionsvermögen (Wynn, 1998) sind bei aphasischen Patienten häufig zu beobachten. Allerdings beginnen die Probleme in den meisten Fällen erst bei zwei- oder mehrstelligen Zahlen (neologistische oder paraphasische Veränderungen sowie Auslassen einzelner oder mehrerer Zahlen). Beim wenig automatisierten *Rückwärtszählen* kommen Beeinträchtigungen des verbalen Arbeitsgedächtnisses hinzu. Als spezieller Fehler wird beim Übergang zum nächst kleineren Zehner oft die nächst kleinere oder eine andere falsche Zehnerzahl geäußert (z. B. „23, 22, 21, 10“).

Rechenstörung im engeren Sinne

Die Fähigkeit zu rechnen kann komplett oder auch selektiv, für einzelne Grundrechenarten ausfallen. Patienten mit schwerer Aphasie können häufig selbst einfache Grundrechenaufgaben nicht mehr lösen oder nur einfache Additionsaufgaben bei visueller Vorgabe. Bei weniger schweren Aphasien ist die Fähigkeit zu addieren und zu subtrahieren meist deutlich besser erhalten, auch wenn z. B. das Zehnerborgen bei Subtraktionsaufgaben konsistent fehlerhaft sein kann (Girelli u. Delazer, 1996). Das Multiplizieren kann häufiger selektiv stark beeinträchtigt sein, da hier – mehr als bei den anderen Rechenarten – ein direkter Abruf aus dem Gedächtnis erfolgt. Pesenti und Mitarbeiter (1994) berichten über einen Fall mit selektiv erhaltener Subtraktionsleistung.

Delazer und Mitarbeiter (1999) untersuchten in einer größeren Gruppenstudie aphasische Patienten bei Transkodier- und Rechenaufgaben. Die Gesamtzahl an Fehlern korrelierte mit dem Schweregrad der aphasischen Sprachstörung.

- Patienten mit *Broca-Aphasie* waren besonders beim Abruf der Ergebnisse einfacher Multiplikationen beeinträchtigt (vermutlich wegen der erforderlichen verbalen Mediierung), während Patienten mit *globaler* oder *Wernicke-Aphasie* eher Fehler bei den Rechenprozeduren unterliefen.
- Patienten mit *Broca-Aphasie* machten mehr sog. *syntaktische Fehler* beim lauten Lesen arabischer Zahlen (z. B. „406“ = „sechsundvierzig“; allerdings in italienischer Sprache; falsch angelegter syntaktischen Zahlwortrahmen, aber korrekte lexikalische Elemente).
- *Wernicke-Aphasiker* hingegen begingen mehr sog. *lexikalische Fehler* (z. B. „24“ = „vierunddreißig“; in italienischer Sprache; korrekt angelegter syntaktischer Rahmen und fehlerhaft ausgewähltes lexikalisches Element für die Dekadenzahl).

Nach Interpretation der Autoren weisen diese Befunde insgesamt auf eine Assoziation zwischen den Störungen von Sprache und Zahlenverarbeitung hin.

Ein Fall mit *posteriorer kortikaler Atrophie* von Delazer und Mitarbeitern (2005) ist bezüglich des unterschiedlichen Status der verschiedenen Grundrechenarten sehr interessant. Einfache Kopfrechenaufgaben zu hoch überlernten Additions- und Multiplikationsfakten konnten (nahezu) fehlerfrei beantwortet werden, ganz im Gegensatz zu einfachen Subtraktions- und Divisionsaufgaben.

Nach neueren modelltheoretischen Überlegungen von Lemer et al. (2003) sowie Dehaene et al. (2004) stützen sich einfache Addition und Multiplikation auf sprachliche Prozesse und einen sprachlich mediierten Gedächtnisabruf von überlernten Rechenfakten, während sich die Subtraktion wie das approximative Rechnen und Abschätzen auf die (beeinträchtigte) quantitative Größenrepräsentation stützt.

Die wichtigsten Symptome einer Akalkulie betreffen:
- die Zahlenverarbeitung beim Überführen einer Zahlennotation in eine andere (Transkodieren), wie etwa das auditive Verständnis für Zahlwörter und das Lesesinnverständnis für Zahlen und Zahlwörter sowie das (laute) Lesen und Schreiben von Zahlen,
- die mentale Verarbeitung von numerischen Größen, wie beim numerischen Größenvergleich,
- das mündliche oder schriftliche Rechnen, wie den Abruf von Rechenfakten, das Anwenden von Rechenprozeduren und Strategien,
- das konzeptuelle Verständnis von arithmetischen Regeln und Prinzipien.

7.3.4 Exkurs: Zum Zusammenhang von Aphasie und Akalkulie

Auch wenn gesunde Probanden sprachliche Funktionen beim Rechnen und Verarbeiten von Zahlen einsetzen, stellt sich die wichtige Frage, in welchem Ausmaß Zahlenverarbeitung und Rechnen funktionell unabhängig von Sprache sind.

Basso et al. (2000) haben auf Grund einer größeren retrospektiven Studie argumentiert, dass sprachliche Funktionen und Rechnen voneinander unabhängig sind und bei linkshemisphärischer Läsion selektiv eine Akalkulie vorliegen kann; umgekehrt war bei einem beträchtlichen Prozentsatz von Aphasikern (50 % der Broca- und 39 % der Wernicke-Aphasiker) bei Einsatz der EC 301 R Akalkulie-Testbatterie keine Akalkulie zu diagnostizieren. Auch die sprachlichen Beeinträchtigungen bei Patienten mit und ohne Akalkulie waren weder qualitativ noch quantitativ auf Gruppenebene verschieden.

Zu einem anderen Ergebnis kamen Basso et al. (2005) anhand einer vergrößerten Datenbasis, die eine „signifikante Assoziation" bei 36 von 61 rechtshändigen Patienten mit ausschließlich linkshemisphärischer Läsion feststellten. Andererseits zeigten von den restlichen 25 Patienten 19 ausschließlich eine Aphasie und 6 ausschließlich eine Akalkulie. Die Autoren weisen in ihrer Diskussion der Ergebnisse darauf hin, dass diese Assoziation auch lediglich ein Artefakt der Vaskularisation des Gehirns sein kann, bei der benachbarte Hirnareale (besonders im Versorgungsgebiet des hinteren Astes der A. cerebri media) gemeinsam von einer Läsion betroffen sein können, auch wenn anatomisch eine Separierbarkeit der die sprachlichen und rechnerischen Funktionen unterstützenden Areale gegeben ist.

Die Frage nach einer Assoziation zwischen Aphasie und Akalkulie spiegelt ein wichtiges Thema der kognitiven Neurowissenschaften wider: *In welchem Umfang stützen sich höhere kognitive Funktionen auf Sprache?*

Exaktes Rechnen vollzieht sich vermutlich unter Einsatz des sprachlichen Codes, und mathematisches Faktenwissen ist zumindest teilweise in sprachlicher Form im Langzeitgedächtnis gespeichert (z. B. das kleine Einmaleins). Das Spektrum der Annahmen reicht von einer notwendigen Mediierung mathematischer Berechnungen durch lexikalische und syntaktische sprachliche Prozesse hin zu der Behauptung, dass im entwickelten Zustand des Erwachsenenalters das Rechnen unabhängig von Sprache sein kann.

In einer viel beachteten Studie wurden von Varley et al. (2005) drei Patienten mit ausgedehnten Läsionen im Versorgungsbereich der A. cerebri media unter Einschluss perisylvischer temporaler, parietaler und frontaler Kortexareale und klinisch schweren chronischen Aphasien vorgestellt. Die Aphasien waren durch schwere rezeptive und expressive sprachliche syntaktische Probleme charakterisiert (Agrammatismus). Trotzdem konnten die Patienten in Arithmetikaufgaben syntaktische Prinzipien wie Rekursivität und den Umgang mit Klammerausdrücken (z. B. „50 – ((4 + 7) × 4)"), die eine Abweichung von einer linearen Abarbeitung von links nach rechts erforderten, korrekt beachten. Bei sonstigen sprachlichen Äußerungen und Anforderungen standen den Patienten diese Operationen im rein sprachlichen Kontext nicht oder nur deutlich eingeschränkt zur Verfügung.

7.4 Diagnostik

Spezifische Verfahren zur Untersuchung einer Akalkulie gibt es – auch international – nur wenige. Gängige *Intelligenztestverfahren* enthalten oft einzelne Untertests mit Rechenanforderungen; darüber hinaus gibt es eine größere Zahl von nach Klassenstufen gestaffelten *Schulleistungstests*. Doch werden hier die verschiedenen beim Rechnen und in der Zahlenverarbeitung beteiligten Komponenten und Prozesse nicht hinreichend genau und differenziert erfasst.

7.4.1 Klinisch-neuropsychologische Diagnostik

Screening-Verfahren: ZRT und EC 301 R

Für die klinisch-neuropsychologische Anwendung sind zwei umfangreichere Screening-Verfahren geeignet:

- der *Zahlenverarbeitungs- und Rechentest* (ZRT; Kalbe et al., 2002) in Verbindung mit dem *Test für Kognitives Schätzen* (TKS; Brand et al., 2002) und
- die deutsche Fassung der in einem EU-Projekt entwickelten *EC 301 R* (Claros Salinas, 1994).

Beide Verfahren orientieren sich explizit an den aktuellen kognitiv-neuropsychologischen Modellen. Mit ihnen kann man in 30–60 Minuten die wichtigsten Komponenten rechnerischer bzw. allgemein auf Zahlen bezogener rezeptiver und expressiver Fähigkeiten erfassen. Der Test beinhaltet: Zählelemente in korrekter Abfolge äußern, Zahlen transkodieren, Mengen durch Abschätzen erfassen, Zählen und Abzählen. Ferner werden geprüft: Kenntnisse des einfachen Rechnens, einschließlich des Zugangs zu arithmetischem Faktenwissen; prozedurale Kenntnisse über die Grundrechenarten; die Verfügbarkeit semantischer Mengenrepräsentationen (durch numerische Größenvergleiche, Abschätzen der Größenverhältnisse bildlicher Stimuli, z. B. der Höhe einer abgebildeten Pflanze, und kontextuelles Mengenschätzen, z. B. „Zwanzig Seiten für einen Brief; ist das viel, mittel oder wenig?").

Beide Screening-Verfahren erlauben eine Einschätzung, ob eine Leistung im Vergleich zu einer Stichprobe nicht hirngeschädigter Personen als normal oder als beeinträchtigt einzustufen ist. Der *ZRT* sieht im Störungsbereich zusätzlich eine grobe Abstufung nach 3 Schweregraden vor, ohne jedoch eine Differenzierung nach Bildungsstufen vorzunehmen. Bereits bei den recht einfachen Aufgaben zum schriftlichen Rechnen in der Testbatterie *EC 301 R* ist der Trennwert zur Beeinträchtigung abhängig von der Schulbildung.

Neuere Testbatterie: Die NPC

Eine neue, ebenfalls eng an den kognitiven Verarbeitungsmodellen orientierte Testbatterie mit dem Kürzel *NPC* (*Number Processing and Calculation Battery;* Delazer et al., 2003) enthält insgesamt 35 Aufgabenstellungen zum Zählen, zum (semantischen) Verständnis von Zahlen, zum Transkodieren, zum exakten Kopfrechnen, zum schriftlichen sowie zum approximativen Rechnen. Über die anderen Testbatterien hinausgehend gibt es Textaufgaben und Aufgabenstellungen zum Verständnis mathematischer Prinzipien bei der Addition und Multiplikation – was für eine detailliertere Untersuchung der genauen Störungsform und auch für eine gezielte Planung von spezifischen Therapiemaßnahmen hilfreich ist. Für die NPC liegen auch Trennwerte vor (bei Prozentrang 10), separat für vier Alters- und zwei Bildungsgruppen. Die Durchführung dauert ca. 90 Minuten.

7.4.2 Berufsbezogene Diagnostik

Münchner Akalkulie-Prüfung

Für Patienten mit leichter Akalkulie, deren berufliche Rehabilitation ansteht, gibt es mit der *Münchner Akalkulie-Prüfung* (Claros Salinas, 1993) eine Sammlung von Aufgabenstellungen, in der numerische Leistungsdefizite für komplexere, im beruflichen Alltag relevante Anforderungen erfasst werden.

- Im *Teil Zahlenverarbeitung* geht es um lautes Lesen, Schreiben nach Diktat und stellenwertbezogenes Anordnen von unterschiedlich komplexem Zahlenmaterial.
- Im *Arithmetik-Teil* sind es einfache und – auch für Personen ohne Hirnschädigung nicht fehlerfrei beherrschte – komplexere Aufgaben zu den vier Grundrechenarten, in den Modalitäten:
  - Kopfrechnen auf auditive oder visuelle Aufgabenpräsentation und
  - schriftliches Rechnen.

Bei der Auswertung werden qualitative Aspekte berücksichtigt, z. B. inwieweit inkorrekte Ergebnisse auf ihre Plausibilität hin kontrolliert werden.

Intelligenztests und Schulleistungstests

Gängige *Intelligenztests* enthalten einzelne, u. U. bereits nach Bildungsgruppen und Alter gut normierte Untertests.

Weiterhin gibt es nach Schulstufen differenzierte *Schulleistungstests* zum Rechnen. Die Aufgaben in diesen Tests sind aber oft nicht nach kognitionspsychologischen Gesichtspunkten ausgewählt, sondern nach psychometrischen Gütekriterien und an den Rahmen-Lehrplänen für die einzelnen Klassenstufen orientiert. Deshalb sind diese Verfahren nur sehr bedingt für eine differenziertere neuropsychologische Diagnostik geeignet. Die zu einem Rohwert zusammengefassten Items bilden häufig sehr unterschiedliche Verarbeitungsprozesse ab.

Wenn aber bezüglich eines Patienten Empfehlungen über einen möglichen Wiedereintritt ins Berufsleben ausgesprochen werden sollen, eignet sich der aufwändig nach Bildungsabschlüssen normierte *Mathematiktest* (Ibrahimovic et al., 2002) gut. Mit ihm ist eine Aussage darüber möglich, ob das zum Ende der 9. Klassenstufe erwartete schulische Wissen in Arithmetik und Geometrie weiterhin verfügbar ist, und ob der Umgang mit Textaufgaben, mit Tabellen und Grafiken gelingt.

7.4.3 Differenzialdiagnose

Wie bereits dargestellt, sollte eine orientierende klinische und klinisch-neuropsychologische Untersuchung sowohl sprachliche wie nichtsprachliche Aspekte der Zahlenverarbeitung und des Rechnens enthalten. Die konkreten Vorschläge verschiedener Autoren variieren jedoch hinsichtlich der Anzahl und Art der empfohlenen Aufgabenstellungen, dem Schweregrad der Anforderungen und der Anzahl der Items je Aufgabenstellung beträchtlich.

Generell wird empfohlen, stets auch sprachliche Funktionen, Lesen und Schreiben, visuo-spatiale Verarbeitung, verschiedene Aufmerksamkeitsfunktionen (Alertness, selektive, geteilte und Daueraufmerksamkeit), das sprachliche und nichtsprachliche Arbeitsgedächtnis sowie exekutive Funktionen zumindest orientierend zu untersuchen.

Ardila und Rosselli (2002) geben einen guten klinisch-neuropsychologisch orientierten Überblick mit klinischen Beschreibungen der verschiedenen Formen von Akalkulie und einer Darstellung von Problemen bezüglich der Zahlenverarbeitung und dem Rechnen bei anderen Störungsbildern.

Gerstmann-Syndrom

In den letzten Jahren ist im Zusammenhang mit Zahlenverarbeitungs- und Rechenstörungen die ursprünglich von Gerstmann beschriebene Symptomkombination verstärkt beachtet worden (Akalkulie, Rechts-Links-Orientierungsstörung, Agraphie und Fingeragnosie als Ausdruck einer Störung des Körperschemas, mit besonderer Beteiligung von Fingern und Händen). Gerstmann vermutete, dass die Verbindung zur Akalkulie über die wichtige Rolle gestiftet wird, die die einzelnen Finger sowie deren Lateralität für den Erwerb der Rechenfähigkeit spielen. Die Annahme eines einzigen zu Grunde liegenden Defizits wird ganz überwiegend bestritten (Benton 1992). Man nimmt vielmehr eine zufällige Assoziation verschiedener Störungen an, wegen ihrer anatomisch-funktionellen Nähe in benachbarten Regionen des inferioren Parietalhirns. Von der Arbeitsgruppe um Dehaene wird diskutiert, dass eine funktionelle Gemeinsamkeit in der Stützung genereller räumlicher und sensomotorischer Funktionen durch das Parietalhirn zu sehen ist. Dies stützt sich auf verschiedene fMRT-Studien (etwa Simon et al., 2002) zu Aktivierungen im und um den intraparietalen Kortex bei Rechenaufgaben, Zeige- und Greifbewegungen von Fingern und Hand, sowie bei der räumlichen Aufmerksamkeitsausrichtung.

Insbesondere die Form der Akalkulie bei Vorliegen eines „reinen“ Gerstmann-Syndroms ohne Aphasie ist vereinbar mit einem semantischen Defizit in der Verarbeitung numerischer Größeninformation, die sich nach vielen funktionell bildgebenden Studien auf Regionen im horizontalen Anteil des intraparietalen Sulkus (HIPS; Dehaene et al., 2003) stützt. Auch die anatomische Nähe zu inferior parietalen Spracharealen sowie zu superior parietalen Arealen der Raumverarbeitung macht komplexere Muster bei Störungen der Zahlenverarbeitung plausibel.

Die *neuropsychologische Diagnose einer Akalkulie* sollte sich stets auf eine standardisierte Aufgabensammlung mit Angabe von Trennwerten stützen (oder zusätzlich auf ein normiertes Testverfahren mit der Berücksichtigung von Bildungsgruppen).
Die Aufgabensammlung sollte sich an einem (kognitiv-)neuropsychologischen Verarbeitungsmodell orientieren. Geprüft werden sollten:

- die wichtigsten mentalen Repräsentationen von Zahlen (quantitative approximative Größe in numerischen Größenvergleichen, exakte sprachlich kodierte Größe),
- die wichtigsten Transkodierungswege (Schreiben von arabischen Zahlen nach auditiver Vorgabe, (lautes) Lesen von arabischen Zahlen),
- die wichtigsten arithmetischen Grundrechenarten,
- das Zählen,
- die Zahlenmerkspanne vorwärts und rückwärts.

Für eine orientierende klinische Untersuchung im akuten Krankheitsstadium reichen in der Regel wenige, zu den einfacheren Aufgaben der standardisierten Aufgabensammlungen analoge Items.

7.5 Pathophysiologie

Störungen beim einfachen Umgang mit Zahlen, beim Rechnen sowie beim konzeptuellen Umgang mit Zahlen und mathematischen Formeln unterschiedlicher Art und Schwere sind bei allen Formen und Ätiologien erworbener Hirnschädigungen fokaler und diffuser Art zu beobachten. Einen aktuellen Überblick über die häufigen akalkulischen Probleme (oft frühes Zeichen einer Demenz) geben Girelli und Delazer (2001).

Je nach Art, Lage und Ausmaß der Schädigung treten die Störungen eher isoliert oder (häufiger) in Kombination mit anderen Störungen sprachlicher oder anderer höherer kognitiver Funktionen auf (z. B. Aufmerksamkeit, Arbeitsgedächtnis, visuo-spatiale, visuo-konstruktive, exekutive Funktionen). Dies ist auch nicht anders zu erwarten; denn bereits recht einfache, häufig geübte schriftliche Aufgaben zu den Grundrechenarten erfordern die korrekte Ausführung und Sequenzierung einer Vielzahl von Teilprozessen, mit unterschiedlicher Beanspruchung von Aspekten des Arbeitsgedächtnisses und der mentalen Kontrolle und Überwachung.

Gut gesicherte epidemiologische Daten über die Häufigkeit von Akalkulien liegen nicht vor (Girelli u. Seron, 2001). Man muss aber davon ausgehen, dass wegen der recht häufigen Assoziation von Aphasie und Akalkulie bei linkshemisphärischen Läsionen und den anderen Assoziationen von kognitiven Funktionsstörungen und Akalkulie ein ähnlicher Prozentsatz an Patienten initial oder auch dauerhaft mehr oder weniger ausgeprägte Probleme im Umgang mit Zahlen und dem Rechnen hat, wie es für Aphasien berichtet worden ist.

7.6 Anatomie

Bereits Henschen (1919) hat verschiedene kortikale Zentren postuliert, die mit verschiedenen Komponenten des Rechnens in Zusammenhang stehen: ein motorisches Zentrum in der linken dritten Frontalwindung, zuständig u. a. für das (laute) Zählen und die lautsprachliche Produktion von Zahlwörtern sowie das Schreiben von Ziffern und Zahlen, und den Gyrus angularis und Teile des Parietalhirns für die Steuerung des Lesens und Schreibens von Zahlen. Bei sehr großen Läsionen der linken Hemisphäre sollte die rechte Hemisphäre kompensatorisch gewisse Rechenfunktionen übernehmen können.

Frontale, temporale, parietale (Gyrus angularis, intraparietaler Sulkus), temporo-parietale sowie parieto-okzipitale Läsionen, vorwiegend der linken Hemisphäre, aber auch Regionen in der rechten Hemisphäre und subkortikale Strukturen wurden nach dem historischen Überblick von Kahn u. Whitaker (1991) mit Rechenstörungen in Verbindung gebracht. Grafman (1988) stellt zusammenfassend fest, dass bei einer Akalkulie typischerweise eine *linkshemisphärische Läsion* vorliegt, meist unter Einbeziehung der Region um den *Gyrus angularis*. Bei Problemen mit dem Lesen und Schreiben von Zahlen sind *links temporoparietale Läsionen* häufig. Rechenstörungen im engeren Sinne sind in den meisten Fällen mit *links posterioren Läsionen* verbunden.

Auch wenn neuere Läsionsstudien und funktionell bildgebende Gruppenstudien bei gesunden Probanden und einzelnen hirngeschädigten Patienten noch kein vollständig schlüssiges Bild ergeben, haben sie doch eine erhebliche Differenzierung und Klärung des Störungsbildes bewirkt. Nachfolgend werden die relevanten Hirnareale angeführt, auf die sich die wichtigsten Repräsentationen und Prozesse im Umgang mit Zahlen und beim Rechnen vermutlich stützen können. Eine Einzelfallstudie von Cohen et al. (2000a) zeigt exemplarisch, wie die Kombination einer auf ein Verarbeitungsmodell bezogenen Erklärung und einer funktionell-anatomischen Erklärung in Verbindung mit dem Wissen über fMRT-Aktivierungsmuster sowie Annahmen zur kortikalen Plastizität zu einer plausiblen Begründung des beim einzelnen Patienten gefundenen Aktivierungsmusters führen können.

7.6.1 Wichtige kortikale Repräsentationen

Repräsentation von Zahlwörtern

Da Zahlwörter eine eigenständige Wortklasse darstellen und komplexe Zahlwörter nach spezifischen morpho-syntaktischen Kombinationsregeln gebildet werden, sollten Zahlwörter in den klassischen *(perisylvischen) Sprachregionen* im Versorgungsgebiet der A. cerebri media der *sprachdominanten (linken) Hemisphäre* auditiv und schriftsprachlich verarbeitet werden.

Eine entscheidende Rolle für den Abruf von sprachlich gespeicherten Rechenfakten (besonders das kleine Einmaleins) und sich auf Sprache stützende exakte Berechnungen scheint der *Gyrus angularis* links zu spielen (Cohen et al., 2000a; Delazer et al., 2003a). Am Abruf von hoch überlernten Rechenfakten des kleinen Einmaleins sind weiterhin vermutlich *kortiko-subkortikale Schleifen,* die mit kortikalen Spracharealen verknüpft sind, beteiligt (Dehaene u. Cohen, 1997; Delazer et al., 2004).

Repräsentation von arabischen Zahlen

Wie die Identifikation und Kategorisierung von visuellen Objekten generell und von geschriebenen Zahlwörtern speziell, stützt sich die Identifikation von arabischen Zahlen auf *Areale des okzipito-temporalen Kortex,* insbesondere des *Gyrus fusiformis* (Cohen et al., 2000b), mit einer vermutlich bilateralen Repräsentation.

Repräsentation von numerischen Quantitäten

Der Kortex im Bereich des *horizontalen Segments des intraparietalen Sulkus (HIPS)* bilateral scheint die relevante Struktur für die nichtsprachliche quantitative Größenrepräsentation zu sein. Diese Aussage stützt sich vorwiegend auf sehr aktuelle funktionell bildgebende Studien (Dehaene et al., 2003; Pinel et al., 2004; Simon et al., 2002). Es zeigten sich relativ stärkere Aktivierungen bei größerer Beanspruchung quantitativ-numerischer Verarbeitungskomponenten, z. B. beim numerischen Größenvergleich zweier Zahlen mit kleinerer gegenüber größerer Distanz, bei approximativer gegenüber exakter Addition, bei Subtraktion gegenüber hoch überlerntem kleinem Einmaleins, bei nicht trainierten gegenüber massiv trainierten Rechenfakten sowie beim Rechnen mit größeren gegenüber kleineren Zahlen.

7.6.2 Das Triple-Code-Modell

In der anatomisch-funktionellen Formulierung des Triple-Code-Modells (Dehaene u. Cohen, 1995) wird eine (bidirektionale) Verbindung von links lateralisierten, an Sprache gebundenen Prozessen mit der linken intraparietalen Region und dem Ziffern-Identifikationssystem im linken Gyrus fusiformis angenommen (Abb. 7.1). Letzterer bildet mit dem homologen Areal rechts, verbunden über das Splenium, eine funktionale Einheit. In ähnlicher Weise wird eine funktionelle Verbindung zwischen den inferior parietalen Größenrepräsentationsarealen über einen weiter vorn gelegenen Abschnitt des Corpus callosum angenommen (Cohen u. Dehaene, 1996).

Erst die Spezifizierung eines expliziten kognitiv-neuropsychologischen Verarbeitungsmodells wie des Triple-Code Modells von Dehaene (1992), in Verbindung mit seiner funktionell-neuroanatomischen Einbettung (Dehaene u. Cohen, 1995; Dehaene, 1997) hat ein vertieftes Verständnis von Leistungsdissoziationen bei Patienten mit Akalkulie ermöglicht. Dies gilt insbesondere in Kombination mit Befunden aus Studien mit funktionell bildgebenden Verfahren an gesunden Probanden, die die *Existenz mehrerer funktionaler Netzwerke* der Zahlenverarbeitung und des Rechnens nahe legten.

Ein instruktives Beispiel stammt von Stanescu-Cosson et al. (2000): Hier sollten Additionsaufgaben mit variierender Problemgröße (Summanden von 1 – 5 bzw. von 5 – 9) entweder approximativ oder exakt gelöst werden. Unter beiden Bedingungen musste per Tastendruck angegeben wer-

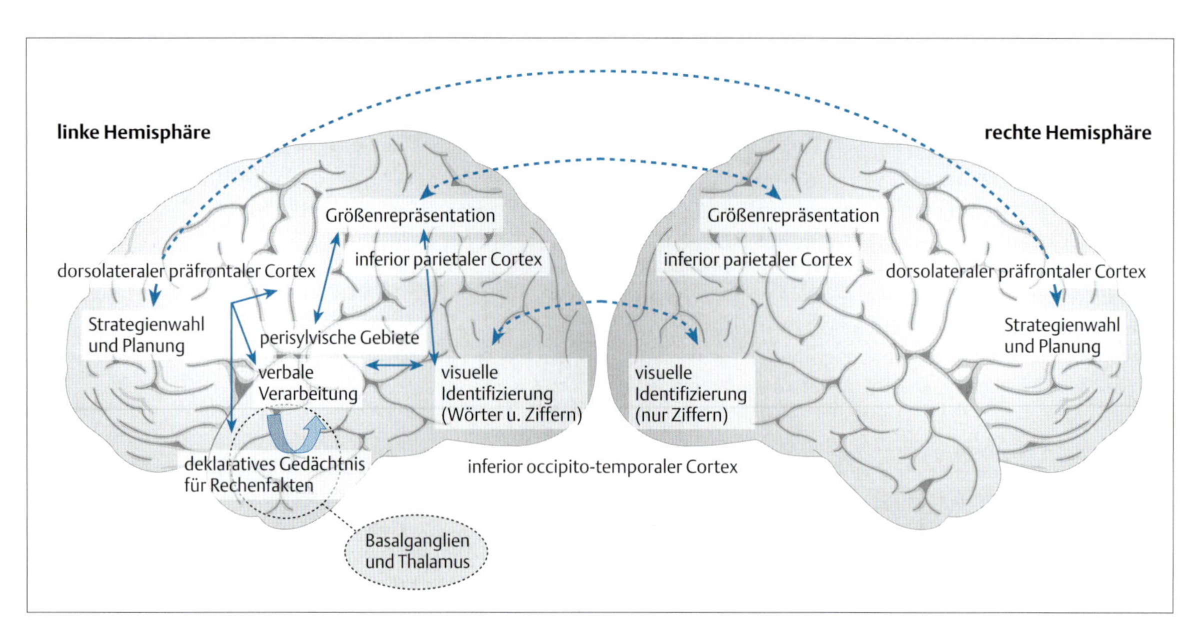

Abb. 7.1 Funktionell-anatomisches Modell der Zahlenverarbeitung und des Rechnens (nach Dehaene, 1997).

den, welches von 2 Ergebnissen zutreffend war. In der approximativen Bedingung waren beide Ergebnisse falsch, aber eines hatte eine geringere numerische Distanz zu dem exakten Ergebnis. Unter der exakten Bedingung bildete eine der beiden präsentierten Ergebniszahlen das exakt richtige Resultat. Bilaterale intraparietale, präzentrale, dorsolateral und superior präfrontale Areale zeigten stärkere Aktivierungen beim *approximativen Rechnen,* während bilaterale Aktivierungen im Gyrus angularis und links inferior präfrontal charakteristisch für die *exakten Berechnungen* waren. Bei exakten Berechnungen mit kleinen Summanden (also leichten Aufgaben) schien eine weitgehende Stützung auf linkshemisphärische Regionen, mit vermutlich verbaler mentaler Kodierung vorzuliegen; approximative Berechnungen generell und exakte Rechnungen bei größeren Problemen führten bilateral zu (inferior) parietalen Aktivierungen, die eine Enkodierung in eine nichtverbale, quantitative Größenrepräsentation wahrscheinlich machten.

Die *Annahme zweier benachbarter Regionen* mit verbaler (Gyrus angularis) vs. quantitativer Zahlenrepräsentation (intraparietale Region) ist für das Verständnis doppelter Dissoziationen bei verschiedenen Patienten mit Akalkulie sehr hilfreich geworden. Auch nach klassischen Läsionsstudien ähnliche Patienten mit parietalen Läsionen können ganz unterschiedliche Störungsmuster zeigen – je nachdem, welche parietalen Areale von der Hirnläsion betroffen sind. Dieses Modell erklärt etwa auch, dass Patienten mit Akalkulie nach linkshemisphärischer parietaler Läsion weiterhin nonverbal die approximativen Größenrelationen zwischen Zahlenstimuli, vorwiegend in nichtsprachlicher Notation, verarbeiten können.

Von Dehaene et al. (2003) ist noch ein *weiteres posteriores superior parietales Netzwerk* mit Bedeutung für die Zahlenverarbeitung postuliert worden, welches, nicht nur für Zahlen, spezifisch die (mentale) Ausrichtung von Aufmerksamkeit regelt.

7.6.3 Weitere beteiligte Hirnregionen

Es ist wichtig festzuhalten, dass Hirnareale, auf die sich Aufmerksamkeits-, Gedächtnis- und Exekutivfunktionen stützen, in unterschiedlichem Ausmaß zu allen Rechenanforderungen beitragen und je nach Lage einer natürlichen Hirnschädigung mit betroffen sein können. Auf die Beteiligung visuo-spatialer und (sprachlicher) Arbeitsgedächtnisfunktionen, gestützt auf parietale (im posterioren superioren Parietallappen) und (prä-)frontale Regionen, sei ebenfalls hingewiesen (Dehaene et al., 2003).

In einigen Fällen führen auch rechtshemispärische oder frontale Läsionen zu Problemen beim Rechnen. Bei Störungen räumlicher Aspekte des Rechnens und der Zahlenverarbeitung sind sowohl rechts- wie linkshemisphärische Läsionen berichtet worden.

Die funktionelle Anatomie von Zahlenverarbeitung und Arithmetik ist komplex und umfasst mehrere Netzwerke.

- Zahlwörter werden in *perisylvischen Sprachregionen der linken Hemisphäre* auditiv und schriftsprachlich verarbeitet.
- Für den Abruf von sprachlich gespeicherten Rechenfakten (kleines Einmaleins) und für exakte Berechnungen ist der *Gyrus angularis links* entscheidend.
- Der Abruf hoch überlernter Rechenfakten schließt mit kortikalen Spracharealen verbundene *kortiko-subkortikale Schleifen* ein.
- Die Identifikation arabischer Zahlen erfolgt bilateral okzipito-temporal, im ventralen Pfad der visuellen Objektverarbeitung, insbesondere im *Gyrus fusiformis.*
- Zentral für die semantische Verarbeitung quantitativer numerischer Größeninformation ist bilateral das *Areal um den horizontalen Abschnitt des intraparietalen Sulkus (HIPS).*
- *Posterior superior parietal* wird ein drittes Netzwerk postuliert, das für die mentale (räumliche) Aufmerksamkeitsausrichtung auf bestimmte Abschnitte des mentalen Zahlenstrahls verantwortlich ist (Kodierung quantitativer Größeninformation).

7.7 Spontanverlauf und Prognose

Der Spontanverlauf von Akalkulien in den ersten Monaten nach einem Schlaganfall ist im Unterschied zum Spontanverlauf von Aphasien kaum untersucht worden. Die umfangreichste (retrospektive) Studie wurde in Mailand an 92 rechtshändigen Patienten mit unilateraler, linkshemisphärischer, vaskulär bedingter Läsion durchgeführt (Basso et al., 2005).

Patienten wurden nur dann eingeschlossen, wenn sie in einer Größenvergleichsaufgabe (12-mal Auswahl der größten Zahl aus einem Tripel von Zahlen) höchstens zwei Fehler machten. Die Untersuchung auf Akalkulie selbst bestand aus 6–7 schriftlichen Aufgaben zu den 4 Grundrechenarten mit steigendem Schwierigkeitsgrad. Gewertet mit jeweils einem Punkt wurden korrekt bestimmte Ziffern des Endresultats; bei der Multiplikation die korrekten Ziffern der Einzelmultiplikationen. Anhand einer großen Kontrollgruppe ohne Hirnschädigung (n = 302) wurde ein nach Alter und Bildung korrigierter Punktwert unter dem Trennwert 74 (maximal 101) als Hinweis auf eine Akalkulie ermittelt. Die erste Untersuchung auf Akalkulie erfolgte im Mittel 2 Monate nach dem Ereignis (Bereich 1–5 Monate), die Verlaufsuntersuchung im Mittel 5 Monate später (Bereich 3–11 Monate). Es kam zu einer *hoch signifikanten spontanen Leistungsverbesserung* mit einem geringeren Ausmaß an Verbesserung bei initial schlechterer Leistung. Diese substanzielle, aber interindividuell hoch variable Verbesserung (im Mittel 24 Punkte; Bereich -16 bis +66), allerdings selten über den Trennwert hinaus, erscheint den

Autoren nicht leicht zu interpretieren: Ihrer Einschätzung nach rechneten Italiener wenig spontan im Kopf und würden eher einen Taschenrechner einsetzen. Wie diese partielle Verbesserung ohne intensivere Stimulation von Rechenfunktionen und -prozeduren zu Stande kommt, sei es durch Nutzung periläsionaler und anderer Areale in der betroffenen linken Hemisphäre oder über die Rekrutierung homologer kontraläsionaler Areale, kann auf Grund der Verhaltensdaten nur spekuliert werden.

7.8 Therapie

Die Therapie von Akalkulien erscheint als ein besonders geeigneter Trainingsbereich, da sich auf den Umgang mit Zahlen bezogene Anforderungen wegen ihrer relativen Begrenztheit gut in systematische Übungseinheiten umsetzen lassen. Erst in den letzten Jahren findet man aber verstärkt kontrollierte Studien zu spezifischen Behandlungsmethoden. Eine frühe Einzelfall-Therapiestudie mit einem *erfolgreichen systematischen Training* zum Transkodieren von Zahlen stammt von Deloche et al. (1989). Hier wurde aphasischen Patienten die Umformung eines Zahlworts in eine Ziffernsequenz und umgekehrt vermittelt, mit in der Aphasiebehandlung gebräuchlichen Hilfestellungen und Auswahlhilfen und anschließender schrittweiser Reduzierung dieser Hilfen.

7.8.1 Unterschiedliche Therapieansätze

Prinzipiell werden – wie in anderen Bereichen neuropsychologischer Rehabilitation auch – Therapieansätze, die auf *Restitution* der geschädigten Funktion abzielen, solchen Ansätzen gegenübergestellt, die eine *Reorganisation* unter kompensatorischer Nutzung anderer intakter kognitiver Funktionen anstreben.

Restitution der geschädigten Funktion

Restitution wird üblicherweise durch massives Üben angestrebt, durch das man den Wiedererwerb verloren gegangenen Wissens, sowohl für das Transkodieren als auch für den Abruf von gespeichertem arithmetischem Faktenwissen, erwartet. Die Übungen sollen eine stabile Assoziation zwischen (Rechen-)Problem und richtiger Antwort neu etablieren. Da auch der Ersterwerb im Kindes- und Schulalter sich auf einen lang andauernden und strukturierten Lernprozess gründet, wird Ähnliches für den Therapiefall nach Hirnschädigung vermutet.

Girelli und Seron (2001) geben einen ausführlichen Überblick zu diesen Methoden. Sie nennen empirische Studien bezüglich der erfolgreichen Rehabilitation von Transkodierungsleistungen, von arithmetischem Faktenwissen, von arithmetischen Prozeduren und von arithmetischem Problemlösen in Textaufgaben – letzteres allerdings mit nur geringen und kurzfristigen Erfolgen. Die Autoren weisen darauf hin, dass in der Therapiephase weitgehend dasselbe oder sehr ähnliches Material wie zur Diagnostik eingesetzt wurde. Da aber viele Anforderungen des täglichen Lebens, wie der Umgang mit Geld (z. B. beim Herausgeben von Wechselgeld), der Umgang mit Maßeinheiten und deren Umrechnen sowie der Umgang mit Brüchen und Prozentzahlen (z. B. beim Modifizieren von Angaben in Rezepten) ebenfalls gute arithmetische Kenntnisse erfordern, betonen Girelli und Seron die Notwendigkeit der Entwicklung von stärker alltagspraktisch ausgerichteten Übungen. Ähnliche Forderungen lassen sich für eine stärker individualisierte berufsbezogene Rehabilitation formulieren (Claros Salinas, 2003).

Reorganisation/Kompensation

Die Reorganisation arithmetischer Fertigkeiten anhand des Einsatzes von Strategie-Methoden und der Vermittlung von arithmetischen Prinzipien ist bisher noch weniger untersucht wurden. Girelli et al. (2002) geben einen Überblick über die Literatur und stellen eine erfolgreiche Einzelfall-Therapiestudie zum Wiedererwerb von Multiplikations-Faktenwissen vor. Das Vermitteln von Strategien und von Wissen über arithmetische Prinzipien (z. B. Kommutativität der Multiplikation, Rechnen mit Klammerausdrücken) soll einen flexiblen Umgang mit neuen Rechenproblemen ermöglichen (z. B. „6 × 8“ = „(6 × 10) – (6 × 2)“).

7.8.2 Ausblick

Umfangreiche Übungsmaterialien in deutscher Sprache zur Behandlung verschiedener Teilfunktionen der Zahlenverarbeitung und des Rechnens, unter Einschluss alltagsrelevanter Aufgabenstellungen (wie dem Ablesen von Uhrzeiten und dem Umgang mit Geld) wurden von Hüttemann (1998) vorgelegt.

Eine systematische Vermittlung von Trainings- und Therapieansätzen bei Akalkulie fehlt noch weitgehend in der klinisch-neuropsychologischen und in der logopädischen Ausbildung.

> Der Spontanverlauf von Akalkulien ist nur grob bekannt; eine Verbesserung ist über 5 – 6 Monate nach dem Ereignis zu erwarten.
> Obwohl sich Zahlenverarbeitung und Rechnen sowie andere elementare numerische Kognitionen als wohl definierte Bereiche darstellen, sind bisher nur relativ wenige systematische Einzelfall- und Gruppen-Therapiestudien durchgeführt worden. Grob lassen sich Therapieansätze mit massivem Üben der geschädigten Funktionen (Drill) und Ansätze mit dem Einsatz von Ersatz-Strategien und der Vermittlung arithmetischer Prinzipien unterscheiden.

Literatur

Ardila A, Rosselli M. Acalculia and dyscalculia. Neuropsychol Rev. 2002;12:179 - 231.

Basso A, Burgio F, Caporali A. Acalculia, aphasia and spatial disorders in left and right brain-damaged patients. Cortex. 2000;36:265 - 280.

Basso A, Caporali A, Faglioni P. Spontaneous recovery from aphasia. J Int Neuropsychol Soc. 2005;11:99 - 107.

Benson DF Denckla MB. Verbal paraphasia as a source of calculation disturbance. Arch Neurol. 1969;21:96 - 102.

Benton A. Gerstmann's syndrome. Arch Neurol. 1992;49:445 - 449.

Berger H. Über Rechenstörungen bei Herderkrankungen des Großhirns. Archiv Psychiatrie Nervenkrankheiten. 1926;78:238 - 263.

Brand M, Kalbe E, Kessler J. Test zum kognitiven Schätzen (TKS). Weinheim: Beltz; 2002.

Butterworth B. The development of arithmetic abilities. J Child Psychology Psychiatry. 2005;46:3 - 18.

Caramazza A, McCloskey M. Dissociations of Calculation Processes. In: Deloche G, Seron X, eds. Mathematical disabilities. A Cognitive Neuropsychological Perspective. Hillsdale, NJ: Lawrence Erlbaum Associates; 1987:221 - 256.

Claros Salinas D. Umgang mit Zahlen. In: D von Cramon, N Mai, W Ziegler, Hrsg. Neuropsychologische Diagnostik. Weinheim: VCH; 1993.

Claros Salinas D. EC 301 R: Untersuchungsmaterial zu Störungen des Rechnens und der Zahlenverarbeitung. Konstanz: Kliniken Schmieder; 1994. (Deutsche Adaptation von: Deloche et al. The EC301 Assessment Battery for Brain Damaged Adults. 1993.)

Claros Salinas D, Willmes K. Störungen der Zahlenverarbeitung. In: Sturm W, Hermann M, Wallesch C-W, Hrsg. Lehrbuch der klinischen Neuropsychologie. Lisse: Elsevier; 2000:521 - 538.

Claros Salinas D. Therapie von Zahlenverarbeitung und Rechnen nach Hirnschädigung. Aphasie verwandte Gebiete. 2003;17:43 - 60.

Cohen L, Dehaene S. Cerebral networks for number processing: Evidence from a case of posterior callosal lesion. NeuroCase. 1996;2:155 - 174.

Cohen L, Dehaene S, Chochon F, Lehéricy S, Naccache L. Language and calculation within the parietal lobe: A combined cognitive, anatomical and fMRI study. Neuropsychologia. 2000a;38:1426 - 1440.

Cohen L, Dehaene S, Naccache L, et al. The visual word form area: spatial and temporal characterization of an initial stage of reading in normal subjects and posterior split-brain patients. Brain. 2000b;123:291 - 307

Dehaene S, Cohen L. Towards an anatomical and functional model of number processing. Mathematical Cognition. 1995;1:83 - 120.

Dehaene S. The number sense: How the mind creates mathematics. New York: Oxford University Press; 1997.

Dehaene S, Cohen L. Cerebral pathways for calculation: Double dissociation between rote verbal and quantitative knowledge of arithmetic. Cortex. 1997;33:219 - 250.

Dehaene S, Piazza M, Pinel P, Cohen L. Three parietal circuits for number processing. Cognitive Neuropsychol. 2003;20:487 - 506.

Dehaene S, Molko N, Cohen L, Wilson AJ. Arithmetic and the brain. Curr Op Neurobiol. 2004;14:218 - 224.

Delazer M, Girelli L, Semenza C, Denes F. Numerical skills and aphasia. J Int Neuropsychol Soc. 1999;5:1 - 9.

Delazer M, Benke T. Arithmetic facts without meaning. Cortex. 1997; 33:697 - 710.

Delazer M, Domahs F, Bartha L, Brenneis C, Lochy A, Trieb T, et al. Learning complex arithmetic – An fMRI study. Cog Brain Res. 2003a; 18:76 - 88.

Delazer M, Girelli L, Grana A, Domahs F. Number processing and calculation – Normative data from healthy adults. Clin Neuropsychol. 2003b;17:331 - 350.

Delazer M, Domahs F, Lochy A, Karner E, Benke T, Poewe W. Number processing in basal ganglia dysfunction. Neuropsychologia. 2004;42: 1050 - 1062.

Della Sala S, Gentileschi V, Gray C, Spinnler H. Intrusion errors in numerical transcoding by Alzheimer patients. Neuropsychologia. 2000;38:768 - 777.

Ferro J.M, Botelho MAS. Alexia for arithmetical signs. A cause of disturbed calculation. Cortex. 1980;16:175 - 180.

Girelli L, Delazer M. Subtraction bugs in an acalculic patient. Cortex. 1996;32:547 - 555.

Girelli L, Delazer M. Numerical abilities in dementia. Aphasiology. 2001; 15:681 - 694.

Girelli L, Seron X. Rehabilitation of number processing and calculation skills. Aphasiology. 2001;15:695 - 712.

Grafman J. Acalculia. In: Boller F, Grafman J, eds. Handbook of neuropsychology. Vol. 1. Amsterdam: Elsevier; 1988:414 - 430.

Grafman J, Rickard T. Acalculia. In: Feinberg TE, Farah MJ, eds. Behavioral neurology and neuropsychology. New York: McGraw-Hill; 1997:219 - 225.

Hartje W. The effect of spatial disorders on arithmetic skills. In: Deloche G, Seron X, eds. Mathematical disabilities. A cognitive neuropsychological perspective. Hillsdale, NJ: Lawrence Erlbaum Associates; 1987:121 - 135.

Hécaen H, Angelergues R, Houi llier S. Les variétés cliniques des acalculies au cours des lésions rétrorolandiques: Approche statistique du probleme. Revue Neurologique. 1961;105:85 - 103.

Henschen SE. Über Sprach-, Musik- und Rechenmechanismen und ihre Lokalisation im Großhirn. Z Gesamte Neurol Psychiatr. 1919;52:273 - 298.

Hüttemann J. Störungen der Zahlenverarbeitung. Hofheim: NAT Verlag; 1998.

Ibrahimovic N, Bulheller S, Häcker HO. Mathematiktest: Grundkenntnisse für Lehre und Beruf. Lisse: Swets Test Services; 2002.

Kahn HJ, Whitaker HA. Acalculia: An historical review of localization. Brain Cogn. 1991;17:102 - 115.

Kalbe E, Brand M, Kessler J. Zahlenverarbeitungs- und Rechentest (ZRT). Weinheim: Beltz; 2002.

Kessler J, Kalbe E. Written numeral transcoding in patients with Alzheimer's disease. Cortex. 1996;32:755 - 761.

Lemer C, Dehaene S, Spelke E, Cohen L. Approximate quantities and exact number words: Dissociable systems. Neuropsychologia. 2003;41: 1942 - 1958.

Lewandovsky M, Stadelmann E. Über einen bemerkenswerten Fall von Hirnblutung und über Rechenstörungen bei Herderkrankungen des Gehirns. Z Gesamte Neurol Psychiatr. 1908;2:249 - 265.

McCloskey M, Aliminosa D, Sokol, SM. Facts, rules, and procedures in normal calculation: Evidence from multiple single-patient studies of impaired arithmetic fact retrieval. Brain Cogn. 1991;17:154 - 203.

Noel MF. Numerical cognition. In: Rapp B, ed. The Handbook of Cognitive Neuropsychology. Philadelphia: Psychology Press; 2000:495 - 518.

Pesenti M, Seron X, van der Linden M. Selective impairment as evidence for mental organisation of arithmetic facts: BB, a case of preserved subtraction? Cortex. 1994;30:661 - 671.

Pesenti M, Depoorter N, Seron X. Noncommutability of the N + 0 arithmetical rule: A case study of dissociated impairment. Cortex. 2000;36:445 - 454.

Pinel P, Piazza M, Le Bihan D, Dehaene S. Distributed and overlapping cerebral representations of number, size, and luminance during comparative judgements. Neuron. 2004;41:1 - 20.

Simon O, Mangin JF, Cohen L, Le Bihan D, Dehaene S. Topographical layout of hand, eye, calculation, and language-related areas in the human parietal lobe. Neuron. 2002;33:475 - 487.

Stanescu-Cosson R, Pinel P, van de Moortele P-F, Le Bihan D, Cohen L, Dehaene S. Understanding dissociations in dyscalculia: A brain imaging study of the impact of number size on the cerebral networks für exact and approximate calculation. Brain. 2000;123:2240 - 2255.

Varley RA, Klessinger NJC, Romanowski CAJ, Siegal M. Agrammatic but numerate. Proc Natl Acad Sci USA. PubMed 2005;102:3519 - 24.

Warrington, EK. The fractionation of arithmetical skills: A single case study. Q J Exp Psychol. 1982;34A:31 - 51.

Wynn, K. Psychological foundations of number: numerical competence in human infants. Trends Cogn Sci. 1998;2:296 - 303.

8 Amnesie

W. Hartje

8.1 Definition

Als Amnesie oder amnestisches Syndrom bezeichnet man eine schwere Störung der Gedächtnisfunktionen, die in aller Regel zu massiven Beeinträchtigungen in der Bewältigung des privaten oder beruflichen Alltags führt.
Dabei wird zwischen Störungen des Neugedächtnisses (*anterograde Amnesie*) und Störungen des Altgedächtnisses (*retrograde Amnesie*) unterschieden.

- *Störungen des Neugedächtnisses* beeinträchtigen die Lern- und Merkfähigkeit, das heißt die Fähigkeit, neue Inhalte ins Gedächtnis aufzunehmen, über kürzere oder längere Zeit im Gedächtnis zu behalten und bei Bedarf aus dem Gedächtnis abzurufen.
- *Störungen des Altgedächtnisses* beeinträchtigen die Fähigkeit, solche Gedächtnisinhalte aus dem Gedächtnis abzurufen, die bereits vor der zur Amnesie führenden zerebralen Erkrankung oder Schädigung ins Gedächtnis aufgenommen wurden.

Bei einem *amnestischen Syndrom* liegen meist anterograde *und* retrograde Gedächtnisstörungen vor. Die beiden Gedächtnisformen können aber auch selektiv gestört sein, wobei eine isolierte Störung des Neugedächtnisses weitaus häufiger vorkommt als eine selektive Altgedächtnisstörung.

Bei der anterograden wie bei der retrograden Amnesie betrifft die Störung typischerweise das bewusste, explizite Einprägen und Abrufen von Informationen (*explizites oder deklaratives Gedächtnis*). Die Fähigkeit, neue senso-motorische, perzeptuelle oder kognitive Fertigkeiten auf dem Weg des mehr oder weniger unbewusst und automatisch ablaufenden, prozeduralen oder impliziten Lernens zu erwerben und schon erworbene Fertigkeiten dieser Art nach dem Eintritt einer Amnesie auszuüben (*prozedurales oder implizites Gedächtnis*) ist demgegenüber meist erhalten. Auch die Verfügbarkeit über das vor der Amnesie erworbene Sach-, Fakten- und Weltwissen (*semantisches Gedächtnis*) ist in der Regel nicht gestört. Bei der Mehrzahl der amnestischen Syndrome ist außerdem das *Kurzzeitgedächtnis,* das heißt die unmittelbare Merkspanne und das Arbeitsgedächtnis, nicht beeinträchtigt.

Ein amnestisches Syndrom ist fast immer Folge einer Hirnschädigung. In seltenen Fällen, in denen eine isolierte Störung des Altgedächtnisses beobachtet wird, ohne dass eine hirnorganische Ursache festgestellt werden kann, wird von einer *funktionellen Amnesie* gesprochen. Der früher gebräuchliche Begriff der „psychogenen Amnesie“ wird kaum noch verwendet, wohl um der Möglichkeit einer unerkannten hirnorganischen Genese Rechnung zu tragen.

Die so genannte „posttraumatische Amnesie“ wird üblicherweise nicht zu den amnestischen Syndromen gezählt, obwohl sie hinsichtlich der reversiblen anterograden Gedächtnisstörung dem Bild der amnestischen Episode ähnelt. Auch die partiellen Beeinträchtigungen der Lern- und Merkfähigkeit, die häufig nach Hirnschädigungen auftreten und sich durchaus nachteilig auf die Leistungsfähigkeit der Betroffenen im Alltag auswirken können, werden nicht als Amnesie bezeichnet.

Als Amnesie wird eine meist durch Hirnschäden verursachte schwere Beeinträchtigung der Gedächtnisfunktionen bezeichnet, die zu einer erheblichen Behinderung im Alltag führt.
Die Störung betrifft fast immer das bewusste, explizite Einprägen und spätere Abrufen neuer Gedächtnisinhalte und zusätzlich oft auch das bewusste Sich-zurück-Erinnern an Erlebnisse aus der Zeit vor der Erkrankung. Die unmittelbare Merkspanne und Gedächtnisleistungen, die implizit, ohne bewusste Kontrolle ablaufen, sind selten gestört.

8.2 Klinik

8.2.1 Unterschiedliche Störungsmuster der Amnesie

Das häufigste Störungsmuster ist das *gleichzeitige Vorliegen einer anterograden und retrograden Gedächtnisstörung.*

- Am augenfälligsten und für die Patienten besonders beeinträchtigend ist die anterograde Komponente; diese macht sich als *Störung der Lern- und Merkfähigkeit* in zahlreichen Aktivitäten und Aufgaben des täglichen Lebens immer wieder nachteilig bemerkbar.
- Der Abruf von Erinnerungen aus dem Altgedächtnis ist demgegenüber seltener notwendig; die retrograde Amnesie ist deshalb weniger störend und wird von den Patienten manchmal nicht spontan wahrgenommen. Hierfür ist die Tatsache verantwortlich, dass die retrograde Störung das im Altgedächtnis gespeicherte *semantische oder Faktenwissen* verschont und weitgehend selektiv das *episodische,* insbesondere das *autobiographische Gedächtnis* betrifft. Das für den Alltag oder Beruf notwendige Sachwissen steht den Patienten insofern meist in der gewohnten Weise zur Verfügung.

Anterograde Amnesie

Das Kurzzeitgedächtnis, mit den Komponenten der Merkspanne und des Arbeitsgedächtnisses, ist beim amnestischen Syndrom in aller Regel nicht gestört (eine Ausnahme bildet die Amnesie bei Alzheimer-Demenz). Die Patienten haben aber beträchtliche Schwierigkeiten, sich neue Informationen, die die Kapazität des Kurzzeitgedächtnisses überschreiten, nachhaltig einzuprägen, d. h. im Langzeitgedächtnis zu fixieren. Dies gilt ebenso für das willentliche Lernen von sachlichen Informationen (Vokabeln einer Fremdsprache, neue Wegstrecken, Instruktionen für Geräte, neue Namen und Gesichter etc.) wie für das Behalten individueller Eindrücke und Ereignisse oder persönlicher Erlebnisse. Infolge dieser Merkschwäche vergessen die Patienten auch beim Lesen oder beim Betrachten von Filmen rasch den Zusammenhang.

Im Unterschied zu dieser *Störung der Lern- und Merkfähigkeit* sind amnestische Patienten im Allgemeinen aber in der Lage, neue perzeptuelle oder senso-motorische Fertigkeiten zu erlernen (z. B. Lesen von Spiegelschrift oder Spielen eines neuen Musikinstrumentes). Solche Fertigkeiten werden von den Patienten in einem automatischen Übungsprozess erworben, ohne dass sie sich bewusst an den Lernvorgang erinnern können (*prozedurales oder implizites Lernen*).

Als wesentliches Merkmal der anterograden Gedächtnisstörung im Rahmen eines amnestischen Syndroms gilt, dass die Störung den *Prozess der bewusst kontrollierten, deklarativen Einprägung* und/oder Erinnerung betrifft, während die automatisch, ohne willentlichen Abruf ablaufenden *prozeduralen oder impliziten Gedächtnisprozesse* verschont bleiben.

Retrograde Amnesie

Während die anterograde Gedächtnisstörung das bewusste Einprägen, Behalten und spätere Abrufen neuer Informationen jeder Art betrifft, beeinträchtigt die retrograde Amnesie, also die Störung des Altgedächtnisses, ganz vorwiegend nur den Abruf so genannter *episodischer Gedächtnisinhalte*. Hierzu gehören:

- die im engeren Sinne *autobiographischen Erinnerungen*, die sich auf die eigene Person beziehen (z. B. familiäre Ereignisse, Bekanntschaften, besondere Unternehmungen, persönliche Erfolge oder Misserfolge),
- *Erinnerungen an wichtige Ereignisse des öffentlichen Lebens*, die zwar selbst erlebt wurden, jedoch die persönliche Sphäre nicht direkt berühren müssen (z. B. politische, kulturelle oder wirtschaftliche Ereignisse, prominente Personen).

Der episodische Gedächtnisabruf ist allgemein dadurch charakterisiert, dass sich die erinnernde Person bewusst wird, ein Ereignis zu einer bestimmten Zeit und an einem bestimmten Ort in der Vergangenheit erlebt zu haben. Es ist speziell diese Art des Abrufs früherer Gedächtniseindrücke, die den amnestischen Patienten nicht mehr gelingt. Die eventuell produzierten Erinnerungen sind dabei manchmal durch *Konfabulationen* verändert oder ersetzt, in denen richtige mit falschen Erinnerungen oder mit augenblicklichen Vorstellungen und Gedanken vermengt sind – meist in einer für den Patienten und sein Selbstbild gerade relevanten Art und Weise (Fotopoulou et al., 2004; Kopelman, 2002b; Schnider, 2003).

Häufig, aber nicht in allen Fällen, gelingt amnestischen Patienten die Erinnerung an weit zurückliegende Episoden noch relativ gut, während die Erinnerung an Ereignisse oder Erlebnisse aus den letzten Monaten oder Jahren vor Beginn der Amnesie lückenhaft wird oder ganz fehlt (*zeitlicher Gradient der retrograden Gedächtnisstörung*).

Wie bereits angesprochen, ist das so genannte *semantische Sach- und Faktenwissen* (z. B. Sprachkenntnisse, Schul- und Berufswissen) in der Regel nicht von der retrograden Gedächtnisstörung betroffen – obwohl es teilweise ebenso wie das episodische oder autobiographische Wissen in einem bewussten, deklarativen Prozess aus dem Gedächtnis abgerufen wird (allerdings ohne dass der zeitliche, örtliche oder persönliche Kontext dabei eine Rolle spielt). Teilweise sind auch (scheinbar überraschend) autobiographische Erinnerungen amnestischer Patienten zu beobachten; diese sind dann aber eher dem semantischen als dem episodischen Altgedächtnis zuzuordnen. Sie betreffen vor allem die weiter zurückliegenden Lebensabschnitte und sind nicht mit dem sonst charakteristischen subjektiven Gefühl der bewussten Vergegenwärtigung früher erlebter Ereignisse verbunden (Hirano et al., 2002; Eustache et al., 2004).

Das prozedurale Altgedächtnis, z. B. für die früher erlernten Bewegungsabläufe beim Schwimmen, Radfahren oder Musizieren, ist ebenso wie bei der anterograden Amnesie meist nicht gestört.

Fazit

Die Unterscheidung zwischen anterograden und retrograden Gedächtnisstörungen bzw. zwischen Störungen des Neu- und Altgedächtnisses bezieht sich auf den *Zeitpunkt des Eintritts der Amnesie*.

- Die *anterograde Amnesie* verhindert sowohl die Gedächtnisspeicherung von neuem semantischem Sach- und Fachwissen als auch von episodischen Erlebniseindrücken.
- Die *retrograde Amnesie* stört dagegen vorwiegend den Abruf episodischer, persönlich erlebter, autobiographischer Gedächtniseindrücke, während der Abruf des früher erworbenen semantischen Wissens weiterhin möglich ist.

Vor Eintritt der Amnesie gelernte prozedurale Fertigkeiten (Wahrnehmungs-, Handlungs- und Denkroutinen) stehen weiterhin zur Verfügung, und es können neue prozedurale Fertigkeiten erworben werden.

Besondere Störungsmuster

Fokale (selektive) retrograde Amnesie

Eine fokale oder selektive retrograde Amnesie – d. h. eine *isolierte Störung des Altgedächtnisses bei erhaltener Lern- und Merkfähigkeit für neue Informationen* – ist selten (Evans et al., 2003; Kapur et al., 1992; Kopelman, 2000; Kopelman u. Kapur, 2001; Sellal et al., 2002). Die Ursachen einer solchen Störung sind außerdem umstritten (Hodges, 2002; Kapur, 2002; Kopelman, 2002a; Lucchelli u. Spinnler, 2002).

Bei einer plötzlich eintretenden und zeitlich über Monate oder Jahre ausgedehnten ausschließlich retrograden Amnesie, bei der insbesondere die *Erinnerung an autobiographisch relevante Fakten* (Familienstatus, Wohnort, berufliche Position etc.) nicht mehr möglich ist und bei der weder eine Hirnschädigung noch eine psychogene Ursache festgestellt werden kann, wird häufig von einer *funktionellen Amnesie* gesprochen (De Renzi et al., 1997; Kihlstrom u. Schacter, 1995).

In den wenigen Fällen, in denen die selektive Störung des Altgedächtnisses (und hierbei vor allem der autobiographischen Erinnerungen) zweifelsfrei auf eine hirnorganische Schädigung zurückzuführen ist (z. B. Levine et al., 1998; Evans et al., 1996), stellt sich die Frage, wie eine solche Störung mit der erhaltenen Fähigkeit zur Speicherung und zum späteren Abruf neuer, postmorbider autobiographisch-episodischer Ereignisse vereinbart werden kann. Eine generelle Störung des Abruf-Prozesses kommt offensichtlich nicht in Betracht, da diese auch den Abruf neu gebildeter Gedächtnisinhalte betreffen müsste. Auch die Annahme einer Störung der synaptischen kortikalen Repräsentation von noch nicht vollständig konsolidierten Gedächtniseindrücken aus einem Zeitraum von Wochen oder Monaten vor Einsetzen der Amnesie liefert keine überzeugende Antwort: Sie kann eine über Jahre oder gar Jahrzehnte zurückreichende Störung des autobiographischen Gedächtnisses, wie sie bei der von Evans und Mitarbeitern (Evans et al., 2003) beschriebenen Patientin festgestellt wurde, nicht erklären.

Selektive Störung des semantischen Altgedächtnisses

Eine selektive Störung speziell des semantischen Altgedächtnisses, ohne gleichzeitige Störung des autobiographischen Gedächtnisses, wurde ebenfalls nur in einigen seltenen Fällen beobachtet. Die Patienten konnten sich zwar an persönlich relevante autobiographische Informationen erinnern, hatten aber große Teile des Schulwissens (wie mathematische, geographische und historische Kenntnisse) und teilweise sogar das Wissen von Wortbedeutungen verloren (De Renzi et al., 1987; Grossi et al., 1988; Yasuda et al., 1997).

Selektive Störung des episodischen Altgedächtnisses (Quellen-Amnesie)

Die so genannte Quellen-Amnesie ist eine besondere Variante der retrograden Störung des episodischen Gedächtnisses. Dabei werden individuelle frühere Gedächtniseindrücke nur noch als Fakten erinnert, ohne dass der zeitlich-örtliche Kontext der Erinnerung abgerufen werden kann („Ich weiß, dass ich das erlebt habe, aber nicht wann, wo oder mit wem" oder „Ich weiß, dass diese Person Physiker ist und in X lebt, habe aber keine Ahnung, wo und wie ich ihn kennengelernt habe").

In solchen Fällen kann man von einer Dissoziation zwischen der erhaltenen semantischen und der gestörten episodischen oder autobiographischen Komponente einer Erinnerung sprechen (Shimamura u. Squire 1991).

Selektive Störung des episodischen Neugedächtnisses

Bei einer selektiven Störung des episodischen Neugedächtnisses ist zwar der langfristige Erwerb von semantischen Gedächtnisinhalten (z. B. Schulwissen) möglich; neue Informationen werden aber nicht behalten und insbesondere individuelle, „episodische" Lebens- und Tagesereignisse werden dauerhaft vergessen. Die Störung wurde bei Patienten mit *frühkindlich erworbenen hypoxischen Hirnschädigungen* (Developmental Amnesia oder Childhood Amnesia) und bei einem Patienten *nach Subarachnoidalblutung im Erwachsenenalter* beschrieben (Brizzolara et al., 2003; Gadian et al., 2000; Kitchener et al., 1998; Vargha-Khadem et al., 1997; Vargha-Khadem et al., 2003).

Es ist aber noch nicht endgültig geklärt, ob es sich bei diesem besonderen Störungsbild wirklich um eine dissoziierte Störung unterschiedlicher (semantischer und episodischer) mnestischer Prozesse handelt oder ob der kritische Faktor nicht einfach in der vielfachen Wiederholung des Lernstoffes beim Erwerb von Schulwissen zu sehen ist. Die beobachteten Schulleistungen der jugendlichen Patienten lagen meist im unteren Normbereich und konnten teilweise nur durch erheblich forcierte Lernanstrengungen erreicht werden (Squire u. Zola, 1998). Durch häufige Wiederholungen ist auch bei Patienten mit einer im Erwachsenenalter erworbenen Amnesie der Neuerwerb von semantischem Sach- und Faktenwissen möglich (O'Kane et al., 2004; Manns, 2004).

Selektive Störung des anterograden Langzeitgedächtnisses

In einzelnen Fällen wurde eine besondere Störungsform beobachtet, die als Störung des anterograden Langzeitgedächtnisses (Long-Term Amnesia) bezeichnet werden kann. Die Patienten, bei denen meist gleichzeitig eine Altgedächtnisstörung vorliegt, können zwar neue Informationen in weitgehend normaler Weise kurzfristig ins Gedächtnis aufnehmen und im Gedächtnis behalten, sie vergessen dann aber im Laufe von einigen Tagen oder Wochen das Gelernte wieder (Kapur et al., 1996; Lucchelli u. Spinnler, 1998; Mayes et al., 2003).

Störungen des prozeduralen Gedächtnisses

Störungen des prozeduralen Gedächtnisses treten bei Schädigung der Basalganglien, z. B. bei Chorea Huntington oder Parkinson-Krankheit, und bei Kleinhirnschädigungen auf. Die Störungen betreffen bereits vor der Erkrankung beherrschte prozedurale Fertigkeiten ebenso wie das Erlernen neuer Leistungen, wobei sich die Beeinträchtigung vor allem bei senso-motorischen Lernaufgaben, wie z. B. Spurverfolgungsaufgaben oder Spiegelschriftlesen zeigt (Kopelman, 2002b).

Die Annahme, dass Schädigungen des limbischen bzw. hippokampalen Systems grundsätzlich keine Störungen der impliziten, nicht-deklarativen Gedächtnisleistungen verursachen, ist nicht mehr gesichert: Je nach der Art und Schwierigkeit der gestellten Aufgaben können sich diese Leistungen als intakt oder gestört erweisen (Chun u. Phelps, 1999; Girelli et al., 2004; Hopkins et al., 2004; Kopelman, 2002b; Meulemans u. Van der Linden, 2003). Wahrscheinlich ist die Schwierigkeit der Abgrenzung zwischen rein impliziten und expliziten, deklarativen Lernprozessen für die Unterschiedlichkeit der Befunde mitverantwortlich.

In sehr seltenen Fällen kann sich die retrograde Amnesie auf eine selektive Störung des autobiographisch-episodischen *oder* des semantischen Altgedächtnisses beschränken. Bei einem plötzlich eintretenden selektiven retrograden Gedächtnisverlust für autobiographische Fakten und Erlebnisse ist an eine funktionelle oder psychogene Amnesie zu denken.
Eine selektive Störung des episodischen Neugedächtnisses bei relativ erhaltener Lern- und Merkfähigkeit für semantisches Wissen wurde nach hypoxischen Hirnschädigungen im frühen Kindes- und Jugendalter beobachtet.

8.2.2 Ätiologisch definierte amnestische Syndrome

Korsakow-Syndrom

Dieses amnestische Syndrom wird am häufigsten durch chronischen Alkoholmissbrauch, in seltenen Fällen durch eine schwere Magen-Darm-Krankheit mit Malabsorptionssyndrom des Dünndarms verursacht. Pathogenetisch wird einem Mangel an Vitamin B_1 (Thiamin) die entscheidende Bedeutung zugeschrieben, der sowohl beim Alkoholismus wie bei Magen-Darm-Krankheiten durch die massive Fehlernährung zustande kommt.

Die Amnesie zeigt sich in einer meist groben *Störung des Neu- und Altgedächtnisses.* Die Patienten sind nicht mehr in der Lage, sich neue Informationen einzuprägen und im Gedächtnis zu behalten. Die oft um viele Jahre zurückreichende retrograde Gedächtnisstörung ist typischerweise durch einen so genannten *zeitlichen Gradienten* charakterisiert: Der Abruf von Inhalten aus dem Altgedächtnis ist umso stärker beeinträchtigt, je kürzer ihr zeitlicher Abstand zum Eintritt der Amnesie ist. Beim Abrufversuch aus dem Altgedächtnis kommt es nicht selten zu falschen, *konfabulatorischen Antworten.* Die Patienten zeigen oft keine Einsicht in die Gedächtnisstörung.

Thalamus-Infarkte

Bilaterale Thalamus-Infarkte infolge von ischämischen Insulten der A. thalamoperforata führen häufig zu einer *vorwiegend anterograden Gedächtnisstörung.* Die zeitlich meist auf einige Monate begrenzte retrograde Amnesie, die nur in seltenen Fällen weit in die Vergangenheit zurück reicht, kann sich rasch zurückbilden oder ganz fehlen. Die Patienten sind sich ihrer Gedächtnisstörung zumeist bewusst.

Ruptur von Aneurysmen der A. communicans anterior

Die intrazerebrale Blutung nach der Ruptur eines Aneurysmas der A. communicans anterior führt meist zu einer bilateralen Schädigung des basalen Vorderhirns und des posterioren orbitofrontalen Kortex.

In der Folge kommt es typischerweise zu einer *schweren Störung des Neugedächtnisses.* Die *retrograde Gedächtnisstörung* kann unterschiedlich stark ausgeprägt sein. Beim Abruf von Erinnerungen aus dem Altgedächtnis (spontan oder bei der Anamnese) treten vor allem im akuten Stadium und nach ausgedehnteren Blutungen oft komplexe, teilweise grob von der Realität abweichende, manchmal wachtraumähnliche Konfabulationen auf (Schnider, 2003). Diese *Konfabulationstendenz* ist ein charakteristisches Merkmal dieses amnestischen Syndroms.

Zerebrale Hypoxie

Die durch eine hypoxische Hirnschädigung verursachte Amnesie (z. B. nach Herzinfarkt, Herzstillstand, durch Elektrounfall oder Blitzschlag, durch Ertrinken, Strangulation oder schweres Thoraxtrauma) ist im Allgemeinen durch das *gleichzeitige Vorliegen einer anterograden und retrograden Gedächtnisstörung* gekennzeichnet.

Die unterschiedlich ausgedehnte retrograde Amnesie weist meist den *typischen zeitlichen Gradienten* der Abrufstörung auf. Ein charakteristisches, wenn auch nicht obligatorisches Symptom dieser Amnesie ist eine *emotionale Indifferenz der Patienten* gegenüber der massiven Beeinträchtigung ihrer Gedächtnisleistungen, selbst wenn die Störung bewusst wahrgenommen wird.

Herpes-Enzephalitis

Die inzwischen eher selten vorkommenden ausgedehnten Schädigungen des Gehirns durch Herpes-Enzephalitis führen zu einem amnestischen Syndrom mit in der Regel *schwerer anterograder und* oft zeitlich weit zurückreichender *retrograder Gedächtnisstörung*. Da die Erkrankung zu sehr unterschiedlich ausgedehnten und lokalisierten zerebralen Schädigungen führen kann, variieren die Schwere und die qualitative Ausprägung der Amnesie. Bei rechtzeitig therapierten Patienten kann sich die Amnesie auf eine Störung der Lern- und Merkfähigkeit beschränken, ohne erkennbare Schwächen der Funktionen des Altgedächtnisses.

In neueren Studien wurde aber auch eine Beeinträchtigung des episodischen, autobiographischen Altgedächtnisses beobachtet, mit der Besonderheit, dass die Erinnerung an weiter zurückliegende Gedächnisinhalte stärker beeinträchtigt ist als die Erinnerung an jüngere Eindrücke. Letzteres – also ein *umgekehrter zeitlicher Gradient* der retrograden Amnesie – ist allerdings noch nicht eindeutig gesichert (Graham et al., 2003; Ivanoiu et al., 2004; Piolino et al., 2003).

Operative Läsionen

Früher führten bilaterale Resektionen im Bereich der medio-basalen Temporallappen in einzelnen Fällen zu einem voll ausgebildeten amnestischen Syndrom mit antero- und retrograder Gedächtnisstörung (z. B. bei dem oft beschriebenen Patienten H.M.; O'Kane et al., 2004). Bei der heutigen Epilepsiechirurgie werden solche Resektionen vermieden.

Im Zuge operativer Eingriffe am oder über den dritten Ventrikel kann es aber infolge von Fornix-Läsionen zu einer teilweise reversiblen oder selten auch permanenten Amnesie kommen. Die Gedächtnisstörung ist dabei durch eine *anterograde Amnesie* gekennzeichnet, bei *zeitlich begrenzter oder fehlender retrograder Amnesie* (Bonanni et al., 2004).

Alzheimer-Demenz

Die zur Alzheimer-Demenz gehörende Beeinträchtigung der Gedächtnisleistungen entwickelt sich mit dem Fortschritt der Krankheit zu einem ausgeprägten amnestischen Syndrom. Während anfangs die Störung der Lern- und Merkfähigkeit im Vordergrund steht, kommt im weiteren Verlauf eine Störung des Altgedächtnisses hinzu, die zunächst die jüngeren, später dann auch die weit zurückliegenden Gedächtnisinhalte betrifft.

Die Amnesie bei Alzheimer-Demenz unterscheidet sich von den anderen ätiologisch definierten amnestischen Syndromen in folgenden Merkmalen:

- Die Störung betrifft auch das sehr *kurzfristige Behalten von neuen Informationen (Merkspanne)* und das *Arbeitsgedächtnis*.
- Im Stadium der schon deutlicher ausgeprägten Demenz ist meist auch das *semantische Gedächtnis* und oft auch das *implizite oder prozedurale Gedächtnis* beeinträchtigt, so dass die Patienten nicht mehr über ihr ursprüngliches Sach- und Faktenwissen verfügen und auch gewohnte Handlungsabläufe nicht mehr problemlos gelingen.

Semantische Demenz

Bei der semantischen Demenz (einer Temporallappen-Variante der Frontotemporalen Demenz) steht im Unterschied zur Amnesie bei Alzheimer-Demenz und anderen amnestischen Syndromen die *Störung des semantischen Gedächtnisses* mit einem Verlust des Wissens um die Bedeutung von sprachlichen und figuralen Informationen im Vordergrund.

Transiente globale Amnesie

Bei dieser häufig auch als „amnestische Episode" bezeichneten Amnesie handelt es sich um eine nur einige Stunden (mehr als 2, weniger als 24 Stunden) dauernde und *vollständig reversible globale Gedächtnisstörung* (Hodges u. Warlow, 1990; Hodges, 1991; Hodges, 1998). In der betreffenden Zeit leiden die Patienten unter einer auffälligen Unfähigkeit, sich neue Informationen über die Dauer des Kurzzeitgedächtnisses hinaus zu merken, und unter einer in ihrem Ausmaß variablen Störung des Altgedächtnisses.

Die Störung des Gedächtnisses tritt ohne Vorboten plötzlich auf; die Patienten wirken verwirrt und stellen immer wieder die gleichen Fragen („Wie komme ich hierher?"; „Was mache ich hier?"; „Was für ein Tag ist heute?"), da sie die Gedächtnisstörung nicht richtig einordnen können. Die Patienten sind dabei in ihrer Aufmerksamkeit sowie Denk- und Handlungsfähigkeit nicht beeinträchtigt; sie verstehen die Antworten auf ihre Fragen, vergessen sie jedoch rasch wieder. Die Orientierung zur eigenen Person und (sofern sie sich in vertrauter Umgebung befinden) zum Ort ist erhalten; die zeitliche Orientierung ist infolge der massiven Gedächtnisstörung beeinträchtigt. Außer der Amnesie liegen keine neuropsychologische oder neurologische Funktionsstörungen vor.

Die Amnesie klingt allmählich ab, mit vollständiger Rückbildung der anterograden und retrograden Gedächtnisstörung. Die zurückbleibende Erinnerungslücke von bis zu einigen Stunden wird dadurch erklärt, dass während der amnestischen Episode keine Informationen vom Kurzzeit- ins Langzeitgedächtnis übertragen oder dort konsolidiert werden können. Die Amnesie wird als *Störung des antero- und retrograden episodischen Langzeitgedächtnisses* verstanden, wobei das semantische Altgedächtnis und das prozedurale Gedächtnis nicht betroffen sind (Quinette et al., 2003).

Ein amnestisches Syndrom ist typischerweise bei folgenden zerebralen Krankheiten oder Schädigungen zu erwarten: Korsakow-Syndrom, Thalamus-Infarkte, Rupturen von Aneurysmen der A. communicans anterior, zerebrale Hypoxie, Herpes-Enzephalitis und Alzheimer-Krankheit. Die dabei auftretenden Gedächtnisstörungen sind trotz der ätiologischen Unterschiede weitgehend ähnlich.
Die transiente globale Amnesie, deren Pathogenese noch nicht völlig geklärt ist, ist durch die vollständige Reversibilität der mnestischen Störung gekennzeichnet.

8.3 Diagnostik

Für den Nachweis einer Amnesie steht eine Vielzahl standardisierter und normierter psychodiagnostischer Testverfahren zur Verfügung. Fast alle diese Tests beziehen sich allerdings auf die *Prüfung des Neugedächtnisses.* Dies ist insofern verständlich, als die Untersuchung des Altgedächtnisses (und insbesondere des autobiographischen Altgedächtnisses) sich zum größten Teil auf die individuellen Besonderheiten eines jeden einzelnen Patienten beziehen muss; selbst das dabei in Betracht kommende Sach- und Faktenwissen wird durch die individuelle Biographie bestimmt.

Die allgemeine Vorgehensweise bei der Diagnostik von Gedächtnisleistungen bzw. Gedächtnisstörungen wird im Folgenden beschrieben; die verfügbaren Testverfahren sind in Tab. 8.1 zusammengestellt.

8.3.1 Prüfung des Neugedächtnisses

Merkspanne und Arbeitsgedächtnis

Die einfache *Merkspanne* wird üblicherweise mit einer Aufgabe geprüft, bei der vorgesprochene Zahlenreihen sofort nach der Darbietung in der exakt gleichen Reihenfolge nachgesprochen werden müssen. Als Merkspanne ist die *Anzahl der Ziffern der längsten richtig reproduzierten Reihe* definiert. Als nichtsprachliches Analogon wird meist das so genannte *Block-Tapping* verwendet, bei dem zunehmend längere Serien von unregelmäßig räumlich auf einer Vorlage angeordneten Blöcken genau in der unmittelbar zuvor demonstrierten Abfolge berührt werden müssen.

Für die Untersuchung des *Arbeitsgedächtnisses* kann eine Version des Zahlennachsprechens oder Block-Tappings eingesetzt werden, bei der die Zahlen- oder Blockreihen in der zur vorausgehenden Darbietung exakt umgekehrten, rückwärtigen Reihenfolge genannt bzw. berührt werden müssen. Vor allem bei den längeren Reihen beansprucht diese Umstellung das Arbeitsgedächtnis, das heißt die Fähigkeit zur flexiblen Manipulation der im Kurzzeitgedächtnis festgehaltenen Informationen. Eine Modifikation der Aufgaben, bei der jeweils nur jedes zweite Element einer Reihe vorwärts oder rückwärts reproduziert werden darf (Zahlen- oder Block-Suppressions-Test) beansprucht das Arbeitsgedächtnis in noch spezifischerer Weise. Auch Text-Rechenaufgaben, bei denen in der Art der Dreisatz-Aufgaben verschiedene Informationen und Arbeitsschritte koordiniert werden müssen, können Störungen des Arbeitsgedächtnisses aufdecken.

Lern- und Merkfähigkeit

Die über die Merkspanne und das Arbeitsgedächtnis hinausgehende Gedächtnisleistung wird am besten mit solchen Tests geprüft, die den Vorgang der Einprägung neuer Informationen ins Gedächtnis und den willentlichen, „deklarativen" Abruf der neu gelernten Informationen aus dem Gedächtnis systematisch erfassen. Unter diesen Bedingungen tritt die Gedächtnisstörung am deutlichsten zu Tage.

Für die Untersuchung des Gedächtnisleistung sollte die *Modalität des freien Abrufs* – das heißt der freien Reproduktion der eingeprägten Informationen – gewählt werden; hierbei zeigen sich die Probleme amnestischer Patienten wesentlich deutlicher, als wenn die Informationen lediglich wiedererkannt werden müssen.

- Ein gut geeigneter Test ist z. B. der *Verbale Lern- und Merkfähigkeitstest* (VLMT), bei dem eine Serie von 15 Wörtern gelernt werden soll.
- Für die Prüfung der Lern- und Merkfähigkeit für nichtsprachliches figurales Material eignet sich z. B. das *Diagnosticum für Cerebralschädigung* (DCS), bei dem eine Serie von 9 Strichfiguren ins Gedächtnis eingeprägt und reproduziert werden soll.
- Neben diesen Tests stehen auch Testbatterien, wie z. B. die *Wechsler Memory Scale* (WMS-R) oder der *Rivermead Behavioral Memory Test* (RBMT) zur Verfügung, die unterschiedliche Aspekte des Neugedächtnisses erfassen.

Diese und weitere Tests zur Untersuchung der Lern- und Merkfähigkeit sind in Tab. 8.1 zusammengestellt und hinsichtlich der Art der Aufgabenstellung und der geprüften Gedächtnisleistung kurz charakterisiert.

Prozedurale Gedächtnisleistungen, deren Störungen allerdings selten sind, können mit *Untertests der Motorischen Leistungsserie (MLS)* untersucht werden, bei denen z. B. eine Spur (eine mehr oder weniger komplex gestaltete Linie) mit verschiedenen Richtungsänderungen bimanuell mit Hilfe von zwei Hebeln oder Drehknöpfen auf einem Monitor nachgezeichnet werden muss.

8.3.2 Prüfung des Altgedächtnisses

Die Untersuchung des Altgedächtnisses ist nicht nur wegen der enormen interindividuellen Unterschiedlichkeit der Eindrücke und Erlebnisse schwierig, sondern auch auf Grund der Tatsache, dass die von den Patienten produzierten Erinnerungen nur schwer zu verifizieren sind. Eine psychometrische Leistungsprüfung wie bei der Untersuchung der Lern- und Merkfähigkeit ist deshalb kaum möglich.

Semantisches Altgedächtnis

Am einfachsten ist noch das Fakten-Wissen erfassbar, z. B. mit dem „Wissenstest" des *revidierten Intelligenz-Struktur-Tests* (I-S-T 2000 R). Da es sich hierbei allerdings um semantisches Gedächtnis handelt, fällt dieser Prüfung nur eine begrenzte Bedeutung zu, etwa in besonderen Einzelfällen (S. 98) oder als Hintergrundinformation für den Vergleich mit möglichen Schwächen des episodischen oder autobiographischen Altgedächtnisses.

Tabelle 8.1 Auswahl von Testverfahren für die Prüfung der verschiedenen Gedächtnisleistungen. Die Tests sind erhältlich bei: Testzentrale Göttingen, Robert-Bosch-Breite 25, D-37079 Göttingen (http://www.testzentrale.de).

Art der Gedächtnisleistung	*Test-Verfahren*	*Art der Aufgabenstellung*
Neugedächtnis		
Merkspanne		
verbal	HAWIE-R	Zahlennachsprechen vorwärts
nonverbal	WMS-R	Block-Tapping vorwärts
Arbeitsgedächtnis		
verbal	HAWIE-R	Zahlennachsprechen rückwärts
	TAP	Arbeitsgedächtnis (One-back Prozedur)
	HAWIE-R	Rechnerisches Denken
	WIT	Grundrechnen
nonverbal	WMS-R	Block-Tapping rückwärts
Lern- und Merkfähigkeit		
verbal	VLMT	Wortlisten-Lernaufgabe (15 Wörter)
	WMS-R	Wort-Paare lernen (8 Paare)
	VLT	Wiedererkennen sich mehrfach wiederholender sinnfreier Wörter
nonverbal	DCS	Figuren-Lernaufgabe (9 Figuren)
	WMS-R	Figur-Farbe-Paare lernen (6 Paare)
	NVLT	Wiedererkennen sich mehrfach wiederholender sinnfreier Figuren
verbal und nonverbal	I-S-T 2000 R	Einprägen und Reproduzieren/Wiedererkennen von 13 Wörtern/Figurenpaaren
	GNL	Gesichter-Namen-Paare lernen (8 Paare)
Komplexe Lerntests		
	WMS-R	Kombination qualitativ unterschiedlicher Aufgaben (14 Subtests)
	LGT-3	schnelles Einprägen und späteres Abrufen unterschiedlicher Informationen (6 Subtests)
	RBMT	Kombination qualitativ unterschiedlicher alltagsähnlicher Aufgaben (9 Subtests)
Altgedächtnis		
episodisch	AMI[1]	semi-strukturiertes Interview zum Abruf von Fakten und Ereignissen aus verschiedenen Epochen der Lebensspanne
	Schmidtke u. Vollmer-Schmolck [2]	autobiographisches Altgedächtnisinterview: Erinnerungen aus den letzten 5 Jahren und aus der Kindheit
semantisch	Schmidtke u. Vollmer-Schmolck [2]	semantisches Altgedächtnisinventar (semantisches Wissen)
	I-S-T 2000 R	Wissenstest (Sach- und Weltwissen)

[1] Test in englischer Sprache
[2] Schmidtke u. Vollmer-Schmolck, 1999

Episodisch-autobiographisches Altgedächtnis

Das episodische Altgedächtnis kann in einer teilweise standardisierten Form mit strukturierten Interview-Techniken oder Fragebögen erfasst werden (Kopelman et al., 1990; Schmidtke u. Vollmer-Schmolck, 1999). Mit den entsprechenden Verfahren wird eine Differenzierung zwischen der Erinnerungsfähigkeit an Ereignisse oder Erlebnisse aus der Kindheit, dem frühen Erwachsenenalter und der jüngsten persönlichen Vergangenheit versucht, wobei teilweise zwischen autobiographischen und persönlich-semantischen Erinnerungen unterschieden wird. Im Einzelfall kann es auch hilfreich sein, z. B. von Angehörigen mitgebrachtes Bildmaterial vorzulegen und den Patienten zur Identifikation von Personen, Zeit und Ort aufzufordern.

Bei der Diagnostik der Amnesie steht die *Untersuchung auf anterograde Gedächtnisstörungen* im Vordergrund. Dabei ist besonderes Augenmerk auf die *Lern- und Merkfähigkeit* für sprachliches und nichtsprachliches Material und die *Fähigkeit zum freien Abruf* der eingeprägten Informationen zu richten; hierfür stehen psychometrische Tests zur Verfügung. Eine Beschränkung auf die Prüfung der unmittelbaren Merkspanne oder des Arbeitsgedächtnisses oder des Wiedererkennens von zuvor dargebotenen Informationen ist nicht adäquat.
Die *Prüfung des episodischen oder autobiographischen Altgedächtnisses* ist wegen der Unterschiedlichkeit der Lebensläufe schwierig; sie kann anhand standardisierter Interviews oder anhand individuellen autobiographischen Materials, am besten mit Hilfe von Angehörigen, erfolgen.
Das *semantische Altgedächtnis* kann mit psychometrischen Tests zum allgemeinen Wissen untersucht werden.
Für die *Prüfung des prozeduralen Gedächtnisses* stehen einige senso-motorische Testaufgaben zur Verfügung.

8.3.3 Differenzialdiagnose

Bei differenzierter testpsychologischer Untersuchung sind die typischen Störungszeichen einer Amnesie nicht zu übersehen oder mit anderen Störungen, etwa einer massiven Einschränkung der Aufmerksamkeit oder des Antriebs, zu verwechseln. Da die Amnesie als Folge sehr unterschiedlicher Erkrankungen mit fokalen oder diffusen bilateralen Hirnschädigungen auftritt, ist sie natürlich teilweise mit anderen Funktionsstörungen assoziiert, von denen die Gedächtnisstörung abgegrenzt werden muss (Kap. 17). Hier ist insbesondere zu denken an:

1. Störungen des emotionalen Verhaltens und des Antriebs bei Läsionen des limbischen Systems (Kap. 18) oder
2. generelle kognitive Beeinträchtigungen, z. B. beim alkoholischen Korsakow-Syndrom oder bei der Alzheimer-Krankheit (Kap. 20).

Differenzialdiagnose der transienten globalen Amnesie

Die transiente globale Amnesie (TGA) muss einerseits von der *transitorischen ischämischen Attacke* (TIA) und andererseits von der *transienten epileptischen Amnesie* (TEA) unterschieden werden.

- Bei der transienten globalen Amnesie fehlen die für eine TIA charakteristischen flüchtigen neurologischen Funktionsstörungen (Paresen, Sprachstörungen, Sehstörungen etc.).
- Im Unterschied zur TGA ist die TEA
  - meist von kürzerer Dauer (weniger als 1 Stunde),
  - setzt häufig beim Aufwachen ein,
  - tritt mit höherer Frequenz auf,
  - ist teilweise mit anderen Hinweisen auf eine Temporallappenepilepsie verbunden (auffälliges EEG, motorische Anfallssymptome) und
  - spricht häufig auf antiepileptische Medikation an.
- Die bei Patienten mit einer TEA (im Unterschied zur TGA) zu beobachtende dauerhafte Beeinträchtigung des autobiographischen Altgedächtnisses kann als Folge einer häufig auftretenden epileptischen Aktivität in medio-basalen Temporallappenstrukturen verstanden werden, die die Fixierung der Eindrücke im Langzeitgedächtnis verhindert (Kapur, 1993; Zeman et al., 1998; Mendes, 2002).

Differenzialdiagnose bei anterograder Amnesie

Bei der Untersuchung der anterograden Amnesie mit verbalen Prüfungen der Lern- und Merkfähigkeit lassen sich *aphasische Störungen* (die natürlich grundsätzlich zu einem Versagen bei der Testung führen können) vor allem durch das Auftreten von charakteristischen Paraphasien bei der Reproduktion des sprachlichen Testmaterials identifizieren. Am ehesten können die für die *amnestische Aphasie* typischen Wortfindungsschwierigkeiten fälschlicherweise das Vorliegen eines amnestischen Syndroms vermuten lassen, sofern nicht aus den Umschreibungen der Patienten ersichtlich wird, dass die gesuchte Information im Gedächtnis verfügbar ist. Im Zweifelsfall muss eine Aphasie-Prüfung (Kap. 4, S. 52 ff.) vorgenommen werden.

Bei der Gedächtnisprüfung mit non-verbalem, figuralem Material ist an den möglichen Einfluss von *Störungen der visuellen oder visuell-räumlichen Wahrnehmung* und Vorstellung zu denken (Kap. 10 u. 13). Wenn nicht schon die Beobachtung des Lösungsverhaltens beim Reproduzieren der Teststimuli auf entsprechende Störungen hinweist, müssen visuo-konstruktive oder visuell-räumliche Testaufgaben, die keine Gedächtniskomponente enthalten (z. B. der Mosaik-Test des HAWIE-R oder Such- und Durchstreichaufgaben), zum Vergleich herangezogen werden. Es ist evident, dass bei einer Beschränkung der Untersuchung auf Tests, die lediglich eine Wiedererkennensleistung prüfen, der Einfluss nicht-amnestischer Störungsbilder weniger sicher erkannt wird.

Differenzialdiagnose bei retrograder Amnesie

Hinsichtlich der retrograden Amnesie ist vor allem die *Unterscheidung zwischen einer hirnorganischen und einer psychogenen Störung* des Altgedächtnisses zu beachten.

- Liegt neben der retrograden zugleich eine anterograde Amnesie vor, ist eine *hirnorganische Ursache* höchst wahrscheinlich.
- Tritt die Störung des Altgedächtnisses plötzlich und isoliert (also ohne Störung des Neugedächtnisses) auf und steht dabei der Gedächtnisverlust speziell für autobiographische Fakten und Erlebnisse ganz im Vordergrund, ist an eine *funktionelle Amnesie* oder an eine *„mnestische Blockade"* (Markowitsch, 2003) zu denken. Derartige Amnesien können z. B. durch ein leichtes Schädel-Hirn-Trauma oder durch besondere psychophysische Belastungen ausgelöst werden.
- Für das Vorliegen einer *psychogenen retrograden Amnesie (amnestische „Fugue")* spricht es, wenn die Störung nicht nur den deklarativen Abruf episodischer Gedächtnisinhalte, sondern auch früher erworbenes Sach- oder Sprachwissen und/oder prozedurale Fertigkeiten betrifft (Glisky et al., 2004; Kapur, 2002).

Wenn sich eine selektive Störung des autobiographischen Altgedächtnisses nicht spontan oder durch Konfrontation mit Fakten aus der Lebensgeschichte (Angehörige, Bekannte, frühere Aufenthaltsorte etc.) zurückbildet, ist die Differenzierung zwischen einer psychogenen oder hirnorganischen Verursachung schwierig. In der Mehrzahl der beschriebenen Fälle ist ein Zusammenwirken zwischen hirnorganischen und psychogenen Faktoren wahrscheinlich.

Die allgemeine Feststellung eines amnestischen Syndroms bereitet wenig Probleme, da ein eventuell konfundierender Einfluss anderer neuropsychologischer Störungen (z. B. Aphasie, massive Störung der Aufmerksamkeit oder des Antriebs, Störung der räumlich-figuralen Wahrnehmung und Vorstellung) durch gedächtnisunabhängige Tests ausgeschlossen oder kontrolliert werden kann.
Die Sonderform der transienten globalen Amnesie (TGA) ist von einer transitorischen ischämischen Attacke (TIA) durch das Fehlen anderer flüchtiger neurologischer Funktionsstörungen (Paresen, Sprachstörungen, Sehstörungen etc.) und von einer transienten epileptischen Amnesie (TEA) durch deren kürzere Dauer, höhere Auftretensfrequenz, häufige Assoziation mit dem Aufwachen, begleitende Symptome einer Epilepsie und das Ansprechen auf antiepileptische Medikamente zu unterscheiden.
Bei einer selektiven Störung des Altgedächtnisses muss eine psychogene Amnesie oder amnestische Blockade in Betracht gezogen werden.

8.4 Pathophysiologie und Anatomie

8.4.1 Allgemeine anatomische Grundlagen

Ein amnestisches Syndrom tritt in aller Regel nur *nach bilateralen Hirnschädigungen* auf (Kap. 17). Unilaterale Schädigungen führen nicht zu schweren Amnesien, sondern zu schwächer ausgeprägten und teilweise „materialspezifischen" (verbalen oder nonverbalen) Störungen speziell der anterograden Gedächtnisleistungen.

Die für das Gedächtnis besonders kritischen Strukturen sind *Komponenten des limbischen Systems* (Abb. 8.1). Dabei handelt es sich um:

1.
   a) die so genannte *Hippocampus-Formation*, die sowohl den Hippocampus im engeren Sinne (Cornu ammonis, Subiculum und Gyrus dentatus) als auch die ihn umgebenden Strukturen (Cortex entorhinalis, perirhinalis und parahippocampalis) umfasst,
   b) spezielle *Kerngebiete des Thalamus* (Nucl. medialis dorsalis und Nucl. anterior),
   c) die *Amygdala* und
   d) die *Kerngebiete des basalen Vorderhirns* (Septum, Substantia innominata, diagonales Band, Nucl. accumbens, Area subcallosa),
2. neuronale Schleifen oder Verbindungen zwischen diesen Strukuren:
   a) Die *Papez- oder hippokampale Schleife* führt von der Hippokampus-Formation über den Fornix zum Corpus mamillare und weiter über den Tractus mamillothalamicus zum Nucl. anterior thalami und von dort über das Cingulum zurück zum Hippocampus.
   b) Die *basolaterale limbische Schleife* verbindet die Amygdala mit dem Nucl. medialis dorsalis thalami (ventroamygdalo-fugale Bahn) und mit dem orbitofrontalen Kortex.
   c) Beide Schleifen sind außerdem über den Fornix bzw. über die Amygdala mit der Septum-Region verknüpft (von Cramon, 1992; von Cramon et al., 1985; Goldenberg, 2002; Schnider, 1997).

Für das Verständnis des Gedächtnissystems und dessen Störungen ist auch die vielfältige Verknüpfung insbesondere der hippokampalen Strukturen mit den multisensorischen und multimodalen neokortikalen Assoziationsgebieten durch subkortikale Bahnen entscheidend (von Cramon, 1992).

Die gedächtnisrelevanten anatomischen Strukturen bilden demnach ein *eng vernetztes funktionelles System*. Dies erklärt, weshalb auch sehr unterschiedlich lokalisierte und kleine Läsionen zu weitgehend gleichartigen Gedächtnisstörungen führen können. Eine anterograde Amnesie ebenso wie Störungen des episodischen Altgedächtnisses sind nach Schädigung praktisch jeder der genannten Strukturen des limbischen Systems zu beobachten. Dabei führen ausgedehntere Schädigungen zu einer schwereren antero-

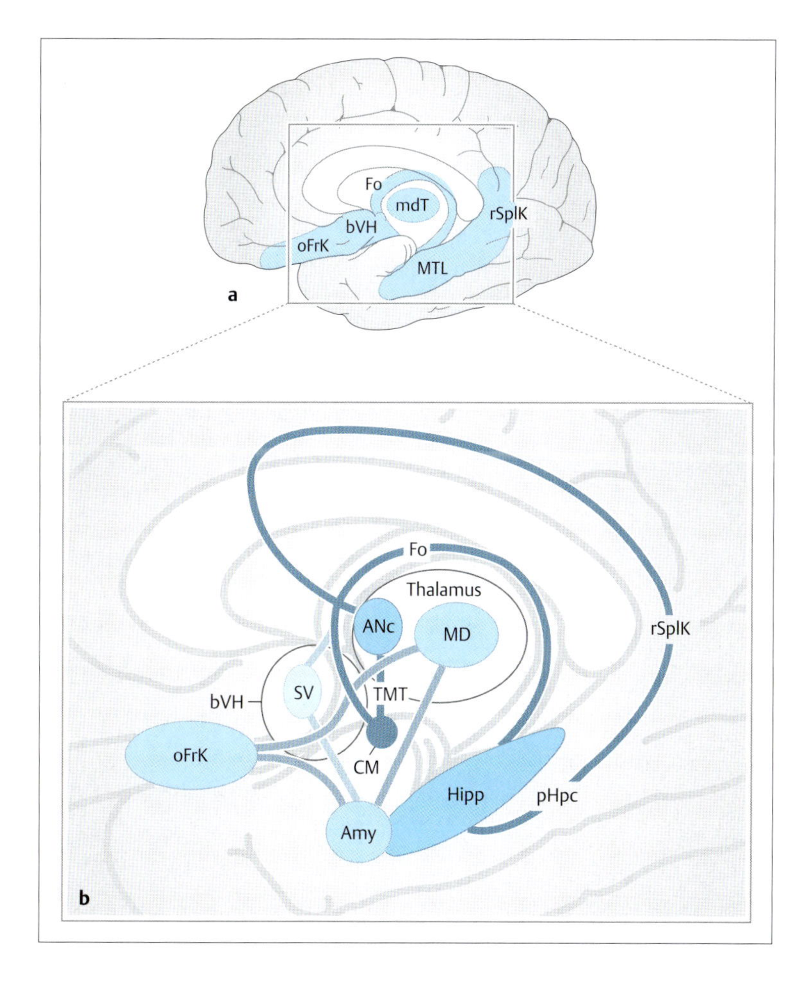

Abb. 8.1a–b (aus Schnider, A.: Verhaltensneurologie, 2. Aufl. Thieme, Stuttgart 2004).

a Hirnregionen, deren Schädigung zu einer Amnesie führt.

b Hauptsächliche Verbindungen zwischen diesen Regionen: Die dunkelblauen Bahnen zeigen die hippokampale Schleife (Papez-Neuronenkreis); die mittelblauen Bahnen (Amygdala, Thalamus, orbitofrontaler Kortex) stellen die limbische Schleife dar; die hellblauen Bahnen zeigen die Verbindung der beiden Schleifen mit dem Septum.

Amy = Amygdala
ANc = Nucl. anterior thalami
bVH = basales Vorderhirn
CM = Corpora mamillaria
Fo = Fornix
Hipp = Hippokampus
MD = Nucl. medialis dorsalis thalami
mdT = medialer Thalamus
MTL = mittlerer Temporallappen
TMT = Tractus mamillothalamicus
oFrK = orbito-frontaler Kortex
pHpc = Gyrus parahippocampalis
rSplK = retrospenialer Kortex
SV = Septum verum

graden und zeitlich weiter zurückreichenden retrograden Amnesie als die isolierte Läsion einzelner Strukturen.

Letzteres gilt insbesondere dann, wenn zusätzlich zu den limbischen auch *neokortikale Läsionen* vorliegen: Während die anatomischen Strukturen des limbischen Systems für die zeitlich begrenzten dynamischen Prozesse der Speicherung und Konsolidierung von Gedächtniseindrücken entscheidend sind, findet die langfristige endgültige Speicherung sehr wahrscheinlich in neokortikalen Regionen statt. Hierfür sprechen das meist weitgehend erhaltene semantische Sachwissen amnestischer Patienten und der teilweise Verlust von semantischem Wissen (Aphasie, Akalkulie, semantische Demenz u. a.) mit ansonsten relativ intakten Gedächtnisfunktionen bei Patienten mit rein neokortikalen Hirnschädigungen.

Die Amygdala, die auch für emotionale Prozesse eine wesentliche Rolle spielt (Kap. 18), ist dementsprechend für die *Einprägung oder Erinnerung von emotional gefärbten Gedächtnisinhalten* besonders relevant.

Während Läsionen des limbischen Systems zu Störungen des deklarativen Neu- und Altgedächtnisses führen, sind *Beeinträchtigungen der nicht-deklarativen (prozeduralen, impliziten) Gedächtnisleistungen* Folge von Schädigungen der Basalganglien, des Kleinhirns oder neokortikaler Assoziationsgebiete.

Die typischen Läsionen der ätiologisch definierten amnestischen Syndrome sind in Tab. 8.2 zusammengestellt. Aus der Tabelle ist auch das jeweils zu erwartende Störungsmuster mit eventuellen Besonderheiten ersichtlich.

8.4.2 Transiente globale Amnesie

Die anatomisch-funktionellen Korrelate und pathophysiologischen Ursachen der transienten globalen Amnesie sind noch nicht hinreichend geklärt.

- Im Hinblick auf das plötzliche Auftreten nach körperlichen oder psychischen Belastungen oder Erregungen (z. B. heftige körperliche Anstrengung, Kälte- oder Hitzeexposition, affektive Belastung, Schmerzzustände, sexuelle Erregung) und die folgenlose Rückbildung wurden vor allem *flüchtige ischämische Störungen* in den hippokampalen Strukturen oder im Thalamus (z. B. infolge von Gefäßspasmen oder Embolien im Bereich der posterioren Hirnarterien) als Ursache angenommen (Michel et al., 2004; Pradalier et al., 2000; Saito et al., 2003; Schmidtke et al., 1998; Woolfenden et al., 1997).
- Aus ähnlichen Erwägungen wurde auch ein *retrograder venöser Blutfluss* (wie beim Valsalva-Manöver) als Ursache einer Minderdurchblutung des Hippocampus und

Tabelle 8.2 Typische (in der Regel bilaterale) zerebrale Läsionen und Störungsmuster der ätiologisch definierten amnestischen Syndrome.

Läsionsorte	*Störungsmuster*
Korsakow-Syndrom	
• Thalamus (Nucl. ventralis, Nucl. medialis, Pulvinar) • Corpus mamillare • Frontalhirn • z. T. auch histologische Veränderungen in: – Hippocampus – Area septalis, Area subcallosa – Hypothalamus – Locus coeruleus	schwere Störung des Neu- und des episodischen Altgedächtnisses; retrograde Amnesie meist mit zeitlichem Gradienten; semantisches Altgedächtnis weitgehend erhalten; Konfabulationstendenz bei Fragen zum Altgedächtnis
Thalamus-Infarkte	
• anteriore mediale Kerngebiete des Thalamus • Lamina medullaris interna • Tractus mamillothalamicus (Verbindung mit Hippocampus) • ventroamygdalo-fugale Bahn (Verbindung mit Amygdala)	vorwiegend Störung des Neugedächtnisses; retrograde Amnesie nur leicht ausgeprägt, reversibel oder fehlend
Ruptur von Aneurysmen der A. communicans anterior	
• basales Vorderhirn – Septum verum (precommissurale) – Substantia innominata – diagonales Band von Broca – Nucl. accumbens – Area subcallosa • Cortex orbito-frontalis posterior	stark ausgeprägte Störung des Neugedächtnisses; unterschiedlich starke Störung des episodischen Altgedächtnisses; Tendenz zu spontanen Konfabulationen
Zerebrale Hypoxie	
• Hippocampus • Amygdala • evtl. auch diffuse kortikale Atrophie	ausgeprägte Störung des Neugedächtnisses; unterschiedlich ausgedehnte Störung des episodischen Altgedächtnisses; evtl. emotionale Indifferenz gegenüber Gedächtnisstörung
Herpes-Enzephalitis	
• große Anteile des limbischen Systems – hippokampale und parahippokampale Strukturen – Amygdala – Area septalis – Cortex frontalis medialis – Gyrus cinguli – evtl. auch Cortex temporalis lateralis	stark ausgeprägte Störung des Neugedächtnisses; oft weit ausgedehnte Störung des episodischen Altgedächtnisses
Alzheimer-Krankeit und semantische Demenz	
• Hippocampus • Gyrus parahippocampalis • Amygdala • basales Vorderhirn • Atrophie in multimodalen neokortikalen Assoziationsgebieten	progrediente Störung des Neugedächtnisses mit Störung von Kurzzeit- und Arbeitsgedächtnis; unterschiedlich schwere Störung des episodischen *und* semantischen Altgedächtnisses; bei semantischer Demenz: Vorwiegen der semantischen Gedächtnisstörung (evtl. mit umgekehrtem zeitlichem Gradienten)
Transiente globale Amnesie	
• Hypoperfusion im Hippocampus? • flüchtige Ischämie im Thalamus? • Spreading Depression im Hippocampus?	reversible Störung des Neugedächtnisses und des episodischen Altgedächtnisses; bleibende Gedächtnislücke für die Zeitspanne der Amnesie

dadurch der amnestischen Episoden vermutet (Lewis, 1998; Sander et al., 2000).

- Da amnestische Episoden relativ häufig bei Personen mit Migräne-Kopfschmerz vorkommen, wurde auch angenommen, dass sie *Folge einer Spreading Depression* mit neuronaler Depolarisation in den gedächtnisrelevanten Strukturen sein könnten (Schmidtke u. Ehmsen, 1998).

In einer jüngsten Studie mit diffusionsgewichtetem Magnet-Resonanz-Imaging (Sedlaczek et al., 2004) zeigten sich bei 26 von 31 Patienten erst 24 – 48 Stunden nach dem Eintritt der Amnesie sehr kleine fokale parenchymale hyperintense Läsionen im Hippokampus (15 links-, 6 rechtsseitig, 5 bilateral; pes und fimbria hippocampi); nur in 2 Fällen war die Veränderung bereits in der akuten Phase nachweisbar. Die Autoren vermuten, dass eine gesteigerte Anforderung an den zerebralen Stoffwechsel (z. B. unter stark emotionalen und belastenden Bedingungen) mit einer verzögert eintretenden relativen Minderdurchblutung in der (zwischen der unteren und oberen hippokampalen Arterie gelegenen) „Wasserscheiden"-Region des Hippocampus verbunden ist. Dieser Vorgang könnte die Grundlage der sporadisch auftretenden amnestischen Episoden sein.

Eine vollständige Aufklärung der pathophysiologischen Grundlage der transienten globalen Amnesie steht aber noch aus (Tong u. Grossman, 2004). Im Hinblick auf die Heterogenität der klinischen, anatomischen und physiologischen Befunde ist wohl auch die Möglichkeit unterschiedlicher pathogenetischer Prozesse in Betracht zu ziehen.

> Ein amnestisches Syndrom kann nach Läsionen in sehr unterschiedlichen Strukturen eines komplexen neuronalen Netzwerkes aus kortikalen und subkortikalen Komponenten auftreten.
> Die wichtigsten Komponenten sind die hippokampalen und parahippokampalen Strukturen, anteriore und mediodorsale Kerngebiete des Thalamus, die Amygdala und die Kerngebiete des basalen Vorderhirns. Auch Läsionen der neuronalen Verbindungen zwischen diesen Komponenten (wie Fornix, Tractus mamillothalamicus, ventroamygdalofugale Bahn) und Läsionen der Verbindungen dieser Komponenten mit multisensorischen und multimodalen neokortikalen Assoziationsgebieten können eine Amnesie zur Folge haben.
> Für das Auftreten einer Amnesie sind in der Regel bilaterale Läsionen der genannten Strukturen und Bahnen erforderlich.

8.4.3 Besondere Störungsmuster

Selektive retrograde Amnesie

Ein plausibles anatomisches Modell der selektiven retrograden Amnesie mit herausragender Störung der *episodischen Gedächtniskomponente* geht davon aus, dass die neuronalen Verbindungen zwischen parietalen, okzipitalen, temporalen (einschließlich parahippokampalen) und wahrscheinlich auch frontalen neokortikalen Strukturen, die für die Reaktivierung alter, insbesondere autobiographischer Gedächtnisinhalte notwendig sind, dauerhaft gestört sind; dass aber im Zuge anterograder, nach der Hirnschädigung stattfindender Lern- und Gedächtnisprozesse neue derartige multifokale Verbindungen gebildet und aufrechterhalten werden können (Evans et al., 2003; Manning, 2002).

Als neuro-anatomische Grundlage einer selektiven Störung speziell des *semantischen Altgedächtnisses,* ohne gleichzeitige Störung des autobiographischen Gedächtnisses, werden bilaterale neokortikale Läsionen im Gyrus temporalis medius oder inferior in Betracht gezogen (Yasuda et al., 1997).

Selektive anterograde Amnesie

Als anatomische Grundlage einer *selektiven Störung des episodischen Neugedächtnisses* bei gleichzeitig weitgehend *erhaltener Lernfähigkeit für semantisches Wissen* wird eine relativ isolierte Schädigung des Hippocampus, z. B. infolge einer zerebralen Hypoxie, angenommen. Das bei diesem Störungsmuster erhaltene semantische Neugedächtnis wird auf die Intaktheit der den Hippocampus unmittelbar umgebenden Strukturen des Cortex entorhinalis, perirhinalis und parahippocampalis zurückgeführt (Vargha-Khadem et al., 2003).

Der *Störung des anterograden Langzeitgedächtnisses* liegt vermutlich das umgekehrte Läsionsmuster zu Grunde, d. h. eine Schädigung neokortikaler temporaler und orbitofrontaler Regionen bei intaktem Hippocampus (Mayes et al., 2003).

Konfabulationen

Spontane Konfabulationen, z. B. im Rahmen der Amnesie nach Rupturen von Aneurysmen der A. communicans anterior, treten vor allem nach Läsionen des posterioren medialen orbitofrontalen Kortex und des basalen Vorderhirns auf.

> Die besonderen anatomischen Grundlagen der selektiven Störung unterschiedlicher spezieller Gedächtnisprozesse sind noch nicht hinreichend geklärt.
> Als Ursache der selektiven Störung des Abrufs *episodischer* Altgedächtnisinhalte werden kleinere multifokale Läsionen eines komplexen neokortikalen-parahippokampalen Netzwerkes betrachtet, während eine selektive Störung des Neugedächtnisses für episodische Informationen einer isolierten Schädigung speziell des Hippocampus zugeschrieben wird. Als Grundlage einer selektiven Störung des *semantischen* Altgedächtnisses werden Läsionen neokortikaler Regionen der Temporallappen vermutet.
> Läsionen des orbito-frontalen Kortex sind für Störungen des Gedächtnisabrufs und das Auftreten von Konfabulationen kritisch.

8.5 Spontanverlauf und Prognose

Verlauf und Prognose der Amnesie hängen wesentlich von deren Ursache ab. Die transiente globale Amnesie ist, wie auch die synonyme Bezeichnung „amnestische Episode" zum Ausdruck bringt, voll reversibel (bis auf eine bleibende Gedächtnislücke für den Zeitraum der Episode). Die Prognose ist auch insofern günstig, als dass meist keine weiteren Episoden auftreten. Selbst wenn es zu wiederholten Episoden kommt, ist nicht mit dem späteren Eintreten eines stabilen amnestischen Syndroms zu rechnen.

Eine deutliche spontane Rückbildungstendenz, insbesondere der retrograden Komponente, ist auch bei der Amnesie nach Thalamus-Infarkten zu beobachten. Bei den übrigen amnestischen Syndromen (S. 99) bleibt nach anfänglicher Verbesserung in der Regel eine chronische Gedächtnisbeeinträchtigung bestehen; dabei kann sich der Ausprägungsgrad der Symptomatik allerdings noch über Jahre allmählich verändern, so dass z. B. relativ kurzfristige einfachere Lern- und Merkleistungen wieder möglich werden. Eine ungünstige Prognose hat die Amnesie bei Alzheimer-Demenz.

8.6 Therapie

In der Behandlung der Amnesie hat sich der z. B. bei Aufmerksamkeitsstörungen in der subakuten Störungsphase bewährte *Ansatz des direkten Übens der betroffenen Funktion* (Funktions-Restitution) nicht als effektiv erwiesen. Gedächtnisleistungen können offenbar nicht durch einfache, vielfach wiederholte Lern- und Merkübungen verbessert werden. Bei Patienten mit einem schweren amnestischen Syndrom ist aber auch das *Training von speziellen Gedächtnisstrategien*, wie die Herstellung besonders einprägsamer bildhafter Vorstellungen oder Verknüpfungen der zu lernenden Informationen (Imagery-Technik) oder die bewusste Organisation des Lernstoffs (Ordnung von Informationen nach Kategorien, Einbinden der Informationen in sinnvolle Sätze oder Bildserien etc.) wenig hilfreich. Auch wenn unter den Rahmenbedingungen der Therapie kurzfristig ein scheinbarer Erfolg erzielt wird, misslingt die Übertragung der Memo-Techniken in den Alltag der Patienten. Dies gilt auch für das so genannte *Metagedächtnistraining*, bei dem (meist in Gruppen) Einsichten über die Gedächtnisprozesse und deren Störungen vermittelt werden.

Auch der an sich attraktive Ansatz, das bei den meisten amnestischen Patienten intakt gebliebene prozedurale oder implizite Gedächtnis auszunutzen, um wenigstens die für die Alltagsbewältigung wichtigsten Informationen im Gedächtnis zu fixieren, ist nicht hinreichend erfolgversprechend: Bereits geringfügige (aber oft notwendige) Abweichungen von den gelernten Prozeduren führen zu fehlerhaftem Verhalten. Der Ansatz ist deshalb nur dort wirklich brauchbar, wo es auch tatsächlich um das prozedurale Erlernen von Wahrnehmungs-, Handlungs- oder Denk-Routinen geht.

Bei Patienten mit einem typischen, schwer ausgeprägten amnestischen Syndrom wird deshalb meist der Versuch unternommen, die Gedächtnisschwäche durch *äußere Hilfsmittel* zu kompensieren bzw. zu ersetzen. Dabei wird mit den Patienten der systematische und regelmäßige Gebrauch von Merklisten und von einfachen oder elektronischen Notizbüchern bzw. Terminkalendern eingeübt. Da die Patienten aber im Alltag sehr oft auch den Einsatz dieser Hilfsmittel vergessen, muss für zusätzliche Hilfen gesorgt werden, z. B. durch einen in regelmäßigen Zeitabständen ertönenden Hinweiston des elektronischen Notizbuchs. Der effektive Gebrauch solcher Hilfen setzt neben einer langfristigen intensiven therapeutischen Unterstützung eine gute Einsicht in die Störung, eine hohe Motivation zu ihrer Überwindung sowie intakte Handlungs- und Planungsfähigkeiten (exekutive Funktionen) voraus. Für viele amnestische Patienten ist daher selbst dieser Ansatz nicht sehr erfolgreich.

Mit Ausnahme der transienten globalen Amnesie und teilweise auch der durch Thalamus-Infarkte verursachten Amnesie kommt es in der Mehrzahl der Fälle allenfalls zu einer geringen und auch dann nur äußerst langsamen spontanen Rückbildung der anterograden und retrograden Gedächtnisstörungen.
Eine Therapie durch einfache Übungen der Gedächtnisprozesse oder durch die Vermittlung besonderer Gedächtnisstrategien ist bei ausgeprägten amnestischen Syndromen nicht erfolgversprechend. Der Einsatz externer Gedächtnisstützen wird von den Patienten im Alltag häufig vergessen oder nicht hinreichend systematisch genutzt.

Literatur

Bonanni R, Carlesimo GA, Caltagirone C. Amnesia following endoscopic third ventriculostomy: a single case study. Eur Neurol. 2004;51: 118 – 120.

Brizzolara D, Casalini C, Montanaro D, Posteraro F. A case of amnesia at an early age. Cortex. 2003;39:605 – 625.

Chun MM, Phelps DA. Memory deficits for implicit contextual information in amnesic subjects with hippocampal damage. Nat Neurosci. 1999;2:844 – 847.

Cramon DY von. Focal cerebral lesions damaging (subcortical) fiber projections related to learning and memory in man. In: Vallar G, Cappa SF, Wallesch CW, eds. Neuropsychological disorders associated with subcortical lesions. New York: Oxford University Press; 1992:132 – 142.

Cramon DY von, Hebel N, Schuri U. A contribution to the anatomical basis of thalamic amnesia. Brain. 1985;108:993 – 1008.

De Renzi E, Liotti M, Nichelli P. Semantic amnesia with preservation of autobiographic memory. A case report. Cortex. 1987;23:575 – 597.

De Renzi E, Lucchelli F, Muggia S, Spinnler H. Is memory loss without anatomical damage tantamount to a psychogenic deficit? The case of pure retrograde amnesia. Neuropsychologia. 1997;35:781 – 794.

Eustache F, Piolino P, Giffard B, Viader F, De la Sayette V, Baron J, Desgranges B. ‚In the course of time': a PET study of the cerebral substrates of autobiographical amnesia in Alzheimer's disease. Brain. 2004;127:1549 – 1560.

Evans JJ, Graham KS, Pratt KH, Hodges JR. The impact of disrupted cortico-cortico connectivity: a long-term follow-up of a case of focal retrograde amnesia. Cortex. 2003;39:767 - 790.

Evans JJ, Breen EK, Antoun N, Hodges JR. Focal retrograde amnesia for autobiographical events following cerebral vasculitis: A connectionist account. Neurocase. 1996;2:1 - 11.

Fotopoulou A, Solms M, Turnbull O. Wishful reality distortions in confabulation: a case report. Neuropsychologia. 2004;47:727 - 744.

Gadian DG, Aicardi J, Watkins KE, Porter DA, Mishkin M, Vargha-Khadem F. Developmental amnesia associated with early hypoxic-ischemic injury. Brain. 2000;123:499 - 507.

Girelli L, Semenza C, Delazer M. Inductive reasoning and implicit memory: evidence from intact and impaired memory systems. Neuropsychologia. 2004;42:926 - 938.

Glisky EL, Ryan L, Reminger S, Hardt O, Hayes SM, Hupbach A. A case of psychogenic fugue: I understand, aber ich verstehe nichts. Neuropsychologia. 2004;42:1132 - 1147.

Goldenberg G. Neuropsychologie. Grundlagen, Klinik, Rehabilitation. München: Urban & Fischer; 2002.

Graham KS, Kropelnicki A, Goldman WP, Hodges JR. Two further investigations of autobiographical memory in semantic dementia. Cortex. 2003;39:729 - 750.

Grossi D, Trojano L, Grasso A, Orsini A. Selective „semantic amnesia" after closed-head injury. A case report. Cortex. 1988;24:457 - 464.

Hirano M, Noguchi K, Hosokawa T, Takayama T. I cannot remember, but I know my past events: remembering and knowing in a patient with amnesic sindrome. J Clin Exp Neuropsychol. 2002;24:548 - 555.

Hodges JR. Transient amnesia. Clinical and neuropsychological aspects. London: Saunders; 1991.

Hodges JR. Unraveling the enigma of transient global amnesia. Ann Neurol. 1998;43:151 - 153.

Hodges JR. Pure retrograde amnesia exists but what ist he explanation? Cortex. 2002;38:674 - 677.

Hodges JR, Warlow CP. Syndromes of transient amnesia: towards a classification. A study of 153 cases. J Neurol Neurosurg Psychiatry. 1990;53:834 - 843.

Hopkins RO, Myers CE, Shohamy D, Grossman S, Gluck M. Impaired probabilistic category learning in hypoxic subjects with hippocampal damage. Neuropsychologia. 2004;42:524 - 535.

Ivanoiu A, Cooper JM, Shanks MF, Venneri A. Retrieval of episodic and semantic autobiographical memories in early Alzheimer's disease and semantic dementia. Cortex. 2004;40:173 - 175.

Kapur N. Transient epileptic amnesia - a clinical update and reformulation. J Neurol Neurosurg Psychiatry. 1993;56:1184 - 1190.

Kapur N. Mechanisms in 'Pure retrograde amnesia': functional, physiological or pathophysiological? Cortex. 2002;38:660 - 664.

Kapur N, Ellison D, Smith MP, McLellan DL, Burrows EH. Focal retrograde amnesia following bilateral temporal lobe pathology. Brain. 1992;115:73 - 85.

Kapur N, Scholey K, Moore E, Barker S, Brice J, Thompson S, Shiel A, Carn R, Abbott P, Fleming J. Long-term retention deficits in two cases of disproportionate retrograde amnesia. J Cogn Neurosci. 1996;8: 416 - 434.

Kihlstrom JF, Schacter DL. Functional disorders of autobiographical memory. In: Baddeley AD, Wilson BA, Watts FN, eds. Handbook of memory disorders. Chichester: Wiley; 1995:337 - 364.

Kitchener EG, Hodges JR, McCarthy R. Acquisition of post-morbid vocabulary and semantic facts in the absence of episodic memory. Brain. 1998;121:1313 - 1327.

Kopelman MD. Focal retrograde amnesia and the attribution of causality: An exceptionally critical review. Cognitive Neuropsychology. 2000;17:585 - 621.

Kopelman MD. Organic retrograde amnesia. Cortex. 2002a;38:655 - 659.

Kopelman MD. Disorders of memory. Brain. 2002b;125:2152 - 2190.

Kopelman MD, Kapur N. The loss of episodic memories in retrograde amnesia: single-case and group studies. Philos Trans R Soc Lond B. 2001;356:1409 - 1421.

Kopelman MD, Wilson BA, Baddeley AD. The Autobiographical Memory Interview. Bury St. Edmunds: Thames Valley Test Company; 1990.

Levine B, Black SE, Cabeza R, Sinden M, McIntosh AR, Toth JP, Tulving E, Stuss DT. Episodic memory and the self in a case of isolated retrograde amnesia. Brain. 1998;121:1951 - 1973.

Lewis SL. Aetiology of transient global amnesia. Lancet. 1998;352: 397 - 399.

Lucchelli F, Spinnler H. Ephemeral new traces and evaporated remote engrams: A form of neocortical temporal lobe amnesia? A preliminary case report. Neurocase. 1998;4:447 - 459.

Lucchelli F, Spinnler H. The "psychogenic" versus "organic" conundrum of pure retrograde amnesia: is it still worth pursuing? Cortex. 2002; 38:665 - 669.

Manning L. Focal retrograde amnesia documented with matching anterograde and retrograde procedures. Neuropsychologia. 2002;40: 28 - 38.

Manns JR. J.F.K., L.B.J., and H.M.: The famous memories of a famous amnesic. Hippocampus. 2004;14:411 - 412.

Markowitsch HJ. Psychogenic amnesia. Neuroimage. 2003;20:S132-S138.

Mayes AR, Isaac CL, Holdstock JS, Cariga P, Gummer A, Roberts N. Long-term amnesia: a review and detailed illustrative case study. Cortex. 2003;39:567 - 603.

Mendes MHF. Transient epileptic amnesia: an under-diagnosed phenomenon? Three more cases. Seizure. 2002;11:238 - 242.

Meulemans T, Van der Linden M. Implicit learning of complex information in amnesia. Brain Cogn. 2003;52:250 - 257.

Michel D, Garnier P, Schneider F, Poujois A, Barral FG, Thomas-Antérion C. Diffusion MRI in pure transient global amnesia associated with bilateral vertebral artery dissection. Cerebrovasc Dis. 2004;17:264 - 266.

O'Kane G, Kensinger EA, Corkin S. Evidence for semantic learning in profound amnesia: an investigation with patient H.M.. Hippocampus. 2004;14:417 - 425.

Piolino P, Desgranges B, Belliard S, Matuszewski V, Lalevée C, De la Sayette V, Eustache F. Autobiographical memory and autonoetic consciousness: triple dissociation in neurodegenerative diseases. Brain. 2003;126:2203 - 2219.

Pradalier A, Lutz G, Vincent D. Transient global amnesia, migraine, thalamic infarct, dihydroergotamine, and sumatriptan. Headache. 2000;40:324 - 327.

Quinette P, Guillery B, Desgranges B, de la Sayette V, Viader F, Eustache F. Working memory and executive functions in transient global amnesia. Brain. 2003;126:1917 - 1934.

Saito K, Kimura K, Minematsu K, Shiraishi A, Nakajima M. Transient global amnesia associated with an acute infarction in the retrosplenium of the corpus callosum. J Neurol Sci. 2003;210:95 - 97.

Sander D, Winbeck K, Etgen T, Knapp R, Klingelhöfer J, Conrad B. Disturbance of venous flow patterns in patients with transient global amnesia. Lancet. 2000;356:1982 - 1984.

Schmidtke K, Ehmsen L. Transient global amnesia and migraine. A case control study. Eur Neurol. 1998;40:9 - 14.

Schmidtke K, Reinhardt M, Krause T. Cerebral perfusion during transient global amnesia: findings with HMPAO-SPECT. J Nucl Med. 1998;39: 155 - 159.

Schmidtke K, Vollmer-Schmolck H. Autobiographisches Altgedächtnisinterview und semantisches Altgedächtnisinventar. Zeitschrift für Neuropsychologie. 1999;10:13 - 23.

Schnider A. Verhaltensneurologie. Die neurologische Seite der Neuropsychologie. Stuttgart: Thieme; 1997.

Schnider A. Spontaneous confabulation and the adaptation of thought to ongoing reality. Nat Rev Neurosci. 2003;4:662 - 671.

Sedlaczek O, Hirsch JG, Grips E, Peters CNA, Gass A, Wöhrle J, Hennerici M. Detection of delayed focal MR changes in the lateral hippocampus in transient global amnesia. Neurology. 2004;62:2165 - 2170.

Sellal F, Manning L, Seegmuller C, Scheiber C, Schoenfelder F. Pure retrograde amnesia following a mild head trauma: a neuropsychological and metabolic study. Cortex. 2002;38:665 - 669.

Shimamura AP, Squire LR. The relationship between fact and source memory: findings from amnesic patients and normal subjects. Psychobiology. 1991;19:1 - 10.

Squire LR, Zola SM. Episodic memory, semantic memory, and amnesia. Hippocampus. 1998;8:205 - 211.

Tong DC, Grossman M. What causes transient global amnesia? New insights from DWI. Neurology. 2004;62:2154 – 2155.

Vargha-Khadem F, Gadian DG, Watkins KE, Connelly A, Van Paesschen W, Mishkin M. Differential effects of early hippocampal pathology on episodic and semantic memory. Science. 1997;277:376 – 380.

Vargha-Khadem F, Salmond CH, Watkins KE, Friston KJ, Gadian DG, Mishkin M. Developmental amnesia: effect of age at injury. Proc Natl Acad Sci USA. 2003;100:10055 – 10060.

Woolfenden AR, O'Brian MW, Schwartzberg RE, Norbash AM, Tong DC. Diffusion-weighted MRI in transient global amnesia precipitated by cerebral angiography. Stroke. 1997;28:2311 – 2314.

Yasuda K, Watanabe S, Ono Y. Dissociation between semantic and autobiographic memory: a case report. Cortex. 1997;33:623 – 638.

Zeman AZJ, Boniface SJ, Hodges JR. Transient epileptic amnesia: a description of the clinical and neuropsychological features in 10 cases and a review of the literature. J Neurol Neurosurg Psychiatry. 1998;64:435 – 443.

9 Störungen der Aufmerksamkeit

H. Niemann, S. Gauggel

9.1 Definition

Störungen der Aufmerksamkeit sind bei neurologischen Erkrankungen (z. B. Schädelhirntrauma, Infarkt) sehr häufig und können unterschiedliche Aspekte der Aufmerksamkeit betreffen.

Aufmerksamkeit

Der Begriff „Aufmerksamkeit" bezieht sich zum einen auf die Fähigkeit zur Aufrechterhaltung eines Aktivierungszustandes, um relevante Informationen registrieren und verarbeiten zu können (*Alarmfunktion der Aufmerksamkeit*) und zum anderen auf die Fähigkeit, Informationen für die bewusste Verarbeitung und für die Planung und Durchführung von Handlungen auszuwählen (*Selektionsfunktion der Aufmerksamkeit*).

Bei neurologischen Erkrankungen können im Wesentlichen sechs Aspekte der Aufmerksamkeit gestört sein:

1. Aufmerksamkeitsaktivierung (Alertness),
2. Daueraufmerksamkeit und Vigilanz,
3. selektive (fokussierte) Aufmerksamkeit,
4. geteilte Aufmerksamkeit,
5. exekutive Aufmerksamkeit,
6. Informationsverarbeitungsgeschwindigkeit.

Aufmerksamkeitsaktivierung (Alertness)

Bei einer Störung der Alertness ist die Fähigkeit beeinträchtigt, *kurzfristig eine allgemeine Reaktionsbereitschaft herzustellen.* Unterschieden wird zwischen einer Störung der tonischen oder phasischen Aufmerksamkeitsaktivierung.

- *Tonische Alertness* bezieht sich auf eine allgemeine physiologische Aktivierung und Erhöhung der Reaktionsbereitschaft des Organismus. Diese Aktivierung unterliegt sowohl langsamen *zirkadianen Schwankungen* mit Leistungsspitzen und -tiefen im Verlauf von 24 Stunden (z. B. reduzierte Aktivierung nach dem Mittagessen) als auch *situativen Anforderungen* (z. B. erhöhte Aktivierung in Prüfungssituationen oder bei Kontrolltätigkeiten).
- Als *phasische Alertness* wird die Fähigkeit zur kurzfristigen Steigerung der Aufmerksamkeit im Hinblick auf einen Warnreiz (z. B. Ampelsituation) bezeichnet.

Daueraufmerksamkeit und Vigilanz

Bei einer *Störung der Daueraufmerksamkeit* haben die Patienten Probleme, die selektive Aufmerksamkeit unter Einsatz mentaler Anstrengung (*mental effort*) willentlich und kontrolliert aufrechtzuerhalten (*conscious volition*) und über einen längeren Zeitraum relevante Signale und Reize zu beachten und darauf zu reagieren.

Von einer *Vigilanzstörung* spricht man, wenn über einen längeren Zeitraum (mindestens 30 Minuten) das Aufmerksamkeitsniveau bei extrem monotonen Aufgaben mit einer sehr geringen Ereignisrate (geringen Reizfrequenz) nicht aufrechterhalten werden kann.

Selektive (fokussierte) Aufmerksamkeit

Bei einer Störung der selektiven Aufmerksamkeit haben die betroffenen Patienten Schwierigkeiten, *bestimmte Merkmale einer Aufgabe oder Situation auszuwählen* und schnell und zuverlässig auf die ausgewählten Reize zu reagieren. Sie werden häufig durch unwichtige Reize abgelenkt.

Geteilte Aufmerksamkeit

Bei einer Störung der geteilten Aufmerksamkeit ist die *Kapazität der Aufmerksamkeit* beeinträchtigt. Die betroffenen Patienten können nicht mehr zwei oder mehrere Aufgaben gleichzeitig bewältigen (z. B. sich beim Autofahren mit dem Beifahrer unterhalten oder beim Autofahren telefonieren).

Exekutive Aufmerksamkeit

Die *willentliche Kontrolle und Steuerung von Informationsverarbeitungsprozessen* ist bei einer Störung der exekutiven Aufmerksamkeit beeinträchtigt. Dabei kann gestört sein:

- die Fähigkeit zur Fokussierung der Aufmerksamkeit,
- das Ausblenden von interferierenden Reizen,
- die Reaktionshemmung auf Störreize und
- das flexible Reagieren auf schnell wechselnde Zielreize.

Informationsverarbeitungsgeschwindigkeit

Hierunter versteht man eine Verlangsamung der Geschwindigkeit, mit der wir generell auf Reize reagieren und Informationen verarbeiten können.

Bei der Aufmerksamkeit handelt es sich nicht um eine singuläre Funktion, sondern um mehrere Prozesse, die von unterschiedlichen neuronalen Netzwerken realisiert werden und zur erfolgreichen Durchführung von perzeptiven, motorischen oder kognitiven Aufgaben (z. B. Kontrolltätigkeiten, Autofahren, Lesen eines Buches) benötigt werden.

9.2 Klinik

9.2.1 Prävalenz und Art von Aufmerksamkeitsstörungen

Störungen der Aufmerksamkeit gehören zu den am häufigsten berichteten kognitiven Beeinträchtigungen nach einer Schädigung oder Erkrankung des Gehirns. In zahlreichen Studien konnte gezeigt werden, dass in Abhängigkeit vom Schweregrad der Hirnschädigung, vom Untersuchungszeitpunkt und von der Lokalisation der Schädigung ca. 30–75% der betroffenen Patienten in unterschiedlichem Ausmaß eine Aufmerksamkeits- und Konzentrationsstörung aufwiesen (Brouwer et al., 1989; Van Zomeren u. Van Den Burg, 1985). Besonders häufig war bei den Patienten die Informationsverarbeitungsgeschwindigkeit (tonische Aufmerksamkeit) beeinträchtigt.

Auf Grund der unterschiedlichen Aspekte und Komponenten der Aufmerksamkeit sowie ihrer komplexen neuronalen Implementierung kann bei einer Aufmerksamkeitsstörung nicht von einem einheitlichen Störungsbild ausgegangen werden. Die *Symptomatik einer Aufmerksamkeitsstörung* variiert in Abhängigkeit von:

- der Ätiologie der Erkrankung,
- der Lokalisation der Schädigung,
- dem Zeitpunkt seit Erkrankungsbeginn,
- dem Umfang der Schädigung und
- dem Alter der Patienten.

Bei Patienten mit Schädelhirntrauma, aber auch mit Aufmerksamkeitsstörungen anderer Ätiologie, hängen die Art und Ausprägung der Aufmerksamkeitsstörung stark von *der Lokalisation und dem Umfang der Läsion* ab. Der *Schweregrad des Traumas* scheint dagegen nur eine untergeordnete Rolle zu spielen (s. aber Brouwer et al., 1989). Die betroffenen Patienten klagen häufig über eine kognitive Verlangsamung, schlechte Konzentration, die Unfähigkeit zwei Dinge gleichzeitig zu tun, eine erhöhte Müdigkeit und Irritierbarkeit (van Zomeren u. van den Burg, 1985; van der Naalt et al., 1999). Solche Symptome werden auch von Patienten nach einer leichten Hirnschädigung (Kontusion) berichtet und sind nicht nur bei einem schweren Schädelhirntrauma zu finden (Tab. 9.1).

9.2.2 Aufmerksamkeitsstörungen bei verschiedenen neurologischen Erkrankungen

Schädelhirntrauma

Zahlreiche Studien weisen bei Patienten mit einem Schädelhirntrauma vor allem auf *Defizite in der selektiven und geteilten Aufmerksamkeit* sowie der *exekutiven Aufmerksamkeit*, weniger aber auf Beeinträchtigungen der Daueraufmerksamkeit hin (Spikman et al., 1996; s. aber Parasuraman et al., 1991). Insbesondere scheint das kognitive Tempo (Informationsverarbeitungsgeschwindigkeit) bei Patienten mit schwerem Schädelhirntrauma erheblich beeinträchtigt zu sein. Deshalb gehen van Zomeren und Kollegen davon aus, dass vor allem die *Reduktion des kognitiven Tempos* für die immer wieder beschriebenen Defizite in der fokussierten und geteilten Aufmerksamkeit verantwortlich ist.

Zerebraler Infarkt

Bei Patienten nach Schlaganfall finden sich im Vergleich zu Patienten mit einem Schädelhirntrauma kaum Angaben zur Prävalenz und Art von Aufmerksamkeitsdefiziten. Häufig werden in den publizierten Studien zwar detailliert die motorischen Defizite und der funktionelle Status, weniger genau aber die kognitiven Defizite berichtet. Zudem wurden in vielen Studien zur Untersuchung kognitiver Funktionen nur sehr globale und wenig differenzierende Untersuchungsverfahren (z. B. Mini Mental State Examination) eingesetzt, die keine spezifischen Aussagen über einzelne kognitive Funktionen und Aufmerksamkeitsleistungen erlauben. Vermutlich hängt die eher globale Untersuchung u. a. mit dem deutlich höheren Alter der Schlaganfall-Patienten zusammen.

Studien, in denen eine ausführliche neuropsychologische Untersuchung durchgeführt wurde, weisen aber auch bei Patienten mit einem Schlaganfall auf das Auftreten von Aufmerksamkeitsstörungen hin. Hochstenbach et al. (1998) fanden bei 70% der insgesamt 229 untersuchten Schlag-

Tabelle 9.1 Häufigkeit subjektiv erlebter kognitiver Beeinträchtigungen bei Patienten mit einem schweren Schädelhirntrauma kurz nach dem Trauma und 2 Jahre danach.

Geklagte Beeinträchtigung	*Häufigkeit (%)*[1]	*Häufigkeit (%)*[2]
Gedächtnisprobleme	49	54
Ermüdbarkeit	41	30
Gesteigertes Schlafbedürfnis	39	25
Irritierbarkeit	36	39
Langsamkeit	34	33
Aufmerksamkeitsprobleme	31	33
Ängste	31	18
Intoleranz gegenüber Aufregung (Stress)	30	19
Benommenheit	27	26
Intoleranz gegenüber Geräuschen	26	23
Kopfschmerzen	25	23
Antriebslosigkeit	25	23

[1] van Zomeren (1981), [2] van Zomeren u. van den Burg (1985)

anfall-Patienten eine *deutliche kognitive Verlangsamung*. Eine Studie von McDowd et al. (2003) weist bei Schlaganfall-Patienten sowohl auf *Defizite in der geteilten als auch der exekutiven Aufmerksamkeit* hin. Ferner zeigte sich in dieser Studie ein deutlicher Zusammenhang zwischen den Aufmerksamkeitsproblemen und dem Ausmaß an Aktivitätseinschränkungen. Schwere Aufmerksamkeitsdefizite gingen mit deutlich mehr Aktivitätseinschränkungen einher. Zusätzlich konnte bei Schlaganfall-Patienten eine vermehrte Müdigkeit nachgewiesen werden.

Degenerative Erkrankungen

Bei Patienten mit degenerativen Erkrankungen (insbesondere bei Patienten mit einer Alzheimer-Demenz) sind erst in einem fortgeschrittenen Stadium der Erkrankung Beeinträchtigungen der Aufmerksamkeit nachweisbar. In einer Übersichtsarbeit kommen Perry u. Hodges (1999) zu dem Schluss, dass nach einer initialen Phase mit Gedächtnisstörungen in einer zweiten Phase primär Defizite in der Aufmerksamkeit auftreten. Solche Defizite entstehen dabei noch vor dem Sichtbarwerden von sprachlichen und visuoräumlichen Störungen. Defizite in den Aktivitäten des Alltagslebens (ADL) sind bei Patienten mit Alzheimer-Demenz eng an das Auftreten von Aufmerksamkeitsproblemen gekoppelt. Besonders betroffen von einer degenerativen Erkrankung sind die *selektive, geteilte und exekutive Aufmerksamkeit* sowie das *kognitive Tempo* (das allerdings auch bei gesunden älteren Menschen zunehmend langsamer wird). Die Daueraufmerksamkeit ist zumindest in der Anfangsphase bei Patienten mit einer Alzheimer-Demenz weitgehend intakt.

Multiple Sklerose

Bei Patienten mit Multipler Sklerose (MS) hängen das Auftreten und die Art der Aufmerksamkeitsdefizite sehr vom Verlauf der Erkrankung und dem Zeitpunkt der Untersuchung während des Krankheitsverlaufes ab (Kujala et al., 1995, 1997; De Sonneville et al., 2002). Amato et al. (2001) berichten in einer Verlaufsstudie von anfänglich vorhandenen Beeinträchtigungen im verbalen Gedächtnis, im abstrakten Denken und bei sprachlichen Leistungen. Bei einer weiteren Testung nach 10 Jahren waren auch *Defizite in der Aufmerksamkeit* und im *kurzzeitigen räumlichen Gedächtnis* nachweisbar. In der Studie von Foong et al. (1998) zeigten sich allerdings auch schon bei Krankheitsbeginn Defizite in der Aufmerksamkeit, die vor allem das *kognitive Tempo*, aber auch die *selektive und exekutive Aufmerksamkeit* betrafen.

Insgesamt muss bei MS-Patienten auf Grund des phasenhaften und fluktuierenden Krankheitsverlaufs bei unterschiedlich lokalisierten Erkrankungsherden von einer erheblichen *Variabilität der vorhandenen Aufmerksamkeitsdefizite* ausgegangen werden. Subjektiv beklagen die Patienten häufig eine vermehrte Müdigkeit und Erschöpfung.

> Die Symptomatik einer Aufmerksamkeitsstörung variiert in Abhängigkeit von (1) der Ätiologie der Erkrankung, (2) der Lokalisation der Schädigung, (3) dem Zeitpunkt seit Erkrankungsbeginn, (4) dem Umfang der Schädigung und auch (5) dem Alter der Patienten.

9.3 Diagnostik

Die Feststellung einer Aufmerksamkeitsstörung erfolgt üblicherweise im Rahmen einer neuropsychologischen Untersuchung, in der verschiedene Aspekte der Aufmerksamkeit überprüft werden. Die Untersuchung stützt sich auf vier Datenquellen:

1. Exploration,
2. Fragebögen (Selbst- und Fremdbeurteilung),
3. Verhaltensbeobachtung (inkl. Verhaltensproben),
4. psychometrische Untersuchung mit neuropsychologischen Tests.

Der *Untersuchungsanlass* führt dabei zu unterschiedlichen diagnostischen Schwerpunktsetzungen:

- Bei einer *Begutachtung* stehen in der Regel zwei Fragen im Vordergrund:
  a) ob es durch das Krankheitsereignis zu einer Leistungsveränderung gekommen ist, und
  b) ob diese Veränderung und das Störungsmuster in einem ursächlichen Zusammenhang zum Krankheitsereignis stehen oder durch andere Faktoren erklärt werden können. Hier kommt es zunächst besonders auf die *normative Beurteilung der Testleistung* an.
- Bei einer *Therapieplanung* geht es darum, neben der normativen Einschätzung insbesondere die Stärken und Schwächen des Patienten zu eruieren, um Ansatzpunkte für therapeutische Interventionen zu erhalten. *Qualitative Aspekte der Aufgabenbearbeitung* gewinnen deshalb an Bedeutung, da sie zusammen mit den Stärken Aussagen über Kompensationsmöglichkeiten erlauben.

> Zur neuropsychologischen Diagnostik von Aufmerksamkeitsleistungen gehören eine sorgfältige Exploration, die Erhebung von Symptomen einer Aufmerksamkeitsstörung mittels Fragebögen (Selbst- und Fremdbeurteilung), eine genaue Verhaltensbeobachtung (inkl. Verhaltensproben) und eine psychometrische Untersuchung mit neuropsychologischen Tests.

Sowohl bei einer Begutachtung als auch bei einer Diagnostik im Rahmen einer Therapieplanung sollten das *soziale und berufliche Umfeld* mit seinen Anforderungen an den Patienten in die Diagnostik einbezogen werden. Denn kognitive Defizite können, müssen aber nicht zu Leistungseinbußen im Alltagsleben im Sinne der neuen „International Classification of Functioning, Disability and Health" (ICFDH-2 oder ICF der WHO) führen. Während bei einer anspruchsvollen Berufstätigkeit schon geringfügige kognitive Defizite zu Aktivitätseinschränkungen und schließlich zu gravierenden Schwierigkeiten am Arbeitsplatz führen, können berufliche Anforderungen mit hohem Routineanteil oder hohem Automatisierungsgrad trotz vorliegender Aufmerksamkeitsstörungen unter Umständen weiterhin erfolgreich ausgeübt werden.

9.3.1 Exploration

Je nach Schwere der Erkrankung und Heilungsphase ist es notwendig, die Exploration des Patienten durch die *Befragung von Angehörigen oder Therapeuten* zu ergänzen. Besonders in der Frühphase der stationären Rehabilitation ist der Patient selten eine zuverlässige Informationsquelle, da für ihn andere Einschränkungen im Vordergrund stehen und ihm im strukturierten Stationsalltag Veränderungen der Aufmerksamkeit kaum auffallen. Mangelnde Krankheitseinsicht kann aber auch zu einem späteren Zeitpunkt zu unreliablen Angaben führen. Dies gilt natürlich nicht nur für das Explorationsgespräch, sondern auch für die Beantwortung von Fragebögen.

Hirngeschädigte Patienten, insbesondere Patienten mit einem Schädelhirntrauma, tendieren dazu, ihre Leistungsfähigkeit zu überschätzen bzw. offensichtlich vorhandene Defizite zu bagatellisieren. Von daher müssen die Angaben der Patienten mit Vorsicht interpretiert werden.

Strukturierte Interviews bieten gegenüber Fragebögen eine Reihe von Vorteilen, sind aber in der Regel in der Durchführung zeitaufwendiger. Dafür sind sie weniger anfällig für Antworttendenzen im Sinne der sozialen Erwünschtheit. Sie können besser an die momentane Situation des Patienten angepasst werden.

Im Hinblick auf die *Interviewstrategie* sind Fragen, die sich auf bestimmte Alltagsanforderungen und konkrete Verhaltensweisen beziehen (z. B. „Fallen Ihnen die Übungen in der Physiotherapie leichter, wenn Sie im Therapiezimmer oder im offenen Klinikbereich üben?“; „Wie gelingen Ihnen die Übungen, wenn Sie nebenbei ein Gespräch führen?“), besser geeignet, als solche, die global und unspezifisch sind (z. B. „Hat sich Ihre Daueraufmerksamkeit verändert?“). Wenn Patienten selbst bereits Probleme benennen können, ist es im Interview leichter herauszufinden, worauf die Probleme zurückzuführen sind, ob bereits Lösungsversuche unternommen wurden und mit welchem Erfolg.

Neben der Erhebung spezifischer Probleme ist es sehr wichtig, die *intakten Leistungs- und Fähigkeitsbereiche* zu erfassen.

9.3.2 Fragebögen

Fragebögen sind ökonomisch in der Handhabung, erlauben einen schnellen und reliablen Überblick über Problembereiche und können so schon im Vorfeld zur Strukturierung des Interviews genutzt werden. Fragebögen bieten sich insbesondere zur *Therapieevaluation* an und erlauben Rückschlüsse, ob die Therapie zu Veränderungen im Leistungsvermögen und bei der Bewältigung alltäglicher Aufgaben geführt hat.

Im deutschen Sprachraum stehen mit dem *Fragebogen für erlebte Defizite der Aufmerksamkeit* (FEDA) von Zimmermann u. Fimm (1989) und dem *Fragebogen zu Aufmerksamkeitsstörungen* (FAS) von Gauggel, Niemann u. Böcker (in Vorbereitung) zwei standardisierte Instrumente zur Selbstbeurteilung und Fremdbeurteilung zur Verfügung.

Der *FEDA* umfasst 27 Items, die auf einer 5-stufigen Skala bewertet werden sollen. Die Items lassen sich auf Grund faktorenanalytischer Untersuchungen drei Dimension zuordnen:
- Ablenkbarkeit und Verlangsamung bei geistigen Prozessen,
- Ermüdung und Verlangsamung bei praktischen Tätigkeiten und
- Antriebsminderung.

Bei der Entwicklung des *FAS* wurden Items aus bereits veröffentlichten Fragebögen berücksichtigt und auf der Grundlage der Aufmerksamkeitsdimensionen der „Attentional-Network-Theorie“ von Posner (Fernandez-Duque u. Posner, 2001) zusammengestellt. Anhand eines zusätzlichen Fragebogens werden noch Strategien und Hilfen erfasst, die Patienten zur Kompensation von Aufmerksamkeitsproblemen einsetzen. Der FAS besteht aus 30 Items und erlaubt auf einer 5-stufigen Likert-Skala eine Einschätzung der Aufmerksamkeitsprobleme. Der Fragebogen zum Umgang mit Aufmerksamkeitsproblemen (nur Selbstbeurteilung) hat 13 Items. Hier sollen die Patienten angeben, wie häufig sie eine der aufgeführten Strategien im Alltag anwenden.

9.3.3 Verhaltensbeobachtung und Verhaltensproben

Die Verhaltensbeobachtung ist bereits während der formalen Testung von großer Bedeutung und gibt Aufschluss über den *Strategieeinsatz*, aber auch *Hinweise auf mangelnde Anstrengungsbereitschaft* – ein Problem, das besonders bei Begutachtungen von großer Bedeutung ist. Verhaltensbeobachtungen und Verhaltensproben können zusammen mit den Ergebnissen der Testungen dazu beitragen, solche Verdachtsmomente zu erhärten oder zu entkräften.

Im therapeutischen Setting hilft die Verhaltensbeobachtung, die Auswirkung von Aktivitätseinschränkungen besser zu beurteilen. So kann die Ablenkbarkeit bei Patienten systematisch erfasst werden, indem z. B. die Zeiten dokumentiert werden, die ein Patient mit einer Aufgabe verbringt. Anschließende Rückmeldungen und Zielvereinbarungen können dann therapeutisch genutzt werden. Möglicherweise muss aber auch zunächst eine Umstrukturierung des therapeutischen Settings vorgenommen werden (z. B. Einzel- statt Gruppenbehandlung).

9.3.4 Neuropsychologische Testverfahren

Seit der Veröffentlichung des *Aufmerksamkeits-Belastungstests d2* von Brickenkamp im Jahr 1962, bei dessen Entwicklung bewusst auf ein theoretisches Modell verzichtet wurde, gibt es eine Reihe von Verfahren, die auf dem Hintergrund theoretischer Überlegungen entstanden sind und eine differenzierte Untersuchung der verschiedenen Komponenten der Aufmerksamkeit ermöglichen.

In Tab. 9.**2** bis 9.**4** sind die gängigen Verfahren für die verschiedenen Aspekte der Aufmerksamkeit aufgeführt. Bei der Gruppierung der Verfahren wurde pragmatisch vorgegangen. Manche Aufgaben lassen sich durchaus mehreren Aspekten der Aufmerksamkeit zuordnen. Die überwiegende Anzahl der Verfahren sind computergestützt und erlauben eine *detaillierte Erfassung verschiedener Reaktionszeit- und Sorgfaltsparameter* sowie die *Beobachtung von Bearbeitungsverläufen.* Dazu gehören insbesondere:

- Aufgaben aus der *Testbatterie zur Aufmerksamkeitsprüfung* (TAP) von Zimmermann u. Fimm (2002a, b) und
- Verfahren aus dem *Wiener Testsystem* (WTS) der Firma Schuhfried (Schuhfried, 1996; 2000).

Neben den normierten Standardbedingungen bieten beide Batterien bzw. Testsysteme zahlreiche Variationsmöglichkeiten, die der differenzialdiagnostischen Abklärung dienen oder für die spezielle Normen von Subgruppen zur Verfügung stehen.

Bei der Testdurchführung sollte generell eine *geschulte und qualifizierte Person* anwesend sein, da durch die *Verhaltensbeobachtung während der Aufgabenbearbeitung* zusätzliche wichtige Informationen gewonnen werden können. Ohne Verhaltensbeobachtung sind ungewöhnliche Leistungsveränderungen im Verlauf einer Testung nicht zu beurteilen (z. B. weil der Patient im Verlauf der Untersuchung zwei Tasten nicht mehr mit zwei Händen, sondern nur mit einer Hand bedient).

Zur Dokumentation gehört außerdem, dass die *Anzahl der Vorversuche* erfasst wird. Unter qualitativen Gesichtspunkten ist es ein Unterschied, ob ein Proband im ersten Vorversuch fehlerfrei arbeitet oder erst nach dem dritten Anlauf.

Schließlich muss mit Sorgfalt darauf geachtet werden, dass die Ergebnisse weder durch *motorische, sensorische oder andere kognitive Einschränkungen* verursacht worden sind. Wenn die Reaktionen mit der nichtdominanten Hand erfolgten, weil die dominante Hand nicht eingesetzt werden kann, ist das ebenfalls zu dokumentieren.

Hinweise auf die oben genannten Einschränkungen ergeben sich zunächst aus der Krankenakte und dem Explorationsgespräch. Zudem kann durch die Vorversuche in einem ersten Schritt abgeklärt werden, ob motorische oder sensorische Einschränkungen gegen die Durchführung des Tests sprechen. Eine Standarduntersuchung der Aufmerksamkeitsfunktionen dauert etwa 60 Minuten; der Zeitaufwand kann sich aber leicht verdoppeln, in Abhängigkeit vom allgemeinen Leistungsniveau der Probanden oder bei zusätzlichem differenzialdiagnostischem Abklärungsbedarf.

Neuropsychologische Testverfahren ermöglichen eine reliable und valide Überprüfung von Aufmerksamkeitsfunktionen. Die Interpretation der Testergebnisse setzt solide neuropsychologische Kenntnisse wie auch Vertrautheit mit den Gütekriterien der Verfahren (z. B. Validität und Reliabilität) voraus. Nur so können Fehlinterpretationen vermieden werden.

Prüfung der Alertness, Daueraufmerksamkeit und Vigilanz

Aufgaben zur Alertness

Bei den Aufgaben zur Alertness handelt es sich um *einfache Reaktionszeitaufgaben* in der akustischen und visuellen Modalität (*tonische Alertness*).

Bei der *Alertnessaufgabe aus der TAP* (Tab. 9.**2**) kann die *phasische Alertness* durch die Darbietung eines zusätzlichen Warntons eingeschätzt werden. In dieser Bedingung sollten sich die Reaktionszeiten verkürzen. Besteht der Verdacht, dass eine motorische Einschränkung entscheidend für das Resultat ist, sollte der Warnton nicht zu einer Verkürzung der Reaktionszeiten führen. Allerdings wirkt auf manche Patienten der Warnton ablenkend, so dass sich die Reaktionszeiten deshalb nicht verkürzen. Hier kann u. U. der Verlauf Aufschluss geben oder eine zusätzliche Untersuchung mit dem *Reaktionsgerät II aus der WTS*, das eine Differenzierung zwischen motorischer und kognitiver Reaktionszeit erlaubt.

Aufgaben zur Vigilanz

Vigilanzaufgaben dauern in der Standardbedingung etwa 30 Minuten und sind durch eine niedrige Frequenz der kritischen Reize gekennzeichnet. Ist die Reaktionszeit im Niveau reduziert, kann dies auf eine eingeschränkte tonische Alertness hinweisen. Die Normierung lässt zudem eine Beurteilung zu, ob es zu einem frühzeitigen Vigilanzabfall gekommen ist.

Die *Daueraufmerksamkeit des WTS* stellt andere, wahrscheinlich auch komplexere Anforderungen und kann nicht mehr als klassische Vigilanzaufgabe bezeichnet werden, da die Zielreizfrequenz viermal höher und die Reizkonfiguration komplexer ist, so dass sowohl selektive und exekutive Anforderungen eine größere Rolle spielen dürften.

Tabelle 9.2 Testverfahren zur Überprüfung der Alertness, Vigilanz und Daueraufmerksamkeit.

Testverfahren/Untertest	*Anforderung*
Testbatterie zur Prüfung von Aufmerksamkeitsfunktionen (TAP)	
Alertness	visuelle Einfachreaktion mit und ohne Warnton; dadurch Differenzierung zwischen tonischer und phasischer Alertness möglich
Visueller Vigilanztest	Ein vertikaler Balken bewegt sich mit unterschiedlichen Amplituden nach oben oder unten. *kritischer Reiz:* hoher Amplitudenausschlag des Balkens nach oben
Akustischer Vigilanztest	Ein hoher und tiefer Ton wechseln kontinuierlich. *kritischer Reiz:* zwei hohe oder tiefe Tönen hintereinander
Wiener Testsystem (WTS)	
Reaktionsgerät II (Parameterblöcke: S10, S11)	visuelle und akustische Einfachreaktion mit getrennter Erfassung einer motorischen und einer kognitiven Komponente der Reaktionszeit
Vigilanz (Parameterblock: S2)	Ein leuchtender Punkt bewegt sich im Uhrzeigersinn auf einer Kreisbahn. *kritischer Reiz:* Doppelsprünge des Punktes
Daueraufmerksamkeit (Parameterblock: S2)	Aufeinander folgend werden 5 Dreiecke in Reihe dargeboten. *kritischer Reiz:* Reihen, bei denen 2 der 5 Dreiecke mit der Spitze nach unten zeigen.
Aufmerksamkeits-Netzwerk-Test (ANT)	
Alertness	visuelle Diskriminationsaufgabe mit Durchgängen mit und ohne visuellem Hinweisreiz; dadurch Differenzierung zwischen tonischer und phasischer Alertness möglich

Prüfung der selektiven und geteilten Aufmerksamkeit

Aufgaben zur selektiven Aufmerksamkeit

Eine Aufgabe zur selektiven Aufmerksamkeit ist der *Go/NoGo-Test aus der TAP,* der in der Bedingung 2 mit einer Anforderung an das Arbeitsgedächtnis verbunden ist: Der Proband muss sich die dargebotenen Muster zunächst merken, um dann die jeweiligen Zielreize mit den Vorlagen im Gedächtnis abzugleichen (Tab. 9.3). Der Aspekt der Impulskontrolle scheint deshalb bei dieser Bedingung eine deutlich geringere Bedeutung zu haben als in der Bedingung 1, bei der nur auf einen kritischen Reiz reagiert werden muss und der Störreiz sehr ähnlich ist.

Beim *Cognitrone aus dem WTS* entfällt diese Anforderung, dafür ist die Reaktionsbedingung anders: Während bei der TAP-Aufgabe auf Ablenker nicht reagiert werden darf, muss beim Cognitrone für Ablenker eine andere Taste gedrückt werden. Im Einzelfall sind heterogene Ergebnisse auf dem Hintergrund der jeweiligen Aufgabenanforderung in der Zusammenschau mit Resultaten aus anderen Testverfahren zu interpretieren. Schließlich ist auch abzuklären, inwieweit eine Aufgabe dem Patienten den Einsatz einer Strategie ermöglicht hat oder nicht.

Der *Alters-Konzentrations-Test* (AKT; Gatterer, 1990) ist eines der wenigen Verfahren für Menschen im hohen Lebensalter (60–90 Jahre), bei denen sich der Einsatz von Computern u. U. auf Grund ihrer mangelnden Vertrautheit mit dieser Technologie verbietet. Zudem eignet er sich für die Untersuchung von Aphasikern, für die es separate Normen gibt. Für Verlaufsmessungen stehen zwei Formen mit je drei Testvorlagen zur Verfügung. Der AKT differenziert allerdings besser im unteren Leistungsbereich.

Aufgaben zur geteilten Aufmerksamkeit

Eine typische Aufgabe zur geteilten Aufmerksamkeit ist der entsprechende *Untertest aus der TAP,* bei dem auf visuelle und auditive Signale geachtet werden muss. Verfahren zur geteilten Aufmerksamkeit lassen sich prinzipiell auch dem Bereich „exekutive Kontrolle“ zuordnen, da neben Selektionsprozessen auch strategische Überlegungen bei der Ressourcenverteilung von Bedeutung sind.

Wenn der Verdacht besteht, dass perzeptuelle Schwierigkeiten im Vordergrund stehen, können die beiden Bedingungen getrennt dargeboten werden. Bleibt die Fehlerrate dann in einer der Einzelbedingungen hoch, ist der Einfluss eines perzeptuellen Faktors wahrscheinlich, so dass der Test in der Standardbedingung nicht mehr das Konstrukt „geteilte Aufmerksamkeit“ misst.

Tabelle 9.3 Testverfahren zur Überprüfung der selektiven Aufmerksamkeit und der geteilten Aufmerksamkeit.

Testverfahren/Untertest	*Anforderung*
Testbatterie zur Prüfung von Aufmerksamkeitsfunktionen (TAP)	
Go/NoGo (Bedingung 2)	Es müssen sich 5 ähnliche visuelle Muster eingeprägt werden. *kritischer Reiz:* 2 der 5 Muster
Geteilte Aufmerksamkeit	Es muss auf visuelle und auditive Stimuli reagiert werden. *kritischer visueller Reiz:* Kreuze, die kontinuierlich ihre Position wechseln, bilden ein kleines Quadrat *kritischer auditiver Reiz:* zwei gleiche hohe oder tiefe Töne hintereinander in einer Abfolge von hohen und tiefen Tönen
Reaktionsgerät II (Parameterblock: S14)	2 Farbsignale und 1 Ton werden einzeln oder Kombination dargeboten. *kritischer Reiz:* Kombination von Gelb-/Rot-Farbsignal und Gelb-Ton
Wiener Testsystem (WTS)	
Cognitrone (Parameterblock: S1)	Es werden vier Muster angezeigt, darunter erscheint jeweils ein neues Muster. *Anforderung:* Entscheidung über die Übereinstimmung bzw. Nichtübereinstimmung mit einem Muster aus der Vorlage (Reaktionen über 2 Tasten)
Determinationsgerät (Parameterblock: S5)	Auf verschiedenfarbige Signale und einen hohen und tiefen Ton muss durch Tastendruck und Pedalbedienung reagiert werden.
Konzentrations-Verlaufs-Test (KVT)	
	Sortieraufgabe
Aufmerksamkeits-Netzwerk-Test (ANT)	
Selektive Aufmerksamkeit (Orientierung)	visuelle Diskriminationsaufgabe mit Durchgängen mit und ohne räumlichen visuellem Hinweisreiz; dadurch Differenzierung zwischen phasischer und selektiver Alertness (räumliche Position) möglich
Test d2	
	Durchstreichaufgabe: Ein Arbeitsblatt muss zeilenweise durchmustert werden. *kritischer Reiz:* der Buchstabe „d" mit 2 zusätzlichen Strichen *Ablenkreize:* „d's" mit weniger oder mehr als 2 Strichen und „p's"
Alters-Konzentrations-Test (AKT)	
	Durchstreichaufgabe: Ein Arbeitsblatt muss zeilenweise abgesucht werden. *kritischer Reiz (Form A):* Halbkreise mit dem Bogen nach oben; außerdem ist die Schwarz-weiß-Halbierung zu beachten *Ablenkreize:* Halbkreise mit anderer Ausrichtung

Prüfung der exekutiven Kontrolle

Bei Aufgaben aus diesem Bereich stehen nicht so sehr Selektionsprozesse auf der perzeptuellen Seite im Vordergrund, sondern *aktive Selektionsanforderungen*, wobei – wie z. B. im *Stroop-Test* – hoch automatisierte Reaktionen (Lesen) zu Gunsten nichtautomatisierter Reaktionen (Benennen) gehemmt werden müssen. Gefordert werden also Impulskontrolle und Konfliktauflösung unter Zeitdruck.

Beim *PASAT* und beim *Untertest Reaktionswechsel aus der TAP*, zwei weiteren Verfahren zur exekutiven Kontrolle, kommen Anforderungen an das Arbeitsgedächtnis ins Spiel: Bei beiden Tests müssen Informationen kurzfristig gespeichert werden, damit beim nächsten Reiz eine richtige Reaktion erfolgen kann (Tab. 9.4).

Beim *PASAT* muss zusätzlich das Addieren beherrscht werden. Die Antworten erfolgen verbal. Außerdem vermittelt der Test einen erheblichen Zeitdruck, da die Stimuluspräsentation maschinengesteuert ist.

Tabelle 9.4 Testverfahren zur Überprüfung der exekutiven Kontrolle.

Testverfahren/Untertest	*Anforderung*
Testbatterie zur Prüfung von Aufmerksamkeitsfunktionen (TAP)	
Intermodaler Vergleich	Es werden ein hoher und ein tiefer Ton dargeboten; gleichzeitig erscheint jeweils ein Pfeil, der nach oben oder unten zeigt. Reagiert werden darf nur, wenn Pfeilrichtung und Tonhöhe übereinstimmen.
Inkompatibilität	Rechts und links von einem Fixationspunkt erscheinen Pfeile, die nach rechts oder links zeigen. *Anforderung:* Reaktion auf rechte oder linke Taste, je nach Pfeilrichtung
Reaktionswechsel	Es werden in kontinuierlicher Abfolge Buchstaben-Zahlen-Paare dargeboten. *Anforderung:* kontinuierlich wechselnde Reaktionen auf Buchstabe bzw. Zahl
Wiener Testsystem (WTS)	
Stroop-Test	Die Vorlage besteht aus farbig gedruckten Farbwörtern, wobei Farbe und Farbwort nicht übereinstimmen. *Anforderung:* Reaktion auf die Druckfarbe
Farb-Wort-Interferenz-Test (FWIT)	
	Die Vorlage besteht aus farbig gedruckten Farbwörtern, wobei Farbe und Farbwort nicht übereinstimmen. *Anforderung:* Benennen der Druckfarbe
Aufmerksamkeits-Netzwerk-Test (ANT)	
Exekutive Aufmerksamkeit (Konflikt)	visuelle Diskriminationsaufgabe mit kompatiblen und inkompatiblen Flankerreizen; Vergleich der Reaktionszeiten bei kompatiblen und inkompatiblen Flankerreizen
Trail Making Test	
Form B	Auf einem Arbeitsblatt müssen Zahlen und Buchstaben abwechselnd und in aufsteigender Reihenfolge verbunden werden.
Paced Auditory Serial Addition Task (PASAT)	
	Auditiv dargebotene einstellige Zahlen müssen zur jeweilig vorhergegangenen Zahl addiert werden. Die Darbietungsrate wird über fünf Durchgänge zunehmend erhöht.

Beim *Reaktionswechsel* ist die Stimulusvorgabe dagegen patientengesteuert. Bei den Reaktionen muss hier zwischen zwei Tasten gewechselt werden.

Die Unterschiede zwischen den beiden Verfahren machen deutlich, dass die theoretischen Konstrukte im Einzelfall nicht immer weiterhelfen; um zu schlüssigen Interpretationen zu kommen, ist eine Analyse der jeweiligen Aufgabenanforderungen erforderlich. Dabei helfen Beobachtung und Befragung. So verneinte z. B. eine Patientin beim Reaktionswechsel den Einsatz einer Strategie, weil er ihr nicht bewusst war. Durch die Beobachtung, dass nach bestimmten Wechseln Fehler häufiger auftraten, konnte die Patientin dann jedoch berichten, dass sie sich auf eine Stimulusseite konzentriert habe.

Neuere Testverfahren

Eine interessante Neuentwicklung für den englischen Sprachraum stellt der *Test of Everyday Attention* (TEA) von Robertson, Ward, Ridgeway u. Nimmo-Smith (1994) dar, mit dem über alltagsnahe Anforderungen die verschiedenen Aufmerksamkeitsbereiche in Anlehnung an die Theorie von Posner (1995) erfasst werden können. Die faktorenanalytische Überprüfung des Konstrukts führte sowohl für die Normal- als auch für die Patientenstichprobe zu einer 4-Faktoren-Lösung mit dem zusätzlichen Faktor „Arbeitsgedächtnis". Untersuchungen von Schlaganfallpatienten ergaben zufrieden stellende Korrelationen zwischen einzelnen Untertests des TEA und funktionalen Outcome-Ratings von 0,30 – 0,48. Für Verlaufsmessungen stehen drei Parallelversionen zur Verfügung.

Ein weiteres sich gerade in der Normierung befindliches Verfahren zur Überprüfung von Aufmerksamkeitsfunktionen ist der *Aufmerksamkeits-Netzwerk-Test* (ANT; Gauggel u. Böcker, in Vorbereitung). Beim ANT handelt es sich um einen computergestützten Aufmerksamkeitstest, mit dem die Alertness (Aufmerksamkeitsaktivierung), die Orientierung (selektive Aufmerksamkeit) und exekutive Aspekte (exekutive Aufmerksamkeit) untersucht werden können. Die Aufmerksamkeitsfunktionen werden mit Hilfe einer Wahlreaktionszeitaufgabe erfasst, in der die verschiedenen Testbedingungen realisiert sind. Der ANT basiert auf einer experimentellen Aufgabe, mit der Fan und Kollegen (2002) die neuronalen Netzwerke von Aufmerksamkeitsfunktionen bei gesunden Probanden, aber auch verhaltensgenetische Aspekte der Aufmerksamkeit untersucht haben (Fossella et al., 2002). Vorläufige Ergebnisse weisen den ANT als einen reliablen und validen Aufmerksamkeitstest aus, dessen Kennwerte hoch mit entsprechenden Untertests aus der TAP korrelieren.

9.3.5 Differenzialdiagnose

Differenzialdiagnostische Aspekte bei der Untersuchung von Störungen der Aufmerksamkeit beziehen sich in erster Linie auf die Beurteilung, in wieweit andere Faktoren – wie sensorische und motorische Störungen, Gedächtnisdefizite, affektive Störungen oder mangelnde Anstrengung – zu den Ergebnissen beigetragen oder diese sogar bedingt haben. Eine Einschätzung des Einflusses der beiden zuletzt genannten Faktoren fällt nicht immer leicht.

Affektive Störungen

Bei den affektiven Störungen spielen vor allem *depressive Symptome*, die bei neurologischen Patienten häufig als Reaktion auf die Krankheitsfolgen auftreten, eine große Rolle. Bei der Abklärung können neben der sorgfältigen Exploration entsprechende Fragebögen eingesetzt werden. Dabei ist allerdings zu beachten, dass die bei neurologischen Patienten vorhandenen körperlichen Symptome die Werte auf Depressionsskalen erhöhen können. Aus diesem Grund sollten Depressionsfragebögen eingesetzt werden, die keine somatischen Symptome erfassen (z. B. Allgemeine Depressionsskala, Geriatrische Depressionsskala).

Da die Beziehung zwischen kognitiven Leistungen und depressiven Reaktionen nicht eindeutig ist, gibt es keine einfachen Regeln für die differenzielle Beurteilung. Selbst die Annahme, dass sich diejenigen kognitiven Leistungen, die im Zusammenhang mit der Depression stehen, bei einer Rückbildung der Symptome bessern müssten, lässt sich bei neurologischen Patienten kaum überprüfen; denn es kann durchaus parallel dazu und unabhängig von der Remission der depressiven Symptomatik zu einer Verbesserung der kognitiven Leistungen durch den spontanen Heilungsverlauf der neurologischen Erkrankung kommen. Auf der anderen Seite kann sich die pharmakologische Therapie der Depression ungünstig auf die kognitive Leistungsfähigkeit aufwirken. Die Beobachtung zeitlicher Verläufe kann hier eventuell weiterhelfen.

Mangelnde Anstrengungsbereitschaft

Die Beurteilung mangelnder Anstrengungsbereitschaft spielt vor allem bei Begutachtungen eine große Rolle. Während es für den Gedächtnisbereich standardisierte Verfahren gibt, fehlen diese für Aufmerksamkeitsstörungen. Deshalb bleibt dem Untersucher nur eine Einschätzung auf dem Hintergrund der Krankheitsgeschichte und der Verhaltensbeobachtung. Hilfreich sind außerdem ungewöhnliche Leistungsmuster und inkonsistente Verläufe der Einzelreaktionszeiten und Fehlerraten (z. B. hohe Reaktionszeiten bei einfachen Reaktionszeitaufgaben, die nicht zum übrigen Leistungsmuster passen, oder eine Zunahme der Reaktionszeiten und Fehler im Verlauf), die mit den neurologischen und neuroradiologischen Befunden nicht übereinstimmen.

Gezielte Rückmeldungen, dass z. B. die Mindestanforderungen für das Führen eines Kraftfahrzeuges nicht erfüllt werden, können u. U. zu einer Leistungssteigerung führen. Eine gewisse Sicherheit im Urteil ergibt sich jedoch erst aus dem Gesamtbild und nicht auf Grund eines isolierten ungewöhnlichen Wertes oder einer auffälligen Verhaltensweise.

9.4 Pathophysiologie und Anatomie

Es wird heute allgemein davon ausgegangen, dass die verschiedenen Aufmerksamkeitsprozesse durch unterschiedliche und miteinander in Verbindung stehende *neuronale Netzwerke* realisiert werden (Tab. 9.**5**; Fernandez-Duque u. Posner, 2001). Belege für die Lokalisation der verschiedenen Netzwerke stammen aus Untersuchungen von Menschen mit umschriebenen Hirnschädigungen (so genannte Läsionsstudien), Studien mit bildgebenden und elektrophysiologischen Verfahren sowie tierexperimentellen und neuropharmakologischen Studien (Parasuraman, 1998).

Netzwerk für die Aufmersamkeitsaktivierung (Alertness)

Zum neuronalen Netzwerk für die Aufmerksamkeitsaktivierung gehören:

- der rechte Frontallappen (speziell das superiore Gebiet des Brodmann-Areals 6),
- der rechte Parietallappen und
- der Locus coeruleus (Posner u. Petersen, 1990; Sturm et al., 2004).

In tierexperimentellen Studien konnte beispielsweise gezeigt werden, dass die Fähigkeit zur Aufmerksamkeitsaktivierung durch die Gabe von Substanzen beeinträchtigt werden kann, die den Neurotransmitter Noradrenalin re-

Tabelle 9.5 Komponenten der Aufmerksamkeit und ihre Lokalisation.

Komponente	*Lokalisation*	*Neurotransmitter*
Aufmerksamkeitsaktivierung (Alertness)	• Hirnstammanteil der Formatio reticularis, insbesondere noradrenerger Kerngebiete • dorsolateraler präfrontaler und inferiorer parietaler Kortex der rechten Hemisphäre • intralaminare und retikuläre Thalamuskerne • anteriore Anteile des Gyrus cinguli	Noradrenalin
Daueraufmerksamkeit und Vigilanz	• Hirnstamm (Formatio reticularis) • intralaminare Nuclei des Thalamus • cholinerger Anteil des basalen Frontallappens • Areale des rechten präfrontalen und parietalen Kortex	
selektive Aufmerksamkeit (syn.: fokussierte Aufmerksamkeit; Orientierung)	• inferiorer Parietalkortex (disengage) • Colliculi superiores (shift) • posterior lateraler Thalamus, insb. Pulvinar (engage) • inferiorer frontaler Kortex, insbesondere der linken Hemisphäre (Inhibition?) • fronto-thalamische Verbindungen zum Nucl. reticularis des Thalamus • anteriores Cingulum	Acetylcholin
geteilte Aufmerksamkeit	• präfrontaler Cortex (bilateral) • anteriore Abschnitte des Cingulums	
exekutive Aufmerksamkeit (inkl. Aufmerksamkeitswechsel)	• präfrontaler Kortex (bilateral) • anteriore Abschnitte des Cingulums • Basalganglien	Dopamin

duzieren. Posner u. Peterson (1990) gehen davon aus, dass das *noradrenerge System* eine wichtige Rolle bei der Alertness spielt. Das noradrenerge System entspringt im Hirnstamm im Locus coeruleus und projiziert zunächst in frontale Hirngebiete, danach in posteriore Areale.

Die bisherigen Ergebnisse sprechen dafür, dass das System stärker in der rechten Hemisphäre lokalisiert ist, da rechtsparietale Läsionen mehr als Läsionen in anderen Hirnarealen Probleme in der Aufmerksamkeitsaktivierung verursachen. So haben Patienten mit Schädigung des rechten Parietallappens zwar eine weitgehend intakte phasische Alertness, können jedoch die Aktivierung ohne Warnton im Unterschied zu gesunden Kontrollprobanden nicht aufrechterhalten.

Netzwerk für die Daueraufmerksamkeit und Vigilanz

Das neuronale Netzwerk für die Daueraufmerksamkeit und Vigilanz besteht aus:
- dem noradrenergen Teil der Formatio reticularis,
- den intralaminaren Nuclei des Thalamus,
- dem cholinergen Teil des basalen Frontalhirns und
- dem rechten präfrontalen Kortex.

Aber auch der rechte Parietallappen scheint an der Realisierung der Daueraufmerksamkeit beteiligt zu sein. So fanden Pardo und Kollegen (1991) in einer Bildgebungsstudie während der Durchführung einer Daueraufmerksamkeitsaufgabe eine Zunahme des Blutflusses im superioren Parietallappen und auch in präfrontalen Arealen der rechten Hemisphäre. Studien mit hirngeschädigten Patienten deuten ebenfalls auf eine Beteiligung frontaler und parietaler Hirnstrukturen, aber auch des Hirnstamms hin. Patienten mit Läsionen in diesen Arealen sind bei Daueraufmerksamkeits-Aufgaben (z. B. Continuous Performance Test, CPT) deutlich stärker beeinträchtigt als Patienten mit Läsionen in anderen Hirnarealen oder gesunde Kontrollpersonen. Allerdings ist bei Patienten mit Schädelhirntrauma zu beachten, dass das Trauma in der Regel diffuse Läsionen verursacht und eine genaue Lokalisation der Läsion daher meist nicht möglich ist.

Netzwerk für die selektive Aufmerksamkeit

Das neuronale Netzwerk für die Selektion setzt sich zusammen aus:
- dem Parietallappen,
- dem temporo-parietalen Übergangsbereich,
- den superioren Colliculi und
- dem frontalen Augenfeld.

Bildgebungsstudien haben gezeigt, dass eine verdeckte Verschiebung der visuellen Aufmerksamkeit (covert shifts = Aufmerksamkeitsverschiebung ohne entsprechende Kopf- oder Augenbewegung) zu einer deutlichen metabolischen Aktivierung im Parietallappen führt. Zudem sind wahrscheinlich bei der Durchführung von Orientierungs- und Selektionsaufgaben auch noch Teile des oculo-motorischen Systems involviert. Es gibt darüber hinaus auch eine Reihe von Belegen dafür, dass die Aufmerksamkeitsorientierung (z. B. auf ein Signal im Raum) den Blutfluss und die elektrische Aktivität in extrastriären visuellen Arealen, insbesondere dem Gyrus fusiformis erhöht.

Netzwerk für die geteilte Aufmerksamkeit

Am neuronalen Netzwerk für die geteilte Aufmerksamkeit, das für die Verteilung und den Wechsel der Aufmerksamkeit zuständig ist und auch in einem engen Zusammenhang mit der exekutiven Aufmerksamkeit gesehen wird, sind vermutlich insbesondere *frontale Hirnstrukturen* beteiligt. Untersuchungen an Patienten nach einem schweren Schädelhirntrauma oder Patienten mit einer Aneurysma-Ruptur im Versorgungsgebiet der A. communicans anterior zeigen, dass die Fähigkeit zur Aufmerksamkeitsteilung bei Patienten mit Läsionen im Frontalhirn besonders deutlich beeinträchtigt ist.

Netzwerk für die exekutive Aufmerksamkeit

Zum neuronalen Netzwerk für exekutive Aspekte der Aufmerksamkeit gehören mediale Anteile des Frontalhirns, einschließlich des *anterioren Gyrus cinguli* und des *supplementär motorischen Areals (SMA)*. Bildgebungsstudien haben eine Aktivitätssteigerung in diesen Gebieten bei Aufgabenstellungen ergeben, bei denen Handlungskontrolle und -planung (Umgang mit neuen Informationen oder Aufgabestellungen, Handlungsantizipation, Fehlererkennen und Konfliktbearbeitung) verlangt werden.

Aber nicht nur frontale kortikale Hirnareale sind an der Realisierung der exekutiven Aufmerksamkeit beteiligt, sondern auch die subkortikal gelegenen *Basalganglien* (Beiser, et al., 1997). Zahlreiche Studien belegen, dass Patienten nicht nur bei Läsionen im anterioren dorsolateralen frontalen Kortex, sondern auch bei Läsionen im Nucleus caudatus Störungen der exekutiven Aufmerksamkeit aufweisen. Die Ergebnisse von Bildgebungsstudien deuten ebenfalls auf einen engen Zusammenhang zwischen dem frontalen Kortex und den Basalganglien hin. Die Basalganglien sind wahrscheinlich insbesondere an der Vermittlung zwischen der exekutiven Aufmerksamkeit und anderen Aufmerksamkeitsprozessen (Aufmerksamkeitsaktivierung, Daueraufmerksamkeit) beteiligt.

Die bislang publizierten Studien zur Lokalisation von Aufmerksamkeitsfunktionen sprechen für eine Beteiligung verschiedener neuronaler Netzwerke. Auf Grund der erheblichen Überlappungen zwischen den beteiligten Netzwerken muss allerdings von einer beträchtlichen Interaktion zwischen den neuronalen Arealen ausgegangen werden.

9.5 Spontanverlauf und Prognose

Der Spontanverlauf von Aufmerksamkeitsstörungen ist je nach Art der zu Grunde liegenden Erkrankung sehr unterschiedlich. Er wird nicht nur durch therapeutische Interventionen und das prämorbide Leistungsniveau, sondern auch durch Faktoren wie Alter und Schweregrad der Hirnschädigung beeinflusst.

- Bei Patienten mit einem *Schädelhirntrauma* kommt es zwar in den Jahren nach dem Ereignis zu einer Verbesserung der Aufmerksamkeit; aber diese hängt vom Schweregrad der Störung und der Art der betroffenen Aufmerksamkeitskomponente ab. In Verlaufsstudien konnten auch mehrere Jahre nach dem Trauma noch Aufmerksamkeitsdefizite festgestellt werden. Insbesondere die tonische Aufmerksamkeit (kognitives Tempo) und exekutive Aspekte der Aufmerksamkeit sind bei Patienten mit einem schweren SHT auch noch Jahre nach dem Ereignis gestört. Subjektiv klagen die Patienten häufig über eine erhöhte Irritierbarkeit, schlechte Konzentrationsfähigkeit, leichte Ablenkbarkeit und vermehrte Müdigkeit.
- Verlaufsuntersuchungen mit *Schlaganfall-Patienten* zeigen ebenfalls über einen Zeitraum von zwei Jahren Spontanremissionen; insbesondere Aufmerksamkeitsleistungen verbessern sich (Hochstenbach et al., 2003). Allerdings scheint dies nur für einen kleinen Teil der Patienten zuzutreffen. Ein Großteil der Schlaganfall-Patienten zeigt keine substanziellen Verbesserungen.
- Bei *degenerativen Erkrankungen* kann von einem weiteren Fortschreiten der Aufmerksamkeitsstörung ausgegangen werden, von dem letztendlich alle Aspekte der Aufmerksamkeit betroffen sind.

9.6 Therapie

9.6.1 Medikamentöse Behandlung

Studien zur Effektivität pharmakologischer Interventionen bei neurologischen Patienten mit Aufmerksamkeitsstörungen liefern noch kein klares Bild. Es gibt aber Hinweise, dass eine Behandlung mit *Methylphenidat* zu einer länger andauernden Verbesserung der Aufmerksamkeit (insbesondere der Informationsverarbeitungsgeschwindigkeit) bei Patienten mit einem Schädelhirntrauma führen kann (Kaelin et al., 1996; Whyte et al., 1997, 2004).

Die Behandlung von Aufmerksamkeitsstörungen erfolgt primär durch neuropsychologische Interventionen. Die medikamentöse Therapie hat momentan nur eine untergeordnete Bedeutung.

9.6.2 Psychologische Interventionen

Die neuropsychologische Behandlung von Aufmerksamkeitsstörungen basiert im Wesentlichen auf zwei Behandlungssäulen: Restitution und Kompensation.

Auf Restitution abzielende Interventionen

Um eine Restitution von Funktionen zu erreichen, werden Behandlungsmethoden und -programme eingesetzt, bei denen durch eine intensive und repetitive Stimulation der beeinträchtigten Funktion das geschädigte neuronale Netzwerk *teilweise oder vollständig wieder reaktiviert wird* (Übersicht bei Gauggel, 2003). Die biologische Grundlage für diese Reaktivierung (Restitution) einer Funktion stellt die *Plastizität des Gehirns* dar, die in zahlreichen Forschungsstudien in den letzten Jahrzehnten wiederholt belegt werden konnte.

Voraussetzung für die erfolgreiche Durchführung von auf Restitution ausgerichteten Therapien ist allerdings, dass die Schädigung des neuronalen Netzwerks nicht zu umfangreich und die Erkrankung nicht progredient ist. Ein neuronales Netzwerk, das weitgehend zerstört ist, lässt sich auch durch gezielte Stimulationen nicht wiederherstellen, da für eine Neuverdrahtung (Reaktivierung) kein biologisches Substrat mehr vorhanden ist.

Die Restitution von Funktionen erfolgt in der neuropsychologischen Therapie durch *gezielte Stimulation der entsprechend geschädigten neuronalen Netzwerke* (Sturm et al., 1997, 2004). Bei der Durchführung der Behandlung muss dabei nicht nur der Schweregrad und die Art der Aufmerksamkeitsstörung berücksichtigt werden, sondern auch der Umstand, dass es sich bei den betroffenen Patienten um aktive Lerner handelt, die – je nach vorhandener Störung – in unterschiedlichem Umfang zur Verarbeitung von Informationen und zum Planen und Durchführen von Handlungen in der Lage sind. Bei der Durchführung der Behandlung spielen daher auch Faktoren wie Motivation, Art und Intensität des Feedbacks, früheres Wissen, Kontextlernen, Transfer und Organisation des Gelernten eine sehr wichtige Rolle. Zusätzlich gilt es, die dynamische Interaktion des Lerners mit seiner Umwelt, Beobachtungslernen, die Darbietung von Belohnungen/Verstärkern, Zielsetzung, Selbsteffizienz und situatives Lernen zu beachten.

Wichtige Anregungen für die Gestaltung von auf Restitution abzielenden neuropsychologischen Interventionen kommen dabei auch aus der Trainings-, Expertise- und Altersforschung.

Ein Beispiel für eine solche perzeptionsgesteuerte Therapie stellt das *Aufmerksamkeits-Prozess-Training* von Sohlberg et al. (2000) dar. Patienten mit einem Schädelhirntrauma, die Defizite in der Aufmerksamkeit aufwiesen, wurden über einen Zeitraum von 20 Wochen behandelt. Während die Hälfte der Patienten am Anfang 10 Wochen lang eine Plazebo-Behandlung bestehend aus Informationen über die Erkrankung und unterstützenden Gesprächen erhielt, wurde mit den anderen Patienten über 10 Wochen ein umfassendes Aufmerksamkeits-Prozess-Training (APT) durchgeführt. Nach 10 Wochen wechselte die Art der Behandlung. Patienten der Plazebo-Therapie erhielten nun ein APT und Patienten des APT eine Plazebo-Therapie. Das APT bestand aus einer Gruppe hierarchisch organisierter Aufgaben, die in aufsteigendem Schwierigkeitsgrad computergestützt dargeboten wurden und für deren Bearbeitung verschiedene Komponenten der Aufmerksamkeit (selektive und geteilte Aufmerksamkeit, Aufmerksamkeitswechsel, Daueraufmerksamkeit), aber auch Arbeitsgedächtnisleistungen verlangt wurden. Bei der Behandlung kamen bei jedem Patienten jene APT-Aufgaben zum Einsatz, die spezifisch für sein Störungsprofil waren. Die Auswertung der erhobenen Daten (subjektive Berichte der Patienten, Aufmerksamkeitstests) zeigte, dass das APT nicht nur in Aufmerksamkeitsleistungen, sondern auch in exekutiven Funktionen zu einer deutlichen Leistungsverbesserung geführt hatte und der Wirkung der Plazebo-Behandlung überlegen war.

Auf Kompensation abzielende Interventionen

Neben den auf Restitution von Funktionen abzielenden Interventionen stellt der auf Kompensation ausgerichtete Behandlungsansatz, der vor allem dann zum Einsatz kommt, wenn eine restitutive Behandlung keine wesentlichen Verbesserungen bringt, eine zweite Säule der neuropsychologischen Therapie dar (Gauggel, 2003). Bei den auf Kompensation ausgerichteten Interventionen geht es nicht nur um den *Ausgleich der Funktionsdefizite* durch den Einsatz noch intakter (verbliebener) Fähigkeiten und das Erlernen neuer Fertigkeiten und Strategien, sondern auch um den *emotionalen Umgang mit den Folgen der Erkrankung* oder Schädigung sowie die *emotionale Bewältigung der Erkrankung* und deren Folgen. Es geht um die durch die Therapeuten unterstützte Entwicklung einer neuen Lebensperspektive und das Entwickeln neuer Ziele trotz chronischer kognitiver und/oder motorischer Störungen.

Bei einer auf Kompensation ausgerichteten Behandlung wird davon ausgegangen, dass eine Funktionswiederherstellung nicht mehr möglich ist und eine Verbesserung der Fähigkeiten eines betroffenen Patienten nur noch dadurch erreicht werden kann, indem intakt gebliebene Systeme dazu gebracht werden, Aufgaben geschädigter Systeme zu übernehmen.

Dies bedeutet für die Therapie, dass Patienten vor allem lernen, ihre eigenen Stärken und Schwächen zu erkennen, sich realistische Ziele zu setzen und angemessene Erwartungen zu entwickeln. Alltagsanforderungen müssen mit noch vorhandenen und intakten Fähigkeiten bewältigt werden (z. B. Lesen von Texten über Braille-Schrift; Merken von Terminen durch Gebrauch eines Terminkalenders; Erlernen einer Zeichensprache; Pausengestaltung). In der Therapie geht es also um die *Optimierung des Verhaltens* und die *bewusste Auswahl (Selektion) von Aktivitäten und Lebenszielen.*

Im Vordergrund kompensatorischer Interventionen steht vor allem die Vermittlung von Erfahrungen mit dem Ziel der Adaptation an die vorhandenen kognitiven und/oder motorischen Einschränkungen. Dazu gehören:

- die Entwicklung von neuen Strategien und Zielsetzungen, um mit den veränderten Ressourcen umzugehen,
- die Verbesserung der selbständigen Fehlerkontrolle,
- die Optimierung von Tempo und Genauigkeit und
- die Entwicklung eines adäquaten Pausenmanagements.

Das Vorgehen bei auf Kompensation ausgerichteten neuropsychologischen Interventionen wird in der Studie von Webster u. Scott (1983) deutlich. Webster u. Scott (1983) setzten bei einem Patienten mit schwerem Schädelhirntrauma in der chronischen Phase (2 Jahre nach dem Unfallereignis) eine Selbstinstruktionstechnik ein, um sein Aufmerksamkeitsverhalten zu verbessern. Bisherige therapeutische Interventionen waren ohne Erfolg geblieben. In der Therapie lernte der Patient Aufforderungen wie: „Auch wenn es peinlich ist, wenn ich in einer Unterhaltung den Faden verliere, werde ich den Gesprächpartner bitten, die Information zu wiederholen". Zunächst wurden die Instruktionen im therapeutischen Setting eingeübt und erprobt. Bei diesem Patienten führten die positiven Erfahrungen dazu, dass er die Selbstinstruktionen auch spontan in anderen Situationen nutzte. In der Abschlussuntersuchung konnte der Patient Geschichten, die über einen Kassettenrecorder dargeboten wurden, wesentlich besser wiedergeben. Nach drei Monaten kehrte er an seinen Arbeitsplatz zurück, wo er auch 18 Monaten später noch beschäftigt war. Trotz des Therapieerfolges betrachtete der Patient seine Aufmerksamkeit allerdings weiterhin als eingeschränkt, so dass er bestimmte Aufträge am Arbeitsplatz aus Sorge vor Fehlern mit gravierenden Folgen ablehnte.

Die Studie zeigt trotz ihrer methodischen Schwächen, dass auch nach einer längeren Phase der Chronifizierung durch entsprechende Interventionen ein besserer Umgang mit kognitiven Defiziten erreicht werden kann bis hin zur Rückkehr an den Arbeitsplatz. Allerdings schränken die Autoren ein, dass der Patient relativ leichte kognitive Defizite hatte und hoch motiviert war.

> Aufgrund der Chronizität vieler Aufmerksamkeitsstörungen muss neben dem Versuch der Funktionsrestitution eine auf Kompensation ausgerichtete Behandlung initiiert werden. Bei den auf Kompensation ausgerichteten Therapien geht es nicht nur um den Ausgleich der Funktionsdefizite und das Erlernen neuer Fertigkeiten und Strategien, sondern auch um den emotionalen Umgang mit den Folgen der Erkrankung und ihre emotionale Bewältigung.

9.6.3 Wirksamkeitsnachweis psychologischer Interventionen und Therapieempfehlungen

In den letzten Jahrzehnten wurden allein für den Bereich der Aufmerksamkeitsstörungen nach erworbenen Hirnschädigungen über 50 Therapiestudien publiziert, in denen ganz unterschiedliche therapeutische Ansätze evaluiert wurden. Park und Ingles (2001) haben 30 dieser Studien meta-analytisch ausgewertet und die Effektgrößen der verschiedenen Interventionen bestimmt. Zu den Auswertungskriterien gehörten:

- erwachsene Probanden mit erworbenen Hirnschädigungen,
- isolierbare Interventionen im Bereich Aufmerksamkeit, wenn es sich um umfassendere Behandlungskonzepte handelte,
- mindestens ein quantitativer Outcome-Parameter und Ergebnisse, die die Bestimmung der Effektgröße ermöglichen und
- Outcome-Verfahren, die nicht mit den Therapieaufgaben identisch waren.

Die Autoren unterschieden zwischen so genannten *Direct-Training-Ansätzen* (auf Restitution abzielende Interventionen) und *Specific-Skill-Ansätzen* (auf Kompensation ausgerichtete Interventionen). Bei letzteren geht es nicht nur um die Entwicklung und Einübung kompensatorischer Fähigkeiten, sondern auch um das gezielte Üben der als relevant betrachteten alltagspraktischen Fähigkeiten (z. B. Autofahren).

An 57 % der Studien nahmen ausschließlich Patienten mit Schädelhirntrauma teil, bei 13 % waren es Schlaganfallpatienten. Ein Drittel der Untersuchungen hatte gemischte Stichproben. Bei den Schädelhirntraumata handelte es sich überwiegend um schwer beeinträchtigte Patienten. In über der Hälfte der Untersuchungen fand die Therapie ein Jahr nach dem Krankheitsereignis statt, so dass in diesen Fällen der Anteil der Spontanheilung als gering eingeschätzt werden kann. Bei über 60 % handelte es sich um eine ambulante Therapie. Die durchschnittliche Therapiedauer lag bei 31 Stunden. Computergestützte Therapieprogramme wurden in 50 % der Fälle eingesetzt. In über 83 % der Studien waren die Aufgaben im Schwierigkeitsgrad abgestuft. Rückmeldungen über Therapiefortschritte wurden in 77 % der Studien gegeben. Die Anzahl der Aufgabentypen variierte erheblich und lag im Mittel bei über sieben Aufgaben, dazu gehörten in den meisten Studien auch Aufgaben mit computergesteuerten Präsentationsraten.

Die Ergebnisse der Meta-Analyse ergaben ein bedingt positives Bild. Während sich die Effektgrößen der Prä/Post-Vergleiche ohne Kontrollgruppen für fast alle Parameter signifikant von Null unterschieden, traf dies für die Effektgrößen der Prä/Post-Vergleiche mit Kontrollgruppenkorrektur nicht zu. Nur für die Parameter „aufmerksames Verhalten", „Fahrverhalten" ergaben sich bedeutsame Veränderungen. Die Autoren kommen auf Grund ihrer Auswertung zu dem Schluss, dass es bisher nur wenige Hinweise für die Effektivität eines restitutiven Therapieansatz bei Aufmerksamkeitsstörungen gibt. Vielmehr sprechen die höheren Effektgrößen und die signifikanten Ergebnisse für die Vermittlung kompensatorischer Strategien in spezifischen Anforderungsbereichen (Kewman et al., 1985).

Für die therapeutische Praxis bedeutet dies, das die Interventionen bei Aufmerksamkeitsstörungen so gestaltet werden müssen, dass kontrollierte Prozesse, die beim Wiedererwerb verlorenen gegangener Fähigkeiten hauptsächlich beteiligt sind, möglichst effizient ablaufen; denn genau in diesem Punkt haben die Patienten mit erworbenen Hirnschädigungen begrenzte Ressourcen. Dazu sollte eine Behandlung in Teilschritten erfolgen. Bevor zum nächsten Schritt übergegangen wird, muss durch repetitives Üben eine weitgehende Automatisierung sichergestellt werden. Systematische Rückmeldungen während der Übungen verbessern das Störungsbewusstsein der Patienten. Eine möglichst alltagsnahe Einübung gewährleistet dann auch den Transfer in den Alltag.

Es gibt zahlreiche Studien, die neuropsychologischen Interventionen eine Effektivität (insbesondere bei Patienten mit einem Schädelhirntrauma oder Schlaganfall) bescheinigen. Die meta-analytischen Untersuchungsergebnisse und auch klinische Erfahrungen sprechen im Augenblick eher für kompensatorische Ansätze, die durch alltagsnahe Komponenten ergänzt werden, um den Transfer in den Alltag zu unterstützen. Bei Störungen der Alertness scheint eine stimulierende, auf Restitution abzielende Behandlung vielversprechend.
Bisher fehlen aber für beide therapeutischen Ansätze noch methodisch gut konzipierte Studien. Es fehlen auch Therapiestudien für Patienten, deren Aufmerksamkeitsstörungen nicht durch einen Schlaganfall oder ein Schädelhirntrauma verursacht wurde (Ausnahme bei Plohmann et al., 1998).

Literatur

Amato MP, Ponziani G, Siracusa G, Sorbi S. Cognitive dysfunction in early-onset multiple sclerosis: a reappraisal after 10 years. Arch Neurol. 2001;58:1602 - 1606.

Beiser DG, Hua SE. Network models of the basal ganglia. Curr Opin Neurobiol. 1997;7:185 - 190.

Brickenkamp R. Test d2: Aufmerksamkeits-Belastungs-Test (Handanweisung). 9. Aufl. Göttingen: Hogrefe Verlag; 2002.

Brouwer WH, Ponds RW, Van Wolffelaar PC, Van Zomeren AH. Divided attention 5 to 10 years after severe closed head injury. Cortex. 1989;25:219 - 230.

De Sonneville LM, Boringa JB, Reuling IE, Lazeron RH, Ader HJ, Polman CH. Information processing characteristics in subtypes of multiple sclerosis. Neuropsychologia. 2002;40:1751 - 1765.

Fan J, McCandliss BD, Sommer T, Raz A, Posner MI. Testing the efficiency and independence of attentional networks. J Cogn Neurosci. 2002;14:340 - 347.

Fernandez-Duque D, Posner MI. Brain imaging of attentional networks in normal and pathological states. J Clin Exp Neuropsychol. 2001;23: 74 - 93.

FoongJ, Rozewicz L, Quaghebeur G, Thompson AJ, Miller DH, Ron MA. Neuropsychological deficits in multiple sclerosis after acute relapse. J Neurol Neurosurg Psychiatry. 1998;64:529 - 532.

Gatterer G. Alters-Konzentrations-Test (AKT). Göttingen: Hogrefe Verlag; 1990.

Gauggel S. Grundlagen und Empirie der Neuropsychologischen Therapie: Neuropsychotherapie oder Hirnjogging? Zeitschrift für Neuropsychologie. 2003;14:217 - 246.

Gauggel S, Böcker M. Aufmerksamkeits-Netzwerk-Test (ANT). Handanweisung. In Vorbereitung.

Gauggel S, Niemann H, Böcker M. Fragebogen zu Aufmerksamkeitsstörungen (FAS). In Vorbereitung.

Hochstenbach J, Mulder T, van Limbeek J, Donders R, Schoonderwaldt H. Cognitive decline following stroke: a comprehensive study of cognitive decline following stroke. J Clin Exp Neuropsychol. 1998;20: 503 - 517.

Hochstenbach J, Otter R, Mulder TW. Cognitive recovery after stroke: a 2-year follow-up. Arch Phys Med Rehabil. 2003;84:1499 - 1504.

Kaelin DL, Cifu DX, Matthies B. Methylphenidate effect on attention deficit in the acutely brain-injured adult. Arch Phys Med Rehabil. 1996;77:6 - 9.

Kewman DG, Seigerman C, Kintner H, Chu S, Henson D, Reeder C. Simulation training of psychomotor skills: Teaching the brain-injured to drive. Rehabil Psychol. 1985;30:11 - 27.

Kujala P, Portin R, Revonsuo A, Ruutiainen J. Attention related performance in two cognitively different subgroups of patients with multiple sclerosis. J Neurol Neurosurg Psychiatry. 1995;59:77 - 82.

Kujala P, Portin R, Ruutiainen J. The progress of cognitive decline in multiple sclerosis. A controlled 3-year follow-up. Brain. 1997;120: 289 - 297.

McDowd JM, Filion DL, Pohl PS, Richards LG, Stiers W. Attentional abilities and functional outcomes following stroke. Journal of Gerontol B Psychological Science and Sociological Science. 2003;58: 45 - 53.

Van der Naalt J, van Zomeren AH, Sluiter WJ, Minderhoud JM. One year outcome in mild to moderate head injury: the predictive value of acute injury characteristics related to complaints and return to work. J Neurol Neurosurg Psychiatry. 1999;66:207 - 213.

Parasuraman R. The attentive brain. Cambridge, MA: MIT Press; 1998.

Parasuraman R, Mutter SA, Molloy R. Sustained attention following mild closed-head injury. J Clin Exp Neuropsychol. 1991;13:789 - 811.

Pardo JV, Fox PT, Raichle ME. Localization of a human system for sustained attention by positron emission tomography. Nature. 1991; 349:61 - 64.

Park NW, Ingles JL. Effectiveness of attention rehabilitation after acquired brain injury: A meta-analysis. Neuropsychology. 2001;15: 199 - 210.

Perry RJ, Hodges JR. Attention and executive deficits in Alzheimer's disease. A critical review. Brain. 1999;122:383 - 404.

Plohmann AM, Kappos L, Ammann W, et al. Computer assisted retraining of attentional impairments in patients with multiple sclerosis. J Neurol Neurosurg Psychiatry. 1998;64:455 - 462.

Posner M I. Attention in cognitive neuroscience: An overview. In: Gazzaniga MS, ed. The cognitive neurosciences. Cambridge, MA: The MIT Press; 1995:615 - 624.

Posner MI, Petersen SE. The attention system of the human brain. Annu Rev Neurosci. 1990;13:25 - 42.

Robertson IH, Murre JMJ. Rehabilitation of brain damage: Brain plasticity and principles of guided recovery. Psychol Bull. 1990;125:544 - 575.

Robertson IH, Ward T, Ridgeway V, Nimmo-Smith I. Test of Everyday Attention (TEA). Suffolk: Thames Valley Test Company; 1994.

Schuhfried G. Das Wiener Testsystem. Mödling: Dr. G. Schuhfried GmbH; 1996.

Schuhfried G. Verkehrspsychologische Testbatterie. Mödling: DR. G. Schuhfried GmbH; 2000.

Sohlberg MM, McLaughlin KA, Pavese A, Heidrich A, Posner MI. Evaluation of attention process training and brain injury education in persons with acquired brain injury. J Clin Exp Neuropsychol. 2000;22:656 - 676.

Spikman JM, van Zomeren AH, Deelman BG. Deficits of attention after closed-head injury: slowness only? J Clin Exp Neuropsychol. 1996;18:755 - 767.

Sturm W, Willmes K, Orgass B, Hartje W. Effektivität eines computergestützten Trainings von vier Aufmerksamkeitsfunktionen. Zeitschrift für Neuropsychologie. 1993;5:15–28.

Sturm W, Willmes K, Orgass B, Hartje W. Do specific attention deficits need specific training? Neuropsychological Rehabilitation. 1997;7: 81–103.

Sturm W, Longoni F, Weis S, et al. Functional reorganisation in patients with right hemisphere stroke after training of alertness: a longitudinal PET and fMRI study in eight cases. Neuropsychologia. 2004;42: 434–450.

Webster JS, Scott RR. The effects of self-instructional training on attentional deficits following head injury. Clin Neuropsychol. 1983;5: 69–74.

Whyte J, Hart T, Schuster K, Fleming M, Polansky M, Coslett HB. Effects of methylphenidate on attentional function after traumatic brain injury. A randomized, placebo-controlled trial. Am J Phys Med Rehabil. 1997;76:440–450.

Whyte J, Hart T, Vaccaro M, et al. Effects of methylphenidate on attention deficits after traumatic brain injury: a multidimensional, randomized, controlled trial. Am J Phys Med Rehabil. 2004;83:401–420.

Zimmermann P, Fimm B. Fragebogen erlebter Defizite der Aufmerksamkeit (FEDA). [Unveröffentlichtes Manuskript]. Freiburg: Psychologisches Institut der Universität Freiburg; 1989.

Zimmermann P, Fimm B. Testbatterie zur Aufmerksamkeitsprüfung-Kurzform (TAP-K). Version 1.5. Herzogenrath: Psychologische Testsysteme Vera Fimm; 1999.

Zimmermann P, Fimm B. Testbatterie zur Aufmerksamkeitsprüfung (TAP): Handbuch Teil 1, Version 1.7. Herzogenrath: Psychologische Testsysteme Vera Fimm; 2002a.

Zimmermann P, Fimm B. Testbatterie zur Aufmerksamkeitsprüfung (TAP): Handbuch Teil 2, Version 1.7. Herzogenrath: Psychologische Testsysteme Vera Fimm; 2002b.

Van Zomeren AH, Van den Burg W. Residual complaints of patients two years after severe head injury. J Neurol Neurosurg Psychiatry. 1985; 48:21–28.

10 Visuelle und akustische Störungen der Raumorientierung

G. Kerkhoff

10.1 Definition

Visuelle Raumorientierung

Störungen der *visuellen* Raumorientierung treten vorwiegend nach distinkten Läsionen unterschiedlicher parietooccipitaler Hirnregionen überwiegend der rechten Großhirnhälfte auf. „Posteriore" Läsionen dieser Hirnregionen verursachen Defizite in der Wahrnehmung der geometrischen Ausdehnung des Raumes oder der im Raum lokalisierten Objekte (Distanz, Länge). Anteriore Läsionen der parietookzipitalen Route verursachen Störungen der Hauptraumachsen und der visuellen Orientierungsschätzung. Räumlich-kognitive Leistungen erfordern eine mentale Raumoperation (Drehung, Spiegelung, Maßstabstransformation) jenseits der Perzeption. Klinische und funktionell-bildgebende Studien unterstützen die Bedeutung fronto-parietaler und parietooccipitaler Hirnregionen beider Hemisphären hin. Räumlich-konstruktive Defizite bezeichnen Einbußen im manuellen Konstruieren einer Gesamtfigur aus einzelnen räumlichen Elementen. Sie treten häufig nach parietalen, frontalen und Basalganglienläsionen, aber auch nach diffus-disseminierten Läsionen auf. Das heterogene Störungsbild ist häufig von räumlich-perzeptiven Defiziten, dysexekutiven Störungen und Arbeitsgedächtniseinbußen begleitet.
Räumlich-topographische Störungen bezeichnen Orientierungsprobleme im realen oder vorgestellten *drei*dimensionalen, allozentrischen Raum. Sie treten typischerweise nach (para)hippocampalen Läsionen auf (ventrale Route), sowie als sekundäres Defizit auch nach parietalen Läsionen. Die Hauptursache der topographischen Orientierungsstörung nach ventralen Läsionen liegt in der gestörten Aktualisierung und räumlichen Vorstellung der eigenen Raumposition auf einer mentalen Landkarte. Der Unterschied zu den räumlichen Leistungen der dorsalen Route liegt vermutlich darin, dass der parietale Cortex eher auf egozentrische (beobachterbezogene) Raumleistungen spezialisiert ist, die in einem begrenzten räumlichen Rahmen („small space", < 2 m Distanz) relevant sind. Demgegenüber sind (para)hippocampale Hirnregionen mit der Navigation im beobachterunabhängigen (allozentrischen) 3-D-Raum befasst und agieren in einem größeren räumlichen Rahmen („large space", > 2 m Distanz).
Akustische Raumorientierung umfasst die Lokalisation statischer oder bewegter Schallquellen in verschiedenen Raumebenen. Für die Raumorientierung in der Horizontalebene sind die wichtigsten akustischen Informationen binaurale Laufzeit- und Intensitätsunterschiede des Schalls an beiden Ohren. Für die Schallortung in der Vertikalebene und im Rückraum sind spektrale, mononaurale Informationen und die Schallreflektion an Kopf und Ohrmuscheln des Hörers wichtig. Defizite in der Schalllokalisation in der Horizontalebene treten häufig nach rechtsparietaler sowie seltener nach linksparietaler Schädigung auf. Bei Patienten mit multimodalem Neglect findet sich häufig eine Verschiebung der subjektiv wahrgenommenen akustischen Geradeausrichtung zur Seite, Hemianopsiepatienten ohne Neglect zur kontraläsionalen Seite. Einbußen der akustischen Bewegungswahrnehmung in der Horizontalebene treten insbesondere nach Schädigung des rechten Parietal- sowie Inselkortext auf. Für die akustische Bewegungswahrnehmung in der Vertikalebene scheint dagegen der rechte auditorische Kortex bedeutsam zu sein. Die Prozesse der Schallortung im Rückraum sind wenig erforscht. Tierexperimentelle Studien zeigen, dass polymodale Neurone im prämotorischen und posterior-parietalen Kortex auf taktile, akustische und teilweise auch visuelle Reize nah am eigenen Körper reagieren.

10.2 Störungen der visuellen Raumorientierung

10.2.1 Klinik

Störungen der visuellen Raumorientierung treten häufig nach Läsionen extrastriärer kortikaler und subkortikaler Hirnstrukturen auf, insbesondere nach Schädigung der rechten Großhirnhemisphäre. Angaben zur Inzidenz reichen von etwa 30 – 50 % bei linkshemisphärisch geschädigten Patienten, bis zu 50 – 70 % bei rechtshemisphärisch geschädigten Patienten (Jesshope et al., 1991).

Räumliche Störungen sind häufig mit *Problemen in wichtigen Alltagsleistungen* assoziiert (Ankleiden, Transfers, Uhrzeitablesen, räumliche Schreib- und Rechenstörung, Zeichnen) und sind ein wichtiger Prädiktor für das Outcome nach einer rechtshemisphärischen Hirnschädigung (Kaplan u. Hier, 1982) Hier wird eine Unterscheidung in vier Kategorien räumlichen Verhaltens auf der Grundlage klinisch-neuropsychologischer, bildgebender und physiologischer Aspekte vorgeschlagen, die mit dem anatomischen Modell der dorsalen und ventralen Verarbeitungsrouten kompatibel ist (Ungerleider et al., 1998)

Räumlich-perzeptive Störungen

Unter räumlich-perzeptiven Störungen werden Einbußen elementarer perzeptiver Leistungen verstanden. Hierzu zählen folgende Leistungen:
- Hauptraumachsen (subjektive Visuelle Vertikale und Horizontale),
- Orientierungsschätzung (Neigungswinkel von Reizen),
- Längenschätzung (Ausdehnung innerhalb von Objekten),
- Distanzschätzung (Ausdehnung zwischen Objekten),
- Subjektive Geradeausrichtung, Subjektive Mitte in der Linienhalbierung,
- Positionswahrnehmung (relativ, absolut).

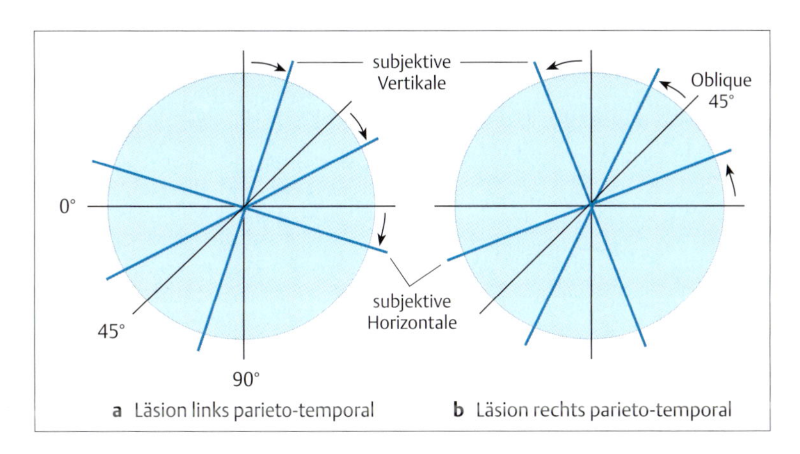

Abb. 10.1a–b Verrollung des gesamten Raumes in der Frontalebene nach unilateraler, parieto-temporaler Hirnschädigung. Nach linkkseitiger Schädigung kommt es zu einer Verrollung aller visuellen Orientierungen (Vertikale, Horizotale, Oblique) im Uhrzeigersinn, nach entsprechender rechtsseitiger Läsion gegen den Uhrzeigersinn.
a Läsion links parieto-temporal: Verrollung im Uhrzeigersinn.
b Läsion rechts parieto-temporal: Verrollung gegen den Uhrzeigersinn.

Subjektive Hauptraumachsen (Visuelle Vertikale/Horizontale)

Bei Störungen der subjektiven Hauptraumachsen kommt es häufig nicht nur zu einer Verdrehung der Vertikalen, sondern zu einer Verdrehung des gesamten visuellen (Kerkhoff u. Zoelch, 1998) und taktilen Raumes (Kerkhoff, 1999) in der Frontalebene (Vertikale und Horizontale einschließlich aller obliquer Orientierungen; Abb. 10.**1**).

Visuelle Orientierungsschätzung

Orientierungsschätzung ist die *Fähigkeit zur Unterscheidung verschiedener Neigungswinkel von Linien oder Objekten* (nicht zu verwechseln mit räumlich-topographischen Orientierungsstörungen). Insbesondere bei kurzen Linien kommt es zum Verwechseln ähnlicher Orientierungen (z. B. 30° versus 40°). Rechtshemisphärische Läsionen verursachen häufigere und schwerere Defizite der visuellen Orientierungsschätzung und der subjektiven Hauptraumachsen als linkshemisphärische Läsionen (Kerkhoff et al., 1998).

> Rotationen der Visuellen Vertikalen betreffen in der Regel auch die Visuelle Horizontale und die Einschätzung schräger Orientierungen in einem ähnlichen Ausmaß. Der ganze Raum wird „gekippt" – dies ist den Patienten aber nur selten subjektiv bewusst.
> Nach linkshemisphärischer, supratentorieller Läsion kommt es zur Rotation des Koordinatensystems im Uhrzeigersinn, nach rechtshemisphärischer Läsion gegen den Uhrzeigersinn.

Längen- und Distanzschätzung

Die *Längenschätzung* kann als eindimensionale Variante der visuellen Größenschätzung angesehen werden und spezifiziert den horizontalen oder vertikalen Raum innerhalb eines Objektes oder einer Fläche. Demgegenüber geht es in der *Distanzschätzung* um räumliche Abstände zwischen Objekten (Abb. 10.**2**). Patienten mit entsprechenden Defiziten schätzen die „Geometrie" des Raumes als zu klein oder zu groß ein. Störungen der Längen- und Distanzschätzung sind häufig assoziiert, können in Einzelfällen aber auch unabhängig voneinander auftreten (Kerkhoff, 2000).

Defizite der Längen- und Distanzschätzung betreffen die subjektiv wahrgenommene Ausdehnung des Raumes. Ausgeprägte Defizite in der visuellen Distanzschätzung zeigen Patienten mit bilateralen Hirnläsionen (oft beim Balint-Syndrom; Kerkhoff u. Heldmann, 1999). Diese Patienten haben auch Probleme in der visuellen Entfernungsschätzung. Störungen der horizontalen oder vertikalen Distanzschätzung finden sich ebenfalls bei Patienten mit unilateralen Läsionen (Cramon u. Kerkhoff, 1993). Die Mehrzahl dieser Patienten weist eine *horizontale Raumverzerrung* auf (Abb. 10.**2**).

> Defizite der Längen- und Distanzschätzung betreffen die subjektiv wahrgenommene Ausdehnung des Raumes.

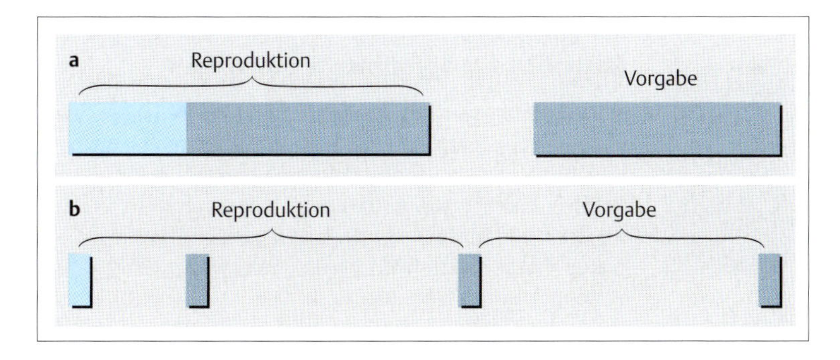

Abb. 10.2a–b Darstellung von Störungen der horizontalen Längen- und Distanzschätzung. Der vorgegebene Balken bzw. Abstand (Vorgabe) soll links gleich groß reproduziert werden. Es kommt zu einer pathologisch vergrößerten Reproduktion.
a Störung der Längenschätzung.
b Störung der Distanzschätzung.

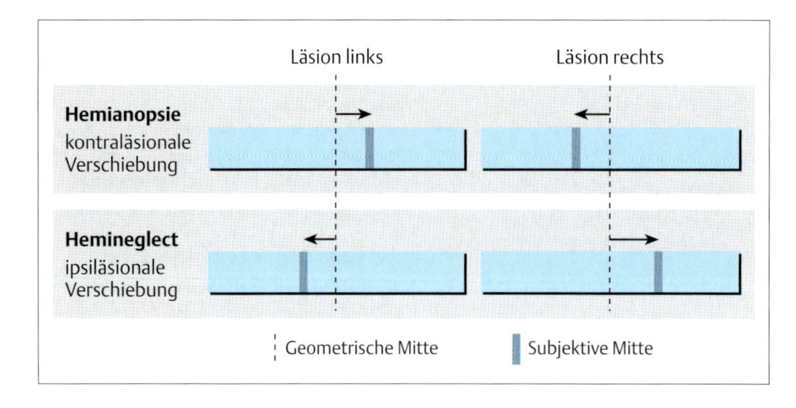

Abb. 10.3 Verschiebungen der Subjektiven Mitte: Systematische Verschiebungen in der horizontalen Linienhalbierung bei Patienten mit Hemineglect versus Hemianopsie. Beim Hemineglect kommt es zu ipsiläsionalen Verschiebungen der subjektiven Linienmitte, bei Hemianopsie ohne Neglect zu kontraläsionalen Verschiebungen.

Linienhalbierung und Subjektive Geradeausrichtung

Abweichungen in der Linienhalbierung und/oder Subjektiven Geradeausrichtung finden sich sowohl bei Patienten mit Hemineglect (Ferber u. Karnath, 1999) als auch bei Patienten mit homonymen Gesichtsfeldausfällen (Kerkhoff, 1993) . Die Verschiebung der Subjektiven Mitteneinschätzung erfolgt bei den Neglectpatienten in der Frühphase nach ipsiläsional, bei den Hemianopsiepatienten ohne Neglect nach kontraläsional (zum Skotom hin; Abb. 10.3). Vergleichbare Defizite zeigen sich auch in alltagsnahen Situationen, etwa beim Gehen im Flur oder bei der Positionierung von Objekten auf einem Tisch.

In der Regel verschieben Patienten mit Heimaopsie in den ersten Wochen nach der Schädigung die Subjektive Mitte nach kontraläsional, Patienten mit Neglect nach ipsiläsional. Treten beide Störungen gemeinsam auf (Hemianopsie plus Neglect), wirkt sich der Neglect deutlicher auf die Halbierung aus als die Hemianopsie (Verschiebung ähnlich wie bei „reinen" Neglectpatienten).

Positionsschätzung

In Studien zur relativen Positionsschätzung (mit räumlicher Referenz, wie z. B. ein Blatt Papier) fanden sich in der Regel zwei unterscheidbare Defizite: ein *Genauigkeitsverlust* sowie eine *systematische Verschiebung der reproduzierten Positionen.* Der Genauigkeitsverlust äußert sich in einer Zunahme der Variabilität der Positionseinschätzungen durch den Patienten. Die systematische Verschiebung kovariiert oft mit der Verschiebung der subjektiven Geradeausrichtung bei Neglect oder Hemianopsie.

Mit *relativer Positionsschätzung* ist die Kodierung der Raumposition eines Reizes bei gleichzeitig vorhandenem Referenzsystem gemeint (z. B. ein Kreuz auf einem Blatt Papier kopieren), mit *absoluter Positionsschätzung* dagegen die Positionslokalisation ohne räumliche Referenz (z. B. im Perimeter oder im Dunkeln).

Räumlich-kognitive Störungen

Von räumlich-perzeptiven Defiziten sind räumlich-kognitive Störungen (oder *Einbußen visueller Raumoperationen*) zu unterscheiden, die über die Wahrnehmungsleistung hinaus oder ohne eine solche eine mentale Raumoperation erfordern (z. B. mentale Rotation, Maßstabstransformation, Spiegelung; Abb. 10.5).

Räumlich-konstruktive Störungen

Räumlich-konstruktive Störungen bezeichnen die *Unfähigkeit, einzelne Elemente einer Figur mit der Hand zu einem Ganzen zusammenzusetzen.* Sowohl das Zeichnen einer geometrischen Figur (Abb. 10.6), das Montieren eines Gerätes wie auch das Zusammensetzen von Würfeln zählen hierzu (De Renzi, 1982). Definitionsgemäß sollten räumlich-konstruktive Störungen nicht die Folge sensorischer Einbußen (räumlich-perzeptive Defizite) oder anderer Störungen sein (Neglect, Intelligenzminderung, exekutive Störungen); wenngleich diese das Defizit verschlimmern können.

Räumlich-konstruktive Leistungen sind Bestandteil vieler komplexer Handlungsabläufe im Alltag, so dass entsprechende Störungen erhebliche Alltagsprobleme verursachen (Ankleiden, Transfers, Paketpacken, Rollstuhlnavigation). Sie treten gleichermaßen nach rechts- wie linkshemisphärischen Läsionen parietaler und frontaler Hirnregionen auf (De Renzi, 1982) .

Räumlich-konstruktive Störungen haben auf Grund ihrer Häufigkeit und hohen Korrelation zu Alltagsdefiziten eine große klinische Relevanz.

Räumlich-topographische Störungen

Als vierte Kategorie räumlich orientierten Verhaltens sind räumlich-topographische Orientierungsstörungen zu nennen, die als *Navigationsdefizite im vorgestellten oder realen dreidimensionalen Raum* definiert sind und von allen anderen räumlichen Störungen dissoziieren können. Sie treten nach unilateralen rechts- oder linksseitigen (para)hippokampalen Läsionen auf.

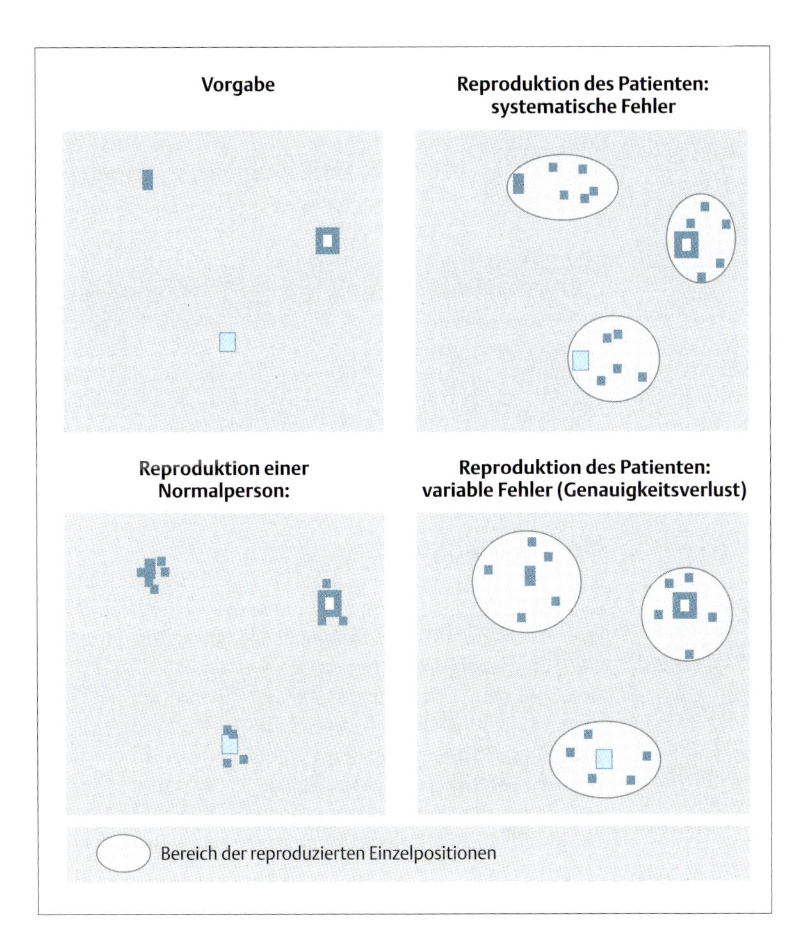

Abb. 10.4 Systematische und variable Fehler in der visuellen Positionsschätzung nach Hirnschädigung. Die systematisch nach rechs verschobenen Reproduktionen kovariieren meist mit entsprechenden Defiziten in der Linienhalbierung. Die erhöhte Variabilität in den Reproduktionen zeigt einen Genauigkeitsverlust an, wie er insbesondere nach rechtsparietalen Läsionen zu beobachten ist.

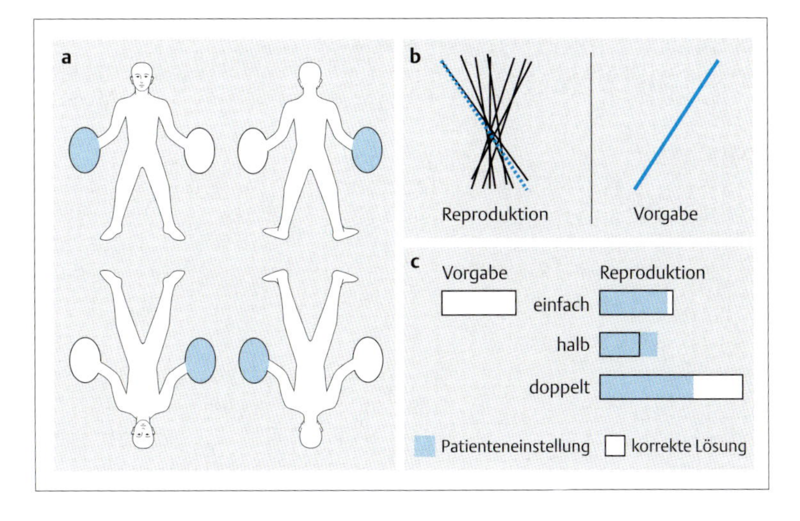

Abb. 10.5a–c Beispiele für räumlich-kognitive Aufgaben.
- a Mannekin-Test nach Ratcliff (1979).
- b Spiegelung der Linienorientierung entlang der Vertikalachse auf die linke Seite. Die einzelnen Linien geben die Einzelversuche wieder, die gepunktete Linie die richtige Lösung.
- c Einfache, halbierte und verdoppelte Reproduktion der horizontalen Linienlänge.

Die Patienten berichten über einen *Vertrautheitsverlust* in vormals bekannter Umgebung (Landis et al., 1986; Habib u. Sirigu, 1987). Sie erkennen wichtige Landmarken für die Orientierung nicht mehr und verirren sich in vertrauten und insbesondere auch neuen Umgebungen. Die Probleme treten verstärkt unter ungünstigen Bedingungen auf, z. B. in der Dämmerung, in großen Gebäuden oder Tiefgeschossen (z. B. Einkaufspassagen) oder bei veränderter Perspektive. Diese Patienten haben oft keine Vorstellung über den räumlichen Zusammenhang einzelner Orte in ihrer Umgebung, was das Neuerlernen von Wegen oder das Erkennen von Abkürzungen erschwert.

Räumlich-topographische Probleme treten auch bei Patienten mit Neglect auf, sind hier jedoch als Folge der vernachlässigten kontraläsionalen Raumhälfte zu werten. Schwerste topographische Orientierungsstörungen treten

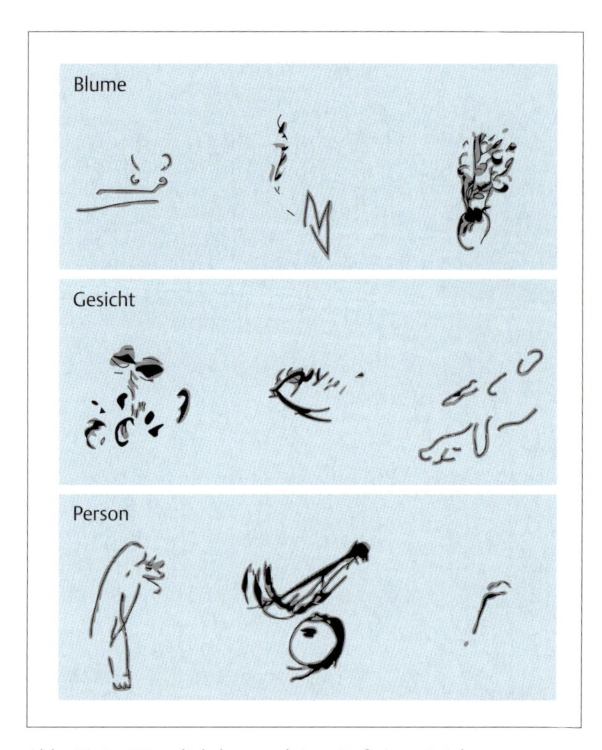

Abb. 10.6 Räumlich-konstruktive Defizite. Zeichnungen von Patienten mit schwerer räumlich-konstruktiver Störung beim Versuch, eine Blume, ein Gesicht und eine Person zu zeichnen (nach Marshall et al., 1994).

auch nach bilateralen Läsionen im Rahmen eines Balint-Holmes-Syndroms auf (Kap. 11); hier sind jedoch die optische Fixationsstörung, das eingeschränkte visuelle Aufmerksamkeitsfeld (Simultanagnosie) und die räumlichen Perzeptions- und Repräsentationsstörungen die primären Ursachen.

Räumlich-topographische Störungen treten als *primäre Störung* nach Läsionen des ventralen visuellen Pfades auf (parahippokampale Läsionen). Als *sekundäres Defizit* treten sie jedoch auch im Gefolge anderer neuropsychologischer Störungen auf (wie z. B. Neglect, unzureichend kompensierte Hemianopsie, Balint-Holmes-Syndrom).

10.2.2 Diagnostik

Tab. 10.1 gibt einen Überblick über die wichtigsten Diagnostikverfahren für die unterschiedlichen räumlichen Störungen. Neben den bereits länger verfügbaren Testverfahren wie dem *Line Orientation Test* (Benton et al., 1983) gibt es in jüngster Zeit zwei neue Testsammlungen auf dem deutschsprachigen Markt, die Untertests für die Diagnostik räumlich-perzeptiver Störungen enthalten: die *Birmingham Object Recognition Battery* (BORB; (Riddoch u. Humphrey, 1996) und die *Visual Object and Space Percep-*

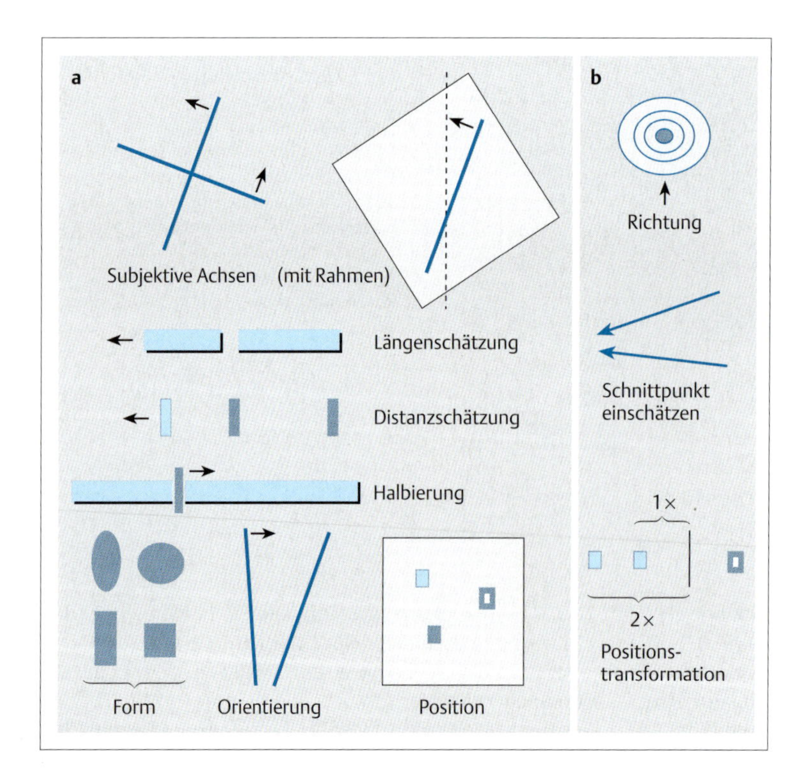

Abb. 10.7a–b Aufgaben des VS-Untersuchungssystems (Kerkhoff et al., 2004).
a Räumlich-perzeptive Aufgaben.
b Räumlich-kognitive Aufgaben.

Tabelle 10.1 Diagnostische Verfahren zur Erfassung räumlich-perzeptiver (**RP**), räumlich-kognitiver (**RO**) und räumlich-konstruktiver Störungen (**RK**). Die Abkürzungen (RP, RO, RK) geben an, für welchen Bereich räumlicher Störungen sich welche Verfahren diagnostisch eignen.

Typ	*Testverfahren*	*Diagnostisches Prinzip*	*Bewertung*
RP	Judgement of Line Orientation Benton et al. (1983)	Prüfung der Linienorientierung	leicht durchführbar; zwei Parallelversionen; Normen auch für Kinder
RP	Rod-Orientation-Test De Renzi (1982)	Untersuchung der Subjektiven Vertikalen und Horizontalen in der visuellen und taktilen Modalität	experimentelles Verfahren ohne Normierung; visuelle und taktile Messung möglich
RP, RO	Visual Spatial Performance (VS) Kerkhoff u. Marquardt (1998)	PC-Verfahren zur Analyse 10 räumlich-perzeptiver Leistungen und räumlicher Gedächtnisleistungen (Vergleich Perzeption und Kurzzeitgedächtnis) • räumlich-kognitive Aufgaben zu verschiedenen Transformationsleistungen • Evaluation von Hintergrundbewegung auf Raumwahrnehmung (Optokinetik) • Feedbackmöglichkeiten für die Therapie	bietet sechs klinische Standarduntersuchungen sowie zahlreiche Tests mit Cut-off-Werten; Möglichkeit zu experimenteller Diagnostik; keine Testwiederholungseffekte; geeignet für Verlaufsmessungen, psychometrisch evaluiert
RP, RO	Visual Object and Space Perception Battery (VOSP) Warrington u. James (1992)	vier räumliche Sub-Tests: Positionsvergleich, Zahlenlokalisieren, Punktezählen, Würfelzählen	normierter Test; der Untertest Punktezählen ist eine visuelle Explorationsaufgabe; keine Paralleltests
RP, RO	Birmingham Object Recognition Battery (BORB) Riddoch u. Humphrey (1996)	vier räumliche Subtests: Linienorientierung, Würfelzählen, Längen-, Größen- und Positionsschätzung innerhalb eines Objekts	normierter Test mit theoretischer Einbettung; zur Untersuchung von vier räumlich-perzeptiven Leistungen geeignet; psychometrisch bisher nicht evaluiert
RO, RK	räumliche Subtests aus Intelligenztests Kerkhoff (2002)	Subtests aus IST, LPS, HAWIE(K)	Subtests aus IST, LPS, HAWIE(K)
RO, RK	Mosaiktest	Konstruktion dreidimensionaler Muster nach Vorlage	Konstruktion dreidimensionaler Muster nach Vorlage
RO, RK	Zeichenaufgaben (zweidimensional, dreidimensional); Zeichnen von Objekten nach Kategorien	Zeichnen von Haus, Blume, Uhr; spezifische Auswertungskriterien für Farbe, Form, relative Größe und spezielle Merkmale	nicht standardisiert; leicht durchführbar (Screening auch am Krankenbett möglich); hohe Face-Validität; Verfahren nach Grossman liefert zusätzliche Informationen, ist jedoch zeitintensiv

tion Battery (VOSP; Warrington u. James, 1992). Die BORB ist theoriegeleitet und prüft vier räumlich-perzeptive Leistungen. Im VOSP sind zur räumlichen Lokalisation von Reizen zwei Aufgaben enthalten, die als Screening verwendet werden können.

Räumlich-perzeptive und räumlich-kognitive Störungen

Zur quantitativen klinischen oder experimentellen Diagnostik sowie zur Analyse relevanter Einflussfaktoren bei räumlich-perzeptiven Störungen (etwa dem Einfluss von Cueing, Feedback, Optokinetik, Kurzzeitgedächtnis) als auch zur breiteren Untersuchung räumlich-kognitiver Leistungen eignet sich das *VS-Programm* (Abb. 10.7; Kerkhoff u. Marquardt, 2004). Für dieses Programm existieren Normwerte, und die psychometrischen Kriterien (Reliabilität, Retestreliabilität, konvergente und divergente Validität) sind gut (Kerkhoff u. Marquardt, 1998).

Räumlich-konstruktive Störungen

Zur Diagnostik räumlich-konstruktiver Störungen bieten sich mehrere Verfahren an (Tab. 10.1):

- Mack et al. (1981) beschrieben einen sensitiven, intelligenzunabhängigen Test: Bei dieser Aufgabe soll der Patient jeweils vier oder fünf Papierschnipsel zu einem Quadrat zusammensetzen. Je ähnlicher sich die Teile hinsichtlich Kantenlänge und Winkel sind, umso schwieriger ist die Aufgabe – insbesondere für Patienten mit rechtshemisphärischen Läsionen, die in diesen räumlich-perzeptiven Leistungen häufig beeinträchtigt sind.

- Der *Mosaiktest* findet ebenfalls häufig Verwendung, prüft aber auch zahlreiche andere Leistungen, die über die räumlich-konstruktive Komponente hinausgehen (etwa Größenkonstanz). Er eignet sich auf Grund möglicher Testwiederholungseffekte nicht für Verlaufsmessungen innerhalb eines klinischen Kontexts.
- Zur *Diagnostik von Zeichenleistungen* sind *nichtstandardisierte Verfahren* durchaus empfehlenswert, wenn es um eine erste Orientierung geht (z. B. Uhr, Haus, Blume, Stern). Hier sollte vor allem auf Formveränderungen, Winkel- und Größenfehler sowie auf kontraläsionale Auslassungen (Neglect) geachtet werden. Andere qualitative Auffälligkeiten können das Hineinzeichnen in die Vorlage (Closing-in) sowie das stückhafte Zeichnen von Einzelteilen einer Figur (Piecemeal Approach) sein. Beide Merkmale deuten auf eine rechtshemisphärische oder diffuse Läsion hin. Im Unterschied dazu ist die Gesamtgestalt der Figur bei Patienten mit linkshemisphärischen Läsionen meist besser erhalten, die Zeichnungen erscheinen jedoch detailarm.

Räumlich-topographische Störungen

Für die Diagnostik räumlich-topographischer Störungen existieren bislang kaum klinisch praktikable Verfahren. Zweidimensionale Labyrinthlernaufgaben werden gelegentlich zur Überprüfung räumlicher Gedächtnisstörungen verwendet (De Renzi, 1985), können aber den Aspekt der Navigation und Lokomotion in einem dreidimensionalen Raum nur sehr indirekt überprüfen.

Klinisch bietet sich eine detaillierte *Anamnese der räumlichen Alltagsprobleme* des Patienten an (etwa mit dem Fragebogen für räumliche Störungen; Kerkhoff, 2004), sowie eine *praktische Überprüfung des Wegelernens* in vertrauter und neuer Umgebung. Navigationsaufgaben im simulierten Raum (mit Hilfe von Virtual-Reality-Environments) befinden sich noch im Teststadium; ihre klinische Brauchbarkeit muss noch geprüft werden.

10.2.3 Pathophysiologie und Anatomie

Grundlagenstudien an Primaten sowie bildgebende Untersuchungen (Zusammenfassung bei Ungerleider et al., 1998) haben die Sichtweise zweier anatomisch und funktional spezialisierter, aber eng miteinander verknüpfter visueller Projektionssysteme, ausgehend von Area 17 (V1, primärer visueller Kortex) hin zu extrastriären kortikalen visuellen Arealen im Parietal- und Temporallappen etabliert (Abb. 10.**8**).

- Das *okzipito-parietale Projektionssystem* (die *dorsale visuelle Route*) ist vorwiegend mit der Analyse visuell-räumlicher Informationen (Bewegung, Tiefe, Position, Orientierung, 3-D-Merkmale von Objekten) befasst und verläuft von Area 17 hin zu Arealen des oberen Temporallappens und des Parietallappens (Area 5 und 7, superiorer Parietallappen).
- Das *okzipito-temporale Projektionssystem* (die *ventrale visuelle Route*) dient dagegen der Mustererkennung; also der Analyse von Formen, Farben, Objekten, Gesichtern und komplexen räumlich-topographischen Szenen. Der ventrale Strom führt von Area 17 in Areale des unteren Temporallappens (V4, inferotemporaler Kortex).

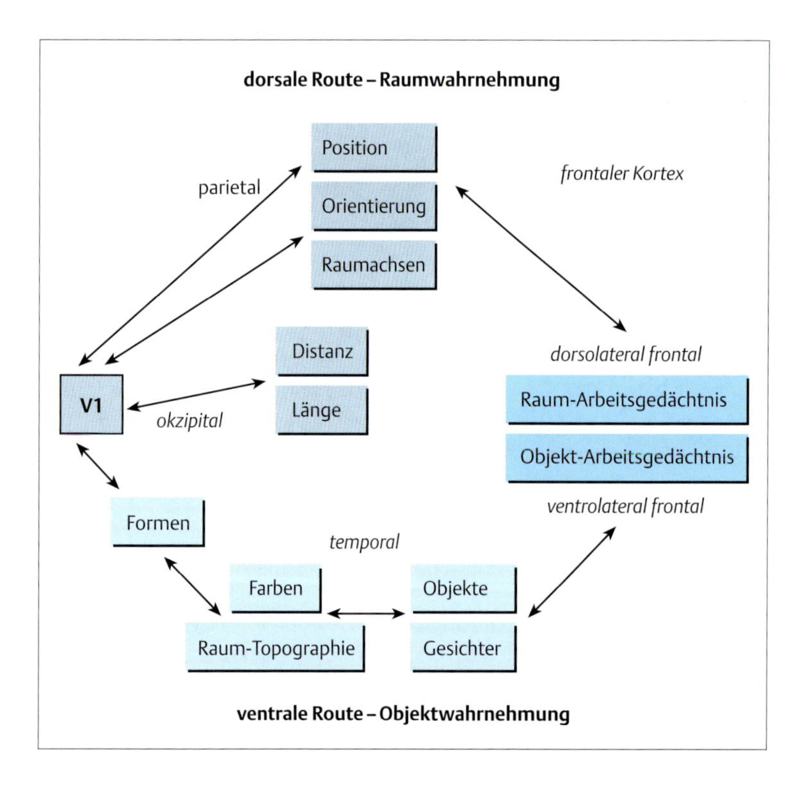

Abb. 10.**8** Schematische Darstellung des dorsalen und ventralen visuellen Projektionssystems, ausgehend vom primären visuellen Kortex (V1) in Richtung des Parietallappens und Temporallappens. Von dort setzen sich die Projektionen fort in distinkte Areale des frontalen Kortex, die für räumliche bzw. objektbezogene Arbeitsgedächtnisleistungen wichtig sind. Die Parzellierung der räumlich-perzeptiven Leistungen in der dorsalen Route trägt den Dissoziationen zwischen den verschiedenen Leistungen Rechnung.

Der dorsale Strom erhält seinen Input überwiegend aus *peripheren* Gesichtsfeldrepräsentionen, der ventrale Strom dagegen aus *fovealen* Gesichtsfeldrepräsentationen der vorgeschalteten extrastriären visuellen Areale.

Die Befunde zu räumlich-perzeptiven Störungen sind weitgehend mit diesem Modell der kortikalen Organisation vereinbar. Die vielfältigen Dissoziationen zwischen einzelnen räumlich-perzeptiven Leistungen deuten eine modulare Organisation distinkter räumlicher Fähigkeiten innerhalb der dorsalen Route an. Beide Systeme projizieren weiter in entsprechende Regionen des frontalen Kortex, die auf räumlich-visuelle und objektspezifische Arbeitsgedächtnisprozesse spezialisiert sind.

Räumlich-perzeptive Störungen

Subjektive Hauptraumachsen (Visuelle Vertikale/Horizontale)

Störungen der Subjektiven Hauptraumachsen treten häufig nach rechtsseitiger, temporo-parietaler, seltener nach entsprechender linksseitiger Hirnläsion auf. Sie finden sich ebenfalls nach Thalamusläsionen (Nucl. ventroposterolateralis, VPL), Hirnstammläsionen und peripher-vestibulären Schädigungen. Die Befunde zur Störung der Wahrnehmung in den visuellen Hauptraumachsen lassen sich als Beeinträchtigung einer gravizeptiven Bahn interpretieren, die vom Hirnstamm über Mittelhirnareale durch den hinteren Thalamus in den temporo-parietalen (vestibulären) Kortex zieht (Brandt et al., 1994). Infratentorielle Läsionen dieser Bahn führen zur ipsiversiven Kippung des Raumes, supratentorielle Läsionen dagegen zur kontraversiven Kippung des Raumes.

Sakata et al. (1997) fanden tierexperimentell (bei Makaken) als mögliches physiologisches Korrelat Neurone im lateralen intraparietalen Assoziationskortex, die selektiv auf die visuelle Achsenorientierung schmaler, langer Balken in der fronto-parallelen Ebene reagierten. Die neuronale Aktivität dieser Zellen war besonders ausgeprägt im Nahbereich (Greifraum) und unter binokularen Bedingungen. Demnach dienen diese Neurone vermutlich der Kodierung der Längsachse dreidimensionaler Objekte für Greifleistungen.

Visuelle Orientierungsschätzung

Entsprechende Defizite finden sich häufig nach rechtsseitiger, meist temporo-parietaler Schädigung sowie nach Läsionen der Stammganglien rechts, seltener auch nach linksfrontalen Läsionen. Rechtshemisphärische Läsionen verursachen häufigere und schwerere Defizite der Orientierungsschätzung als linkshemisphärische Läsionen.

Orientierungsspezifität ist ein nahezu universelles Merkmal zahlreicher visueller Neurone in kortikalen und subkortikalen visuellen Arealen (van Essen u. De Yoe, 1995). Bildgebende Studien bestätigen, dass dementsprechend zahlreiche Hirnregionen an der visuellen Orientierungsschätzung beteiligt sind, darunter das obere rechte Scheitelläppchen, der rechte laterale okzipitale Kortex sowie prämotorische Areale beider Hemisphären (Vandenberghe et al., 1996). Oft zeigt sich eine stärkere Aktivierung in rechtshemisphärischen Hirnregionen.

Längen- und Distanzschätzung

Störungen der Längenschätzung finden sich am häufigsten bei Patienten mit okzipito-parietalen Läsionen (Cramon et al., 1993), oft in Kombination mit Neglect. Für die visuelle Längen- und Distanzschätzung zeigen sich teilweise überlappende aber auch divergierende anatomische Substrate im temporo-parietalen Kortex (Fink et al., 1997).

Ausgeprägte *Defizite in der visuellen Distanz- und Entfernungsschätzung* zeigen Patienten mit bilateralen parieto-okzipitalen Hirnläsionen. Störungen der horizontalen oder vertikalen Distanzschätzung finden sich auch bei Patienten mit unilateralen okzipito-parietalen Läsionen. Die verfügbaren Befunde legen den Schluss nahe, dass okzipitale und parietale Hirnregionen in unterschiedlicher Weise an der Kalibrierung des visuellen Raumes beteiligt sind.

Die nach entsprechenden Läsionen zu beobachtenden Veränderungen in der wahrgenommenen Ausdehnung des Raumes stehen vermutlich in Zusammenhang mit:

- den entsprechenden Störungen im Subjektiven Geradeausempfinden (s. u.) sowie
- Mechanismen der Blicksteuerung und der visuellen Raumexploration (visuelles Abtasten der Positionen im Raum, für die ein Distanzvergleich vorgenommen werden soll).

Linienhalbierung und Subjektive Geradeausrichtung

Ipsiläsionale Verschiebungen der Linienmitte oder Geradeausrichtung treten am häufigsten nach parieto-temporalen Läsionen auf, kontraläsionale eher nach okzipitalen oder okzipito-temporalen Läsionen (Ferber et al., 1999). Dies kann als Hinweis auf eine differenzielle Beteiligung der entsprechenden Hirnregionen für die Berechnung des Subjektiven Geradeausempfindens im Raum gewertet werden.

Positionsschätzung

Defizite der relativen und absoluten Positionsschätzung treten häufig, jedoch nicht ausschließlich nach rechtshemisphärischer Hirnschädigung auf (Tartaglione et al., 1983), insbesondere bei Patienten mit superior-parietalen Läsionen (Cramon et al., 1993). In Experimenten zur absoluten Positonssschätzung (ohne Referenz, z. B. im Perimeter oder im Dunkeln) zeigen auch Patienten mit parietalen Läsionen eine ungenauere Lokalisation kurzzeitig im kontralateralen Gesichtsfeld dargebotener Reize (Ratcliff, 1987).

Zur physiologischen Grundlage ist bekannt, dass Neurone im Parietallappen die Position eines visuellen Reizes im Greifraum kodieren und mehrere Sekunden nach Verlöschen des Reizes noch feuern, teilweise auch im Dunkeln (Untersuchung an Makaken; MacKay u. Riehle, 1992). Befunde von Battaglini et al. (1997) zeigen, dass Neurone im parieto-okzipitalen Kortex von Makaken spezifische, visuelle Raumpositionen unabhängig von der Netzhautposition des Reizes in kopfzentrierten Koordinaten kodieren.

Räumlich-kognitive Störungen

Entsprechend der relativ breiten Definition von räumlich-kognitiven Störungen sind zahlreiche Hirnregionen an solchen Leistungen beteiligt. Neben parietalen Regionen sind für die *mentale Rotation* auch die frontalen Augenfelder, der obere Scheitellappen und Areale des mittleren Temporallappens wichtig (MT/V5; Cohen et al., 1996). Für *räumliche Transformationen anderer Art* ist der parieto-okzipitale Kortex beider Hemisphären bedeutsam (Brodman Area 19).

Als ein mögliches physiologisches Korrelat der mentalen Rotation fanden Sakata et al. (1994) rotationssensitive Neurone im Parietallappen von Makaken, die auf die Drehung von Objekten in verschiedene Richtungen selektiv reagierten. Über die physiologische Grundlage räumlich-kognitiver Störungen ist wenig bekannt. Die klinische Erfahrung zeigt, dass parietale Läsionen auch andere räumlich-kognitive Leistungen beeinträchtigen (Abb. 10.**5**, S. 129), ohne dass ein räumlich-perzeptives Defizit vorliegen muss. Dies spricht für eine modulare zerebrale Organisation räumlich-perzeptiver und räumlich-kognitiver Fähigkeiten.

Räumlich-konstruktive Störungen

Räumlich-konstruktive Defizite treten nach einer Vielzahl unterschiedlicher Läsionen auf. Am häufigsten führen parietale und frontale Schädigungen zu Einbußen, ebenso fokale Läsionen der Stammganglien und diffus-disseminierte Schädigungen (De Renzi, 1982). Als Ursache kommen – entgegen der ursprünglichen Theorie von Strauss – häufig räumlich-perzeptive Defizite (Mack u. Levine, 1981), sowie exekutive Defizite und Arbeitsgedächtnisdefizite in Betracht.

Die zu Grunde liegenden neuropsychologischen und neurophysiologischen Mechanismen sind derzeit nicht hinreichend geklärt (zu den Theorien s. Kerkhoff, 2002).

Räumlich-topographische Störungen

Als ein mögliches physiologisches Korrelat für die Fähigkeit zur dreidimensionalen räumlichen Orientierung kommen Zellen im Hippocampus und Parahippocampus (Place Cells) in Betracht, die die Position des Individuums sowie entsprechende Positionsveränderungen im dreidimensionalen Raum fortlaufend registrieren (Untersuchung an Makaken und Ratten; Aguirre u. D'Esposito, 1999).

In Humanstudien mit bildgebenden Verfahren, in denen die Probanden simulierte Navigationsaufgaben (über Video) durchführten, fanden sich Aktivierungen in hippokampalen und parahippokampalen Arealen der rechten und linken Hemisphäre (Maguire et al., 1996). Darüber hinaus zeigen sich geschlechtsspezifisch unterschiedliche Aktivierungsmuster: So zeigen Frauen bei mentalen Navigationsaufgaben eher parietale, Männer hingegen eher (para)hippokampale Aktivierungen. Diese Unterschiede könnten auch auf geschlechtsspezifische Strategien zur Lösung von Navigationsaufgaben hinweisen.

10.2.4 Spontanverlauf und Prognose

Räumlich-visuelle Störungen sind relevant für die motorische Orientierung im Raum und spielen daher eine wichtige Rolle im Selbsthilfebereich (Kaplan et al., 1982), und zwar:

- bei visuomotorischen Leistungen (Zeichnen, räumliche Anordnung beim Schreiben und Rechnen),
- beim realen Zusammenbauen von Alltagsgegenständen,
- bei simulierten Konstruktionsprozessen (in technischen Berufen) sowie
- für die posturale Haltungskontrolle (ausführlicher bei Münssinger u. Kerkhoff, 2002).

Daher haben diese Störungen einen *hohen prognostischen Stellenwert für den Rehabilitationserfolg*, insbesondere den von rechtshemisphärisch geschädigten Patienten.

In den ersten Wochen nach einer Hirnschädigung zeigen 30–50 % der rechtshemisphärisch und 10–30 % der linkshemisphärisch geschädigten Patienten räumlich-perzeptive Störungen. Ähnlich häufig sind räumlich-konstruktive Störungen nach unilateraler Hirnschädigung, während über die Prävalenz räumlich-kognitiver und räumlich-topografischer Störungen keine gesicherten Erkenntnisse vorliegen.

Hier et al. (1983) berichteten über eine initial rasche Rückbildung räumlich-perzeptiver und räumlich-konstruktiver Defizite in den ersten 9 Monaten nach der Schädigung. Hier dürften allerdings Retesteffekte auf Grund der häufigen Testwiederholungen miteingeschlossen sein. Analog zur Häufigkeit räumlich-visueller Störungen in den ersten 3 Monaten nach einer Hirnschädigung sind auch in diesem Zeitraum die dadurch verursachten Probleme im Selbsthilfebereich, bei der räumlichen Orientierung und bei Alltagshandlungen am ausgeprägtesten. Hier sollte möglichst umgehend mit einer spezifischen Behandlung begonnen werden.

> Nach einer teilweisen Rückbildung visuell-räumlicher Orientierungsstörungen in den ersten 3 Monaten nach der Schädigung zeigen noch ca. 30 % der Patienten persistierende klinische Defizite, die behandlungsrelevant sind.

Tabelle 10.2 Schematische Übersicht über die wichtigsten Therapieansätze bei räumlichen Störungen (Kerkhoff, 2002).

Behandlungsansatz	*Therapeutisches Prinzip*	*Bewertung*
Feedbackbasiertes Training räumlich-perzeptiver Leistungen	Verbesserung räumlicher Wahrnehmungsstörungen durch abgestuftes Training mit verbalem oder grafischem Feedback; Grundidee: Neukalibrierung der räumlichen Wahrnehmung	systematisches Feedbacktraining mit partiellem Transfer auf untrainierte Leistungen und den Alltag; geeignet für Frühphase der Therapie
Optokinetische Stimulation (OKS) zur Verbesserung räumlich-perzeptiver Defizite	Verbesserung der Aufmerksamkeit für räumliche Ausdehnung und Raumorientierung (Hauptraumachsen) durch wiederholte Stimulation; Ausnutzung des aufmerksamkeitsfördernden Effektes optokinetischer Stimulation	insbesondere hilfreich und effektiv bei Patienten mit assoziiertem Neglect und geringer Einsicht, da OKS keine bewusste Aufmerksamkeit erfordert; vermutlich multimodale Effekte (auch auf taktile Defizite); geeignet für Frühphase der Therapie
Räumlich-konstruktives Training	Verbesserung räumlich-perzeptiver, räumlich-konstruktiver und planerischer Leistungen sowie von Selbsthilfeleistungen durch gestuftes Üben mit räumlich-konstruktivem Material (Tangram, Valenser Training, Mosaiktest-training)	positive Effekte auf räumlich-perzeptive, räumlich-konstruktive, planerische und ADL-Leistungen dokumentiert; geeignet für spätere Therapiephase
Alltagsorientierte Therapie	direktes Üben problematischer „räumlicher" Alltagshandlungen (Rollstuhlfahren, Ankleiden, Mengen aufteilen, Paket packen, Wäsche zusammenlegen, Abstände im Alltag einschätzen)	vermutlich guter Transfer in den Alltag (bislang nicht evaluiert); wichtiger Therapiebaustein zur Verbesserung der Awareness bei räumlich gestörten Patienten; geeignet für spätere Therapiephase
Reaktionsverkettung und mnemonischer Strategien zum Neulernen von Wegen in der häuslichen Umgebung	lange Wegstrecken werden in kurze Strecken aufgeteilt und durch Konditionierung geübt, dann später verkettet; evtl. zusätzlicher Einsatz mnemonischer Gedächtnisstrategien	guter Transfer in den Alltag; einziger Therapieansatz für räumlich-topographische Störungen; Kombination mit visuellem Explorationstraining in der Anfangsphase

10.2.5 Therapie

Die derzeit verfügbaren und evaluierten Therapieansätze lassen sich fünf Gruppen zuordnen (Übersicht bei Kerkhoff, 2002; Tab. 10.2):

1. feedbackbasiertes Training,
2. optokinetische Stimulation,
3. räumlich-konstruktives Training,
4. alltagsorientierte Therapie,
5. Reaktionsverkettung und mnemonische Strategien.

Feedbackbasierte Trainings spezifischer, räumlich-perzeptiver Leistungen in der visuellen oder taktilen Modalität verfolgen das Ziel, die Wahrnehmung und Repräsentation einzelner räumlicher Qualitäten zu verbessern (wie etwa der Orientierung, Position, Form und Ausdehnung von Objekten im Raum). Diese „Neukalibrierung" der gestörten räumlichen Wahrnehmung gelingt für die trainierten Leistungen gut und hat auch einen partiellen Transfer auf ungeübte Leistungen; sie eignet sich insbesondere als Wahrnehmungstraining in der Frühphase der Therapie.

Die **optokinetische Stimulationsbehandlung (OKS)** bei räumlich-perzeptiven Defiziten, die sich insbesondere bei Patienten mit assoziiertem visuellem Neglect anbietet, zielt in die gleiche Richtung. Patienten mit visuellem Neglect weisen häufig eine Raumverzerrung auf, die sich mit der OKS-Behandlung gut beeinflussen lässt (Kerkhoff, 2003a; Kerkhoff, 2003b). Dieser Ansatz basiert auf der Beobachtung, dass sich zahlreiche räumlich-perzeptive Störungen kurzfristig und auch längerfristig verbessern:

- die Längen-, Distanz-, Halbierungs- und Orientierungsschätzung und die Subjektiven Hauptraumachsen durch das Einblenden eines sich linear nach links bewegenden Hintergrundmusters von Punkten (bei horizontalen Raumdefiziten) oder
- die Hauptraumachsen und die Orientierungsschätzung durch das Einblenden eines um die Blickachse rotierenden Punktemusters.

Ein weiterer günstiger Aspekt dieser Methode ist, dass die Patienten keine bewusste Kompensationsstrategie erlernen müssen.

Räumlich-konstruktive Therapieansätze kombinieren das perzeptive Üben mit strategisch-exekutiven Anforderungen beim Konstruieren mehrteiliger Figuren im Raum, so dass sich eine Verbesserung räumlich-perzeptiver, räumlich-konstruktiver und teilweise auch exekutiver Fähigkeiten ergibt; in manchen Fällen auch verbesserte räumliche Gedächtnisleistungen. Beispiele sind:

- Perzeptives Training und Block-Design-Training (Weinberg et al., 1982; 1979),
- Tangramtraining (Bublak u. Kerkhoff, 1995),
- Valenser Therapiematerialien (Keller u. Kohenof, 1997).

Alltagsorientierte räumliche Therapien setzen den Schwerpunkt auf das Üben und Bewältigen problematischer Alltagssituationen (Rollstuhlnavigation, Abstände einschätzen, Treppenstufen bewältigen), um die Selbständigkeit der Patienten im Alltag zu verbessern (Münssinger et al., 2002). Dieser Therapieansatz ist vermutlich auch am besten dazu geeignet, die Awareness räumlich gestörter Patienten anhand konkreter, realistischer Alltagssituationen zu verbessern.

Reaktionsverkettung und mnemonische Strategien. Für die Behandlung räumlich-topographischer Probleme sollte eine *Kombination aus visuellem Explorationstraining und einer Reaktionsverkettung* zum Wiedererlernen längerer Wege im häuslichen Umfeld des Patienten angewandt werden. Das initiale Explorationstraining ist bei vielen Patienten wegen der häufig assoziierten Gesichtsfeld- und Explorationsstörungen notwendig (mediobasale, okzipitotemporale Läsionen). In der Behandlung sollten zunächst explorative Strategien zum Auffinden und Wiedererkennen relevanter Landmarken in der Klinik geübt werden, anschließend werden diese Strategien im Alltag etwa zum Suchen markanter Orientierungspunkte in einer neuen Umgebung überführt. Längere Wegstrecken werden in kurze Zwischenstrecken unterteilt, die separat mit dem Patienten geübt werden und erst später miteinander verkettet werden (Details zum therapeutischen Vorgehen bei Kerkhoff et al. (1997). Da topographisch gestörte Patienten oft Probleme im Neulernen räumlicher Informationen haben, ist der *Einsatz mnemonischer Strategien* zur besseren Erinnerung bestimmter Landmarken und Straßen sowie deren Position zueinander hilfreich (Davis u. Coltheart, 1999).

> Räumlich-perzeptive und räumlich-konstruktive Therapieverfahren zielen direkt oder indirekt auf die Verbesserung der beeinträchtigten Wahrnehmungsleistungen ab. Auf Grund der engen Verknüpfung zu Alltagsleistungen („Handeln im Raum“) bewirken sie jedoch in der Regel auch eine größere Selbständigkeit und Sicherheit des Patienten in Aktivitäten des Täglichen Lebens (Transfers, Waschen, Ankleiden, Essen). Sie können daher das Selbsthilfetraining in der Frühphase der Behandlung unterstützen.
> Ein räumlich-topografisches Training des Wege-Neulernens ermöglicht es dem Patienten, mit Hilfe einer einfachen Konditionierungstechnik einige wenige, relevante Wege wieder zu erlernen.

10.3 Störungen der akustischen Raumorientierung

10.3.1 Klinik

Eine wichtige Funktion des räumlichen Hörens ist es, relevante akustische Reize zunächst zu lokalisieren, um sie dann zu identifizieren und möglicherweise eine Zuwendung mithilfe von Augen-, Kopf- und Rumpfbewegungen zur Schallquelle hin zu ermöglichen (Recanzone, 2002). Die akustische Raumorientierung umfasst somit:

- die Lokalisation statischer oder bewegter Schallquellen,
- die Raumorientierung in der Horizontalebene: Hier sind die wichtigsten akustischen Informationen die Laufzeit- und Intensitätsunterschiede der Schallquelle an beiden Ohren des Hörers.
- die Schallortung in der Vertikalebene und im Rückraum: Hier sind vorwiegend spektrale Informationen des akustischen Reizes wichtig (Middlebrooks u. Green, 1991; Blauert, 1997).

> Störungen der akustischen Raumorientierung können die Lokalisation statischer oder bewegter Schallquellen betreffen, und zwar in der Horizontalebene, der Vertikalebene sowie im Vorder- und Rückraum.

Lokalisation statischer Schallquellen

Defizite in der *Schalllokalisation in der Horizontalebene* treten häufig nach rechtshemisphärischer, seltener nach linkshemisphärischer Schädigung auf. Hier sind es insbesondere Patienten mit Neglect, die häufig eine Verschiebung der subjektiv wahrgenommenen akustischen Geradeausrichtung zur ipsiläsionalen Seite hin zeigen (Vallar et al., 1995). Defizite in der statischen Schalllokalisation finden sich auch gelegentlich nach linkshemisphärischen, parietalen Läsionen (Clarke et al., 2000) und nach bilateralen Läsionen des primären Hörkortex (Jerger et al., 1969; Phan et al., 2000).

Defizite in der *Schalllokalisation in der Vertikalebene* sind seltener untersucht worden. Pavani et al. (2002) berichteten, dass Patienten mit linksseitigem Neglect Probleme in der vertikalen Lokalisation aufwiesen.

Die Prozesse der *Schallokalisation im Rückraum* (also der Lokalisation von unsichtbaren Schallquellen) sind noch wenig erforscht. Auch hier scheinen jedoch parieto-temporale Regionen mit Akzentuierung der rechten Hirnhälfte wichtig zu sein, da Neglectpatienten auch Probleme in der Ortung von Schallquellen im Rückraum haben (etwa bei Ansprache von schräg hinten, vgl. Karkhoff et al., 2006).

Lokalisation dynamischer Schallquellen

Einbußen der akustischen Bewegungswahrnehmung in der Horizontalebene sind nach rechtsparietalen Schädigungen beschrieben worden (Griffiths et al., 1998; 1996).

Tabelle 10.3 Diagnostische Verfahren zur Erfassung akustisch-räumlicher Störungen nach einer Hirnschädigung.

Testverfahren	*Testbeschreibung*	*Literaturreferenz*
Lateralisierung von Geräuschen in der Horizontalebene	Proband hört Töne oder weißes Rauschen über Kopfhörer und soll angeben, ob das Geräusch von links oder rechts seiner Kopfmitte kommt	Tanaka et al., 1999
Dichotisches Hören	Proband hört unterschiedliche akustische Reize über Kopfhörer am linken/rechten Ohr und soll angeben was er links/rechts gehört hat	Pollmannet al., 2002
Akustisches Geradeausempfinden	Proband hört über Kopfhörer weißes Rauschen aus verschiedenen Raumrichtungen und soll die subjektive Geradeausrichtung angeben (verbal, durch Zeigen)	Kerkhoff et al., 1999
Identifikation von Silben oder Worten aus verschiedenen Raumrichtungen	Proband hört Silben oder Worte aus verschiedenen Raumrichtungen, die er identifizieren soll; anschließend werden die Identifikationsraten in verschiedenen Raumsektoren verglichen	Ziegler et al., 2001

10.3.2 Diagnostik

Bei einem Verdacht auf eine zentrale akustische Verarbeitungsstörung sollte zunächst immer eine Abklärung des peripheren (monauralen) Hörens mithilfe einer *Reintonaudiometrie* erfolgen. Die Hörempfindlichkeitskurven der beiden Ohren sollten nicht mehr als 10dB für die einzelnen Frequenzen divergieren, da größere Abweichungen (etwa eine Schwerhörigkeit an einem Ohr) auch das Lautempfinden in Lateralisierungs- oder Lokalisationsaufgaben verzerren kann.

Tab. 10.3 gibt weitere Hinweise für die Diagnostik akustischer Lokalisationsstörungen.

Leider sind die meisten in Tab. 10.3 beschriebenen Testverfahren lediglich im Rahmen von Studien verwendet worden, so dass es momentan kein standardisiertes und kommerziell verfügbares Testverfahren auf dem Markt gibt.

10.3.3 Pathophysiologie und Anatomie

Neuere anatomische (Romanski et al., 1999), bildgebende (Maeder et al., 2001) und neuropsychologische Studien (Clarke u. Bellmann Thiran, 2004) belegen eine funktionale Spezialisierung des kortikalen akustischen Systems in ein „dorsales" System, das auf *räumlich-akustische Leistungen* spezialisiert ist, und ein „ventrales" System, das auf die *Identifikation von Schallreizen* spezialisiert ist (Rauschecker, 1998). Auf Grund dieser funktionalen Spezialisierung lassen sich klinische Verdachtsdiagnosen formulieren:

- *Akustische Lokalisationsdefizite* treten eher nach dorsalen, parieto-temporalen Läsionen auf.
- *Akustische Erkennungsdefizite* (für sprachliche und nichtsprachliche Reize) sind eher nach Schädigung weiter ventral gelegener Hirnregionen im Temporalkortex zu erwarten (siehe auch Kap. 2).

Lokalisation statischer Schallquellen

Neurone im *Colliculus inferior* weisen eine Spezialisierung für unterschiedliche Schallrichtungen auf, die eine topografische Repräsentation (meist des kontralateralen) Halbraumes ermöglichen (Knudsen u. Brainard, 1995). Neurone im direkt darüber gelegenen *Colliculus superior* integrieren visuelle und akustische Rauminformationen in bimodalen Zellen, deren rezeptive Felder in beiden Sinnesmodalitäten überlappen. Ähnliche Zellen finden sich auch im visuellen Kortex von Katzen (Morrell, 1972).

Der *primäre auditorische Kortex* ist ebenfalls für das Richtungshören relevant. So führen bilaterale Läsionen des primären auditorischen Kortex zu schweren Defiziten in der Lokalisation von Schallquellen, meist ist aber noch eine ungefähre Lateralisation der Reize (Links/Rechts-Unterscheidung) möglich. Einseitige Läsionen des primären auditorischen Kortex führen dagegen in der Regel kaum zu Lokalisationsdefiziten. Auch andere Autoren berichteten, dass nach solchen Läsionen kaum bleibende Lokalisationsdefizite im kontralateralen Halbraum zu beobachten sind (Zatorre et al., 1995). Dagegen scheinen *unilaterale Läsionen des posterioren Parietallappens* häufig zu ipsiläsionalen Abweichungen in der subjektiven akustischen Geradeausrichtung zu führen (Vallar et al., 1995). Weniger bekannt ist, dass auch *unilaterale okzipitale Läsionen* (mit kontralateralem Gesichtsfeldausfall) zu einer kontraläsionalen Abweichung im subjektiven akustischen Geradeausempfinden führen können (Kerkhoff et al., 1999).

Bildgebende Studien bestätigen weitgehend die Rolle posterior parietaler Hirnregionen für die *Schalllokalisation in der Horizontalebene* (Bushara et al., 1999), sowie des rechten auditorischen Kortex für die *Lokalisation in der Vertikalebene* (Fujiki et al., 2002). Für die akustische Wahrnehmung *im Rückraum* scheinen unter anderem multimodale Zellen im parietalen und prämotorischen Kortex spezialisiert zu sein (Untersuchung an Makaken; Graziano et al., 1999), die auf Geräusche, Berührungsreize und visuelle Reize in definierten Raumsektoren im körpernahen Raum (< 1 m) reagierten. Dementsprechend dürften Läsionen homologer Hirnregionen beim Menschen zu ähnlichen Defiziten führen.

Lokalisation dynamischer Schallquellen

Tierexperimentelle Studien zeigen die Spezialisierung bestimmter Neurone für die akustische Bewegungswahrnehmung (Ahissar et al., 1992). Bildgebende Studien beim Menschen belegen die Bedeutung des *parietalen und insulären Kortex* für die akustische Bewegungswahrnehmung in der Horizontalebene (Griffiths et al., 1996; Lewis et al., 2000). Entsprechende Patientenstudien hierzu stehen allerdings noch aus.

Akustisch-räumliches Arbeitsgedächtnis

Die beiden anatomischen Pfade des auditorischen Systems (dorsal und ventral) projizieren weiter in distinkte, dorsale und ventrale Regionen des frontalen Kortex (Romanski et al., 1999). Diese Regionen sind höchstwahrscheinlich mit räumlichen Arbeitsgedächtnisleistungen befasst (Kikuchi-Yorioka u. Sawaguchi, 2000).

Diese anatomische Organisation ähnelt stark der des visuellen Systems, deren dorsale und ventrale Projektionspfade ebenfalls in distinkten Regionen des frontalen Kortex enden, die wiederum mit räumlichen und objektspezifischen Arbeitsgedächtnisleistungen befasst sind (Miller, 2000). Entsprechend dieser anatomischen Spezialisierungen sollten Patienten mit distinkten frontalen Läsionen nicht nur visuell-räumliche, sondern auch akustisch-räumliche Arbeitsgedächtnisdefizite aufweisen.

10.3.4 Spontanverlauf und Prognose

Zur Rückbildung akustisch-räumlicher Störungen ist wenig bekannt. Zatorre et al. (1995) konnten beobachten, dass es nach unilateraler Hemisphärektomie, bei der auch der primäre Hörkortex mitentfernt wurde, zu einer Rückbildung der Defizite in der Schalllokalisation kam, obwohl die Patienten eigentlich massive Defizite in diesen Leistungen in der Raumhälfte aufweisen sollten, die kontralateral zum entfernten Hörkortex lag. Die Autoren interpretierten dies als Beleg für die beachtliche postläsionale *Plastizität des Hörsystems.*

Diese Befunde legen nahe, dass es möglicherweise auch nach Läsionen anderer kortikaler Regionen zu einer deutlichen *Reorganisation des räumlichen Hörens* kommen kann. Da im Laufe der individuellen Entwicklung (auf Grund der Wachstumsveränderungen von Kopfumfang und Ohrmuscheln) ohnehin eine kontinuierliche, plastische Reorganisation des räumlichen Hörens erfolgen muss, sind analoge postläsionale Reorganisationsprozesse nach fokaler Hirnschädigung ebenfalls wahrscheinlich (Rauschecker, 1999). Hierzu existieren jedoch bislang kaum systematische Patientenstudien.

10.3.5 Therapie

Da die Schalllokalisation durch eine Reihe sensorischer bzw. motorischer Faktoren – schon beim Gesunden – beeinflusst wird, ist es denkbar, dass die spezifische Manipulation dieser Faktoren auch zu einer Veränderung und möglicherweise Verbesserung der Schalllokalisationsdefizite nach Hirnschädigung führen kann. Zu den wichtigsten Einflussfaktoren gehören:

- Kopf-auf-Rumpf-Position (Lewald u. Ehrenstein, 1998),
- vestibuläre Einflüsse (Lewald u. Karnath, 2000),
- Nackenmuskel-Propriozeption (Lewald et al., 1999),
- visueller Input, insbesondere Bewegungsreize (Kerkhoff, 2003b),
- selektive Aufmerksamkeit (Clarke et al., 2004).

Bei Patienten mit multimodalem Neglect (Kap. 13), die häufig Defizite in der Schalllokalisation aufweisen, können diese Störungen (etwa die des Subjektiven Geradeausempfindens) durch die genannten Einflüsse vermutlich deutlich beeinflusst werden, wenn sie wiederholt zur Therapie eingesetzt werden. So verringerte sich etwa die Abweichung im akustischen Geradeausempfinden nach einer Therapie von 5 Sitzungen, während der die Neglectpatienten visuelle Bewegungsmuster betrachteten, die sich zur vernachlässigten Raumhälfte bewegten (Kerkhoff, 2003b; Abb. 10.9). Ähnliche Effekte lassen sich vermutlich auch mittels anderer Therapieverfahren zur Neglectbehandlung

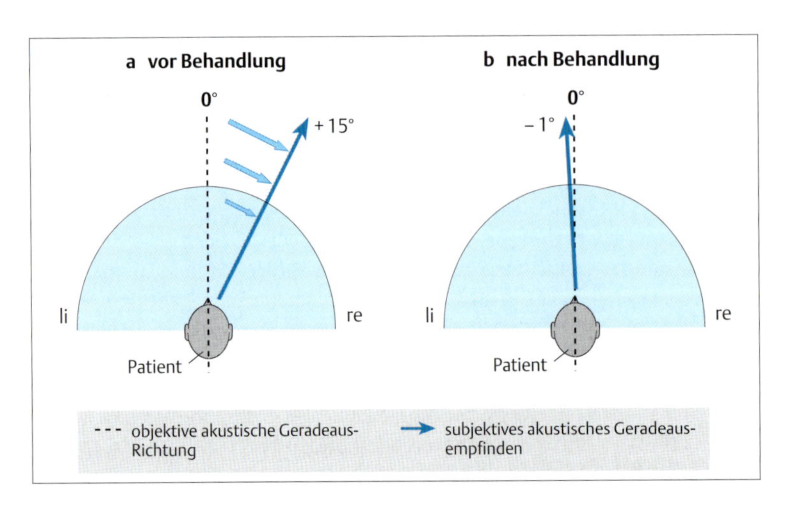

Abb. 10.**9a–b** Schematische Darstellung des nach ipsiläsional verschobenen Subjektiven Akustischen Geradeausempfindens vor und nach 5 Sitzungen Therapie. In der Therapie sahen die Patienten auf visuelle Bewegungsmuster, die sich in Richtung der linken, vernachlässigten Raumhälfte bewegten. Nach der Behandlung kommt es zu einer weitgehenden Normalisierung des initialen Defizits in den Normalbereich hinein (nach Kerkhoff, 2003b). Patient jeweils von oben gesehen.

a Akustisches Geradeausempfinden vor der Behandlung.

b Akustisches Geradeausempfinden nach der Behandlung.

erzielen – dies bedarf jedoch noch entsprechender Therapiestudien. Eine ausführlichere Darstellung der meisten Therapieverfahren findet sich bei Kerkhoff (2004).

Literatur

Aguirre GK, D'Esposito M. Topographical disorientation: a synthesis and taxonomy. Brain. 1999;122:1613–1628.

Ahissar M, Ahissar E, Bergman H, Vaadia E. Encoding of sound-source location and movement: activity of single neurons and interactions between adjacent neurons in the monkey auditory cortex. J Neurophysiol. 1992;67:203–215.

Battaglini PP, Galletti C, Fattori P. Neuronal coding of visual space in the posterior parietal cortex. In: Thier P, Karnath H-O, eds. Parietal Lobe Contributions to Orientation in 3D Space. Heidelberg: Springer; 1997:539–553.

Benton AL, Hamsher KdS, Varney NR, Spreen O. Contributions to Neuropsychological Assessment. A Clinical Manual. New York: Oxford University Press; 1983.

Blauert J. Spatial Hearing. Cambridge: MIT Press; 1997.

Brandt Th, Dieterich M, Danek A. Vestibular cortex lesions affect the perception of verticality. Ann Neurol. 1995;35:403–412.

Bublak P, Kerkhoff G. Praktische Erfahrungen mit Tangram in der Behandlung visuell-räumlicher und räumlich-konstruktiver Störungen bei Patienten mit Hirnschädigung. praxis ergotherapie. 1995;8: 340–358.

Bushara KO, Weeks RA, Ishii K, et al. Modality-specific frontal and parietal areas for auditory and visual spatial localization in humans. Nat Neurosci. 1999;2:759–766.

Clarke S, Bellmann Thiran A. Auditory neglect: what and where in auditory space. Cortex. 2004;40:291–300.

Clarke S, Bellmann A, Meuli RA, Assal G, Steck AJ. Auditory agnosia and auditory spatial deficits following left hemispheric lesions: evidence for distinct processing pathways. Neuropsychologia. 2000;38:797–807.

Cohen MS, Kosslyn SM, Breiter HC, et al. Changes in Cortical Activity During Mental Rotation – A Mapping Study Using Functional MRI. Brain. 1996;119:89–100.

von Cramon D, Kerkhoff, G. On the cerebral organization of elementary visuo-spatial perception. In: Gulyás B, Ottoson D, Roland PE, eds. Functional Organization of the Human Visual Cortex. Oxford: Pergamon Press; 1993:211–231.

Davis SJC, Coltheart M. Rehabilitation of topographical disorientation: an experimental single case study. Neuropsychological Rehabilitation. 1999;9:1–30.

De Renzi E. Disorders of space exploration and cognition. Chichester: Wiley; 1982.

De Renzi E. Disorders of spatial orientation. In: Frederiks JAM, ed. Handbook of Clinical Neurology. Amsterdam: Elsevier Science Publishers; 1985:405–422.

van Essen DC, De Yoe EA. Concurrent processing in the primate visual cortex. In: Gazzaniga MS, ed. The Cognitive Neurosciences. Cambridge, Massasuchsetts: MIT Press; 1995:383–400.

Ferber S, Karnath H-O. Parietal and occipital lobe contributions to perception of straight ahead orientation. J Neurol Neurosurg Psychiatry. 1999;67:572–578.

Fink GR, Dolan RJ, Halligan PW, Marshall JC, Frith CD. Space-based and object-based visual attention: shared and specific neural domains. Brain. 1997;120:2013–2028.

Fujiki N, Riederer KAJ, Jousmäki V, Mäkelä JP, Hari R. Human cortical representation of virtual auditory space: differences between sound azimuth and elevation. Eur J Neurosci. 2002;16:2207–2213.

Graziano MSA, Reiss LAJ, Gross CG. A neuronal representation of the location of nearby sounds. Nature. 1999;397:428–430.

Griffiths TD, Rees A, Witton C, et al. Evidence for a sound movement area in the human cerebral cortex. Nature. 1996;383:425–427.

Griffiths TD, Rees G, Rees A, et al. Right parietal cortex is involved in the perception of sound movement in humans. Nat Neurosci. 1998;1: 74–79.

Habib M, Sirigu A. Pure topographical disorientation: a definition and anatomical basis. Cortex. 1987;23:73–85.

Hier DB, Mondlock J, Caplan LR. Recovery of behavioral abnormalities after right hemisphere stroke. Neurology. 1983;33:345–350.

Jerger J, Weikers NJ, Sharbrough III FW, Jerger S. Bilateral lesions of the temporal lobe. A case study. Acta Otolaryngol. 1969;258(Suppl): 5–51.

Jesshope HJ, Clark MS, Smith DS. The rivermead perceptual assessment battery: its application to stroke patients and relationship with function. Clin Rehabil. 1991;5:115–122.

Kaplan J, Hier DB. Visuospatial deficits after right hemisphere stroke. Am J Occup Ther. 1982;36:314–321.

Keller M, Kohenof M. Die Effektivität neuropsychologischer Rehabilitation nach rechtshemisphärischem Insult – Ein Vergleich zweier Therapiemethoden unter besonderer Berücksichtigung der Valenser L-Form. Neurol Rehabil. 1997;1:41–47.

Kerkhoff G. Displacement of the egocentric visual midline in altitudinal postchiasmatic scotomata. Neuropsychologia. 1993;31:261–265.

Kerkhoff G, Münssinger U, Schneider U. Seh- und Gedächtnisstörungen. In: Gauggel S, Kerkhoff G, Hrsg. Fallbuch der Klinischen Neuropsychologie. Praxis der Neurorehabilitation. Göttingen: Hogrefe Verlag; 1997.

Kerkhoff G, Marquardt C. Standardized analysis of visual-spatial perception with after brain damage. Neuropsychol Rehabil. 1998;8:171–189.

Kerkhoff G, Zoelch Ch. Disorders of visuospatial orientation in the frontal plane in patients with neglect following right or left parietal lesions. Exp Brain Res. 1998;122:108–120.

Kerkhoff G. Multimodal spatial orientation deficits in left-sided visual neglect. Neuropsychologia. 1999;37:1387–1405.

Kerkhoff G, Artinger F, Ziegler W. Contrasting spatial hearing deficits in hemianopia and spatial neglect. NeuroReport. 1999;10:3555–3560.

Kerkhoff G, Heldmann B. Balintsyndrom und assoziierte Störungen. Anamnese – Diagnostik – Behandlungsansätze. Nervenarzt. 1999;70: 859–869.

Kerkhoff G. Multiple perceptual distortions and their modulation in patients with left visual neglect. Neuropsychologia. 2000;38:1073–1086.

Kerkhoff G. Störungen der Visuellen Raumwahrnehmung und Raumkognition. In: Hartje W, Poeck K, Hrsg. Klinische Neuropsychologie. 6. Aufl. Stuttgart: Thieme; 2002:316–333.

Kerkhoff G. Recovery and treatment of perceptual disorders. In: Halligan P, Kischka U, Marshall J, eds. Oxford Handbook of Clinical Neuropsychology. Oxford: Oxford University Press; 2003a.

Kerkhoff G. Transient modulation and rehabilitation of spatial neglect by sensory stimulation. Prog Brain Res. 2003b;142:257–281.

Kerkhoff G. Neglect und assoziierte Störungen. Göttingen: Hogrefe; 2004.

Kerkhoff G, Marquardt C. VS-WIN – Computational Analysis of Visuospatial Perception and Cognition. München: Verlag MedCom; 2004.

Kerkoff G, Schindler J, Artinger F, Bublak P, Finke K. Rotation or translation of audity space in neglect? A case study of chronic rightsided neglect. Neuropsychologia 2006.

Kikuchi-Yorioka Y, Sawaguchi T. Parallel visuospatial and audiospatial working memory processes in the monkey dorsolateral prefrontal cortex. Nat Neurosci. 2000;3:1075–1076.

Knudsen EI, Brainard MS. Creating a unified representation of visual and auditory space in the brain. Ann Rev Neurosci. 1995;18:19–43.

Landis T, Cummings JL, Benson DF, Palmer EP. Loss of topographic familiarity. An environmental agnosia. Arch Neurol. 1986;43:132–136.

Lewald J, Ehrenstein WH. Influence of head-to-trunk position on sound lateralization. Exp Brain Res. 1998;121:230–238.

Lewald J, Karnath H-O. Vestibular influence on human auditory space perception. J Neurophysiol. 2000;84:1107–1111.

Lewald J, Karnath H-O, Ehrenstein WH. Neck-proprioceptive influence on auditory lateralization. Exp Brain Res. 1999;125:389–396.

Lewis JW, Beauchamp MS, DeYoe EA. A comparison of visual and auditory motion processing in human cerebral cortex. Cereb Cortex. 2000;10:873–888.

Mack JL, Levine RN. The basis of visual constructional disability in patients with unilateraal cerebral lesions. Cortex. 1981;17:515–532.

MacKay WA, Riehle A. Planning a reach: spatial analysis by area 7a neurons. In: Stelmach GE, Requin J,eds. Tutorials in Motor Behavior II. Amsterdam: Elsevier Science Publishers; 1992:501–514.

Maeder PP, Meuli RA, Adriani M, et al. Distinct pathways involved in sound recognition and localization: a human fMRI study. Neuroimage. 2001;14:802–816.

Maguire EA, Frackowiak RSJ, Frith CD. Learning to Find Your Way – A Role for the Human Hippocampal-Formation. Proc R Soc Lond B Biol Sci. 1996;263:1745–1750.

Marshall RS, Lazar RM, Binder JR, Desmond DW., Drucker PM, Mohr JP. Intrahemispheric localization of drawing dysfunction. Neuropsychologia. 1994;32:493–501.

Middlebrooks JC, Green DM. Sound localization by human listeners. Annu Rev Psychol. 1991;42:135–159.

Miller E. The prefrontal cortex and cognitive control. Nat Neurosci. 2000;1:59–65.

Morrell F. Visual system's view of acoustic space. Nature. 1972;238: 44–46.

Münssinger U, Kerkhoff G. Verhalten im Raum. In: Goldenberg G, Pössl J, Ziegler W, Hrsg. Neuropsychologie im Alltag. Stuttgart: Georg Thieme; 2002:32–47.

Pavani F, Ladavas E, Driver J. Selective deficit of auditory localisation in patients with visuospatial neglect. Neuropsychologia. 2002;40: 291–301.

Phan ML, Schendel KL, Recanzone GH. Auditory and visual spatial localization deficits following bilateral parietal lobe lesions in a patient with Balint's syndrome. J Cogn Neurosci. 2000;12:583–600.

Pollmann S, von Cramon DY, Maertens M, Lepsien J, Hugdahl K. Dichotic listening in patients with splenial and nonsplenial callosal lesions. Neuropsychology. 2002;16:56–64.

Ratcliff G. Spatial thought, mental rotation and the right cerebral hemisphere. Neuropsychologia. 1979;17:49–54.

Ratcliff G. Perception and complex visual processes. In: Meier MJ, Benton AL, Diller L, eds. Neuropsychological Rehabilitation. Edinburgh: Churchill Livingstone; 1987:242–259.

Rauschecker JP. Parallel processing in the auditory cortex of primates. Audiol Neurootol. 1998;3:86–103.

Rauschecker JP. Auditory cortical plasticity: a comparison with other sensory systems. Trends Neurosci. 1999;22:74–80.

Recanzone GH. Where was what? – human auditory spatial processing. Trends Cogn Sci. 2002;6:319–320.

Riddoch MJ, Humphrey GK. Birmingham Object Recognition Battery. Suffolk: Thames Valley Test Company; 1996.

Romanski LM, Tian B, Fritz J, Mishkin M, Goldman-Rakic PS, Rauschecker JP. Dual streams of auditory afferents target multiple domains in the primate prefrontal cortex. Nat Neurosci. 1999;2:1131–1136.

Sakata H, Shibutani H, Ito Y, Tsurugai K, Mine S, Kusunoki M. Functional properties of rotation-sensitive neurons in the posterior parietal cortex of the monkey. Exp Brain Res. 1994;101:183–202.

Sakata H, Taira M, Murata A, Tanaka Y. The parietal association cortex in depth perception and visual control of hand action. Trends Neurosci. 1997;20:350–357.

Tanaka H, Hachisuka K, Ogata H. Sound lateralisation in patients with left or right cerebral hemispheric lesions: relation with unilateral visuospatial neglect. J Neurol Neurosurg Psychiatry. 1999;67:481–486.

Tartaglione A, Cocito L, Bino G, Pizio N, Favale E. Further evidence for asymmetry of point localisation in normals and unilateral brain damaged patients. Neuropsychologia. 1983;21:407–412.

Ungerleider LG, Courtney SM, Haxby JV. A neural system for human visual working-memory. Proc Natl Acad Sci U S A. 1998;95:883–890.

Vallar G, Guariglia C, Nico D, Bisiach E. Spatial hemineglect in back space. Brain. 1995;118:467–472.

Vandenberghe R, Dupont P, De Bruyn B, et al. The influence of stimulus location on the brain activation pattern in detection and orientation discrimination. A PET-study of visual attention. Brain. 1996;119: 1263–1276.

Warrington EK, James M. Visual Object and Space Perception Battery VOSP. Suffolk: Thames Valley Test Company; 1992.

Weinberg J, Diller L, Gordon WA, et al. Training sensory awareness and spatial organization in people with right brain damage. Arch Phys Med Rehabil. 1979;60:491–496.

Weinberg J, Piasetsky E, Diller L, Gordon W. Treating perceptual organization deficits in nonneglecting RBD stroke patients. J Clin Exp Neuropsychol. 1982;4:59–75.

Zatorre RJ, Ptito A, Villemure J-G. Preserved auditory spatial localization following cerebral hemispherectomy. Brain. 1995;118:879–889.

Ziegler W, Kerkhoff G, Ten Cate D, Artinger F, Zierdt A. Spatial processing of spoken words in aphasia and in neglect. Cortex. 2001;37: 754–756.

11 Balint-Syndrom

J. Zihl

11.1 Definition

Das Balint-Syndrom (auch Balint-Holmes-Syndrom) ist charakterisiert durch die pathologische Einengung des visuellen Aufmerksamkeitsfeldes, die Störung der visuell-räumlichen Orientierung und die Beeinträchtigung der intentionalen visuellen Kontrolle des Blickens („psychische Blicklähmung" bzw. okuläre Apraxie) und Greifens (optische Ataxie).

Die Ursache liegt in einer bilateralen Schädigung des parietalen Kortex und Marklagers.

11.2 Klinik

Das Balint-Syndrom ist nach seinem Erstbeschreiber Rudolph Balint (1909) benannt; in der Literatur wird es oft auch als Balint-Holmes-Syndrom bezeichnet (Karnath, 2003). Patienten mit diesem Syndrom besitzen keinen ausreichenden Überblick mehr; die *Einengung des Aufmerksamkeitsfeldes* (und damit auch des Wahrnehmungsfeldes) kann so extrem sein, dass nur noch ein kleiner Ausschnitt des inneren Gesichtsfelds funktionell zur Verfügung steht. Der Verlust der Fähigkeit, das Aufmerksamkeitsfeld flexibel ausreichend zu öffnen bzw. auf eine gegebene Szene oder ein aktuelles Objekt einzustellen, führt zu einer bilateralen Vernachlässigung von Objekten bzw. Objektteilen. Außerdem sind die *visuelle Orientierung und die Navigation im Raum* meist auch in bekannter Umgebung beeinträchtigt, da in der Regel zusätzlich auch visuell-räumliche Funktionen (z. B. Lokalisation, Entfernungswahrnehmung, visuelle Orientierung, visuelles Raumgedächtnis; vgl. Kap. 10) betroffen sind.

Der zweite Symptomenbereich betrifft die Okulomotorik: *Blickbewegungen (Sakkaden)* sind weder durch externe Reize auslösbar noch können sie intentional initiiert bzw. durchgeführt werden. Das Abtasten einer Szene ist auf den Bereich des noch erhaltenen Aufmerksamkeitsfeldes beschränkt (Abb. 11.1**a**). Auch visuell gesteuerte Folgebewegungen sind gestört. Zusätzlich ist die *visuelle Steuerung der Greifbewegungen im Raum* beeinträchtigt (optische Ataxie; vgl. Kap. 12).

Neben der visuellen kann auch die auditorische Lokalisation beeinträchtigt sein (Phan et al., 2000); zusätzlich kann auch die räumliche Kongruenz zwischen gleichzeitigen visuellen und taktilen Informationen (z. B. Position der Hand im Raum) gestört sein (Valenza et al., 2004).

Das Balint-Syndrom (auch Balint-Holmes-Syndrom) ist charakterisiert durch die pathologische Einengung des visuellen Aufmerksamkeitsfeldes, die Störung der visuell-räumlichen Orientierung und die Beeinträchtigung der intentionalen visuellen Kontrolle des Blickens und Greifens.

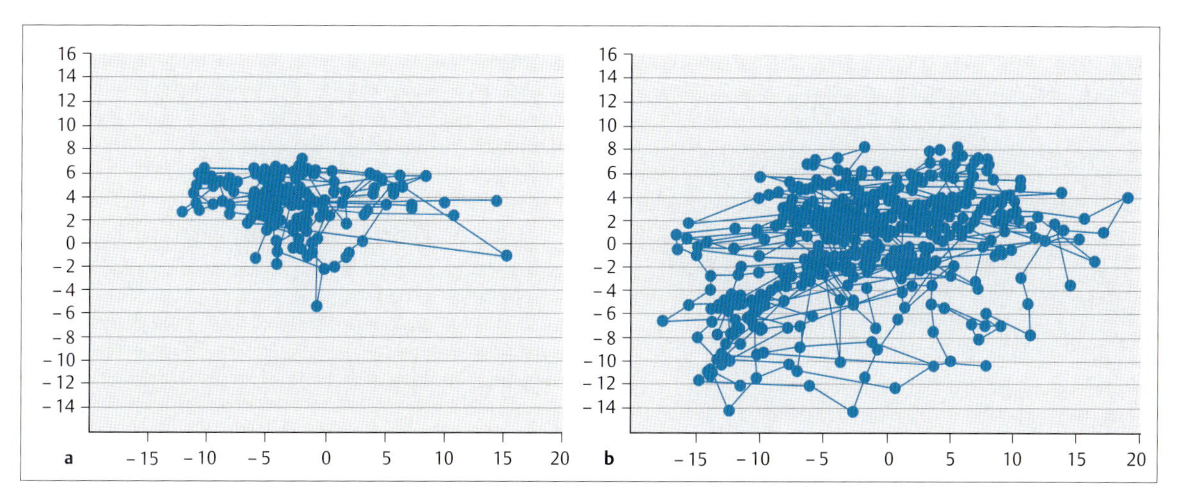

Abb. 11.1**a–b** Blickbewegungsmuster eines 64-jährigen Patienten mit einem Balint-Syndrom (13 Wochen nach Auftreten eines bilateralen posterioren Hirninfarktes) beim Betrachten einer einfachen Szene vor (**a**) und nach Behandlung (**b**). Der Behandlungsumfang betrug 27 Sitzungen (jeweils 30 Minuten). Vor Behandlung berichtete der Patient 3, nach Behandlung 11 von 20 Objekten. Die Zunahme der Blickzeit von 43 Sekunden (vor) auf 116 Sekunden (nach der Behandlung) spiegelt die erweiterte Suchaktivität wider.

Das simultane Erfassen mehrere Objekte oder Objektteile ist ebenfalls erschwert. Diese Form der Störung der Simultanwahrnehmung wird in der neueren Literatur auch als *dorsale Simultanagnosie* bezeichnet; inwieweit sie tatsächlich eine Agnosie darstellt, ist offen.

Das Balint-Syndrom gehört zu den eher seltenen neuropsychologischen Störungsbildern; die Auftretenshäufigkeit hängt jedoch von der Ätiologie ab.

- Für *zerebrovaskuläre Erkrankungen* (bilaterale Infarkte im Versorgungsbereich der hinteren Anteile der A. cerebri media) liegt sie deutlich unter 1% (unter 987 Fällen in den Jahren 1985 bis 2004 fand der Autor lediglich 7 Fälle; dies entspricht 0,71%).
- Bei *degenerativen Erkrankungen* kann das Balint-Syndrom jedoch in bis zu 30% der Fälle auftreten (Rizzo, 1993).
- Im Rahmen von *Migräneattacken* kann es vorübergehend ebenfalls zu einer Einengung des Aufmerksamkeitsfeldes kommen (Shah u. Nafee, 1999).

Die aus dem Balint-Syndrom resultierende Behinderung hängt von seinem Schweregrad ab. Sie reicht vom Übersehen von Reizen in der Peripherie beider Halbfelder bis zum praktisch völligen Verlust jeglichen Überblicks. In Verbindung mit dem Verlust der intentionalen Steuerung der Blickmotorik kann die daraus resultierende Behinderung gleichbedeutend mit den Folgen einer Erblindung sein. Lesen, Schreiben und Zeichnen sowie nahezu alle Alltagsaktivitäten sind (sekundär) betroffen.

Leichtere Formen sind durch das „Übersehen" von Gegenständen oder Personen in der Peripherie des Gesichtsfeldes charakterisiert, verbunden mit einem oft erheblichen Zeitaufwand für das okulomotorische Abtasten, vor allem von komplexen Szenen. Diese Störungen treten im Alltag besonders in Situationen mit hoher Reizdichte (Kaufhäuser, Plätze, usw.) auf. Das Lesen ist meist verlangsamt. In Situationen, in denen die Aufmerksamkeit geteilt werden muss, und bei (längerer) konzentrierter Fixation („um besser sehen zu können") kann es zu einer zusätzlichen Einengung des Aufmerksamkeitsfeldes kommen.

> Da praktisch alle visuellen (Lokalisieren, Erkennen, Lesen) und visuell gesteuerten (räumliche Navigation, Greifen, Gehen, Schreiben und Zeichnen) Tätigkeiten sekundär betroffen sind, weisen Patienten mit Balint-Syndrom je nach Schweregrad eine leichte bis sehr schwere Sehbehinderung im Alltag auf.

11.3 Diagnostik

Es existieren keine standardisierten Untersuchungsverfahren zur Feststellung eines Balint-Syndroms. Eine ausreichende Diagnostik ist jedoch möglich durch:

- Such- und Durchstreichtests, wie sie zur Diagnostik des visuellen Neglects verwendet werden (vgl. Kap. 13),
- die systematische Beobachtung der extern getriggerten und intentionalen Sakkaden, d. h. der Blickbewegungen bei der Exploration und beim Betrachten von einfachen und komplexen Szenen,
- die Überprüfung der Simultanwahrnehmung und des visuellen Erkennens mit einfachen und komplexen unterschiedlich großen Objekten.

Die Lokalisation von Reizen sollte sowohl in der visuellen als auch in der auditiven Modalität geprüft werden. Im Falle eines schweren Balint-Syndroms ist es in der Regel erforderlich, die visuellen Reize einzeln langsam in das noch vorhandene Aufmerksamkeitsfeld zu führen. In eher leichten Fällen hingegen kann die Einengung des Aufmerksamkeitsfeldes erst bei bilateral simultaner Darbietung von Reizen in der Gesichtsfeldperipherie entdeckt bzw. nachgewiesen werden. Patienten berichten dann entweder nur einen Reiz oder gar keinen.

Die Untersuchung der visuellen Orientierung und Navigation, des visuellen Erkennens, des Lesens, Schreibens und Zeichnens sowie des Greifens sollten bei Verdacht auf Vorliegen eines Balint-Syndroms ebenfalls zur diagnostischen Routine gehören.

> *Prüfung des visuellen Aufmerksamkeitsfeldes:* Simultane Darbietung von zwei Reizen in beiden Halbfeldern bei abnehmender bzw. zunehmender Distanz zum Fixationsort.
> *Prüfung der visuell-räumlichen Orientierung:* Finden eines Reizes (z. B. eines Objekts) auf einem Tisch (auch unter anderen Objekten); Angabe der eigenen Position bzw. der Position anderer im Raum; Finden des Weges zurück zum eigenen Stuhl oder zum eigenen Zimmer.
> *Prüfung der intentionalen visuellen Kontrolle des Blickens:* Verbale Aufforderung, den Blick zu einem Reiz (links, rechts, oben, unten) zu richten; verbale Aufforderung, nach links oder rechts zu blicken (ohne externen Reiz).
> *Prüfung auf Simultanagnosie:* z. B. komplexe Bilder beschreiben lassen; Sätze, längere Wörter oder Zahlen lesen lassen.
> *Prüfung auf optische Ataxie:* Vergleich von Greifbewegungen auf periphere Ziele bei freien Augenbewegungen mit Greifbewegungen bei zentraler Fixation (s. Kap. 12).

Diagnostische Ausschlusskriterien:

- hochgradige konzentrische homonyme Gesichtsfeldeinengung mit fehlender Kompensation,
- allgemeine schwere Aufmerksamkeitsstörungen und/oder kognitive Einbußen,
- globale Antriebsstörung,
- Medikamentennebenwirkungen (z. B. konzentrische Gesichtsfeldeinengung kombiniert mit Aufmerksamkeitsstörung; Zrenner, 2004).

11.4 Pathophysiologie

Manche Autoren interpretieren den Verlust des Simultansehens als *Störung der räumlichen Bindung von Objekten oder Objektmerkmalen,* die als „höhere" kognitive Leistung eingestuft wird (vgl. Karnath, 2003). Da nur noch ein kleines Aufmerksamkeitsfeld zur Verfügung steht und zusätzlich die Blickmotorik beeinträchtigt ist, sind die elementaren Voraussetzungen für eine räumliche Integration von visuellen Reizen und damit für die *räumliche und zeitliche Kohärenz der Wahrnehmung* nicht mehr gegeben.

Nach einem neueren Modell zur räumlichen Aufmerksamkeit (Hochstein u. Ahissar, 2002) findet zuerst eine globale Verteilung der Aufmerksamkeit im Raum, auf einer „späten" Stufe im dorsalen Verarbeitungssystem statt. Auf dieser Grundlage kann dann sowohl die externe (reizabhängige, bottom-up) Steuerung als auch interne (intentionale, top-down) Steuerung der selektiven Aufmerksamkeit in Form einer mehr globalen oder mehr lokalen Verteilung bzw. Fokussierung erfolgen.

11.5 Anatomie

Neurobiologische Befunde legen nahe, dass der *posteriore parietale Kortex* die kritische Struktur für die Steuerung der räumlichen Aufmerksamkeit ist. Die enge *Kooperation mit dem präfrontalen Kortex* (frontales Augenfeld und frontaler prämotorischer Kortex) ermöglicht die flexible, rasche Anpassung des Aufmerksamkeitsfeldes an die aktuelle Szene. Eine Schädigung dieses Funktionssystems der räumlichen Aufmerksamkeit würde den oben beschriebenen entscheidenden ersten Schritt des räumlich strukturierten Überblicks nicht mehr erlauben und damit alle weiteren visuellen Verarbeitungsprozesse behindern. Das Ergebnis wäre eine Einengung des Aufmerksamkeitsfeldes bzw. der Verlust seiner flexiblen Anpassung an die räumliche Struktur (Größe, Verteilung der Objekte, usw.) einer Szene sowie des (als Kompensation denkbaren) intentionalen Abtastens dieser Szene. Tatsächlich sind dies genau die Kernsymptome des Balint-Syndroms.

Das Balint-Syndrom wird typischerweise durch eine *beidseitige posterior parietale bzw. parieto-frontale Schädigung* verursacht; zusätzlich sind die okzipito-frontalen bzw. parieto-frontalen Faserverbindungen betroffen. Ein ähnliches Störungsbild kann auch im Rahmen der posterioren kortikalen Atrophie (isoliert oder im Rahmen einer Demenz vom Alzheimer-Typ) oder der kortikobasalen Degeneration auftreten.

> Die Ursache des Balint-Syndroms ist eine bilaterale Schädigung des parietalen Kortex und Marklagers.

11.6 Spontanverlauf, Prognose und Therapie

In Einzelfällen ist eine spontane Rückbildung des Balint-Syndroms bekannt; die Verbesserung betrifft vorwiegend den (intentionalen) Einsatz der Blickmotorik für das Abtasten der Umgebung und die visuelle Orientierung bzw. Navigation. Die Beeinträchtigung des Lesens und der visuo-konstruktiven Fähigkeiten scheint hingegen zu persistieren.

Das *Üben von Blickbewegungsstrategien* und *intensive verbale Hilfen* (sog. verbales Cueing) können den Schweregrad des Balint-Syndroms reduzieren. Das Lernen intentionaler, visuell gesteuerter Augen- und Handbewegungen scheint besonders effizient zu sein, wie Erfahrungen in Einzelfällen zeigen (Abb. 11.**1b**). Dadurch wird offensichtlich das Aufmerksamkeits- und damit das Wahrnehmungsfeld vergrößert und somit die globale und lokale Verteilung der Aufmerksamkeit im Raum verbessert. Bei Patienten mit ausgeprägtem Balint-Syndrom kann ein intensives Training der genannten Aktivitäten über einen Zeitraum von mehreren Monaten erforderlich sein, um alltagsrelevante Verbesserungen zu erreichen. Die dadurch erzielten Verbesserungen können sich positiv auf Alltagsaktivitäten auswirken und so den Grad der Behinderung reduzieren (Zihl, 2000).

Komplexe visuell-kognitive Leistungen, wie z. B. das Lesen und die Orientierung in einer neuen bzw. ungewohnten oder sehr komplexen Umgebung, scheinen sich hingegen nicht oder nur geringfügig zu bessern (Zihl, 2000).

> Das Balint-Syndrom kann sich spontan (zumindest teilweise) zurückbilden. In Einzelfällen führt ein systematisches Training zu einer Vergrößerung des Aufmerksamkeitsfeldes und einer Zunahme visuell gesteuerter okulomotorischer und handmotorischer Aktivitäten.

Literatur

Balint R. Seelenlähmung des „Schauens", optische Ataxie, räumliche Störung der Aufmerksamkeit. Monatsschr Psychiatrie Neurologie. 1909;25:51 – 81.

Hochstein S, Ahissar M. View from the top: hierarchies and reverse hierarchies in the visual system. Neuron. 2002;36:791 – 804.

Karnath H-O. Balint-Holmes-Syndrom. In: Karnath H-O, Thier P, Hrsg. Neuropsychologie. Heidelberg: Springer Verlag; 2003:231 – 42.

Phan ML, Schendel KL, Recanzone GH, Robertson LC. Auditory and visual spatial localization deficits following bilateral parietal lobe lesions in a patient with Balint's syndrome. J Cogn Neurosci. 2000;12:583 – 600.

Rizzo A. „Balint's syndrome" and associated visuospatial disorders. Ballieres Clin Neurol. 1993;2:415 – 437.

Shah PA, Nafee A. Migraine aura masquerading as Balint's syndrome. J Neurol Neurosurg Psychiatry. 1999;67:554 – 5.

Valenza N, Murray MM, Ptak R, Vuilleumier P. The space of senses: impaired crossmodal interactions in a patient with Balint syndrome after bilateral parietal damage. Neuropsychologia. 2004;42:1737 – 1748.

Zihl J. Rehabilitation of visual disorders after brain injury. Hove, GB: Psychology Press; 2000.

Zrenner E. Medikamentennebenwirkungen und Intoxikationen in der Neuroophthalmologie. In: Schiefer U, Wilhelm H, Zrenner E, Burk A, Hrsg. Praktische Neuroophthalmologie. 2. Aufl. Heidelberg: Kaden Verlag; 2004:213 – 22.

12 Optische Ataxie

M. Himmelbach, H.-O. Karnath

12.1 Definition

Patienten mit optischer Ataxie sind nicht in der Lage, präzise Bewegungen auf Ziele auszuführen, die in ihrem peripheren Gesichtsfeld lokalisiert sind. Bei erhaltener Kraft und ungestörter Koordination der Bewegungen kommt es zu einer deutlichen Abweichung der Hand vom Ziel. Darüber hinaus wird beim Ergreifen von Objekten in der Peripherie die Handöffnung nicht der tatsächlichen Objektgröße angepasst.
Wenn die Patienten das Zielobjekt dagegen direkt anschauen, das Objekt also im zentralen Gesichtsfeld abgebildet wird, ist die Bewegung ungestört bzw. deutlich gebessert.

Die Ursache dieser visuomotorischen Störung ist eine Schädigung der okzipito-parietalen Übergangsregion. Bei *unilateralen Läsionen* der linken oder der rechten Hemisphäre ist die Störung auf das jeweils kontraläsionale, periphere Gesichtsfeld und/oder die kontraläsionale Hand beschränkt. Bei *bilateralen Läsionen* ist die optische Ataxie häufig für beide Hände im gesamten peripheren Gesichtsfeld ausgeprägt und Teil des Balint-Syndroms (Kap. 11).

12.2 Klinik

Die optische Ataxie ist ein eher seltener Befund. Ein Grund dafür ist, dass durch den Mediainsult, der der optischen Ataxie in aller Regel zu Grunde liegt, häufig gleichzeitig eine Hemiparese derselben Körperseite besteht, so dass die Patienten Zielbewegungen mit der kontraläsionalen Hand nicht oder nur ansatzweise ausführen können. Dadurch kommt die optische Ataxie gar nicht erst zum Tragen. Darüber hinaus wird die Störung durch den üblichen klinisch-neurologischen Untersuchungsgang nicht automatisch erfasst, und die Patienten klagen auch häufig nicht darüber. Mitunter werden sehr allgemein „Schwierigkeiten mit dem Greifen“ berichtet, die Hände würden „daneben gehen“.

Das Problem der Patienten mit optischer Ataxie besteht in einem *deutlichen Abweichen visuell geführter Bewegungen, wenn die Ziele nicht direkt angeschaut werden* (Abb. 12.1**a**). Dagegen sind ihre Bewegungen normal, wenn das Ziel fixiert werden kann, das Objekt also im zentralen Gesichtsfeld abgebildet wird (Abb. 12.1**b**). Dies bedeutet, dass das Problem v. a. in komplexen Situationen mit mehreren Objekten auftritt (z. B. beim Essen); d. h. in Situationen, in denen Hand- und Augenbewegungen teilweise voneinander entkoppelt ausgeführt werden. Versuchen die Patienten während der Ausführung von Greif- oder Zeigebewegungen z. B. ein Gespräch mit Augenkontakt zu führen oder richten den Blick auf einen anderen Gegenstand als das Objekt, das sie ergreifen möchten, kommt es zu erheblichen Abweichungen der Hand vom angestrebten Ziel.

Neben dem Abweichen der Bewegungstrajektorie wird bei Greifbewegungen die Handöffnung nicht mehr an die jeweilige Objektgröße angepasst (Perenin, 2003).

Da die meisten unserer Bewegungen zu Zielen im Außenraum unter direkter visueller Kontrolle ausgeführt werden, wird die Störung häufig nicht bemerkt und erst durch

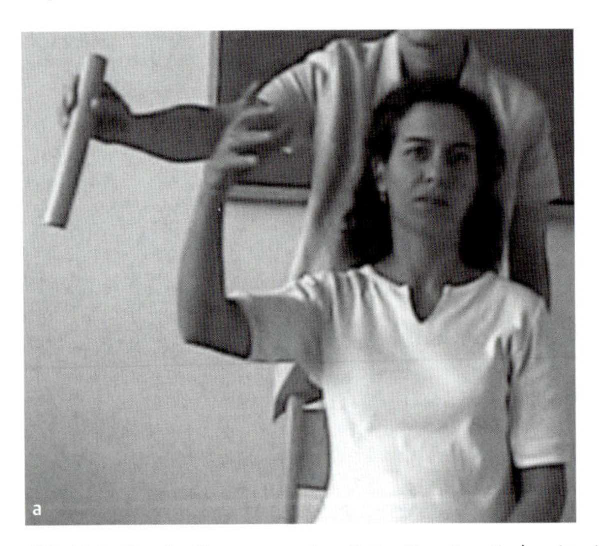

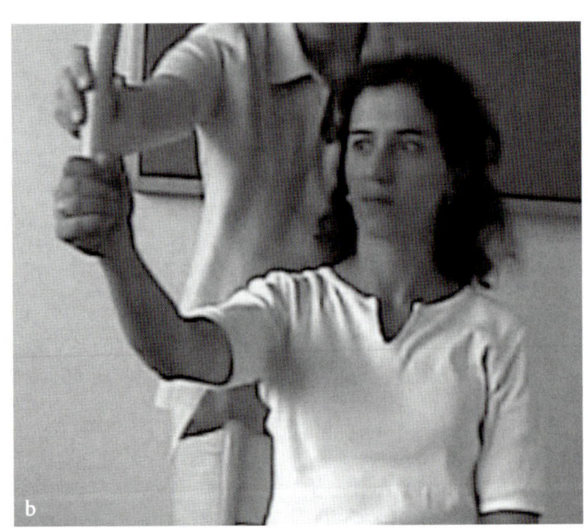

Abb. 12.1**a–b** Greifbewegung einer Patientin mit optischer Ataxie nach Schädigung des parietalen Kortex.
a Der Blick der Patientin ist zur Kamera (= zum Untersucher) gerichtet. Die Bewegung weicht deutlich vom Ziel ab.
b Die Patientin darf das Ziel direkt fixieren. In dieser Situation ist ihre Greifbewegung ungestört.

die spezifische Untersuchung der Zeige- und Greifbewegungen offenbar. Auch komplexe Bewegungsabläufe sind bei den Patienten ungestört, solange sie im zentralen visuellen Feld ausgeführt werden.

Im Gegensatz zu Bewegungen auf Ziele im Außenraum führen die Patienten *Bewegungen auf den eigenen Körper* ohne Schwierigkeiten mit normaler räumlicher Präzision aus. Zielgerichtete *Bewegungen auf auditive Ziele* sind in ihrer Genauigkeit ebenfalls nicht beeinträchtigt. Wenn nicht zusätzlich zur optischen Ataxie eine Hemiparese besteht, ist die Kraft der Patienten normal erhalten. Die *Ausführung von Augenbewegungen* (Augenfolgebewegungen, Sakkaden) ist bei der überwiegenden Mehrzahl der Patienten ebenfalls intakt. Ebenso ist die *Wahrnehmung räumlicher Verhältnisse* – z. B. der relativen Position verschiedener Objekte zueinander oder der Orientierung von Objekten im Raum – nicht beeinträchtigt (Perenin, 2003).

Bei *Schädigung nur einer Hemisphäre* betrifft die optische Ataxie die kontraläsionale Hand und/oder die kontraläsionale Hälfte des Gesichtsfeldes. Dies bedeutet, dass Bewegungen der nicht betroffenen ipsiläsionalen Hand und/oder Bewegungen auf Ziele im ipsiläsionalen Gesichtsfeld nicht oder in weit geringerem Ausmaß beeinträchtigt sind. Nach *bilateralen Schädigungen* tritt die optische Ataxie häufig für beide Hände im linken und rechten peripheren Gesichtsfeld als Teil des Balint-Syndroms (Kap. 11) gemeinsam mit einer Einengung des visuellen Aufmerksamkeitsfeldes, Störungen der visuell-räumlichen Orientierung und einer Störung der willkürlichen Okulomotorik auf.

Bei Patienten mit optischer Ataxie weichen Zeige- und Greifbewegungen erheblich vom Ziel ab, wenn diese im peripheren Gesichtsfeld des Patienten lokalisiert sind. Zusätzlich kann es beim Ergreifen von Objekten zur Störung der Handöffnung/-orientierung kommen. Dagegen ist das Defizit nicht zu beobachten bzw. erheblich reduziert, wenn das Ziel direkt fixiert werden kann, also im zentralen Gesichtsfeld abgebildet wird.
Bei Schädigungen nur einer Hemisphäre betrifft die optische Ataxie die kontraläsionale Hand und/oder die kontraläsionale Hälfte des Gesichtsfeldes.

12.3 Diagnostik

Das wesentliche Merkmal der optischen Ataxie ist die im Vergleich zur Präsentation im zentralen Gesichtsfeld deutlich stärkere Ausprägung der Bewegungsfehler bei Darbietung der Ziele im peripheren Gesichtsfeld. Die klinische Prüfung auf optische Ataxie vergleicht daher Greifbewegungen auf Ziele in beiden visuellen Halbfeldern

1. bei *zentraler, auf den Untersucher gerichteter Fixation*,
2. bei freien Augenbewegungen, d. h. bei *Fixation des Objektes*.

Der Patient sitzt dem Untersucher gegenüber. Er wird instruiert, die Nase des Untersuchers zu fixieren. Es wird ein Zielobjekt im peripheren Gesichtsfeld des Patienten präsentiert, der zunächst mit der rechten, später mit der linken Hand nach dem Objekt greift. Durch die Variation der untersuchten Hand und der Seite der Präsentation des Zielobjektes (linkes vs. rechtes Gesichtsfeld) wird geprüft, für welche Gesichtsfeldhälfte und für welche Hand eine optische Ataxie vorliegt. Die gleiche Prüfung wird nun mit freien Augenbewegungen wiederholt, d. h. der Patient darf nun das präsentierte Objekt bei der Ausführung der Bewegung direkt anschauen (Abb. 12.1).

Eine optische Ataxie liegt vor, wenn die Bewegung das im peripheren Gesichtsfeld lokalisierte Ziel deutlich verfehlt oder erst nach zufälliger Berührung (z. B. mit dem Arm des Untersuchers) auf das Ziel korrigiert wird. Demgegenüber ist ein normaler Bewegungsverlauf bzw. eine erhebliche Verbesserung zu beobachten, wenn die Ziele direkt fixiert werden können.

Das wichtigste Merkmal der optischen Ataxie ist der auffällige Unterschied zwischen beeinträchtigten Bewegungen auf Gegenstände in der visuellen Peripherie und normalen Bewegungen auf (a) Gegenstände, die direkt angeblickt werden, sowie (b) propriozeptive Ziele am eigenen Körper.

Störungen der Handöffnungsweite beim Greifen sind ohne technische Untersuchungsmittel nur bei schweren Fällen zu erkennen. Beim Ergreifen von Objekten verschiedener Größe zeigt sich, dass die Patienten keine der jeweiligen Objektgröße angemessene Handöffnung erreichen.

12.4 Pathophysiologie

In der Vergangenheit wurde die optische Ataxie als typisches Beispiel für ein *generelles Defizit* der Verarbeitung visueller Information für die motorische Planung und Steuerung von Bewegungen angesehen (Milner u. Goodale, 1995). Dagegen spricht jedoch die Beobachtung, dass die Störung auf Bewegungen zu Objekten beschränkt ist, die in der visuellen Peripherie lokalisiert sind. Bei der optischen Ataxie handelt es sich also um eine *spezifische Störung* der Überführung visueller Zielkoordinaten in motorische Bewegungen, wenn die Zielposition der Augen und der Hand nicht übereinstimmen (Himmelbach u. Karnath, 2004).

Die Beobachtung, dass die optische Ataxie bei Zielbewegungen in die visuelle Peripherie, nicht aber bei Bewegungen auf zentral fixierte Ziele auftritt, veranlasste Milner und Kollegen (2003) dazu anzunehmen, dass Bewegungen auf zentral fixierte Ziele nicht durch den bei Patienten mit optischer Ataxie geschädigten okzipito-parietalen Verarbeitungsweg gesteuert werden. Sie vermuteten, dass solche Bewegungen möglicherweise durch einen *subkortikalen Pfad* kontrolliert werden, der die superioren Colliculi und das Tegmentum mit einschließt. Die übereinstimmende Bewegung von Auge und Hand auf dasselbe Ziel stellt nach Vorstellung der Autoren die „ursprünglichste“ Form zielgerichteter Bewegungen dar und kann ohne kortikale Kontrolle – quasi automatisch – ausgeführt werden. Erst durch den Einfluss kortikaler (okzipito-parietaler) Strukturen auf die Informationsverarbeitung in diesem subkortikalen zielmotorischen System erfolgt die Adjustierung der Bewegung auf Ziele in der visuellen Peripherie. Für diese Annahme spricht, dass die Abweichungen der Patienten mit optischer Ataxie im Mittel häufig vom Ziel weg und hin zum Ort der Fixation gerichtet sind.

12.5 Anatomie

Optische Ataxie tritt sowohl nach links- als auch nach rechtsseitiger Hirnschädigung auf. Die Störung betrifft das jeweils *kontraläsionale Gesichtsfeld* und/oder die *kontraläsionale Hand.*

Frühe anatomische Befunde vermuteten eine Läsion des superioren parietalen Kortex als Ursache der optischen Ataxie. Diese Untersuchungen verfügten jedoch häufig nur über wenige Patienten oder wiesen methodische Mängel – wie das Fehlen von Kontrollpatienten – auf. Anatomische Befunde jüngerer Zeit, die auf der digitalisierten Auswertung kernspin- und computertomographischer Aufnahmen einer großen Gruppe von Patienten mit und ohne optische Ataxie beruhen, widersprechen der bisherigen anatomischen Vorstellung. Im Vergleich mit hirngeschädigten Patienten ohne optische Ataxie fand sich bei Patienten mit dieser Störung eine *Schädigung des okzipito-parietalen Übergangsbereiches der rechten oder der linken Hemisphäre* (Karnath u. Perenin, 2005). Das Schädigungsareal umfasste typischerweise die Grenze zwischen dem inferioren parietalen Lobulus und dem okzipitalen Kortex und erstreckte sich medial bis zum Präcuneus nahe dem Sulcus parieto-occipitalis (Abb. 12.2).

Optische Ataxie tritt sowohl nach links- als auch nach rechtsseitiger Schädigung der okzipito-parietalen Übergangsregion auf. Das Schädigungsareal umfasst typischerweise die Grenze zwischen dem inferioren parietalen Lobulus und dem okzipitalen Kortex. Medial betrifft es den Präcuneus nahe dem Sulcus parieto-occipitalis.

12.6 Spontanverlauf, Prognose und Therapie

Zuverlässige Angaben zum Spontanverlauf sind auf Grund der wenigen Berichte über Patienten mit optischer Ataxie derzeit nicht verfügbar. Es finden sich Berichte von Patienten, bei denen sich das Defizit über mehrere Wochen bis Monate nach dem Insult vollständig zurückgebildet hat, wie auch Berichte von Patienten, die auch nach mehreren Jahren noch eine deutliche optische Ataxie aufwiesen.

Bilaterale Läsionen scheinen gegenüber unilateralen Schädigungen zu einer deutlicheren Beeinträchtigung und mit höherer Wahrscheinlichkeit zu einer Chronifizierung zu führen. Eine systematische Untersuchung einer größeren Gruppe von Patienten mit optischer Ataxie über einen

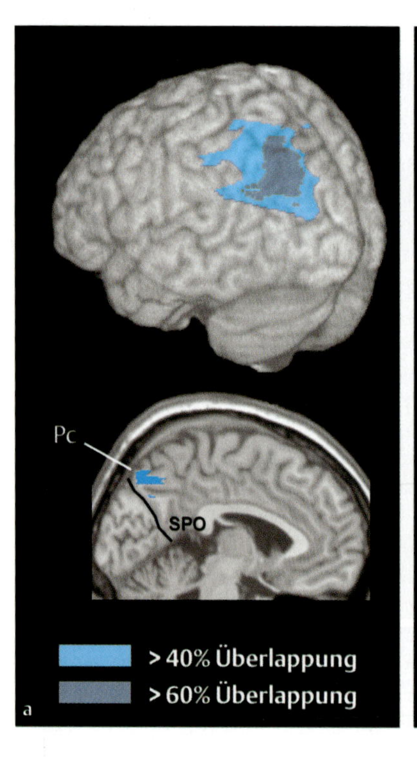

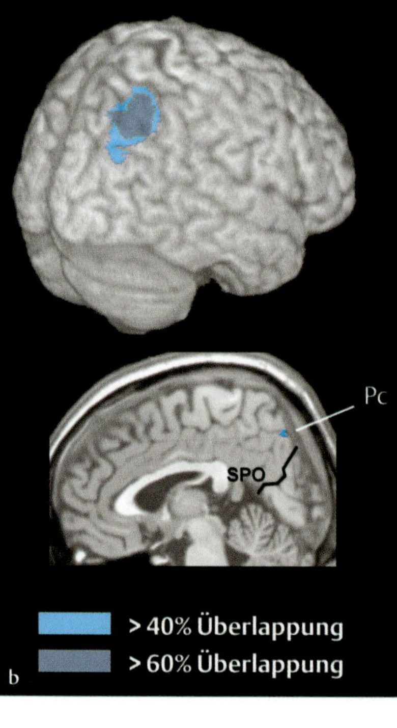

Abb. 12.**2a–b** Laterale und mediale Ansicht des typischen Läsionsgebietes bei optischer Ataxie nach unilateraler linksseitiger (**a**) oder rechtsseitiger (**b**) Hirnschädigung. Das Areal umfasst die Grenze zwischen dem inferioren parietalen Lobulus und dem okzipitalen Kortex und erstreckt sich medial bis zum Präcuneus (Pc) nahe dem Sulcus parieto-occipitalis (SPO). (aus Karnath HO, Perenin MT: Cortical control of visually guided reaching – evidence from patients with optic ataxia. Cereb Cortex. 2005;15:1561 – 1569).

längeren Zeitraum wurde jedoch bislang nicht unternommen.

Persistiert die optische Ataxie, so beginnen die Patienten häufig spontan, die Blickrichtung der Handbewegung anzupassen und vor der Ausführung einer Handbewegung das Ziel direkt anzuschauen, um Abweichungen und Fehler beim Ergreifen von Objekten zu vermeiden. Diese *Kompensationsstrategie* kann unterstützt werden, indem den Patienten eine Einsicht in ihr Defizit vermittelt wird und das entsprechende Verhalten auch in komplexen Situationen unter erhöhter Belastung (mehrere Gegenstände, Zeitlimit u. ä.) trainiert wird. Tritt die optische Ataxie als Teil des Balint-Syndroms auf, so ist die Situation durch das gleichzeitige Vorhandensein von Aufmerksamkeitsdefiziten und okulomotorischen Störungen erschwert (Kap. 11).

Ein Teil der Patienten mit optischer Ataxie zeigt eine spontane Besserung, die bis zur vollständigen Restitution reichen kann. Bilateral geschädigte Patienten scheinen stärker betroffen zu sein als Patienten mit unilateraler Schädigung und entwickeln häufiger eine chronische optische Ataxie.
Sinnvoll ist das Training kompensatorischer Verhaltensweisen (Anpassung von Blickrichtung und Handbewegung) unter erschwerten Alltagsbedingungen.

Literatur

Himmelbach M, Karnath H-O. Kortikale Kontrolle zielgerichteter Bewegungen. Neuroforum. 2004;10:200 – 205.

Karnath H-O, Perenin M-T. Cortical control of visually guided reaching – evidence from patients with optic ataxia. Cereb Cortex. 2005;15: 1561 – 1569.

Milner AD, Dijkerman HC, McIntosh RD, Rossetti Y, Pisella L. Delayed reaching and grasping in patients with optic ataxia. Prog Brain Res. 2003;142:225 – 242.

Milner AD, Goodale MA. The visual brain in action. Oxford: Oxford University Press; 1995.

Perenin M-T. Optische Ataxie. In: Karnath H-O, Thier H-P, Hrsg. Neuropsychologie. Heidelberg: Springer-Verlag; 2003:325 – 335.

13 Neglect

H.-O. Karnath

13.1 Definition

Patienten, die nach einem Schlaganfall einen Neglect aufweisen, verhalten sich so, als ob für sie eine Seite des Außenraumes aufgehört hätte zu exisitieren.
Die Störung tritt typischerweise nach Schädigungen der rechten, nicht sprachdominanten Hemisphäre auf und betrifft dann die linke Seite. Gegenstände, die sich auf der linken Seite befinden, werden von Patienten mit Neglect nicht beachtet.

Die kontralaterale Vernachlässigung lässt sich nicht durch möglicherweise gleichzeitig bestehende Paresen, Gefühls- oder Gesichtsfeldstörungen erklären. Der Patient vernachlässigt kontralateral links lokalisierte Gegenstände oder Personen also nicht deshalb, weil er sie auf Grund einer Hemianopsie nicht mehr *sehen* kann, sondern weil er sich (mit oder ohne gleichzeitig bestehende Hemianopsie) überwiegend zur rechten Seite wendet, um dort nach ihnen zu suchen.

Den Kranken ist die Asymmetrie ihres Such- und Zuwendungsverhaltens zu Gunsten der rechten Seite nicht bewusst.

13.2 Klinik

Orientierung zur ipsiläsionalen Seite

Im akuten Stadium der Symptomatik sind die Augen und der Kopf der Patienten deutlich zur Seite der Hirnläsion, d. h. zumeist zu seiner rechten Seite, orientiert (Abb. 13.**1**). Auch bei einem längeren Gespräch kommt es kaum vor, dass ein Patient mit Neglect die abgewandte Kopf-/Körperhaltung auch nur kurz auf den Besucher ausrichtet. Spricht man ihn direkt von vorne oder von seiner linken (vernachlässigten) Seite an, so ignoriert er den Sprecher entweder ganz oder wendet sich zur rechten Seite, um ihn dort zu suchen.

Gestörte visuelle und taktile Exploration

Beim *Suchen von Gegenständen* ist die Aktivität der Kranken, die visuelle und taktile Exploration, deutlich zur Seite der Läsion verschoben (Karnath et al., 1998; Karnath und Perenin, 1998). Die Augen- bzw. Handbewegungen konzentrieren sich auf die ipsiläsionale Seite; kontralateral gelegene Teile des Raumes werden dagegen nicht betrachtet bzw. berührt. Diese *Asymmetrie des visuellen Explorationsverhaltens* findet sich ebenfalls bei völliger Dunkelheit; d. h. auch wenn gar keine Gegenstände vorhanden sind, beschränken sich die Suchbewegungen, die die Patienten mit den Augen und der Hand ausführen, allein auf die Erkundung der rechten Raum- und Körperseite. Das Zentrum der Explorationsbewegungen stimmt nicht mehr (wie bei Gesunden) mit der sagittalen Körpermittelebene überein, sondern ist um ca. 40° zur ipsiläsionalen Seite verschoben (Karnath et al. 1998; Abb. 13.**2a**).

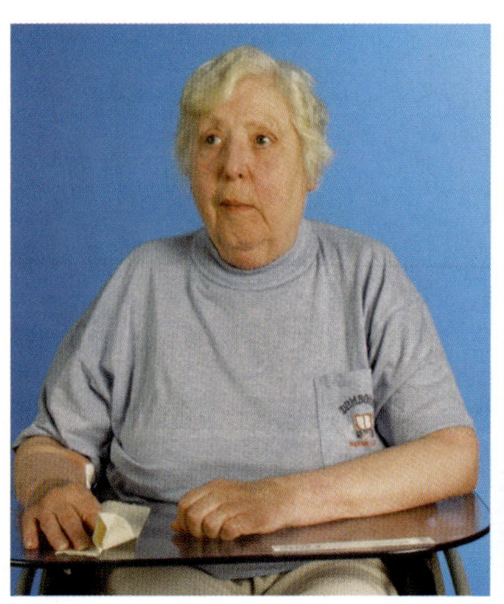

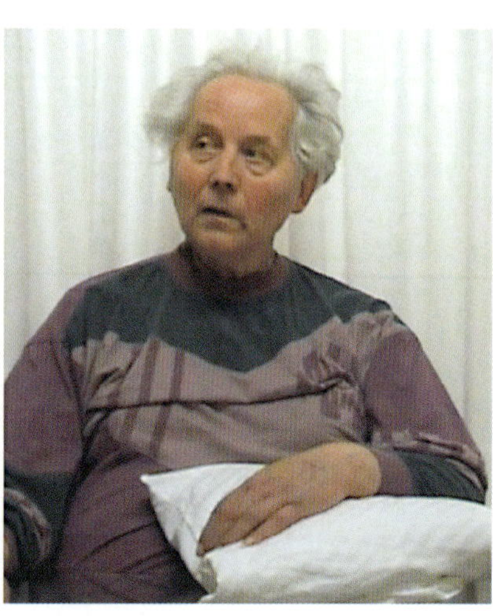

Abb. 13.**1** Spontan eingenommene Augen- und Kopforientierung bei rechtshemisphärisch geschädigten Patienten mit Neglect. Die Patienten haben keine besondere Aufgabe; sie sitzen vor der Kamera und warten. Patienten mit Neglect orientieren ihre Augen und den Kopf typischerweise zur rechten Seite. Man könnte den Eindruck gewinnen, dass sich dort ein Gegenstand befindet, der das Interesse der Patienten erregt und daher von ihnen fixiert würde. Tatsächlich war der Raum aber bis auf den direkt vor den Kranken stehenden Photographen leer (aus Fruhmann-Berger u. Karnath, 2005).

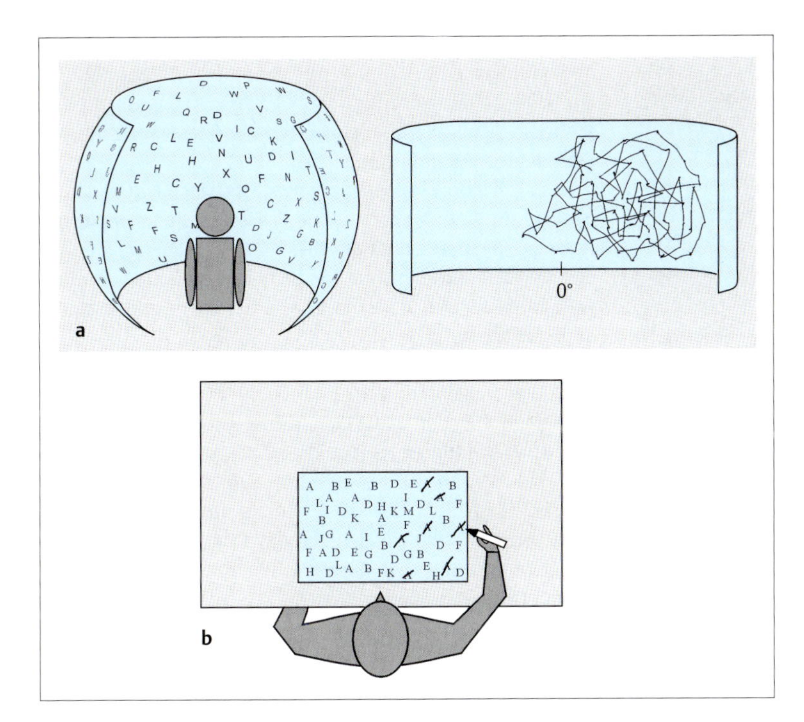

Abb. 13.**2a–b** Blickpfad (**a**) und Markierungen (**b**) eines Patienten mit linksseitigem Neglect (ohne Hemianopsie) bei der visuellen Exploration. Die Aufgabe besteht jeweils darin, einen bestimmten Zielreiz (hier: den Buchstaben „A") in einer Ansammlung von zahlreichen, unregelmäßig angeordneten Buchstaben zu finden. Der Patient mit Neglect exploriert jeweils nur die Buchstaben, die auf der rechten Seite lokalisiert sind; die links gelegenen werden vernachlässigt.

Symptome im sensorischen, auditiven und motorischen Bereich

Die Neglect-Symptomatik betrifft häufig nicht nur visuelle Eindrücke und Reize, sondern ist oft in mehreren Modalitäten gleichzeitig ausgeprägt. So können *Berührungen* an der betroffenen Körperseite oder auch *akustische Reize* aus kontralateraler Richtung unbeantwortet bleiben; oder sie werden so beantwortet, als wären sie auf der Gegenseite aufgetreten. Im akuten Stadium der Symptomatik sind ca. 50 % der Neglect-Patienten sogar vollständig unfähig anzugeben, wo im Raum eine Schallquelle lokalisiert ist (Zimmer et al., 2003).

Patienten mit Neglect können zudem eine *Vernachlässigung ihrer kontralateralen (also zumeist linksseitigen) Extremitäten* aufweisen, die eine eingeschränkte Beweglichkeit des Armes und/oder Beines zur Folge hat und zunächst als Hemiparese fehlgedeutet werden kann. Die Vernachlässigung lässt sich jedoch durch Darbietung von Hinweisreizen für kurze Zeit ganz oder zumindest teilweise aufheben. Unmittelbar nach Beendigung der externen Stimulation stellt sich der pathologische Zustand jedoch wieder ein und der linke Arm und/ das linke Bein hängen erneut schlaff zur Seite.

Beim *Lesen* lassen Neglect-Patienten ganze Wörter auf der kontraläsionalen Seite und/oder vernachlässigen den Anfang längerer bzw. zusammengesetzter Wörter (sog. *Neglectdyslexie*). Auch beim Schreiben oder Zeichnen bleibt ein Teil der Vorlage auf der kontralateralen, linken Seite frei.

13.2.1 Koordinatensysteme der Vernachlässigung

Je nach dem, ob sich ein Neglect-Patient gerade auf den ihn umgebenden Raum oder auf ein einzelnes, dort lokalisiertes Objekt konzentriert, findet man die kontralaterale Vernachlässigung entweder *„Raum-zentriert"* oder *„Objekt-zentriert"* (Karnath u. Niemeier, 2002). Der Bezugsrahmen verändert sich also in Abhängigkeit davon, ob der „Suchscheinwerfer" des Kranken gerade auf den ganzen Außenraum, einen Bereich davon oder nur auf ein einzelnes dort vorhandenes Objekt fokussiert ist. Die Vernachlässigung betrifft dabei jeweils die linke Seite des „ausgeleuchteten" Feldes. Bei der sog. „Objekt-zentrierten" und „Raum-zentrierten" Vernachlässigung handelt es sich also nicht um zwei unterschiedliche Erkrankungen; vielmehr sind beide Ausprägungen auf dieselbe Störung zurückzuführen (Karnath u. Niemeier, 2002).

Darüber hinaus variiert das *Ausmaß der Vernachlässigung* mit dem Schweregrad und dem Stadium der Symptomatik. Sie kann so mild ausgeprägt sein, dass lediglich wenige Gegenstände in der äußeren Peripherie der kontraläsionalen Seite nicht beachtet werden, aber auch so stark sein, dass sich die Suchbewegungen allein auf die äußere Peripherie der ipsiläsionalen Seite beschränken. Auf Grund dieser stark unterschiedlichen Ausdehnung der Vernachlässig ist die Bezeichnung des Krankheitsbildes als sog. „Hemi-Neglect" oder „Halbseiten-Neglect" nicht geeignet. Tatsächlich vernachlässigen Neglect-Patienten bei der Exploration des Raumes, eines Tisches, eines Bildes etc. nur selten genau eine Hälfte davon.

Neglect ist eine Verhaltensstörung, bei der die Kranken Personen und Gegenstände nicht beachten, wenn diese sich auf der zur Hirnschädigung kontralateralen (zumeist linken) Seite im Außenraum oder am eigenen Körper befinden. Es handelt sich um eine *supramodale Störung*, die sich im visuellen, sensorischen, auditiven und motorischen Bereich manifestieren kann. Lähmungen, Hör-, Gefühls- oder Gesichtsfeldstörungen können die Symptomatik nicht hinreichend erklären.
Das charakteristische Defizit von Patienten mit Neglect ist die *Einschränkung ihrer Such- und Explorationsbewegungen* auf den ipsiläsionalen Teil des Raumes, des eigenen Körpers und auch einzelner Objekte. Kontralateral gelegene Gegenstände oder Objekteigenschaften werden dadurch nicht bemerkt und vernachlässigt.

13.3 Diagnostik

13.3.1 Verhaltensbeobachtung

In der akuten Phase der Neglect-Symptomatik sind die Verhaltsauffälligkeiten der Patienten zumeist so stark ausgeprägt, dass die Diagnose bereits durch die bloße Beobachtung des Patienten gestellt werden kann. Die Patienten zeigen folgende typische Verhaltensweisen:

- Kopf und Blick sind spontan zur ipsiläsionalen Seite gerichtet (Abb. 13.**1** S. 148),
- Die Patienten wenden sich stereotyp zur ipsiläsionalen Seite, wenn man sie von vorne oder von der kontraläsionalen Seite her anspricht.
- Kontraläsional lokalisierte Gegenstände oder Personen werden nicht beachtet.
- Beim Aufsuchen von Gegenständen mit ihren Händen und Augen suchen die Patienten stets nur die ipsiläsionale Seite ab; Suchbewegungen zur kontraläsionalen Seite werden nicht unternommen.

13.3.2 Klinische Tests

Durchstreich- und Suchaufgaben

Für eine quantifizierende Diagnostik eignen sich vor allem die schnell und auch am Krankenbett gut durchführbaren Durchstreichaufgaben. Der Vergleich verschiedener Aufgaben dieses Typs ergab, dass der *Letter-Cancellation-Test* (Abb. 13.**3a**; Weintraub u. Mesulam, 1985) und der *Bells-Test* (Abb. 13.**3b**; Gauthier et al., 1989) eine Neglect-Symptomatik besonders sensitiv nachweisen (Ferber u. Karnath, 2001). Zahlreiche unterschiedliche Buchstaben bzw. Objekte sind unregelmäßig auf einem horizontal orientierten DIN-A4-Blatt verteilt. Die Patienten sollen alle Symbole einer bestimmten Art – den Buchstaben „A" beim Letter-Cancellation-Test und eine Glocke beim Bells-Test – suchen und durchstreichen. Patienten mit Neglect lassen je nach Schweregrad und Stadium der Erkrankung einen mehr oder weniger großen Teil der Zeichen auf der kontralateralen Seite unberücksichtigt (Abb. 13.**2b**). Auslassungen von mehr als 5 linksseitig lokalisierten Zielreizen sprechen für eine Neglect-Symptomatik.

Such- und Durchstreichaufgaben sind auch zur Verlaufsbeobachtung gut geeignet. Eine Besserung der Symptomatik zeigt sich darin, dass der beachtete und abgesuchte Teil der Vorlage zur kontraläsionalen, linken Seite hin ausgedehnt wird; d. h. dass die Anzahl der dort ausgelassenen Zielreize abnimmt.

Wojciulik et al. (2004) konnten zeigen, dass die Vernachlässigung ausgeprägter in Erscheinung tritt, wenn die Markierungen für den Patienten selbst nicht sichtbar sind. Hierzu verwendeten sie unter der zu bearbeitenden Vorlage ein weiteres Blatt gleicher Größe zusammen mit Durchschlagpapier. Mit einem (nicht funktionstüchtigen) Stift werden so die auf der Vorlage vorgenommenen Markierungen nur auf dem darunter liegenden Zusatzblatt abgebildet.

Zeichnen

Eine kontralaterale Vernachlässigung lässt sich auch durch Kopieren oder freies Zeichnen von gegenständlichen Abbildungen (Haus, Blume, Fahrrad) oder geometrischen Figuren (Stern, Würfel), das Einsetzen der Stundenzahlen in ein schematisch vorgegebenes Zifferblatt, das Lesen einzelner Wörter oder Zeilen oder das Plazieren von Städten oder Ländern auf einer geographischen Umrisskarte feststellen. Es finden sich Kopien und Zeichnungen, bei denen ganze Teile auf der betroffenen Seite fehlen oder nur grob angedeutet sind (Abb. 13.**4**). Das Zifferblatt bleibt auf der betroffenen Seite unvollständig, oder aber es werden die Ziffern zur ipsiläsionalen Seite hin verschoben. Die geographische Umrisskarte kann auf der betroffenen Seite leer bleiben oder dort zumindest deutliche Lücken aufzeigen.

Die *Quantifizierung* des Vernachlässigungsverhaltens fällt mit solchen Verfahren jedoch deutlich schwerer als mit den oben dargestellten Such- und Durchstreichverfahren.

Neben den typischen Auffälligkeiten im spontanen Verhalten der Patienten (Kopf und Blick sind spontan zur ipsiläsionalen Seite gerichtet, stereotype Zuwendungsreaktion zur ipsiläsionalen Seite, Ausführung von Suchbewegungen mit den Augen und Händen stets nur auf der ipsiläsionalen Seite) eignen sich vor allem Such- und Durchstreichaufgaben zur Diagnose eines Neglects. Patienten mit Neglect lassen je nach Schweregrad und Stadium der Erkrankung einen mehr oder weniger großen Teil der Zeichen auf der kontralateralen Seite unberücksichtigt.

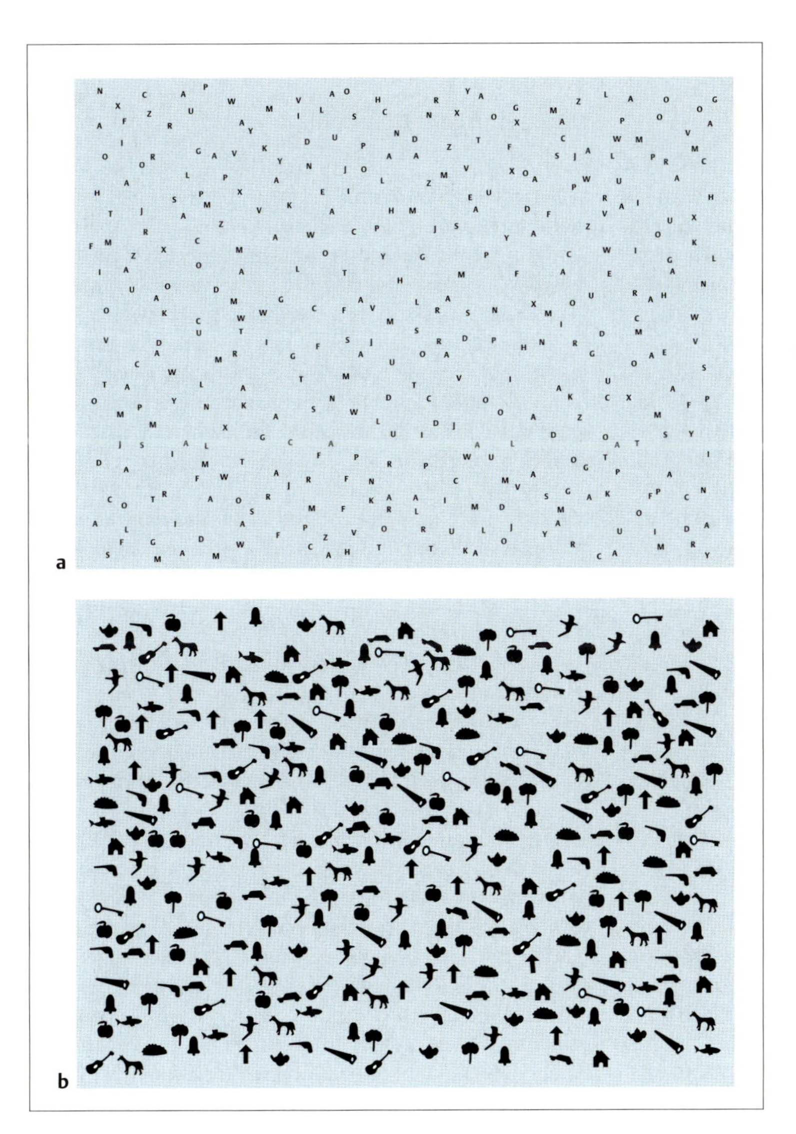

Abb. 13.**3a–b** Durchstreich- und Suchaufgaben..

a Letter-Cancellation-Test (Weintraub u. Mesulam, 1985): Das Suchfeld (eine horizontal orientierte DIN-A4-Vorlage) besteht aus einer Ansammlung verschiedener, unregelmäßig angeordneter Buchstaben. Sechzig Zielbuchstaben (Buchstabe „A") sind gleichmäßig über das Suchfeld verteilt. Die Patienten haben die Aufgabe, diese (ohne Zeitdruck) zu kennzeichnen.

b Bells-Test (Gauthier et al., 1989): In diesem Suchfeld aus unregelmäßig angeordneten Gegenständen sind 35 Zielreize (Glocke) auf einer horizontal orientierten DIN-A4-Vorlage (ohne Zeitdruck) zu kennzeichnen.

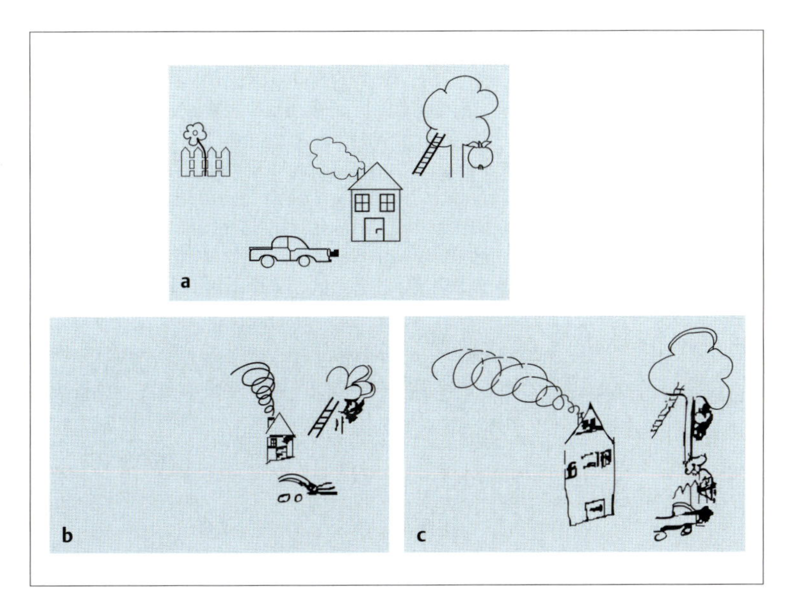

Abb. 13.**4a–c** Abzeichnen einer Vorlage (aus Johannsen u. Karnath, 2004).

a Kopiervorlage: Die Patienten haben die Aufgabe, die dargestellten Objekte möglichst genau abzuzeichnen.

b u. **c** Sowohl im akuten (**b**) als auch im chronischen Stadium der Symptomatik (**c**), gut 1 Jahr nach dem Insult, vernachlässigt der hier untersuchte Patient mit Neglect (ohne Hemianopsie) linksseitig lokalisierte Objekte bzw. Teile von Objekten. Darüber hinaus findet sich eine Tendenz, die abgezeichneten Gegenstände auf die rechte Seite zu drängen.

Exkurs: Linienhalbieren – ein guter Test zum Nachweis einer Neglect-Symptomatik?

In der Literatur findet sich immer wieder der Hinweis auf die sog. Linienhalbierungsaufgabe zur Untersuchung von Neglect-Patienten. Bei dieser Aufgabe werden dem Patienten horizontale Linien vorgelegt, die durch eine Markierung genau halbiert werden sollen. Patienten können dabei eine auffällige Verlagerung der Halbierungen aufweisen. Beim direkten Vergleich der Leistungen von Neglect-Patienten beim (a) *Linienhalbieren* und bei (b) der *Bearbeitung von Such- und Durchstreichaufgaben*, fand sich jedoch, dass über 94% der Neglect-Patienten durch den Letter-Cancellation-Test oder den Bells-Test erfasst werden konnten, wohingegen 40% derselben Patienten durch die Linienhalbierungsaufgabe fälschlicherweise *nicht* diagnostiziert worden wären (Ferber u. Karnath, 2001). Aus diesem pragmatischen Grund ist die Linienhalbierungsaufgabe also *kein guter Test* zur Erfassung der Neglect-Symptomatik.

Das Linienhalbieren und die Durchstreichaufgaben stellen unterschiedliche kognitive Anforderungen: Während das Linienhalbieren die Fähigkeit untersucht, *innerhalb eines Objektes Größenrelationen einzuschätzen*, erfassen die Durchstreichaufgaben die *visuell-räumliche Explorationsfähigkeit*. Offensichtlich weisen nicht alle Patienten mit Neglect zusätzlich ein Defizit der Größenwahrnehmung von Objekten auf. Trotz schwerer Neglect-Symptomatik ist das Linienhalbieren in 40% der Fälle ungestört. Demgegenüber ist die räumliche Explorationsfähigkeit bei allen Patienten mit Neglect in charakteristischer Weise gestört. Die Patienten wenden sich nicht spontan der linken Raumhälfte zu und vernachlässigen Objekte, die dort lokalisiert sind. Anatomische Untersuchungen bestätigten, dass die Unfähigkeit, Größenrelationen innerhalb von Objekten einzuschätzen, eine von der Neglect-Symptomatik unabhängige Störung darstellt. Beide Phänomene treten zwar häufig gemeinsam auf, werden aber durch Läsionen unterschiedlicher Hirnareale verursacht (Binder et al., 1992; Rorden et al., 2006). Während das Abweichen beim Linienhalbieren durch posteriore Schädigungen im okzipito-temporalen Übergangsbereich bedingt ist (Rorden et al., 2006), findet sich das Läsionsareal bei kontralateraler Vernachlässigung in Such- und Durchstreichaufgaben typischerweise weiter rostral, im Bereich des oberen temporalen Gyrus und der Inselregion.

Das Vorliegen bzw. Nicht-Vorliegen einer Verschiebung der Markierung in der Linienhalbierungsaufgabe sollte daher nicht als Zeichen für das Vorhandensein oder Nicht-Vorhandensein eines Neglects gedeutet werden. Die Prüfung der Fähigkeit Größenrelationen innerhalb von Objekten einschätzen zu können, sollte getrennt von der Untersuchung auf Neglect durchgeführt und dokumentiert werden.

13.3.3 Differenzialdiagnose

Neglect vs. Hemianopsie

Die Frage, ob bei einem Patienten ein Neglect vorliegt, lässt sich durch die Beobachtung des Spontanverhaltens zusammen mit den oben beschriebenen Verfahren, insbesondere den Durchstreichverfahren, gut feststellen. Ein Patient, der lediglich an einer Hemianopsie, nicht aber an einem Neglect leidet, wird z. B. bei der Durchstreichaufgabe keine Auslassungen machen, die asymmetrisch nur die kontralaterale Seite betreffen. Mit der ungestörten Gesichtsfeldhälfte suchen Patienten mit Hemianopsie (wenn auch verlangsamt und mit mehr Fixationen) das ganze Blatt nach den Zielreizen ab.

Die Frage, ob ein Patient mit einem Neglect zusätzlich auch noch an einer Hemianopsie leidet, ist dagegen schwerer zu beantworten. Tatsächlich lässt sich diese Unterscheidung im akuten Stadium des Infarktes häufig nicht zweifelsfrei treffen. Erst nach wenigen Tagen der Erholung kann die Differenzialdiagnose dann sicher getroffen werden. Um herauszufinden, ob ein Patient auf kontralateral lokalisierte Reize einfach deshalb nicht reagiert, weil er möglicherweise neben einem Neglect auch eine Hemianopsie hat, wird eine der wesentlichen Eigenschaften der Neglect-Symptomatik genutzt. Diese besteht darin, dass sich die Vernachlässigung durch Darbietung von Hinweisreizen (*cueing*) für kurze Zeit ganz oder zumindest teilweise aufheben lässt. Ein solcher Hinweisreiz ist z. B. die eindringliche und anhaltende verbale Instruktion, sich der zuvor vernachlässigten Seite zuzuwenden und sich auf die Bearbeitung der dort gestellten Aufgabe vornehmlich oder ausschließlich zu konzentrieren. Auf diese Weise lässt sich z. B. das durch einen Neglect bedingte Ausbleiben von spontanen Bewegungen des kontralateralen Armes oder Beines überwinden, oder die Patienten können auf zuvor vernachlässigte Lichtreize oder Gegenstände adäquat reagieren. Unmittelbar nach Beendigung der externen Stimulation stellt sich der pathologische Zustand wieder ein.

Ein differenzialdiagnostischer Effekt ist mit der Cueing-Prozedur auch bei der perimetrischen Untersuchung des Gesichtsfeldes am Goldmann- oder Tübinger-Perimeter zu erzielen: Weist man Neglect-Patienten bei Darbietung der Lichtmarken im läsionskontralateralen Gesichtshalbfeld eindringlich und im Laufe der Untersuchung wiederholt darauf hin, dass nun linksseitig Lichtreize zu erwarten sind, werden diese von Neglect-Patienten ohne Hemianopsie für kurze Zeit wahrgenommen und berichtet.

Zur Abgrenzung eines Neglects von einer Hemianopsie kann eine wesentliche Eigenschaft der Neglect-Symptomatik genutzt werden: Die Neglect-Symptomatik lässt sich durch Darbietung von Hinweisreizen (*cueing*) für kurze Zeit ganz oder zumindest teilweise aufheben. Im Gegensatz zur Hemianopsie lässt sich so z. B. mit der eindringlichen und anhaltenden verbalen Instruktion, sich auf die vernachlässigte Seite zu konzentrieren, die Symptomatik kurzzeitig überwinden.

Extinktion vs. Neglect

Als Extinktion wird die *Vernachlässigung von kontralateralen Reizen, speziell bei bilateral simultaner Stimulation* bezeichnet. Während die Wahrnehmung unilateral links- oder rechtsseitig dargebotener visueller, taktiler oder auditiver Reize ungestört ist, wird bei beidseitiger Darbietung zweier Reize der jeweils kontralateral lokalisierte Reiz vernachlässigt.

Zur Prüfung auf Extinktion bewegt der Untersucher in der rechten oder linken Gesichtsfeldhälfte oder gleichzeitig in beiden Gesichtsfeldhälften einen Finger. Analog werden bei der auditiven Untersuchung Geräusche erzeugt (z. B. durch Aneinanderreiben von Daumen- und Zeigefinger am rechten und/oder linken Ohr des Patienten). Die sensible Stimulation erfolgt (bei geschlossenen Augen) durch ein- oder beidseitiges Berühren der Hände. In allen drei Untersuchungsbedingungen äußert sich eine kontraläsionale Extinktion darin, dass der kontralaterale Stimulus bei bilateral simultaner Reizung nicht oder nicht immer registriert wird, wohingegen das Erkennen desselben Reizes bei unilateraler Darbietung deutlich weniger Schwierigkeiten bereitet.

Neuere anatomische Befunde stützen die lang gehegte Vermutung, dass Neglect und Extinktion *zwei voneinander unabhängige Phänomene* darstellen, die zwar häufig gemeinsam auftreten, aber durch die Schädigung unterschiedlicher, wenn auch eng benachbarter Hirnareale verursacht werden (Karnath et al., 2003). Das Vorliegen einer Extinktion von visuellen, taktilen und/oder auditiven Reizen sollte daher nicht als Zeichen für das Vorhandensein eines Neglects gedeutet werden. Vielmehr sollte die Prüfung auf Extinktion getrennt von der Untersuchung auf Neglect durchgeführt und dokumentiert werden.

13.4 Pathophysiologie

Zur Erklärung des Neglect-Phänomens werden Störungen der Aufmerksamkeit, Störungen der mentalen Repräsentation der Umwelt sowie die Störung neuronaler Raumkoordinatensysteme diskutiert (s. u.). Eine ausführliche Darstellung und Diskussion der verschiedenen Hypothesen findet sich bei Karnath (2003).

Modellvorstellungen zur Entstehung des Neglects

1. Aufmerksamkeitshypothesen

Die Vernachlässigung kontralateraler Reize beruht auf

- einem Übergewicht der (automatischen) Orientierung der Aufmerksamkeit in die ipsiläsionale Richtung (Kinsbourne, 1970).
- einer Störung der Lösung der Aufmerksamkeit von einem Reiz, wenn die Aufmerksamkeit in kontraläsionaler Richtung verlagert werden soll (Posner et al., 1987).

2. Repräsentationshypothesen

- Kontralateraler Neglect von aktuell vorhandenen Reizen wie auch von gespeicherten sensorischen Eindrücken ist durch das Fehlen ihrer inneren, mentalen Repräsentation bedingt (Bisiach et al., 1981).
- Der Vernachlässigung kontralateraler Reize liegt eine verzerrte mentale Repräsentation des Raumes im Sinne einer Stauchung und/oder einer Dehnung der horizontalen Raumdimension zu Grunde (Milner, 1987; Halligan u. Marshall 1991; Bisiach et al., 1996).

3. Transformationshypothese

Die neuronale Transformation der multimodalen afferenten sensorischen Information in nichtretinale Koordinatensysteme ist beeinträchtigt (Karnath, 1994; 1997).

- Die Schädigung bewirkt, dass diese Koordinatensysteme (a) um die vertikale Körperachse der Patienten zur ipsiläsionalen Seite rotiert und (b) spezifisch entlang der horizontalen Raumachse verkleinert sind (Karnath, 1997; Karnath et al., 1998). Beide Störungskomponenten gemeinsam verursachen die typischen asymmetrischen Explorations- und Suchbewegungen der Kranken mit der sich hieraus ergebenden Vernachlässigung kontralateral lokalisierter Information.
- Das asymmetrische Verhalten der Neglect-Patienten ist Folge eines (entlang der Horizontalen) pathologischen Gradienten der „Salienz" (Auffälligkeit) räumlicher Positionen, der wiederum durch einen pathologischen Gradienten der für diese Raumpositionen kodierenden parietalen Neurone hervorgerufen wird (Pouget u. Driver, 2000).

Es spricht einiges dafür, dass die Neglect-Symptomatik Ausdruck einer sehr basalen *Störung der Raumwahrnehmung* ist, die nicht erst beim Ausführen höherer kognitiver Leistungen (Lesen, Schreiben, Zeichnen, etc.) sichtbar wird (Fruhmann-Berger u. Karnath, 2005). Möglicherweise ist die Symptomatik durch eine Störung jener neuronalen Koordinatensysteme bedingt, die für unsere Orientierung im Raum und die Bestimmung unserer Körperposition in Bezug zu Objekten im Außenraum genutzt werden. Für diese Annahme spricht u. a. die Beobachtung, dass die Manipulation der an der Erstellung solcher Raumkoordinatensysteme beteiligten afferenten sensorischen Inputkanäle die Neglect-Symptomatik beeinflusst. So kann die kontralaterale Vernachlässigung während vestibulärer, optokinetischer und Nackenmuskel-propriozeptiver Stimulation deutlich verbessert, vorübergehend sogar aufgehoben werden (Rubens, 1985; Pizzamiglio et al., 1990; Karnath et al., 1993).

13.5 Anatomie

Die gestörte Funktion ist beim Menschen ebenso dominant rechtsseitig lateralisiert (Pedersen et al., 1997) wie es die Sprachfunktionen in der linken Hemisphäre sind. Neuere Untersuchungen ergaben, dass beide Funktionen (Sprache links und räumliche Orientierung rechts) in den beiden Hemisphären z. T. in homologen Kortexarealen repräsentiert sind.

Während für die rechte Hemisphäre lange angenommen wurde, dass die kritische, zu Neglect führende Schädigung

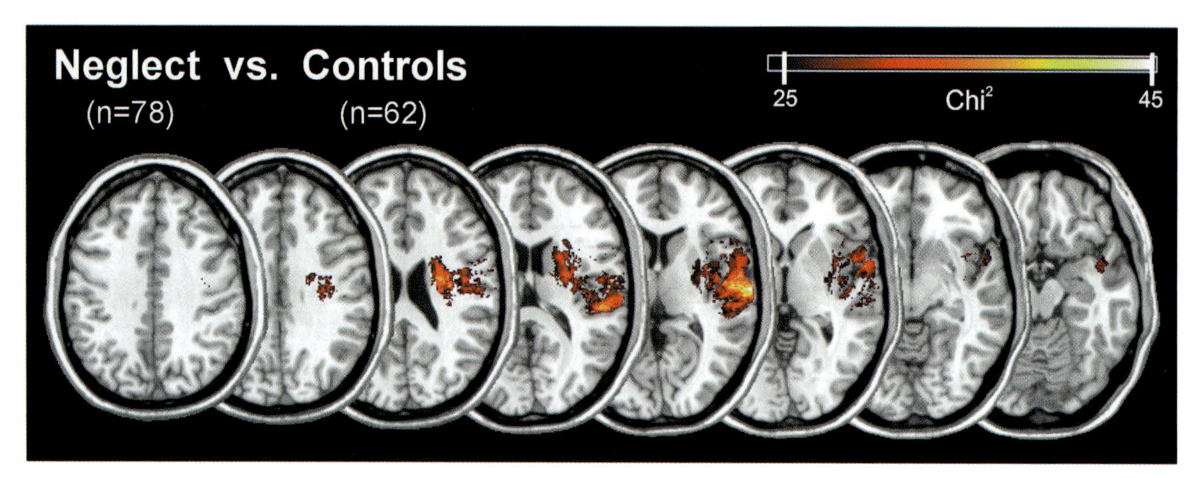

Abb. 13.5 Lokalisation der für einen Neglect typischen rechtsseitigen Hirnschädigung. In einer voxelbasierten Analyse wurden die Läsionslokalisationen einer Gruppe von 78 Neglect-Patienten mit denen von 62 Kontrollpatienten ohne Neglect statistisch miteinander verglichen. Dargestellt sind alle Voxel, die signifikant häufiger in der Gruppe der Neglect Patienten geschädigt waren. Der orange-gelbe Farbgradient entspricht der Höhe der signifikanten χ^2-Werte ($p < 0{,}05$; korrigiert für multiples Testen). Der höchste signifikante Unterschied zwischen den beiden Gruppen fand sich in der Brodmann Area 22 des superioren temporalen Gyrus und der Inselregion. Subkortikal zeigten sich das Putamen und der Nucleus caudatus signifikant häufiger geschädigt (aus Karnath et al., 2004b).

den inferioren Parietallappen betrifft, fanden neuere Untersuchungen unter Verwendung interferenzstatistischer, voxelbasierter Methoden der Läsionsanalyse an einer großen Anzahl von Patienten, dass typischerweise Schädigungen einen Neglect verursachen, die den *oberen Temporallappen* (den Gyrus temporalis superior) sowie die *Inselregion der rechten Hemisphäre* einschließen (Abb. 13.5; Karnath et al., 2004a,b).

Neben kortikalen Schädigungen finden sich bei ca. 30 % der Neglect-Patienten auch *subkortikale Läsionen* der rechten Hemisphäre. In den Basalganglien betreffen diese Läsionen das *Putamen* und (weniger ausgeprägt) den *Nucleus caudatus* (Karnath et al., 2002). Im Thalamus tritt Neglect nach einer Schädigung des *Pulvinar* auf (Karnath et al., 2002). Möglicherweise ist jedoch nicht die Schädigung der Neurone selbst die Ursache für das Auftreten des Neglects, sondern die hierdurch induzierte Minderperfusion kortikaler Areale. Unter Einsatz perfusionsgewichteter MRT (‚perfusion-weighted imaging [PWI]'), die die Darstellung von strukturell intakten aber in ihrer Funktion gestörten Hirnarealen erlaubt, fanden Karnath et al. (2005), dass es bei Patienten mit subkortikal gelegenen Infarkten der rechtsseitigen Basalganglien typischerweise in denjenigen Arealen des Kortex zu einer pathologischen Perfusion und damit einer Funktionsstörung kommt, von denen bekannt ist, dass sie bei einer direkten Schädigung durch einen kortikalen Infarkt Neglect-Symptomatik verursachen.

> Wie die Sprachfunktionen in der linken Hemisphäre, so ist die zu Neglect führende Funktion beim Menschen in der rechten Hemisphäre dominant repräsentiert. Typischerweise verursachen Läsionen einen Neglect, die den oberen Temporallappen (den Gyrus temporalis superior) sowie die Inselregion einschließen. Subkortikale, zu Neglect führende Schädigungen betreffen das Putamen, den Nucleus caudatus und das Pulvinar.

13.6 Spontanverlauf und Prognose

Im Allgemeinen bildet sich die ausgeprägte Neglect-Symptomatik der Akutphase spontan über einige Wochen deutlich zurück und ist in ca. 65 % der Fälle nach 15 Monaten bei der klinischen Untersuchung nicht mehr nachweisbar Bei 35 % der Kranken persistiert die Symptomatik jedoch und führt zu einer erheblichen Behinderung im Alltag. So ist bekannt, dass Neglect mit schlechteren motorischen und kognitiven Fertigkeiten, einer deutlich schlechteren Bewältigung von Alltagsaktivitäten, einer längeren Rehabilitationsdauer und einer geringeren Rate von Selbständigkeit im Alltag assoziiert ist.

Tritt die Neglect-Symptomatik in Kombination mit einer Parese der vernachlässigten Seite auf, so ist bei deren Behandlung mit erheblichen Schwierigkeiten zu rechnen. Erfolge durch krankengymnastische Übungsbehandlung stellen sich nur sehr zögerlich ein oder bleiben sogar ganz aus, so dass die Gehfähigkeit nicht mehr erreicht wird und die Kranken stark pflegebedürftig bleiben.

Prädiktoren der Fähigkeit, Alltagsaktivitäten wieder alleine bewältigen zu können, sind: die Schwere des Neglects, die Halbseitenlähmung und das Alter der Kranken (Stone et al., 1993, Katz et al., 1999). Auch die Größe der Läsion und das prämorbide Vorhandensein einer zerebralen Atrophie scheinen mit dem Verlauf der Rückbildung zu korrelieren. Jedoch zeigte die Untersuchung einer großen Gruppe von 602 Patienten mit akuten Schlaganfällen, dass Neglect keinen *unabhängigen* Einfluss auf die Rehabilitationsdauer, das Bewältigen von Alltagsaktivitäten und die Selbständigkeit im Alltag hat – zumindest wenn der allgemein-neurologische und funktionelle Status bei Aufnahme, die Ausprägung von Sprach- und Orientierungsstörungen, Anosognosie, Alter, Geschlecht, frühere Infarkte und Komorbidität berücksichtigt wurden (Pedersen et al., 1997).

13.7 Therapie

13.7.1 Explorationstraining

Im Vordergrund der Neglect-Symtomatik steht die gestörte Fähigkeit zur Exploration der kontralateralen Raumseite. Viele therapeutische Ansätze zielen daher darauf ab, mit den Patienten Übungen durchzuführen, die ein *vermehrtes und aktives Hinwenden zur kontraläsionalen Seite* verlangen. Dabei werden visuelles und taktiles Explorieren verbessert und kompensatorische Suchstrategien eingeübt. Trainigsprozeduren, die eine solche Behandlungsstrategie benutzen, wurden von mehreren Autoren erfolgreich angewandt (Pizzamiglio et al., 1992; Antonucci et al., 1995; Kerkhoff 1998). Das Übungsmaterial (Abb. 13.**6**) wird durch Projektionsverfahren (z. B. mit Diaprojektor, Beamer etc.) auf großen Flächen dargeboten. Die Kranken werden angehalten, kontralateral lokalisierte Ziele durch systematisches Absuchen der Szene aufzufinden. Die Autoren beobachteten, dass das Training zu einer Verbesserung der Neglect-Symptomatik führt, die auch nach Beendigung der Therapie stabil blieb.

Wiart et al. (1997) kombinierten eine visuelle Explorationsaufgabe, die aktive Augen- und Kopfbewegungen zur kontralateralen Seite verlangte, mit der aktiven Rotation des Rumpfes in diese Richtung. Sie fanden eine signifikante Verbesserung, sowohl bei Patienten mit akutem als auch mit chronischem Neglect. Der Behandlungserfolg zeigte sich bei der Nachuntersuchung einen Monat nach Beendigung der Therapie unverändert.

Exkurs: Positionierung des Krankenbetts im akuten Stadium

Ist das Bett eines Neglect-Patienten so positioniert, dass er mit seiner rechten Körperseite längs der Wand des Krankenzimmers liegt, kann die Kontaktaufnahme schwierig oder gar erfolglos sein, da sich der Patient bei jeder Berührung oder Ansprache zur Wand wendet und nur selten, wenn überhaupt antwortet. Diese Schwierigkeiten lassen sich dadurch beheben, dass das Bett um 180° gedreht wird, so dass die betroffene Körperseite des Patienten nun zur Wand gerichtet ist. In diesem Stadium der Erkrankung ist es sicher unangemessen, aus therapeutischen Überlegungen heraus die vernachlässigte Seite des Patienten dadurch „trainieren" zu wollen, dass sie bewusst zum Raum hin orientiert wird. Die Patienten leiden sehr unter dieser Situation, sind völlig hilflos und zu keiner selbständigen Handlung in der Lage.

13.7.2 Langsame Folgebewegungen

Eine vermehrte Hinwendung zur kontraläsionalen Seite wird auch durch Darbietung großflächiger visueller Muster erzielt, die sich langsam (5–10°/s) zur vernachlässigten Seite bewegen (optokinetische Stimulation). In dem Bemühen, das Abbild des sich horizontal bewegenden Musters auf der Retina stabil zu halten, tritt beim Betrachter üblicherweise ein optokinetischer Nystagmus auf. Die Augen zeigen langsame Folgebewegungen in Richtung der Bewegung, die regelmäßig von Sakkaden in Gegenrichtung unterbrochen werden.

Einige Studien beobachteten, dass die regelmässige Anwendung optokinetischer Stimulation bei Patienten mit Neglect über zwei bzw. drei Wochen in Kombination mit einem Explorationstraining zu einer signifikanten Leis-

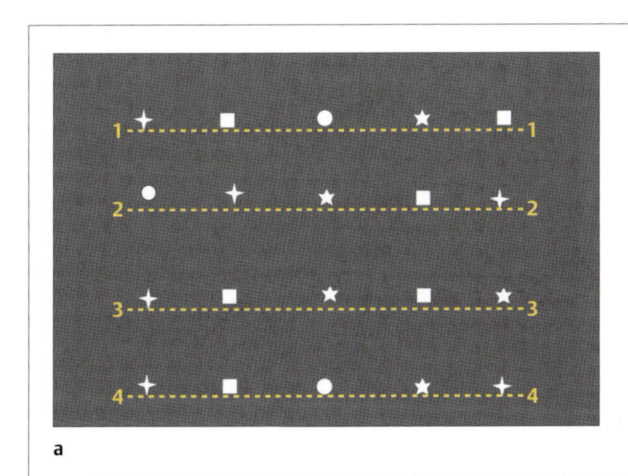

a

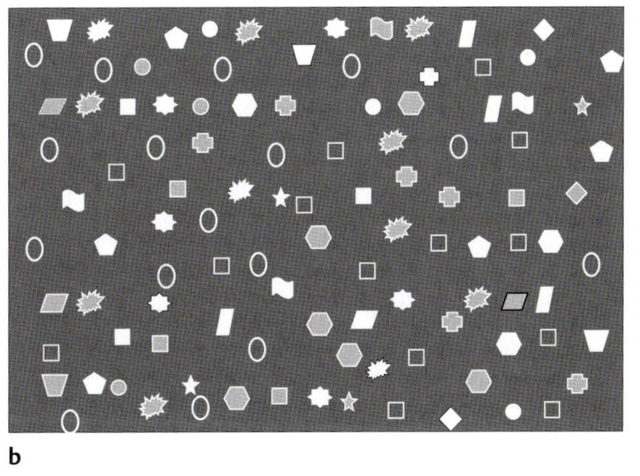

b

Abb. 13.**6a–b** Übungsmaterial, das beim Exporationstraining Verwendung findet (Kerkhoff, 1998). Die Suchfelder werden durch Projektionsverfahren auf großen Flächen dargeboten. Die Kranken werden angehalten, kontralateral lokalisierte Ziele durch systematisches Absuchen aufzufinden. Zu Beginn der Therapie werden einfache Suchfelder (z. B. mit Hilfslinien und Zeilennummerierung; **a**), später unübersichtlichere Vorlagen (**b**) verwendet.

tungsverbesserung bei der visuellen und taktilen Suche und beim Lesen führt (Kerkhoff et al., 2001; Keller et al., 2003). Andere Autoren konnten dagegen keinen therapeutischen Nutzen durch die Anwendung optokinetischer Stimulation in der Neglect-Behandlung nachweisen (Pizzamiglio et al., 2004). Auch bleibt abzuwarten, ob in Guppenstudien eine langfristige, über die Dauer der Applikation anhaltende Reduktion der Neglect-Symptomatik nachgewiesen werden kann (Kerkhoff et al., 2001).

13.7.3 Nackenmuskelvibration

Neurophysiologische Untersuchungen haben gezeigt, dass das Gehirn über neuronale Repräsentationen des Raumes verfügt, die den visuellen Außenraum in nichtretinalen, körper- und umgebungsbezogenen Koordinatensystemen abbilden (Überblick bei Karnath u. Thier, 2003). Aufgrund dieser Befunde wurde vermutet, dass bei Neglect-Patienten diese neuronale Transformation der afferenten Information in nichtretinale, körperbezogene Koordinatensysteme beeinträchtigt ist und zu der asymmetrischen Aufmerksamkeitszuwendung führt (Karnath, 1994). Mit dieser Vorstellung gut vereinbar ist die Beobachtung, dass Manipulationen an den beitragenden Informationskanälen die Neglect-Symptomatik beeinflussen. Verbesserungen der kontralateralen Vernachlässigung wurden z. B. mittels *vestibulärer Stimulation* (Rubens, 1985) oder *propriozeptiver Stimulation der Nackenmuskulatur* durch Vibration (Karnath et al., 1993) erzielt.

Dass die regelmässige, systematische Therapie mittels solcher Stimulationsmethoden tatsächlich auch zu einer langfristigen, d. h. über die Dauer der Stimulation hinaus anhaltenden, Reduktion der Neglect-Symptomatik führt, wurde für die Nackenmuskelvibration nachgewiesen (Ferber et al., 1998; Schindler et al., 2002; Johannsen et al., 2003). Schindler und Mitarbeiter (2002) zeigten in einer randomisierten Studie, dass mit einem Explorationstraining, bei dem zusätzlich die hintere, linksseitige Nackenmuskulatur vibriert wurde, bis zu 25 % bessere Leistungen als mit der alleinigen Durchführung des Explorationstrainings erzielt werden konnten. Auch durch die alleinige Anwendung der Nackenmuskelvibration ohne begleitendes Explorationstraining kann die kontralaterale Vernachlässigung der Patieten signifikant und anhaltend verbessert werden (Johannsen et al., 2003).

Durch neue, direkt auf die posteriore Halsmuskulatur adaptierbare Geräte ist es mittlerweile möglich, die transkutane Nackenmuskelvibration leicht und ohne weiteren Helfer zu applizieren (Abb. 13.7). Es wird niemand mehr benötigt, der hinter dem Patienten steht, um das Vibrationsgerät am Hals zu positionieren und dort zu halten. Die Behandlungsmethode lässt sich daher gut mit einem konventionellen Explorationstraining (s. Abschnitt 13.7.1) kombinieren.

13.7.4 Hemianopisches Abdecken der Augen und Prismenadaptation

Eine andere, ebenso einfach zu applizierende Technik ist das *Tragen von Augengläsern*, die auf beiden Augen das jeweils rechte, ipsiläsionale visuelle Halbfeld abdecken. Beis et al. (1999) untersuchten die Augenbewegungen von Neglect-Patienten, nachdem die Kranken solche Gläser über 3 Monate täglich getragen hatten. Sie fanden eine das Training überdauernde Verbesserung beim Lesen und bei der Bewältigung von Alltagsaktivitäten. Ebenfalls erprobt, aber verworfen wurde die therapeutische Wirksamkeit des ganzflächigen Abdeckens allein des rechten Auges (Walker et al., 1996; Beis et al., 1999).

Rossetti et al. (1998) erprobten den *Einsatz von Prismengläsern* bei Patienten mit Neglect. Sie ließen Neglect-Patienten 2 bis 5 Minuten lang Zeigebewegungen auf visuelle Ziele im linken oder rechten Außenraum ausführen, während sie Prismengläser trugen, die eine optische Abweichung von 10° zur rechten Seite bewirkten. Nach dieser kurzen Expositionszeit beobachteten die Autoren eine 2 Stunden lang anhaltende Verbesserung der linksseitigen Vernachlässigung. Nach regelmäßiger Anwendung der Prismenadaptation über 2 Wochen war auch noch 5 Wochen nach Beendigung der Behandlung eine Verbesserung

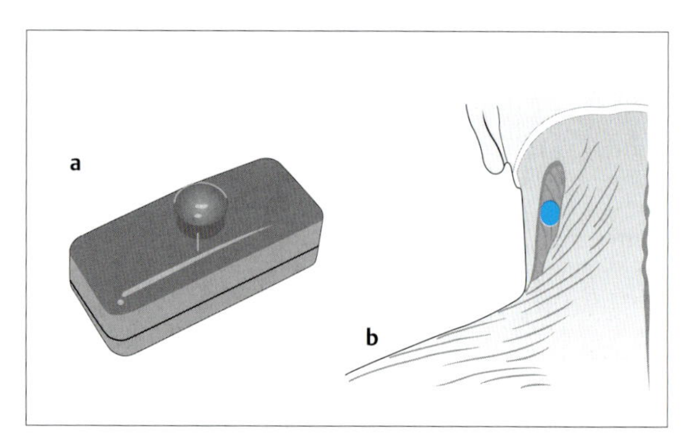

Abb. 13.7a–b Transkutane Nackenmuskelvibration.
- **a** Direkt auf die posteriore Halsmuskulatur adaptierbares Gerät (Vibraneck®) zur transkutanen Vibrationsbehandlung.
- **b** Vor Beginn der Behandlung ist es erforderlich, die korrekte Position des Gerätes auf der Nackenmuskulatur zu bestimmen. In einen abgedunkelten Raum wird dem Patienten ein stationärer Lichtpunkt präsentiert. Der Vibrator wird (bei rechtshemisphärisch geschädigten Patienten) auf die *linke* hintere Nackenmuskulatur aufgebracht. Die Ausgangsposition des Stimulators ist blau gekennzeichnet. Der Patient wird aufgefordert, seine Wahrnehmung des Lichtpunktes zu schildern. Dabei wird die Position des Vibrators so lange verändert (jeweils nur in kleinen Schritten von ca. einem Zentimeter), bis der Patient unter Vibration eine Scheinbewegung des stationär dargebotenen Reizes zur *rechten* Seite wahrnimmt. Diese Scheinbewegung ist sehr deutlich wahrnehmbar, v. a. beim Aufsetzen des Vibrators auf die Muskulatur (bzw. in Gegenrichtung beim Wegnehmen). Ist es gelungen, eine Scheinbewegung des Lichtpunktes zur rechten Seite hervorzurufen, wird diese Position markiert, das Licht eingeschaltet und das Gerät dort befestigt.

nachzuweisen (Frassinetti et al., 2002). Allerdings berichteten Morris et al. (2004), dass das Hauptsymptom des Neglects, nämlich die gestörte Fähigkeit zur Exploration der kontraläsionalen Raumseite, die sich v. a. bei Suchaufgaben auswirkt (vgl. Abb. 13.**3** u. 13.**6**), nicht beeinflusst werden konnte.

Das Hauptsymptom des Neglects ist die gestörte Fähigkeit zur Exploration der kontraläsionalen Raumseite. Viele therapeutische Ansätze zielen daher darauf ab, mit den Patienten Übungen durchzuführen, die ein vermehrtes und aktives Hinwenden zu dieser Seite verlangen (Explorationstraining). Dabei werden das visuelle und taktile Explorieren verbessert, kompensatorische Suchstrategien eingeübt und die Vernachlässigung linksseitiger Reize verringert.
Eine zusätzliche und anhaltende Verbesserung des Behandlungserfolges eines solchen Trainings kann mit der Vibration der kontralateralen Nackenmuskulatur erzielt werden. Auch durch Tragen von Augengläsern, die das rechte visuelle Halbfeld auf beiden Augen abdecken, und durch eine Prismenadaptation wurden Verbesserungen der Neglect-Symptomatik erzielt. Weitere Verfahren befinden sich in der Erprobung.

Literatur

Antonucci G, Guariglia C, Judica A, et al. Effectiveness of neglect rehabilitation in a randomized group study. J Clin Exp Neuropsychol. 1995;17:383 - 389.

Beis J-M, André J-M, Baumgarten A, Challier B. Eye patching in unilateral spatial neglect: efficacy of two methods. Arch Phys Med Rehabil. 1999;80:71 - 76.

Binder J, Marshall R, Lazar R, Benjamin J, Mohr JP. Distinct syndromes of hemineglect. Arch Neurol. 1992;49:1187 - 1194.

Bisiach E, Capitani E, Luzzatti C, Perani D. Brain and conscious representation of outside reality. Neuropsychologia. 1981;19:543 - 551.

Bisiach E, Pizzamiglio L, Nico D, Antonucci G. Beyond unilateral neglect. Brain. 1996;119:851 - 857.

Ferber S, Karnath H-O. How to assess spatial neglect - line bisection or cancellation tasks? J Clin Exp Neuropsychol. 2001;23:599 - 607.

Ferber S, Bahlo S, Ackermann H, Karnath H-O. Vibration der Nackenmuskulatur als Therapie bei Neglectsymptomatik? - Eine Fallstudie. Neurologie & Rehabilitation. 1998;4:21 - 24.

Frassinetti F, Angeli V, Meneghello F, Avanzi S, Ladavas E. Long-lasting amelioration of visuospatial neglect by prism adaptation. Brain. 2002;125:608 - 623.

Fruhmann-Berger M, Karnath H-O. Spontaneous eye and head position in patients with spatial neglect. J Neurol. 2005;252: im Druck.

Gauthier L, Dehaut F, Joanette Y. The bells test: a quantitative and qualitative test for visual neglect. International Journal of Clinical Neuropsychology. 1989;11:49 - 54.

Halligan PW, Marshall JC. Spatial compression in visual neglect: a case study. Cortex. 1991;27:623 - 629.

Johannsen L, Karnath H-O. How efficient is a simple copying task to diagnose spatial neglect in its chronic phase? J Clin Exp Neuropsychol. 2004;26:251 - 256.

Johannsen L, Ackermann H, Karnath H-O. Lasting amelioration of spatial neglect by treatment with neck muscle vibration even without concurrent training. J Rehabil Med. 2003;35:249 - 253.

Karnath H-O. Disturbed coordinate transformation in the neural representation of space as the crucial mechanism leading to neglect. Neuropsychol Rehabil. 1994;4:147 - 150.

Karnath H-O. Spatial orientation and the representation of space with parietal lobe lesions. Philos Trans R Soc Lond B Biol Sci. 1997;352: 1411 - 1419.

Karnath H-O. Neglect. In: Karnath H-O, Thier P, Hrsg. Neuropsychologie. Heidelberg: Springer; 2003:217 - 230.

Karnath H-O, Perenin M-T. Tactile exploration of peripersonal space in patients with neglect. Neuroreport. 1998;9:2273 - 2277.

Karnath H-O, Niemeier M. Task-dependent differences in the exploratory behaviour of patients with spatial neglect. Neuropsychologia. 2002; 40:1577 - 1585.

Karnath H-O, Thier P, Hrsg. Neuropsychologie. Heidelberg: Springer; 2003.

Karnath H-O, Christ K, Hartje W. Decrease of contralateral neglect by neck muscle vibration and spatial orientation of trunk midline. Brain. 1993;116:383 - 396.

Karnath H-O, Niemeier M, Dichgans J. Space exploration in neglect. Brain. 1998;121:2357 - 2367.

Karnath H-O, Himmelbach M, Rorden C. The subcortical anatomy of human spatial neglect: putamen, caudate nucleus, and pulvinar. Brain. 2002;125:350 - 360.

Karnath H-O, Fruhmann Berger M, Zopf R, Küker W. Using SPM normalization for lesion analysis in spatial neglect. Brain. 2004a;127: e10.

Karnath H-O, Fruhmann Berger M, Küker W, Rorden C. The anatomy of spatial neglect based on voxelwise statistical analysis: a study of 140 patients. Cerebr Cortex. 2004b;14:1164 - 1172.

Karnath H-O, Zopf R, Johannsen L, Fruhmann Berger M, Nägele T, Klose U. Normalised perfusion MRI to identify common areas of dysfunction: patients with basal ganglia neglect. Brain. 2005;128:2462 - 2469.

Katz N, Hartman-Maeir A, Ring H, Soroker N. Functional disability and rehabilitation outcome in right hemisphere damaged patients with and without unilateral spatial neglect. Arch Phys Med Rehabil. 1999;80:379 - 384.

Keller I, Beer AL, Kerkhoff G. Optokinetische Stimulation bei visuellem Neglect. Neurol Rehabil. 2003;9:272 - 279.

Kerkhoff G. Rehabilitation of visuospatial cognition and visual exploration in neglect: a cross-over study. Restor Neurol Neurosci. 1998;12: 27 - 40.

Kerkhoff G, Marquardt C, Jonas M, Ziegler W. Repetitive optokinetische Stimulation (R-OKS) zur Behandlung des multimodalen Neglects. Neurol Rehabil. 2001;7:179 - 184.

Kinsbourne M. A model for the mechanism of unilateral neglect of space. Trans Am Neurol Assoc. 1970;95:143 - 146.

Milner AD. Animal models for the syndrome of spatial neglect. In: Jeannerod M, ed. Neurophysiological and neuropsychological aspects of spatial neglect. Amsterdam: Elsevier Science; 1987:259 - 288.

Morris AP, Kritikos A, Berberovic N, Pisella L, Chambers CD, Mattingley JB. Prism adaptation and spatial attention: a study of visual search in normals and patients with unilateral neglect. Cortex. 2004;40: 703 - 721.

Pedersen PM, Jorgensen HS, Nakayama H, Raaschou HO, Olsen TS. Hemineglect in acute stroke - incidence and prognostic implications. Am J Phys Med Rehabil. 1997;76:122 - 127.

Pizzamiglio L, Frasca R, Guariglia C, Incoccia C, Antonucci G. Effect of optokinetic stimulation in patients with visual neglect. Cortex. 1990;26:535 - 540.

Pizzamiglio L, Antonucci G, Judica A, Montenero P, Razzano C, Zoccolotti P. Cognitive Rehabilitation of the hemineglect disorder in chronic patients with unilateral right brain damage. J Clin Exp Neuropsychol. 1992;14:901 - 923.

Pizzamiglio L, Fasotti L, Jehkonen M, Antonucci G, Magnotti L, Boelen D, Asa S. The use of optokinetic stimulation in rehabilitation of the hemineglect disorder. Cortex. 2004;40:441 - 450.

Posner MI, Walker JA, Friedrich FA, Rafal RD. How do the parietal lobes direct covert attention? Neuropsychologia. 1987;25:135 - 145.

Pouget A, Driver J. Relating unilateral neglect to the neural coding of space. Curr Opin Neurobiol. 2000;10:242 - 249.

Rorden C, Fruhmann Berger M, Karnath H-O. Disturbed line bisection is associated with posterior brain lesions. Brain Res. 2006; im Druck.

Rossetti Y, Rode G, Pisella L, Farné A, Ling L, Boisson D, Perenin M-T. Prism adaptation to a rightward optical deviation rehabilitates left hemispatial neglect. Nature. 1998;395:166 – 169.

Rubens AB. Caloric stimulation and unilateral visual neglect. Neurology. 1985;35:1019 – 1024.

Schindler I, Kerkhoff G, Karnath H-O, Keller I, Goldenberg G. Neck muscle vibration induces lasting recovery in spatial neglect. J Neurol Neurosurg Psychiatry. 2002;73:412 – 419.

Stone SP, Patel P, Greenwood RJ. Selection of acute stroke patients for treatment of visual neglect. J Neurol Neurosurg Psychiatry. 1993;56: 463 – 466.

Walker R, Young AW, Lincoln NB. Eye patching and the rehabilitation of visual neglect. Neuropsychol Rehabil. 1996;6:219 – 231.

Weintraub S, Mesulam M-M. Mental state assessment of young and elderly adults in behavioral neurology. In: Mesulam M-M, ed. Principles of behavioral neurology. Philadelphia, PN: Davis Company; 1985:71 – 123.

Wiart L, Bon Saint Côme A, Debelleix X, et al. Unilateral neglect snydrome rehabilitation by trunk rotation and scanning training. Arch Phys Med Rehabil. 1997;78:424 – 429.

Wojciulik E, Rorden C, Clarke K, Husain M, Driver J. Group study of an „undercover“ test for visuospatial neglect: invisible cancellation can reveal more neglect than standard cancellation. J Neurol Neurosurg Psychiatry. 2004;75:1356–1358.

Zimmer U, Lewald J, Karnath H-O. Disturbed sound lateralization in patients with spatial neglect. J Cogn Neurosci. 2003;15:683 – 693.

14 Pusher-Syndrom

H.-O. Karnath, D. Brötz

14.1 Definition

Patienten mit Pusher-Syndrom (Davies 1985; treffendere Bezeichnung: „Pusher-Symptomatik") drücken sich im Sitzen oder Stehen mit den nicht gelähmten Extremitäten mit aller Kraft zur paretischen Seite. Ursache der Symptomatik ist häufig eine Schädigung des rechten oder des linken posterioren Thalamus. Durch das Drücken bringen sich die Patienten nicht selten in eine derart laterale Neigung, dass sie zur hemiparetischen Seite fallen. Typisch für das Krankheitsbild ist, dass sie dem Versuch des Untersuchers, die Neigung zu korrigieren, mit den nicht gelähmten Extremitäten heftigen Widerstand entgegensetzen.

Die Pusher-Symptomatik stellt ein eigenständiges Krankheitsbild dar und ist nicht durch andere Störungen, wie z. B. Neglect oder Anosognosie, verursacht. Sie beruht auf einer fehlerhaften Wahrnehmung der eigenen Körperorientierung im Raum. Mit geschlossenen Augen empfinden Patienten mit Pusher-Symptomatik ihren Körper dann als aufrecht orientiert, wenn er objektiv um ca. 20° zur nicht gelähmten Seite gekippt ist.

14.2 Klinik

Das auffälligste Merkmal von Patienten mit Pusher-Syndrom ist ihre spontan eingenommene, zur gelähmten Seite hin *geneigte Körperlängsachse* (Abb. 14.**1** u. 14.**2**). Die Patienten gebrauchen ihre Extremitäten aktiv, um diese Lateralneigung der Körperlängsachse herbeizuführen und zeigen keine Gleichgewichtsreaktionen, wenn ihr eigenes Drücken dabei zu einer instabilen Körperposition führt.

Im Sitzen wird die nicht gelähmte Hand neben dem Körper auf die Unterlage gedrückt und der Ellenbogen aktiv gestreckt (Abb. 14.**1**). Zusätzlich wird das Bein abduziert, und die Extensoren für das Knie- und Hüftgelenk werden aktiviert. Die Abduktion dient dabei nicht der Vergrößerung der Unterstützungsfläche, wie sie bei einer normalen Gleichgewichtsreaktion zu beobachten ist. Vielmehr führt das Drücken mit den nicht gelähmten Extremitäten dazu, dass diese Extremitäten kein Gewicht übernehmen können. *Im Stehen* erreicht der Patient die Schräglage durch den Einsatz des nicht gelähmten Beines (Abb. 14.**2**). Versucht der Untersucher, den Arm und/oder das Bein, mit dem der Patient sich aktiv zur Seite drückt, von der Unterlage/vom Boden abzuheben und passiv zu bewegen, reagiert der Patient mit einer Tonuserhöhung in dieser Extremität. Er setzt dem Versuch des Untersuchers, die schräge Körperhaltung durch Aufrichten des Körpers zu korrigieren, heftigen Widerstand entgegen.

Als Pusher-Syndrom (treffender „Pusher-Symptomatik") wird ein Verhalten bezeichnet, bei dem sich Patienten nach einem Insult aktiv mit ihren nicht gelähmten Extremitäten zur Seite der Hemiparese drücken. Ohne Unterstützung durch den Untersucher drücken sich die Kranken häufig in eine derart laterale Neigung, dass sie zur hemiparetischen Seite fallen. Auf den Versuch des Untersuchers, die Schräglage zu korrigieren, reagieren sie mit heftigem Widerstand.

In einer Stichprobe von 327 Patienten mit akutem Insult und Hemiparese wurde eine Pusher-Symptomatik bei 10,4 % der Kranken beobachtet (Pedersen et al., 1996). Die Störung kann je nach Schweregrad unterschiedlich stark ausgeprägt sein und sich im Sitzen und Stehen unterschiedlich zeigen. Am schwersten betroffen sind Patienten, bei denen das seitliche Drücken im Sitzen und Stehen dazu führt, dass sie zur gelähmten Seite fallen. Der leichteste Ausprägungsgrad der Pusher-Symptomatik betrifft ausschließlich das Stehen. Generell ist die Symptomatik weniger stark ausgeprägt, wenn auf der nicht gelähmten Seite keine feste Fläche zum Aufstützen mit der Hand vorhanden ist und/oder die Patienten ohne Bodenkontakt der Füße sitzen.

14.3 Diagnostik

14.3.1 Klinische Diagnostik

Die Diagnose des Pusher-Syndroms beruht auf drei Befunden:

1. der spontan eingenommenen, zur gelähmten Seite hin geneigten Körperlängsachse,
2. der Vergrößerung der Schubkraft, durch Abspreizen und Strecken der nicht gelähmten Extremitäten und
3. dem Auftreten von heftigem Widerstand bei passiver Korrektur der schrägen Körperposition.

Das Verhalten der Patienten wird im Sitzen (mit Bodenkontakt der Füße) sowie im Stehen beurteilt. Entscheidend für die Diagnose der Pusher-Symptomatik ist das *kombinierte* Auftreten der Befunde. Dies ist zu betonen, da man gelegentlich bei Infarktpatienten z. B. im Stand ein kurzfristiges Abspreizen des nicht gelähmten Beines beobachten kann, obwohl dies nicht durch eine Pusher-Symptomatik hervorgerufen wird. Diesen Patienten fehlt z. B. der für die Pusher-Symptomatik so charakteristische Widerstand gegen passive Korrektur.

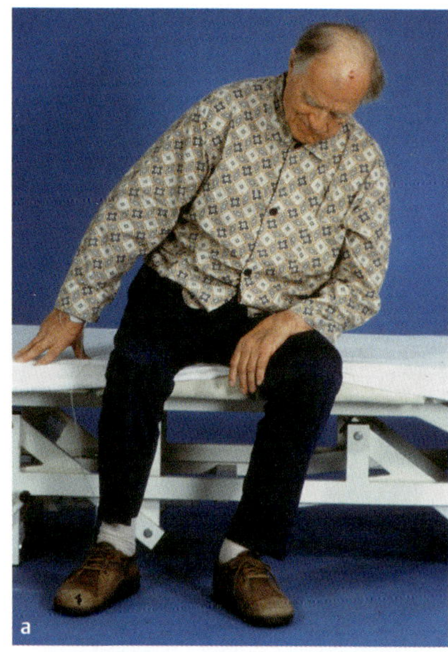

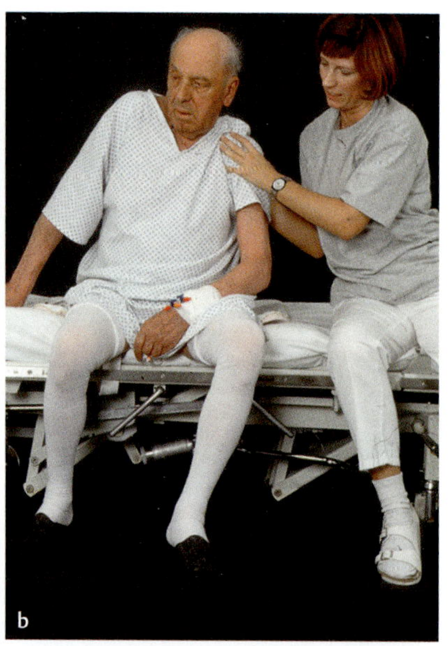

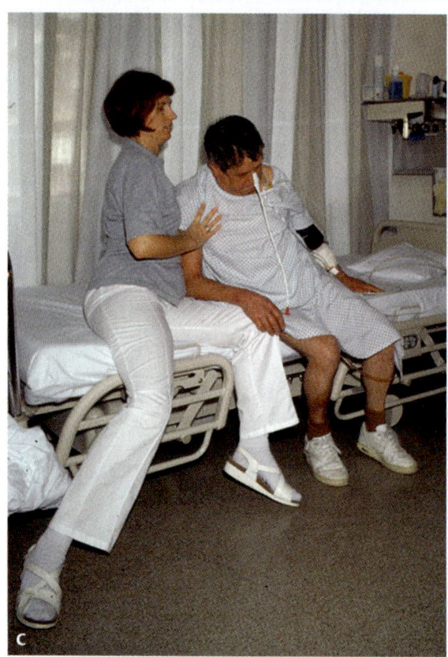

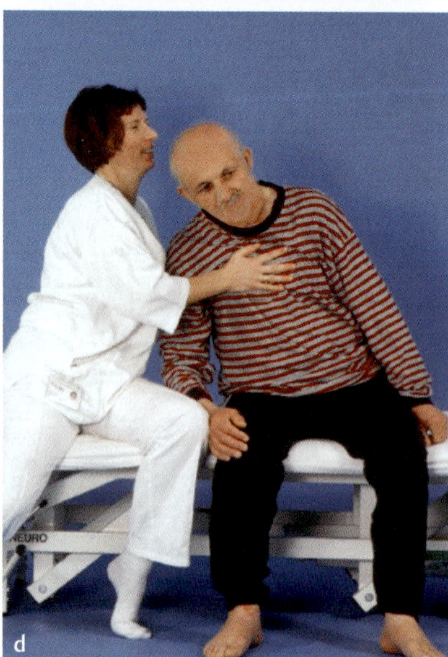

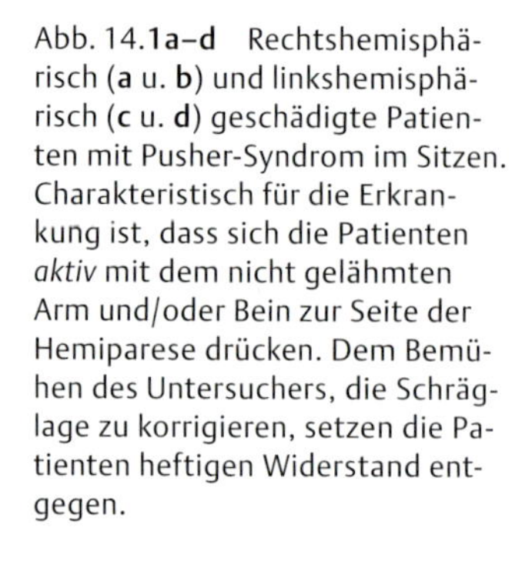

Abb. 14.1a–d Rechtshemisphärisch (**a** u. **b**) und linkshemisphärisch (**c** u. **d**) geschädigte Patienten mit Pusher-Syndrom im Sitzen. Charakteristisch für die Erkrankung ist, dass sich die Patienten *aktiv* mit dem nicht gelähmten Arm und/oder Bein zur Seite der Hemiparese drücken. Dem Bemühen des Untersuchers, die Schräglage zu korrigieren, setzen die Patienten heftigen Widerstand entgegen.

Klinische Skala für Contraversive Pusher-Symptomatik (SCP)

Ein brauchbares Hilfsmittel zur Diagnostik des Pusher-Syndroms ist die *Klinische Skala für Contraversive Pusher-Symptomatik* (SCP; Karnath et al., 2001). Jedem Untersuchungsbefund wird ein entsprechend gewichteter Wert zugeordnet (Abb. 14.**3**). Für die sichere Diagnose einer Pusher-Symptomatik halten wir derzeit einen über den Kategorien „Sitzen" und „Stehen" addierten SCP-Punktwert von mindestens 1 (max. = 2) bei *jedem einzelnen* der drei Parameter (A), (B) und (C) für angemessen.

Spontan eingenommene Körperposition im Raum

Zur Quantifizierung der im Sitzen und im Stehen spontan eingenommenen, zur gelähmten Seite hin geneigten Körperlängsachse werden drei Ausprägungsgrade unterschieden:

- ausgeprägte Lateralneigung mit Fallen,
- ausgeprägte Lateralneigung ohne Fallen und
- geringe Lateralneigung ohne Falltendenz.

Die Lateralneigung muss regelhaft und spontan eingenommen werden. Nur wenn sich der Patient aktiv und immer zur gelähmten (kontraläsionalen) Seite neigt, ist dieser Untersuchungsbefund positiv.

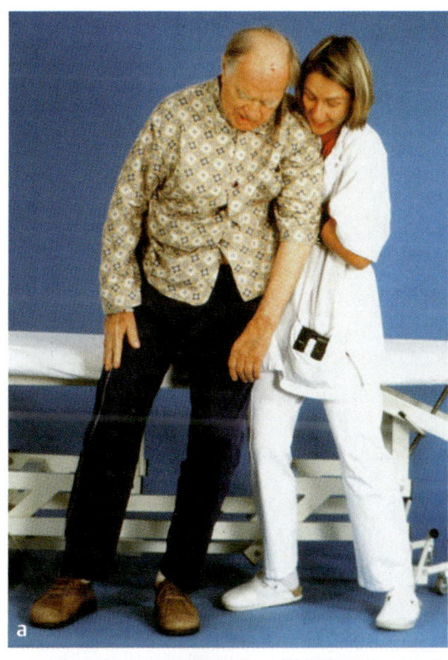

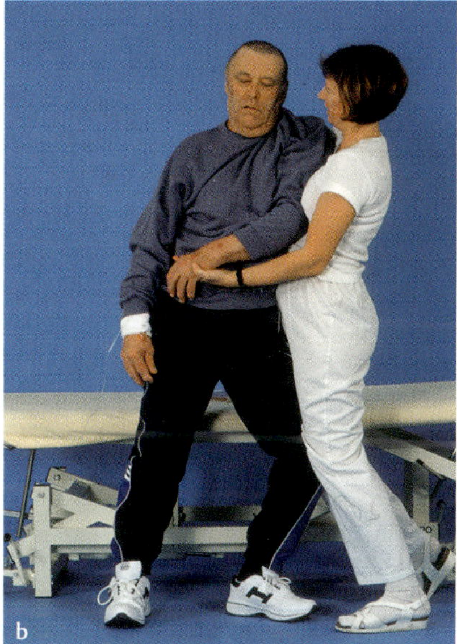

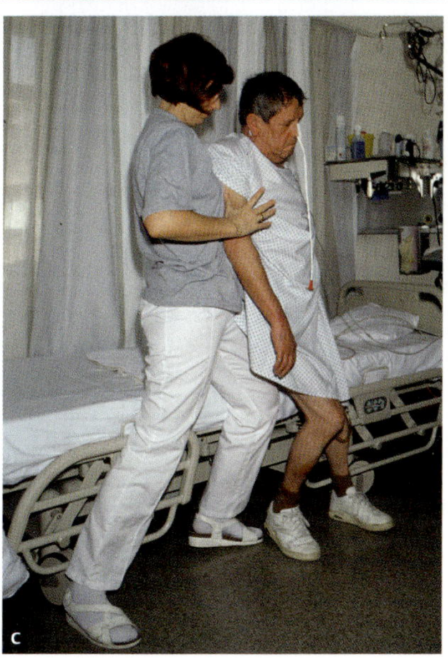

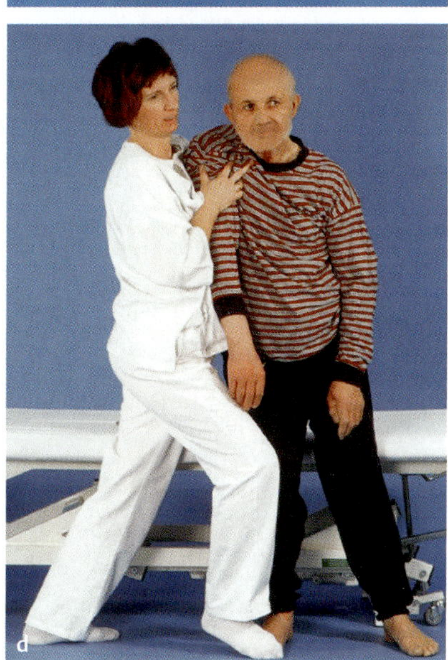

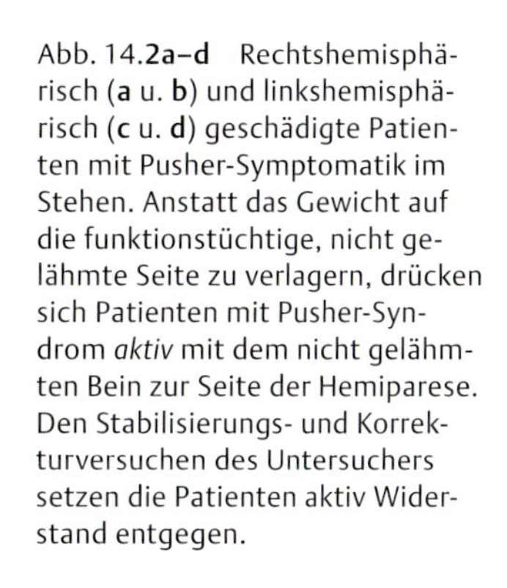

Abb. 14.**2a–d** Rechtshemisphärisch (**a** u. **b**) und linkshemisphärisch (**c** u. **d**) geschädigte Patienten mit Pusher-Symptomatik im Stehen. Anstatt das Gewicht auf die funktionstüchtige, nicht gelähmte Seite zu verlagern, drücken sich Patienten mit Pusher-Syndrom *aktiv* mit dem nicht gelähmten Bein zur Seite der Hemiparese. Den Stabilisierungs- und Korrekturversuchen des Untersuchers setzen die Patienten aktiv Widerstand entgegen.

Einsatz der nicht gelähmten Extremitäten (Abduktion u. Extension)

Im Sitzen wird die nicht gelähmte Hand auf die Unterlage gedrückt und der Ellenbogen aktiv gestreckt. Bei Bodenkontakt mit den Füßen wird zusätzlich das Bein abduziert, Knie- und Hüftgelenk werden gestreckt (Abb. 14.**1**). Beide Aktivitäten führen zu einer Verlagerung des Körperschwerpunktes zur gelähmten Seite.

Zur Quantifizierung dieses Verhaltensaspektes der Patienten mit Pusher-Symptomatik eignet sich die Bewertung, ob die Abduktion und Extension der Extremitäten (a) bereits spontan in Ruhe auftritt oder (b) erst beim Positionswechsel sichtbar wird (z. B. beim Überwechseln vom Rollstuhl ins Bett). Abduktion und Extension müssen gemeinsam beobachtet werden. Abduziert der Patient beispielsweise den Arm um sich an der Bettkante festzuhalten (also um sich zu *ziehen* statt zu *drücken*), spricht dies gegen eine Pusher-Symptomatik.

Verhalten bei passiver Korrektur

Auf den Versuch des Untersuchers, die Körperlängsachse des Patienten durch Gewichtsverlagerung aufzurichten (d. h. vertikal zu orientieren) oder gar das Gewicht auf die nicht gelähmte Seite zu verlagern, reagiert der Patient mit heftigem Widerstand. Im Gegensatz zu den beiden vorangegangenen Verhaltensparametern ist dieses Merkmal nicht durch bloße Beobachtung, sondern erst beim Berühren und passiven Bewegen des Patienten festzustellen. Mit

Befundbogen
Klinische **S**kala für **C**ontraversive **P**usher-Symptomatik (SCP)

Name .... Geburts-Datum .... Station ....

Unters.-Datum .... Diagnose ....

Beh. Arzt .... Beh. PT ....

(A) **Spontan eingenommene Körperposition**

	Sitzen	Stehen
Wert 1 = ausgeprägte Lateralneigung mit Fallen	☐	☐
Wert 0,75 = ausgeprägte Lateralneigung ohne Fallen	☐	☐
Wert 0,25 = geringe Lateralneigung ohne Falltendenz	☐	☐
Wert 0 = unauffällig	☐	☐
Total (max. = 2):		

(B) **Einsatz der nicht-gelähmten Extremitäten (Abduktion + Extension)**

	Sitzen	Stehen
Wert 1 = bereits spontan in Ruhe	☐	☐
Wert 0,5 = erst beim Positionswechsel (z. B. beim Umsetzen vom Bett in den Rollstuhl)	☐	☐
Wert 0 = unauffällig	☐	☐
Total (max. = 2):		

(C) **Verhalten bei passiver Korrektur***

	Sitzen	Stehen
Wert 1 = Auftreten von Widerstand	☐	☐
Wert 0 = kein Auftreten von Widerstand	☐	☐
Total (max. = 2):		

* Der Untersucher führt den Patient mit der Hand am Sternum und der anderen Hand am Rücken in die Höhe der Brustwirbelsäule. Die Instruktion lautet: „Ich bewege Sie seitlich, lassen Sie diese Bewegung bitte zu."

Abb. 14.3 Klinische Skala für Contraversive Pusher-Symptomatik (SCP; aus Karnath et al. 2001).

einer Hand am Sternum und mit der anderen am Rücken bewegt der Untersucher den Patienten mehrfach zu jeder Seite. Dabei beurteilt er, ob der Patient regelhaft bei Gewichtsverlagerung zur nicht gelähmten (ipsiläsionalen) Seite Widerstand bietet.

Die Diagnose des Pusher-Syndroms beruht auf drei Befunden: (A) der spontan eingenommenen, zur gelähmten Seite hin geneigten Körperlängsachse, (B) der Vergrößerung der Schubkraft durch Abspreizen und Strecken der nicht gelähmten Extremitäten und (C) dem Auftreten von heftigem Widerstand bei passiver Korrektur der schrägen Körperposition. Ein brauchbares Hilfsmittel ist die Klinische Skala für Contraversive Pusher-Symptomatik (SCP).

14.3.2 Differenzialdiagnose

Beim Pusher-Syndrom handelt es sich um ein eigenständiges Krankheitsbild, das nicht durch andere Störungen, wie z. B. Neglect oder Anosognosie, verursacht ist (Pedersen et al., 1996; Karnath et al., 2000b). Aufgrund der anatomisch engen Lagebeziehungen (s. Abschnitt 14.5) tritt das Pusher-Syndrom jedoch nach rechtshemisphärischer Schädigung häufig zusammen mit einem Neglect, bei linkshemisphärischen Schädigungen zusammen mit einer Aphasie auf (Tab. 14.1). Als Ursache für die Pusher-Symptomatik scheiden beide Störungsbilder jedoch aus (Karnath et al., 2000b, 2005).

Das aktive Drücken mit den nichtparetischen Extremitäten unterscheidet die Pusher-Symptomatik deutlich von dem gelegentlich auftretenden Gleichgewichtsverlust bei Patienten mit Hemiparese (Beevor, 1909; Perry, 1969; Brunnstrom, 1970; Bohannon et al., 1986). Auf Grund der Lähmung kann es bei Letzteren vorkommen, dass sie das Gleichgewicht verlieren und zur gelähmten Seite fallen. Diese Beobachtung ist auch als „Listing-Phänomen" (Brunnstrom, 1970; Bohannon et al., 1986) bezeichnet worden. Gegenüber Patienten mit Pusher-Symptomatik bemerken solche Patienten jedoch den Gleichgewichtsverlust, sind aber auf Grund der Parese nicht in der Lage sich abzustützen. Mit der nicht gelähmten Hand werden sich diese Patienten in der Regel festhalten, also ziehen und nicht wegdrücken.

Tabelle 14.1 Häufigkeit begleitender neurologischer Symptome bei rechtshemisphärisch (RH) und linkshemisphärisch (LH) geschädigten Patienten mit Pusher-Symptomatik (nach Karnath et al., 2000b).

Begleitende neurologische Symtome	*Pusher-Symptomatik RH*	*LH*
Hemiparese	100 % (Arm: Kraftgrad 0; Bein: Kraftgrad: 2,5)	100 % (Arm: Kraftgrad 0; Bein: Kraftgrad: 3)
Aphasie	7 %	100 %
Neglect	80 %	0 %

Ebenso eindeutig unterscheidet sich das pathologische Drücken der Patienten mit Pusher-Symptomatik von der sog. ***Lateropulsion*** beim Wallenberg-Syndrom (Bjerver u. Silfverskiöld, 1968; Dieterich u. Brandt, 1992) und von der ***thalamischen Astasie*** (Masdeu u. Gorelick, 1988). Eine ausführliche Diskussion der Unterschiede findet sich bei Karnath et al. (2000b).

14.4 Pathophysiologie

Die Pusher-Symptomatik beruht auf einer fehlerhaften Wahrnehmung der eigenen Körperorientierung im Raum (Karnath et al., 2000a). Mit geschlossenen Augen empfinden Patienten mit Pusher-Symptomatik ihren Körper dann als aufrecht orientiert, wenn er objektiv ca. 20° zur ipsiläsionalen Seite gekippt ist (Abb. 14.**4a**). Patienten mit Pusher-Symptomatik weisen also eine (ipsiversive) *Verkippung der sog. posturalen Vertikalen* auf. Demgegenüber verarbeiten die Kranken visuelle und vestibuläre Informationen zur Orientierungswahrnehmung der visuellen Welt weitgehend normal; die sog. *visuelle Vertikale* ist nahezu ungestört (Karnath et al., 2000a). Demnach sind die Patienten nicht mehr fähig, ihren eigenen Körper bei geschlossenen Augen aufrecht im Raum zu positionieren, können jedoch bei normaler Beleuchtung und geöffneten Augen mit Hilfe visuell wahrgenommener Konturen der Umgebung (z. B. Schränke, Türen) erkennen, wann ihr Körper eine objektiv erd-vertikale Orientierung einnimmt (Abb. 14.**4b**).

Patienten mit Pusher-Symptomatik weisen also ein Missverhältnis zwischen der visuell-vestibulären Information über die erd-vertikale Orientierung einerseits und der rumpfbezogenen posturalen Information dieser Orientierung andererseits auf. Während die visuell-vestibuläre Information im Vergleich zu Gesunden ungestört ist, weist die rumpfbezogene posturale Wahrnehmung der Aufrechten eine ipsiversive Verkippung auf.

Die genau umgekehrte Konstellation findet sich bei Patienten mit akuten, unilateralen vestibulären Läsionen (Neuritis vestibularis, Neurektomie, etc.; Bisdorff et al., 1996). Diese doppelte Dissoziation zwischen Patienten mit Läsionen des vestibulären Systems einerseits und Patienten mit Pusher-Symptomatik andererseits weist darauf hin, dass unser Gehirn zur Kontrolle unserer Körperorientierung im Raum neben dem bekannten visuell-vestibulären System offensichtlich ein weiteres gravizeptives System benutzt. Ungeklärt ist bislang, ob es sich dabei um zwei anatomisch getrennte neuronale Systeme handelt, die denselben peripheren (visuellen, vestibulären und propriozeptiven) Input erhalten, diese Information aber unterschiedlich verarbeiten, oder ob beide Gravizeptionssysteme Afferenzen von (zumindest teilweise) verschiedenen peripheren Rezeptorsystemen erhalten, wie dies von Mittelstaedt (1992, 1998) vermutet wurde.

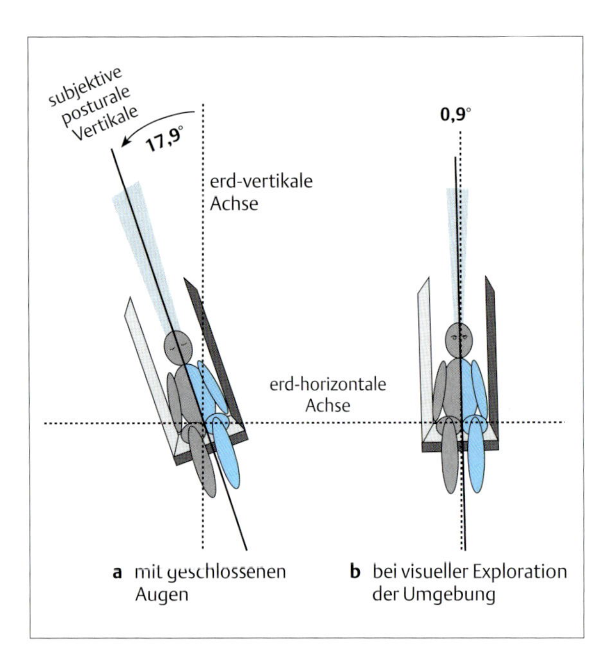

Abb. 14.**4a–b** Schematische Darstellung der von Patienten mit Pusher-Symptomatik subjektiv als aufrecht empfundenen Körperposition (sog. Subjektive Posturale Vertikale [SPV]). Die paretische Körperseite der Patienten ist blau markiert. Die SPV wurde bestimmt (a) mit geschlossenen Augen und (b) bei visueller Exploration der strukturierten Umgebung. Hierzu saßen die Patienten auf einem Kippstuhl und hatten die Aufgabe, sich genau erd-vertikal zu positionieren. Der hellblaue Bereich beschreibt den Sektor, in dem sich die Patienten mit Pusher-Syndrom als aufrecht orientiert empfanden. Die schwarze Linie innerhalb dieses Bereiches markiert die Achse subjektiver Vertikalität (aus Karnath et al., 2000a).

Die Pusher-Symptomatik stellt ein eigenständiges Krankheitsbild dar und ist nicht durch andere Störungen, wie z. B. Neglect oder Anosognosie, verursacht. Sie beruht auf einer fehlerhaften Wahrnehmung der eigenen Körperorientierung im Raum. Mit geschlossenen Augen empfinden die Patienten ihren Körper dann als aufrecht orientiert, wenn er objektiv zur nicht gelähmten Seite gekippt ist. Demgegenüber verarbeiten die Patienten visuelle und vestibuläre Informationen zur Orientierungswahrnehmung der visuellen Welt normal.

14.5 Anatomie

Die Pusher-Symptomatik tritt etwa gleich häufig nach links- wie nach rechtshemisphärischen Hirnschädigungen auf (Pedersen et al., 1996) bzw. etwas häufiger nach rechtshemisphärischen Schädigungen (65 % gegenüber 35 %; Karnath et al., 2000b, 2005).

Die Überlagerung der individuellen Läsionslokalisationen von Patienten mit schwerer Pusher-Symptomatik (Abb. 14.**5**) ergab ein deutliches Maximum im Bereich der *Nuclei ventrales posteriores* (VPL/VPM) und des *Nucleus lateralis posterior* (LP) des posterolateralen Thalamus (Karnath et al., 2000b). Dieser Bereich maximaler Überlappung erstreckte sich nach lateral und dorsal in den hinteren Schenkel der Capsula interna, was die schwere Hemiparese der Patienten erklärt.

Die prospektive Untersuchung von 40 Patienten mit Thalamusinsulten ergab, dass die Pusher-Symptomatik typischerweise durch eine *Blutung* (im Gegensatz zu einem Infarkt) im *posterioren Teil* (im Gegensatz zum anterioren Teil) *des Thalamus* hervorgerufen wird (Karnath et al., 2005). Darüber hinaus zeigte die Untersuchung von Patienten mit links- oder mit rechtsseitigen kortikalen Schädigungen ohne Thalamusbeteiligung, dass Teile der *Inselregion* und des *Gyrus postcentralis* an der Kontrolle der aufrechten Körperorientierung beteiligt zu sein scheinen (Johannsen et al., 2006). Interessant ist, dass die kortikalen mit den thalamischen Strukturen anatomisch direkt in Verbindung stehen. Anatomische Studien an Primaten ergaben, dass die Nuclei ventrales posteriores (VPL/VPM) des posterioren Thalamus zum primären somatosensorischen Kortex im Gyrus postcentralis (Brodmann Areale 3a, 3b, 1 und 2), zum sekundären somatosensorischen Kortex im parietalen Operculum sowie zur Insel projizieren.

Aufgrund elektrophysiologischer Befunde an Primaten (Büttner u. Henn, 1976; Deeke et al., 1974) wie auch psychophysischer Beobachtungen beim Menschen ging man bislang davon aus, dass der posteriore Thalamus bzw. einige in diesem Bereich gelegene Kerngebiete lediglich als eine Art Relais-Station der vestibulären Projektionsbahn auf dem Weg vom Hirnstamm zum Kortex dient (Dieterich u. Brandt, 1993; Brandt et al., 1994). Die Befunde zur Pusher-Symptomatik zeigen jedoch, dass dies nicht die einzige Aufgabe des posterioren Thalamus ist (Karnath et al., 2000a, b; 2005). Vielmehr scheint der posteriore Teil des Thalamus (wie auch Teile der Insel und Teile des primären sensomotorischen Kortex) wesentlich für die Kontrolle der aufrechten Körperorientierung im Raum, d. h. für die Wahrnehmung der posturalen Vertikalen, zu sein.

Das Pusher-Syndrom tritt häufig nach einer Schädigung des rechten oder des linken posterioren Thalamus auf. Typischerweise findet sich die Symptomatik zusammen mit einer Blutung (im Gegensatz zu einem Infarkt) im posterioren Teil des Thalamus. Darüber hinaus scheinen auch Teile der Inselregion und des Gyrus postcentralis an der Kontrolle der aufrechten Körperposition im Raum beteiligt zu sein.

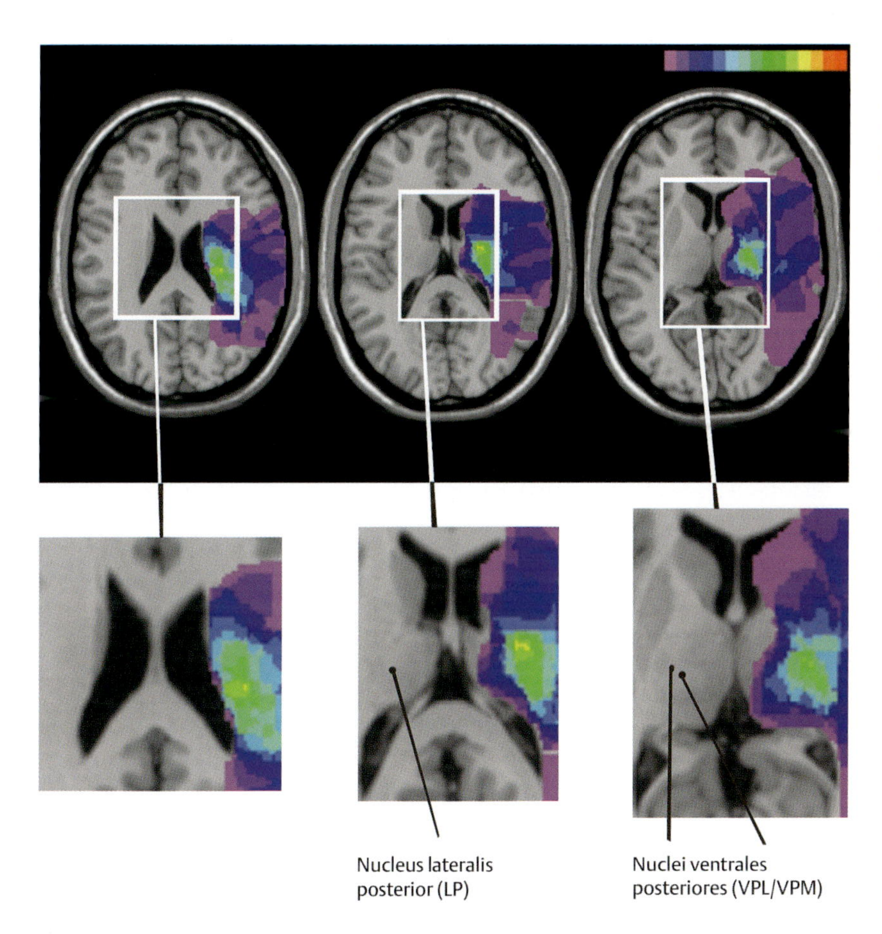

Abb. 14.5 Überlagerung der individuellen Läsionslokalisationen bei einer Gruppe von rechtshemisphärisch geschädigten Patienten mit Pusher-Syndrom. Die Anzahl überlappender Läsionen ist farbkodiert wiedergegeben, mit aufsteigender Häufigkeit von violett (n = 1) bis rot (n = Maximum). Vergleichbare Läsionsüberlappungsareale finden sich auch nach linkshemisphärischen Schädigungen (aus Karnath et al., 2000b).

14.6 Spontanverlauf und Prognose

Im akuten Stadium der Symptomatik bieten hemiparetische Patienten mit Pusher-Symptomatik einen deutlich schlechteren neurologischen Aufnahmebefund als solche ohne diese Symptomatik (Pedersen et al., 1996). Darüber hinaus sind die Kranken bei verschiedenen Alltagsaktivitäten stärker behindert als Patienten mit Hemiparese ohne Pusher-Syndrom.

Die Pusher-Symptomatik hat eine gute Prognose. Eine Nachuntersuchung von Patienten mit Pusher-Symptomatik 6 Monate nach dem Schlaganfall ergab, dass sich das pathologische Drücken bei nahezu allen Patienten vollständig bzw. weitgehend zurückgebildet hatte (Karnath et al., 2002). Allerdings fanden Pedersen et al. (1996), dass hemiparetische Patienten mit Pusher-Symptomatik 3,6 Wochen (= 63 %) länger als Patienten mit Hemiparese ohne Pusher-Symptomatik benötigten, um dasselbe funktionelle Niveau zu erreichen. Ziel der Physiotherapie bei Patienten mit Pusher-Symptomatik ist es, diesen Zeitraum zu verkürzen.

14.7 Therapie

Durch das pathologische Drücken sind Patienten mit Pusher-Syndrom nicht in der Lage, das Gewicht auf die funktionstüchtige, nicht gelähmte Seite zu verlagern. Beim Gehen kann das nicht gelähmte Bein daher nicht als Standbein genutzt werden. Allein dadurch kann kein Schritt mit dem gelähmten Bein gemacht werden. Wird die Erkrankung nicht erkannt, stellen sich Behandlungserfolge nur zögerlich ein. Mitunter wird solchen Patienten irrtümlich unterstellt, dass es ihnen an der Motivation zum Üben ihrer motorischen Fertigkeiten mangele.

Aus der Erkenntnis, dass die Pusher-Symptomatik durch eine *Wahrnehmungsstörung für die eigene aufrechte Körperorientierung im Raum* bedingt ist (Karnath et al., 2000a), ergibt sich, dass das pathologische Drücken nicht im Liegen, sondern in einer erd-vertikalen Position, also im Sitzen, Stehen oder Gehen behandelt wird. Da die Verarbeitung visueller und vestibulärer Informationen zum Erkennen der Orientierung der umgebenden *visuellen* Welt weitgehend ungestört ist (Karnath et al., 2000a), können diese Patienten durch das Betrachten der strukturierten Umwelt und ihres eigenen Körpers bemerken, dass sie nicht aufrecht orientiert sind. Dennoch sind die Kranken spontan nicht in der Lage, diese Fähigkeit kontinuierlich zur Kontrolle ihrer Körperposition zu nutzen. Die Aufgabe der Physiotherapie ist es daher, die Patienten dazu anzuleiten, ihnen die Diskrepanz bewusst zu machen und zu zeigen, dass die Informationen, die sie visuell aufnehmen, der Wirklichkeit entsprechen, während das Gefühl für die aufrechte Körperposition gestört ist. Das Visuelle-Feedback-Training (VFT; Broetz et al., 2002; Broetz u. Karnath, 2005) berücksichtigt die genannten Aspekte bei der Behandlung der Pusher-Symptomatik.

14.7.1 Das Visuelle-Feedback-Training

Um dem Patienten bewusst zu machen, dass sein Drücken und die daraus resultierende Lateralneigung zum Umfallen führt, lässt der Therapeut (z. B. während des Sitzens am Bettrand) das pathologische Drücken zunächst zu, bremst das Kippen zur Seite dann behutsam ab und fordert den Patienten auf, seine Körperposition dabei genau zu beobachten. Sobald er seine Schiefhaltung bemerkt, werden ihm Hilfen zur selbstständigen Korrektur gegeben. Hierzu zählen (Broetz et al., 2002):

- das Abstützen mit der nicht gelähmten Hand auf der gelähmten Seite,
- die Verlagerung des nicht gelähmten Armes und damit des Körpergewichtes zur nicht gelähmten Seite sowie
- das Festhalten an der Bettkante.

Darüber hinaus werden die Kranken aufgefordert, visuell zu explorieren und ihre eigene Körperposition entlang von aufrechten Strukturen zu orientieren. Dazu ist es nützlich in einem Raum zu behandeln, der viele vertikale Strukturen bietet (wie Türrahmen, Fenster, Pfosten oder Bilder), an denen sich der Patient orientieren kann. Auch hilft es, wenn der Therapeut dem Patienten die erd-vertikale Orientierung anzeigt (Abb. 14.**6a**). Patienten mit Pusher-Symptomatik lernen, ihren Körper entlang der visuellen Vorgabe auszurichten (Abb. 14.**6b**).

Zusammenfassend ist das Visuelle-Feedback-Training (VFT; Broetz et al., 2002; Broetz u. Karnath, 2005) so angelegt, dass der Kranke nacheinander lernt:

1. das gestörte Gefühl für die aufrechte Körperposition zu erkennen,
2. den Raum und den eigenen Körper visuell zu explorieren,
3. sich mit Hilfe eigener Bewegungen vertikal auszurichten und
4. diese Position beizubehalten, wenn er gleichzeitig andere Aktivitäten ausführt.

Erste systematische Beobachtungen zeigten, dass das VFT tatsächlich eine deutliche und rasche Verbesserung der Symptomatik bewirkt (Broetz et al., 2004).

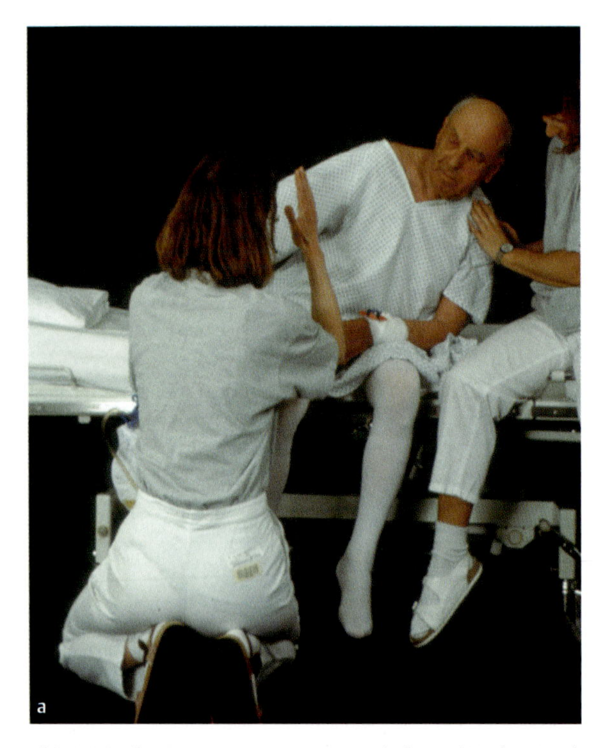

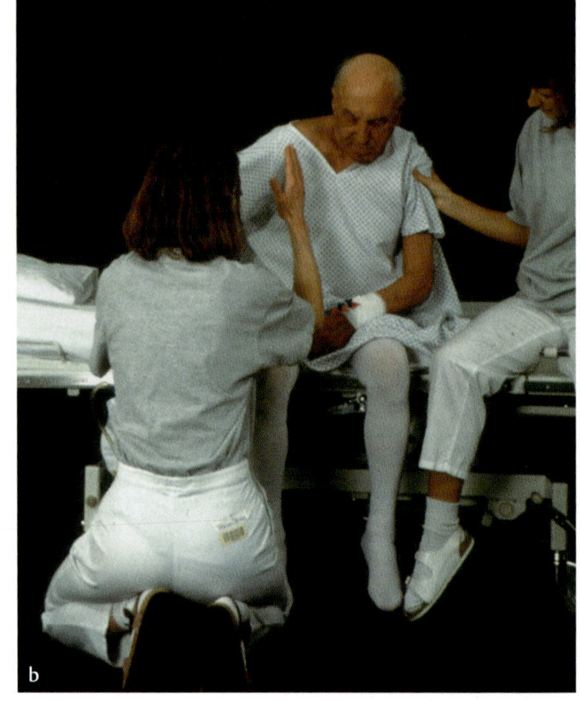

Abb. 14.**6a–b** Patient mit Hemiparese links und Pusher-Syndrom. Da das Erkennen der Orientierung der umgebenden visuellen Welt bei Patienten mit Pusher-Symptomatik weitgehend ungestört ist (Karnath et al., 2000a), sind sie in der Lage, ihre Körperposition mit erd-vertikalen Strukturen, die sie in der Umgebung sehen, in Übereinstimmung zu bringen (aus Broetz et al., 2002).
a Die Therapeutin gibt dem sich zur Seite drückenden Patienten, z. B. mit ihrem Arm, die erd-vertikale Orientierung vor.
b Mit wenig Hilfe ist er nun in der Lage, die aufrechte Körperposition einzunehmen.

Das *Visuelle-Feedback-Training (VFT)* zur Behandlung des Pusher-Syndroms beruht auf der Beobachtung, dass das Verarbeiten visueller und vestibulärer Informationen zum Erkennen der Orientierung der umgebenden *visuellen* Welt bei den Patienten weitgehend ungestört ist (Karnath et al., 2000a).

Obgleich die Patienten eine fehlerhafte Wahrnehmung der eigenen Körperorientierung im Raum aufweisen, verarbeiten die Kranken visuelle und vestibuläre Informationen normal. Daher zielt das VFT darauf ab, dass die Patienten lernen, das gestörte Gefühl für die aufrechte Körperposition zu erkennen, den Raum und den eigenen Körper visuell zu explorieren und sich mit Hilfe eigener Bewegungen vertikal auszurichten.

Literatur

Beevor CE. Remarks on paralysis of the movements of the trunk in hemiplegia. Brit Med J. 1909; April 10th: 881 – 885.

Bisdorff AR, Wolsley CJ, Anastasopoulos D, Bronstein AM, Gresty MA. The perception of body verticality (subjective postural vertical) in peripheral and central vestibular disorders. Brain. 1996;119:1523 – 1534.

Bjerver K, Silfverskiöld BP. Lateropulsion and imbalance in Wallenberg's syndrome. Acta Neurol Scand. 1968;44:91 – 100.

Bohannon RW, Cook AC, Larkin PA, Dubuc WE, Smith MB, Horton MG, Hypes C. The listing phenomenon of hemiplegic patients. Neurology Report. 1986;10:43 – 44.

Brandt T, Dieterich M, Danek A. Vestibular cortex lesions affect the perception of verticality. Ann Neurol. 1994;35:403 – 412.

Broetz D, Karnath H-O. New aspects for the physiotherapy of pushing behaviour. NeuroRehabilitation. 2005;20:133 – 138.

Broetz D, Goetz A, Müller H, Karnath H-O. Physiotherapeutische Diagnostik und Therapie der Pusher-Symptomatik. Zeitschrift für Physiotherapeuten. 2002;54:365 – 376.

Broetz D, Johannsen L, Karnath, H-O. Time course of ‚pusher syndrome' under visual feedback treatment. Physiother Res Int. 2004;9:138 – 143.

Brunnstrom S. Movement therapy in hemiplegia. A neurophysiological approach. New York: Harper & Row; 1970.

Büttner U, Henn V. Thalamic unit activity in the alert monkey during natural vestibular stimulation. Brain Res. 1976;103:127 – 132.

Davies PM. Steps to follow. A guide to the treatment of adult hemiplegia. New York: Springer; 1985.

Deeke L, Schwarz DWF, Fredrickson JM. Nucleus ventroposterior inferior (VPI) as the vestibular thalamic relay in the rhesus monkey. I. Field potential investigation. Exp Brain Res. 1974;20:88 – 100.

Dieterich M, Brandt T. Wallenberg's syndrome: lateropulsion, cyclorotation, and subjective visual vertical in thirty-six patients. Ann Neurol. 1992;131:399 – 408.

Dieterich M, Brandt T. Thalamic infarctions: differential effects on vestibular function in the roll plane (35 patients). Neurology. 1993;43:1732 – 1740.

Johannsen L, Broetz D, Naegele T, Karnath H-O. „Pusher syndrome" following cortical lesions that spare the thalamus. J Neurol. 2006; im Druck.

Karnath H-O, Ferber S, Dichgans J. The origin of contraversive pushing: Evidence for a second graviceptive system in humans. Neurology. 2000a;55:1298 – 1304.

Karnath H-O, Ferber S, Dichgans J. The neural representation of postural control in humans. Proc Natl Acad Sci USA. 2000b;97:13931 – 13936.

Karnath H-O, Brötz D, Götz A. Klinik, Ursache und Therapie der Pusher-Symptomatik. Nervenarzt. 2001;72:86 – 92.

Karnath H-O, Johannsen L, Broetz D, Ferber S, Dichgans J. Prognosis of contraversive pushing. J Neurol. 2002;249:1250 – 1253.

Karnath H-O, Johannsen L, Broetz D, Küker W. Posterior thalamic hemorrhage induces „pusher syndrome". Neurology. 2005;64:1014 – 1019.

Masdeu JC, Gorelick PB. Thalamic astasia: inability to stand after unilateral thalamic lesions. Ann Neurol. 1988;23:596 – 603.

Mittelstaedt H. Somatic versus vestibular gravity reception in man. Ann NY Acad Sci. 1992;656:124 – 139.

Mittelstaedt H. Origin and processing of postural information. Neurosci Biobehav Rev. 1998;22:473 – 478.

Pedersen PM, Wandel A, Jorgensen HS, Nakayama H, Raaschou HO, Olsen TS. Ipsilateral pushing in stroke: incidence, relation to neuropsychological symptoms, and impact on rehabilitation. The Copenhagen stroke study. Arch Phys Med Rehabil. 1996;77:25 – 28.

Perry J. The mechanics of walking in hemiplegia. Clin Orthop. 1969; 63:23 – 31.

15 Exekutive Dysfunktion

G. Matthes-von Cramon

15.1 Definition

Exekutivfunktionen

„Exekutivfunktionen“ ist ein aus dem Englischen entliehener Begriff (*executive functions*), den man mit „Führungs-, Leitungs- und Steuerungsfunktionen“ übersetzen könnte. Sie schaffen die Voraussetzung für eine „Orchestrierung“ komplexen Verhaltens, besonders dann, wenn zielgerichtetes Verhalten die Verarbeitung widersprüchlicher und interferierender Informationen verlangt (von Cramon u. Schubotz, im Druck). Funahashi (2001) zufolge sind sie als Produkt der koordinierten Arbeitsweise verschiedenartiger Prozesse zu verstehen, die alle der Erreichung eines bestimmten Handlungsziels dienen.
Bricht das exekutive Funktionssystem infolge einer Hirnschädigung zusammen, wird das Verhalten schlecht kontrolliert (*poorly controlled*), unzusammenhängend (*disjointed*) und enthemmt (*disinhibited*).
Koordination, (kognitive) Kontrolle und *Zielorientierung* machen in dieser Konzeption das Herzstück exekutiver Funktionen aus.

Da eine allgemein akzeptierte Definition des Begriffs „Exekutivfunktionen“ derzeit noch fehlt, werden in der Literatur ersatzweise Beispiellisten von *Funktionsaspekten* angeboten, die deutlich machen, dass sich hinter dieser Bezeichnung kein einheitliches Konzept verbirgt (Tab. **15.1**). Diese Aspekte exekutiver Funktionen sind inhaltlich heterogen, weisen konzeptionelle Überlappungen auf und sind zudem auf unterschiedlichen Beschreibungsebenen des Verhaltens angesiedelt. Trotz allem gibt es jedoch eine Gemeinsamkeit: Sie alle erwecken den Anschein, ganz und gar „im Inneren“ des Organismus abzulaufen und sind demgemäß unabhängig davon, welche Sinneseindrücke das Individuum gerade verspürt und ebenso unabhängig davon, ob sie sich im äußeren Verhalten widerspiegeln.

Tabelle **15.1** Aspekte der Exekutivfunktionen.

• Wechseln zwischen attentionalen Einstellungen	„attentional set shifting“
• Wechseln zwischen Aufgabenrepräsentationen	„task switching“
• flexibles Wechseln zur Anpassung an sich (rasch) ändernde Gegebenheiten in der Umwelt	„cognitive/mental flexibility“
• Hemmen (Unterdrücken) nicht zielkonformer (aber möglicherweise dominanter) Handlungsintentionen	„inhibition“
• Problemlösen	„problem solving“
• Auswählen eines Handlungsziels	„goal selection“
• Planen und strategisches Abwägen beim Planen	„planning“, „strategizing“
• Koordinieren von Informationen über den Zustand der Außenwelt und den Zustand der eigenen Innenwelt	„coordination“, „synchronization“
• Sequenzieren (zeitliches Anordnen) von Subzielen	„sequencing“
• Überwachen verschiedener Repräsentationen und Abgleich der handlungsleitenden Zielintentionen mit dem aktuellen Stand der Handlung	„monitoring“
• Aufrechterhalten von Zielen	„goal maintenance“, „goal persistence“
• Evaluieren von Rückmeldungen über Handlungskonsequenzen	„feedback evaluation“

15.2 Klinik

Anstelle des klassischen „Frontalhirnsyndroms" haben sich in der klinischen Neuropsychologie die Begriffe „exekutive Dysfunktion(en)" (*executive dysfunctions*) oder „dysexekutives Syndrom (DES)" (*dysexecutive syndrome*) durchgesetzt. Dadurch wurde es möglich, funktionelle Defizite nach einer Hirnschädigung von der Diskussion über deren strukturell-anatomische Grundlagen abzutrennen (Baddeley, 1998) und exekutive Funktionsstörungen auch nichtfrontalen Gewebsläsionen (z. B. Läsionen in den Basalganglien, im Thalamus) zuzuordnen.

Die Phänomenologie exekutiver Dysfunktionen ist jedoch nicht so einheitlich, wie es die Bezeichnung eines „Syndroms" nahe legen könnte. Ihr klinisches Bild wird maßgeblich sowohl von der Art, der Lokalisation und dem Ausmaß der Hirnschädigung als auch von prämorbiden Faktoren (z. B. Alter, Bildung, Persönlichkeitsstil) bestimmt. Auf Grund der bereits erwähnten Heterogenität und Komplexität exekutiver Verhaltensaspekte besteht zudem die Gefahr, diese entweder aus Gründen der Vereinfachung auf eine unitarische Grundstörung reduzieren zu wollen oder aber einzelne Phänomene bzw. Symptome theorielos aneinander zu reihen. Ein Weg, diesem Konflikt zu entgehen, besteht darin, wesentliche Kernsymptome des DES zu beschreiben.

15.2.1 Kernsymptome

Mangelnde Umstellungsfähigkeit

Ein Kernsymptom des DES ist die mangelnde Umstellungsfähigkeit, das *inflexible, stereotype* und *situationsinadäquate Verhalten.* Sie ist wahrscheinlich Folge der Beeinträchtigung mehrerer kognitiver Prozesse und schließt alle jene Funktionsstörungen ein, die die Fähigkeit des Individuums vermindern, sich an neuartige und unerwartete Situationen flexibel anzupassen.

Die davon betroffenen Patienten haben die Fähigkeit verloren, in neuen und unerwarteten Situationen „augenblicklich" das Richtige und Notwendige zu tun. In dem für das menschliche Handeln oftmals typischen Dilemma, Zielintentionen mit hoher Priorität gegenüber konkurrierenden Handlungstendenzen zu verteidigen, um die Handlungspersistenz zu gewährleisten, gleichzeitig jedoch bereit zu sein, jederzeit rasche und flexible Wechsel von Handlungen auszuführen, wenn dies auf Grund geänderter Umstände erforderlich ist, überwiegt bei Patienten mit einem DES die *Aufrechterhaltung einer einmal eingeleiteten Handlung,* was dann als perseveratorisches und stereotypes Verhalten verschiedenster Ausprägung imponiert.

> Patienten mit DES sind in der Lage, routinisierte Handlungen auszuführen und sich sogar in höchst komplexen Abläufen zurecht zu finden, solange sie auf (bereits prämorbid) gewohnten und durch repetitive Ausführung optimierten Handlungsschemata aufbauen können. Es fällt ihnen jedoch schwer, Handlungsroutinen an veränderte Bedingungen anzupassen.

Dieses Gebundensein an gewohnte Abläufe hindert DES-Patienten jedoch zeitweise nicht daran, zu bemerken, wenn eine Routinehandlung einem neuen (geänderten) Handlungsziel entgegensteht. Dann zeigt sich die für diese Patientengruppe so charakteristische Diskrepanz zwischen dem „Wissen" um ein aktuell erforderliches Verhalten und der Fähigkeit, dieses Wissen tatsächlich auch in eine zielführende Handlung umzusetzen (*knowing-doing dissociation*).

Störungen der Handlungsplanung und Handlungskontrolle

Weitere Kernsymptome exekutiver Funktionsstörungen sind Störungen der Handlungsplanung und Handlungskontrolle (Tab. 15.2; von Cramon u. Schubotz, im Druck).

Handlungsplanung

Planen bedeutet mentales „Probehandeln". Nach der Auswahl eines Handlungsziels und der Analyse von Ist- und Sollzustand, werden „im Geist" zielgerichtete Handlungsschritte entwickelt und durchgespielt. Aus dem Antizipieren eigener Fertigkeiten und Strategien sowie der möglichen Konsequenzen verschiedener Verhaltensalternativen resultiert ein vorläufiger Handlungsentwurf.

DES-Patienten können sich oftmals nur schwer in eine abwägende Bewusstseinslage (Gollwitzer, 1991) versetzen.

Tabelle 15.2 Handlungsplanung und Handlungskontrolle als Kernelemente der Exekutivfunktionen.

Handlungsplanung
• Auswahl eines Handlungsziels
• Analyse des Ausgangszustands und des angestrebten Zielzustands
• Abwägen von Mitteln und Wegen zur Erreichung des intendierten Zieles
• Entwicklung und zeitliche Anordnung (Sequenzieren) der notwendigen Handlungsschritte und Teilziele
Handlungskontrolle
• Aufrechterhaltung der Handlungsabsicht bei gleichzeitigem Abgleich von Handlungs-, Mittel- und Zielrepräsentationen im (Arbeits-)Gedächtnis mit dem jeweils aktuellen Stand der Handlung (*monitoring*)
• Evaluation der überschaubaren Handlungskonsequenzen

Dies schließt sowohl die bewusste Gegenüberstellung von Vor- und Nachteilen mehrerer Handlungsoptionen als auch Abwägungsprozesse mit ein, die auf der Abschätzung von Wahrscheinlichkeiten beruhen. Defizite zeigen sich vor allem bei abstrakten und langfristigen Planungen, während die Erstellung und Umsetzung konkreter und kurzfristiger Pläne in der Regel bedeutend besser gelingt.

Handlungskontrolle

Die Aufrechterhaltung der Handlungskontrolle hängt in hohem Maße von intakten Arbeitsgedächtnisfunktionen ab. Dieses dient der temporären Speicherung und Manipulation von Informationen, um sie nach einer zeitlichen Verzögerung für die Handlungssteuerung einzusetzen, selbst wenn die ursprünglichen Reize dem Individuum nicht mehr zur Verfügung stehen. Ist ein Patient nicht in der Lage, seine Zielintention zeit- und situationsübergreifend aufrechtzuerhalten sowie die während der Planung erstellten Handlungsschritte und Teilziele mit dem aktuellen Stand der Handlung abzugleichen, leidet darunter die Zielgerichtetheit; das Verhalten wird unorganisiert.

Die mangelnde Evaluierung von Handlungsschritten und Teilzielen in Hinblick auf mögliche Konsequenzen verhindert, dass Handlungsbarrieren und -fehler (rechtzeitig) erkannt und demzufolge vermieden bzw. korrigiert werden können.

Einfache Planungsprozesse, die im Wesentlichen auf vertrauten Handlungsroutinen basieren, bereiten DES-Patienten zumeist keine wesentlichen Schwierigkeiten. *Planungsstörungen* zeigen sich vor allem dann, wenn kognitive Strategien angewandt werden müssen, um gewohnte Handlungsroutinen abzuändern oder Teile von Handlungsschemata neu und kreativ zu kombinieren.
Defizite der Handlungskontrolle sind daran zu erkennen, dass das Verhalten unorganisiert und wenig zielgerichtet erscheint. Durch mangelnde Evaluation von Teilschritten während der Ausführung einer Handlung werden Fehler und Handlungsbarrieren nicht rechtzeitig erkannt.

15.3 Diagnostik

Die Diagnostik von Exekutivfunktionen nützt drei Informationsquellen:
- Selbst- und Fremdanamnese,
- testpsychologische Untersuchungen sowie
- Verhaltensbeobachtungen und -analysen in natürlicher Umgebung.

15.3.1 Selbst- und Fremdanamnese

Die Forderung nach einer sorgfältigen Erhebung der Anamnese mag selbstverständlich erscheinen. Bei der Erfassung von Exekutivfunktionen kommt ihr jedoch wegen ihrer enormen Variationsbreite innerhalb der Normalbevölkerung eine besondere Bedeutung zu. Die Schilderung konkreter Anforderungen in Ausbildung und Beruf, von Freizeitaktivitäten sowie des sozialen Hintergrundes mit allen Aufgaben und Rollen, die ein Patient vor einer Hirnschädigung erfüllte, liefern wertvolle Informationen darüber, in welchem Umfang Eigeninitiative, Flexibilität und eigenständiges Planen bzw. Problemlösen gefordert sind und waren.

Die Selbsteinschätzung von Veränderungen der Alltagskompetenz durch eine Hirnschädigung liefert zudem Hinweise auf die Therapiemotivation des Patienten und kann Ausgangspunkt für die Erstellung von Therapiezielen sein. Allerdings sind DES-Patienten häufig nicht in der Lage, Hirnleistungsdefizite und die daraus resultierenden Behinderungen im täglichen Leben realistisch einzuschätzen. Etwaige Diskrepanzen zwischen Selbst- und Fremdeinschätzung lassen sich durch Fragebögen erfassen (z.B. Dysexecutive Questionnaire [DEX]; Wilson et al., 2000), welche sich gut als Grundlage für ein weiterführendes klinisches Interview eignen.

15.3.2 Testdiagnostik

Eine umfassende Darstellung der für die Einschätzung exekutiver Funktionen verwendeten Verfahren ist nicht Gegenstand dieses Beitrags. Ganz allgemein ist festzustellen, dass im Gegensatz zu anderen neuropsychologischen Funktionsbereichen (wie z.B. dem der visuellen Wahrnehmung, der Aufmerksamkeit und des Gedächtnisses) für die psychometrische Erfassung von Komponenten der Exekutivfunktion nur wenige valide und reliable Testinstrumente zur Verfügung stehen. Klinisch arbeitende Neuropsychologen nützen deshalb ein breites Spektrum an Intelligenzmessverfahren, standardisierten und normierten Tests zur Erfassung einzelner exekutiver Komponenten bis hin zu Aufgabensammlungen, die als Grundlage für systematische Verhaltensbeobachtungen dienen (von Cramon u. Matthes-von Cramon, 1995; Danek u. Göhringer, 2005; Matthes-von Cramon u. von Cramon, 2000).

Der letztgenannte Punkt weist im Besonderen darauf hin, dass bei einer Beschränkung der Auswertung auf den reinen Testwert wertvolle – und vielfach die entscheidenden – Informationen verloren gehen würden. Um die individuellen Grenzen auszuloten, kann es deshalb notwendig sein, Patienten, die bei standardisierter Testdurchführung keinen Lösungsansatz finden, quasi „im zweiten Anlauf" gestufte Hilfestellungen zu geben. Dieses Vorgehen liefert oftmals entscheidende Hinweise auf Störungen einzelner Denkprozesse sowie auf individuelle Stärken und Schwächen, verlangt aber auch, dass die Diagnostik exekutiver Funktionen ausschließlich in Händen klinischer Neuropsychologen liegt.

Screening: Behavioural Assessment of the Dysexecutive Syndrome (BADS)

Es hat sich bislang noch kein Goldstandard für eine gestufte Testung etabliert. Als Screening-Instrument wird häufig die Testbatterie *Behavioural Assessment of the Dysexecutive Syndrome* (BADS; Wilson et al., 2000) verwendet. Sie beinhaltet sechs Aufgaben, in denen Flexibilität beim Aufgabenwechsel, praktisches Problemlösen, kognitives Schätzen sowie komplexes Planen unter Berücksichtigung mehrerer Regeln und Randbedingungen erforderlich sind.

Eine Untersuchung zur Sensitivität der BADS (Matthes-von Cramon u. von Cramon, 2000), bei der die korrekte Gruppenzuordnung durch den alterskorrigierten Standardwert (SW) der Gesamtleistung in der BADS mit einem Therapeutenrating zu exekutiven Dysfunktionen unter Alltagsbedingungen verglichen wurde, ergab eine *gute Treffsicherheit nur bei ausgeprägten Störungen*. Unterhalb eines SW von 85 kann mit hoher Wahrscheinlichkeit eine Störung angenommen werden. 16 von 30 Patienten (53,3 %), die im Alltag exekutive Defizite aufwiesen, erreichten allerdings einen durchschnittlichen SW von ≥ 85, 8 (26,7 %) davon sogar einen SW von ≥ 93. Dieses Ergebnis weist eindrücklich darauf hin, dass trotz eines unauffälligen Testwerts in der BADS alltagsrelevante Störungen der Exekutivfunktionen vorliegen können. Falls also die Fremdanamnese und/oder Verhaltensbeobachtungen Hinweise auf exekutive Dysfunktionen ergeben, schließt sich eine erweiterte Diagnostik mit komplexen Planungs- und Problemlöseaufgaben an.

15.3.3 Verhaltensanalyse

Die Verhaltensanalyse, ein zentrales Element der Verhaltenstherapie, ist Grundlage für eine individuell auf den Patienten abgestimmte Erstellung von Therapiezielen und die Auswahl geeigneter Therapieverfahren (Abb. 15.1).

Bei hirngeschädigten Patienten kommt den Organismusvariablen eine besondere Bedeutung zu, da sowohl die Wahrnehmung und Interpretation von Reizen aus der Umgebung als auch die kognitiven, emotionalen und motorischen Reaktionsmöglichkeiten eines Patienten in spezifischer Weise durch funktionelle Defizite eingeschränkt bzw. verändert werden. Neben der Erhebung lebensgeschichtlich erworbener Einstellungen ist deshalb die Berücksichtigung perzeptueller, sprachlicher und sprechmotorischer Defizite sowie die genaue Kenntnis kognitiver Einbußen unverzichtbar.

Wenn Patienten mit geringer Einsichts- und Introspektionsfähigkeit nur wenig über auslösende Faktoren und eigene Reaktionen berichten können, lassen sich die entsprechenden Informationen zumindest teilweise durch Angehörige oder andere nahe Bezugspersonen ergänzen. Dies bietet zudem den Vorteil, dass diesen der Zusammenhang zwischen auslösenden Reizen, Reaktionen des Patienten und den darauf folgenden Konsequenzen verdeutlicht werden kann. Sobald Angehörige durch „geleitetes Entdecken" erkennen, welchen Anteil auch sie selbst bei der Aufrechterhaltung störender Verhaltensweisen spielen, wird sich ihre Bereitschaft erhöhen, aktiv an verhaltenstherapeutischen Therapiemaßnahmen mitzuwirken, wodurch der Transfer von Therapieinhalten in die natürliche Umgebung erleichtert wird.

Die Diagnostik von Exekutivfunktionen nützt drei Informationsquellen:
- eine ausführliche Anamnese zur Einschätzung der prämorbiden Persönlichkeit, des sozialen Umfeldes sowie früherer Kompetenzen,
- testpsychologische Untersuchungen, wobei neben den reinen Testwerten v. a. auch den Verhaltensbeobachtungen und dem Austesten des verbliebenen Potentials durch gestufte Hinweisreize eine entscheidende Rolle zukommt,
- Verhaltensanalysen zu kognitiven, emotionalen, physiologischen und motorischen Reaktionsweisen in Alltagssituationen. Die Einbindung relevanter Bezugspersonen in Verhaltensanalysen fördert deren Bereitschaft zu aktiver Mitarbeit und erleichtert den Transfer von Therapieinhalten in die natürliche Umgebung des Patienten.

15.3.4 Differenzialdiagnose

Depressionen

Depressive Zustandsbilder sind ebenfalls durch Antriebsarmut, Interessenverlust, Entschlussunfähigkeit, kognitive Defizite und interaktive Beschwerden (u. a. sozialer Rückzug, Einengung kommunikativer und sozialer Fertigkeiten) charakterisiert (Hautzinger, 1997). Im Gegensatz zu Patienten mit exekutiven Dysfunktionen zeigen Depressive zumeist jedoch in höherem Maße emotionale Reaktionen, die auf einen psychischen Leidensdruck schließen lassen. Oftmals besteht eine Diskrepanz zwischen subjektiv empfundenem Defizit und einem deutlich höheren tatsächlichen

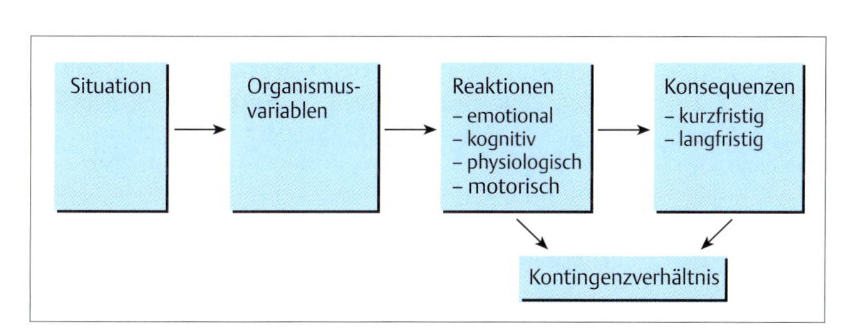

Abb. 15.1 Verhaltensanalyse

Leistungsniveau. Die Vermutung, dass Depressive vor allem Beeinträchtigungen unter hohen kognitiven Anforderungen aufweisen (Weingartner, 1986), wurde nicht bestätigt (Zakzanis et al., 1998).

Die klinische Erfahrung lässt annehmen, dass Erwartungsängste und Insuffizienzgefühle die ohnehin bei Hirngeschädigten höhere Variabilität des Leistungsvermögens zusätzlich verstärken können. In diesen Fällen sollte eine Testwiederholung nach affektiver Stabilisierung erfolgen. Dennoch kann im Einzelfall die Abgrenzung depressiver Zustandsbilder von Teilaspekten exekutiver Dysfunktionen ein diagnostisches Problem darstellen.

Persönlichkeitsstörungen

Persönlichkeitsstörungen werden als überdauerndes Muster von innerem Erleben und Verhalten definiert, das merklich von den Erwartungen der soziokulturellen Umgebung abweicht (DSM-IV; Saß et al., 1998). Dieses Muster findet seinen Ausdruck in mindestens zwei der folgenden Bereiche:

1. Kognition (im Sinne der Art, sich selbst, andere Menschen und Ereignisse wahrzunehmen und zu interpretieren),
2. Affektivität (Variationsbreite, Intensität, Labilität und Angemessenheit emotionaler Reaktionen),
3. Gestaltung zwischenmenschlicher Beziehungen und
4. Impulskontrolle.

Unflexible und tiefgreifende kognitive Schemata und Verhaltensweisen, die sich bis in die Adoleszenz bzw. ins frühe Erwachsenenalter zurückverfolgen lassen und den Betroffenen in sozialen, beruflichen und anderen wichtigen Funktionsbereichen des Lebens in klinisch bedeutsamer Weise Leiden oder Beeinträchtigungen verursachen, sind unter dieser Diagnose nur dann einzuordnen, wenn sie *nicht* auf eine Hirnschädigung zurückzuführen sind. Nur wenn das Vorliegen einer Hirnschädigung gesichert ist, ist die Diagnose einer *Persönlichkeitsveränderung aufgrund eines medizinischen Krankheitsfaktors* (DSM-IV: 310.1) bzw. eine *Organische Persönlichkeitsstörung* (ICD-10-GM: F07.0) gerechtfertigt.

Diese kann durch eine auffällige Veränderung des gewohnten prämorbiden Verhaltensmusters imponieren, wie es z. B. bei einer deutlichen Antriebsarmut der Fall ist. Häufiger kommt es jedoch zu einer Akzentuierung prämorbid vorhandener Persönlichkeitszüge, welche sich vor Eintritt der Hirnschädigung innerhalb der normalen Variationsbreite bewegt oder sogar eine Ressource dargestellt haben. So kann beispielsweise eine früher humorvolle und kontaktfreudige Person dadurch auffallen, dass sie unangemessen anzügliche Witze macht und sich Anderen gegenüber distanzlos verhält, ohne soziale Signale oder die Gegebenheiten der jeweiligen Situation zu beachten. Unserer Erfahrung nach werden allzu häufig Persönlichkeitsstörungen als organisch diagnostiziert, wenn eine Hirnschädigung oder auch nur der Verdacht auf eine solche vorliegt. Liefert deshalb die Anamnese Hinweise auf eine weiter zurückreichende Persönlichkeitsstörung, sollte diese auch bei Vorliegen einer Hirnschädigung als Störung der Achse II bewertet werden.

Eine *depressive Episode* lässt sich in der Regel durch den stärker spürbaren Leidensdruck von kognitiven, motivationalen und emotionalen Störungen im Rahmen exekutiver Dysfunktionen abgrenzen. Bei Vorliegen von sowohl organischen Hirnleistungsdefiziten als auch Symptomen einer depressiven Verstimmung, kann die Beurteilung des kognitiven Leistungsvermögens erst nach Abklingen der affektiven Störung erfolgen.

Die Diagnose einer *organischen Persönlichkeitsstörung* sollte nur dann gestellt werden, wenn es eindeutige Hinweise auf eine Veränderung des prämorbiden Verhaltensmusters oder eine deutliche Akzentuierung bereits prämorbid vorhandener Persönlichkeitszüge gibt, die zu Beeinträchtigungen in sozialen, beruflichen und anderen wichtigen Funktionsbereichen des Lebens führen.

15.4 Pathophysiologie

Es dürfte entscheidend für die Auftretenswahrscheinlichkeit exekutiver Dysfunktionen sein, in welchem Ausmaß das für exekutive Funktionen notwendige neuronale Netzwerk betroffen ist. Der offensichtlichste Fall wäre eine kritische Anzahl von Unterbrechungen der das Netzwerk konstituierenden Konnektivitäten, z. B. durch multitope Gewebsläsionen. Seine Leistungsfähigkeit kann aber auch durch kritische Volumenreduktion seiner Komponenten (z. B. durch Schrumpfung von Nervenzellsomata oder Reduktion von Dendritenbäumen) und letztlich natürlich durch alle Arten von Noxen mit Angriffsorten auf zellulärer und subzellulärer (molekularer) Ebene eingeschränkt werden.

Multitope strukturelle und substrukturelle Gewebsveränderungen kommen bei einer großen Zahl neurologischer und psychiatrischer Erkrankungen vor, so dass exekutive Dysfunktionen zu den *häufigsten neuropsychologischen Symptomen* gehören dürften. Wenn also exekutive Funktionen ein weit im Gehirn ausgespanntes (wenngleich nicht gleichverteiltes, sondern ein vermutlich regional in bestimmten Faserbündeln verdichtetes) neuronales Netzwerk unter maßgeblicher Beteiligung des Stirnhirns benötigen, lässt sich daraus ableiten, dass exekutive Dysfunktionen bei multitopen, im Extremfall ubiquitären, frontalen und/oder nichtfrontalen Gewebsläsionen wahrscheinlicher sind als bei monotopen, d. h. fokalen frontalen und/oder nichtfrontalen Gewebsschäden. Für die monotope frontale oder nichtfrontale Gewebsschädigung sollte zudem gelten, dass exekutive Dysfunktionen umso wahrscheinlicher sind, je größer das Schädigungsvolumen ist.

Die höchste Wahrscheinlichkeit für das Auftreten exekutiver Dysfunktionen weisen Ätiologien auf, die mit *diffusen oder multitopen Gewebsschäden* einhergehen. Besonders häufig sind exekutive Dysfunktionen deshalb Folge einer *traumatischen Hirnschädigung* (McDowell et al., 1998; Coelho et al., 1995). Neben fokalen, häufig bifrontalen oder fronto-temporalen Kontusionsverletzungen, sind hierfür weitere Gewebsschäden vom Typ der diffusen axonalen Schädigung (durch Scherverletzungen von Axonen), der Ödemnekrosen (nach generalisiertem Hirnödem) oder des zerebralen Sauerstoffmangels (durch hypoxische Hypoxie) ausschlaggebend.

Das Schädel-Hirn-Trauma ist gewissermaßen der Prototyp einer Mehrfachläsion des „exekutiven" Netzwerks, wobei die ins Auge springenden fokalen Gewebsschäden häufig zu geringeren funktionellen Auswirkungen führen als die selbst mit moderner Bildgebung nur schwer fassbaren Gewebsschäden (wie z. B. eine nur indirekt an traumatischen Mikroblutungen festzustellende diffuse axonale Schädigung).

Exekutive Dysfunktionen finden sich auch bei:

- verschiedenen *neurodegenerativen Erkrankungen* (z. B. frontalen und fronto-temporalen Formen der Demenz),
- *zerebrovaskulären Erkrankungen* (Hirninfarkte, Hirnblutungen),
- *rupturierten Aneurysmen* des vorderen Gefäßkranzes (Diamond et al., 1997),
- *toxischen Gewebsschäden* (z. B. Alkoholdemenz, Anoxie) und
- anderen sich auf das Telenzephalon auswirkenden Pathologien (z. B. Hydrozephalus).

Wie bereits ausgeführt, dürfte es kaum eine Hirnstruktur geben, bei deren Schädigung exekutive Funktionen nicht auf die eine oder andere Weise in Mitleidenschaft gezogen werden. Das gilt vor allem für *Läsionen des telenzephalen Marklagers* (z. B. bei Multipler Sklerose oder AIDS), aber auch für fronto-thalamo-frontale und striato-frontale Gewebsschäden, z. B. bei *polaren Thalamusinfarkten* oder der *Parkinson-Erkrankung* (Carbon u. Marié 2003; van Spaendonck et al., 1996). Selbst bei pontinen und zerebellären Läsionen wurden exekutive Dysfunktionen beschrieben (Duffy u. Campbell, 1994).

Auf Grund der reichhaltigen und zumeist reziproken Faserverbindungen zwischen dem präfrontalen Kortex (PFC) und parietalen, okzipitalen und temporalen Assoziationskortizes sowie dem PFC und limbischen, paralimbischen und subkortikalen Strukturen sind exekutive Dysfunktionen die Folge unterschiedlicher Erkrankungen und Verletzungen des Gehirns. Die höchste Wahrscheinlichkeit für das Auftreten exekutiver Dysfunktionen haben *multitope frontale und/oder nichtfrontale Gewebsschäden.* Bei monotopen Gewebsschäden hängt das Ausmaß exekutiver Störungen mit hoher Wahrscheinlichkeit vom Schädigungsvolumen ab.

15.5 Anatomie

Allein das Volumen der Stirnlappen macht 40 % der Hemisphärenvolumina aus, und der PFC ist in ein reiches Geflecht von Faserverbindungen eingebettet, das „Verarbeitungsmodule" in den parietalen, temporalen und okzipitalen Assoziationskortizes, aber auch limbische und paralimbische Strukturen wie den Mandelkernkomplex, die Hippokampus-Formation, den Thalamus, die Inselrinde sowie Verbindungen mit dem Striatum und assoziierten Hirnstrukturen bis hin zu Neuronenpopulationen im (oralen) Hirnstamm umfasst (Gruber et al., 2005). Als Folge dieser zumeist bidirektionalen Verbindungen ist anzunehmen, dass viele Hirnschädigungen auch das Netzwerk um den PFC (mit-) betreffen und dass umgekehrt das Funktionsniveau des PFC in hohem Maße von dem „Funktionieren" anderer Hirnregionen abhängt.

Seine integrative Funktion verlangt zudem, dass der PFC auf alle notwendigen Informationen der Außen- und Innenwelt zugreifen kann und in der Lage ist, diese miteinander zu verknüpfen. Durch die hohe Dichte bidirektionaler Verschaltungen des frontalen Kortex mit den meisten anderen Hirnstrukturen wird es möglich, den Informationsfluss aus sensorischen und motorischen sowie somatischen Systemen zu integrieren. Allerdings scheint es dabei keine strikte Hierarchie zu geben, wie dies in Konzepten einer zentralen Exekutive impliziert wird. Vielmehr resultieren die dem Frontalhirn zugeschriebenen Funktionen aus dem Zusammenwirken vieler Teile des fronto-posterioren Netzwerks. In diesem Sinne modulieren Strukturen des Frontalhirns „top-down" die Informationsverarbeitung in anderen Hirnregionen, werden von diesen jedoch im Gegenzug „bottom-up" beeinflusst (Ullsperger u. von Cramon, 2003).

Es gibt gute Gründe für die Annahme, dass es keine exekutiven Funktionen gibt, die zu anderen Hirnfunktionen quasi „vermittelnd" hinzukommen oder gar von diesen abgegrenzt werden könnten. Exekutivfunktionen entstehen vermutlich als Eigenschaften der Gesamtheit oder der Interaktion zwischen anderen Funktionen; sie entstehen quasi als Folge des guten Zusammenspiels verschiedener Knoten des ZNS-Netzwerks. Die Suche nach einer eigenen Funktionsklasse wäre demzufolge als „Ryle'scher Kategorienfehler" (Ryle, 1949)* anzusehen.

* Der Ryle'sche Besucher bat nach der Besichtigung von Laboratorien, Bibliotheken, Hörsälen, Verwaltungsgebäuden und der Mensa seinen Gastgeber: „Und jetzt zeigen sie mir doch bitte die Universität". Dies verdeutlicht, dass Letztere kein weiteres Mitglied der Klasse darstellt, in die die anderen Einrichtungen fallen. Es ist vielmehr die Art und Weise, in der diese Klasse von Einrichtungen organisiert ist und in der die einzelnen Teile zusammenwirken, die das Ganze als „Universität" charakterisiert.

Durch die hohe Dichte bidirektionaler Verschaltungen des PFC mit den meisten anderen Hirnorten wird ein internes Milieu geschaffen, in dem sensorische, motorische und somatische Informationen konvergieren und integriert werden. Exekutivfunktionen resultieren aus dem Zusammenwirken zahlreicher Komponenten eines frontal akzentuierten, aber im gesamten ZNS ausgespannten Netzwerks. Die unterschiedlich starke funktionelle Gewichtung und Modulation einzelner Komponenten erfolgt dabei vermutlich in häufig ähnlichen und sich überlappenden Netzwerken einzelner spezialisierter Hirnorte.

15.6 Spontanverlauf und Prognose

Über den Verlauf exekutiver Dysfunktionen ist wenig bekannt. Da sie insbesondere dann zum Tragen kommen, wenn selbstinitiiertes und eigenverantwortliches Verhalten erforderlich ist, Alltagssituationen bewältigt und abgewogene Entscheidungen getroffen werden müssen, treten diese Störungen in der Akutphase zumeist hinter anderen, im eingeengten Setting eines Krankenhauses augenfälligeren, Hirnleistungsdefiziten zurück. Geht es in späteren Phasen der Rehabilitation jedoch darum, zu einer weitgehend selbständigen Lebensführung zurückzukehren, Sozialkontakte zu pflegen und mitzugestalten und/oder die Anforderungen einer Ausbildung oder einer beruflichen Tätigkeit zu bewältigen, wird die längerfristige Prognose entscheidend von der Art und dem Ausmaß exekutiver Dysfunktionen mitbestimmt.

15.7 Therapie

Bislang sind keine Therapieansätze zur *Restitution* von Exekutivfunktionen bekannt. Die Behandlung ist vorrangig auf die *Kompensation von Defiziten* ausgerichtet, wobei verbliebene Fähigkeiten genützt werden, um Funktionsdefizite auszugleichen bzw. neue Fertigkeiten zu erlernen (Gauggel, 2003).

15.7.1 Verhaltensmodifikation durch operante Methoden

Operante Methoden basieren auf lerntheoretischen Prinzipien und nützen die Tatsache, dass die Wahrscheinlichkeit für das Auftreten eines bestimmten Verhaltens maßgeblich durch die darauf folgenden Konsequenzen beeinflusst wird.

- *Erwünschtes Verhalten* kann entweder durch angenehme Konsequenzen (*positive Verstärkung*) oder durch die Beendigung eines unangenehmen Zustandes (*negative Verstärkung*) gefördert und aufrechterhalten werden.
- *Unerwünschtes Verhalten* wird abgebaut, wenn es entweder durch neutrale Konsequenzen (*Löschung*) oder durch indirekte Bestrafung (*Wegnahme positiver Verstärker*) beantwortet wird.

Im Rahmen von Selbstmanagementansätzen kommen operante Methoden in Form selbstgewählter „Belohnung“ oder „Bestrafung“ zum Einsatz. Vorsicht ist bei Hirngeschädigten geboten, die sich in Abhängigkeit von Bezugspersonen und Therapeuten befinden und auf Grund kognitiver Defizite nicht in der Lage sind, das Rationale dieses Vorgehens zu verstehen, um ihr Einverständnis für eine solche Intervention zu geben. Andererseits führen gerade sozial störende Verhaltensweisen (z. B. enthemmtes oder aggressives Verhalten) oftmals zur kompletten Ausgrenzung der Kranken vom sozialen Leben oder sogar zur Isolierung der gesamten Familie, wenn sich Angehörige aus Scham mehr und mehr zurückziehen.

Werden Kontingenzen ausschließlich extern kontrolliert und gesteuert, trägt das Behandlungsteam eine besondere Verantwortung gegenüber dem Patienten, die gewählte Vorgehensweise möglichst transparent und anschaulich zu machen. Dies ist möglich z. B. durch Anlegen eines Therapiebuches, in dem wichtige Informationen verständlich dargestellt sind; durch konkrete Operationalisierung des Therapieziels und des therapeutischen Vorgehens, welche schriftlich vorliegen müssen, um wiederholt darauf hinweisen zu können; durch regelmäßige Rückmeldung von Therapiefortschritten in Form von Verlaufskurven, Video-Feedback u. ä. Die bislang veröffentlichten Einzelfallstudien zur Anwendung operanter Methoden bei DES-Patienten wurden in speziell darauf spezialisierten Einrichtungen erhoben. Generell verlangen sie fundiertes verhaltenstherapeutisches Wissen und ein geschultes Behandlungsteam, um Widersprüche im Kontingenzmanagement zu vermeiden. Im Folgenden werden zwei dieser Behandlungsansätze vorgestellt, die sich im Rahmen der üblichen Rehabilitationsbehandlung durchführen lassen.

Abbau sozial störender Verhaltensweisen durch Response Cost (RC)

In kontrollierten Einzelfallstudien konnte gezeigt werden, dass sozial unerwünschte Verhaltensweisen (z. B. aggressives Verhalten, Schreien, sexuell-obszöne Handlungen in der Öffentlichkeit u. ä.) durch ein indirektes Bestrafungsverfahren – die Rückgabe von Verstärkern (*response cost*) – abgebaut werden können (Alderman u. Burgess, 1994; Alderman u. Ward, 1991).

Beim RC erhält der Patient jeweils zu Beginn eines festgelegten Therapieintervalls eine bestimmte Anzahl positiver Verstärker (z. B. Token in Form von Chips, die später in eine vom Patienten erwünschte Belohnung umgetauscht werden können). Unmittelbar nach dem Auftreten des kritischen Verhaltens wird ohne Zeitverzögerung ein Verstärker entzogen. Im Gegensatz zu anderen Münzverstärkungssystemen hat RC den Vorteil, dass der reaktionskontingente Verstärkerentzug kaum Anforderungen an explizite Gedächtnis- und Lernleistungen stellt, sondern durch die enge Assoziation zwischen Verhalten und der darauf folgenden Konsequenz die oft noch relativ gut erhaltenen impliziten Lernleistungen nützt.

Aufbau invarianter Handlungsketten durch Backward Chaining (BC)

Antriebsarmut oder gar das völlige Ausbleiben selbstgenerierten Handelns (Abulie) stellen eine besondere Herausforderung in der Therapie dar; insbesondere dann, wenn keine Anreize mehr gefunden werden können, um den Betroffenen für die Ausführung einer Tätigkeit zu motivieren. Einfache Handlungsketten lassen sich durch die sog. „Rückwärtsverkettung" (*backward chaining*) aufbauen. Beim BC macht man sich die Tatsache zunutze, dass die einzelnen Teilschritte einer Handlung miteinander „verkettet" sind. Die Beendigung eines Teilschrittes wird so zum diskriminativen Hinweisreiz für die Initiierung und Ausführung des nächsten Teilschrittes.

Voraussetzung für die Anwendung des BC ist das *Zerlegen einer Handlung in Einzelschritte.* Diese Teilhandlungen sollten zeitlich möglichst kurz gefasst werden, ohne dass Handlungsbarrieren auftreten, damit sie von den Patienten prinzipiell selbständig ausgeführt werden können. Begonnen wird mit dem *letzten Element der Handlungskette,* bei dessen Initiierung der Patient durch verbale Aufforderung und/oder Hilfestellung unterstützt wird. Da das Handlungsziel unmittelbar vor Augen steht, kann der Patient unmittelbar für den *Abschluss einer Tätigkeit* positiv verstärkt werden (z. B. durch Zuwendung, Lob oder Token). Falls sich keine weiteren Interessen und Anreize finden lassen, wirkt das Ende einer Handlung durch den Wegfall der Anforderungen zudem als negative Verstärkung. Sobald ein Patient mit hoher Sicherheit den letzten Handlungsschritt selbständig ausführt, wird der vorletzte Teilschritt angeschlossen und die Handlungskette auf diese Weise schrittweise von rückwärts her aufgebaut.

BC ist auch für Patienten mit schwerem DES geeignet, da man davon ausgehen kann, dass die einzelnen Teilschritte bereits im Verhaltensrepertoire vorhanden sind, wegen der Antriebsarmut jedoch nicht eigenständig initiiert werden bzw. Handlungen auf Grund fehlender Handlungspersistenz abgebrochen werden. Ist jedoch das Ende einer Tätigkeit für den Patienten deutlich erkennbar (z. B. die letzten Teller, die abgetrocknet werden sollen; das letzte Stück Rasen, das gemäht werden soll), wird das Durchhaltevermögen durch die Aussicht auf eine Pause unterstützt. Für Tätigkeiten, die kein automatisch definiertes Ende haben (z. B. für eine gewisse Zeit an sozialen Aktivitäten teilzunehmen) kann eine rückwärts laufende Uhr dem Patienten die verbleibende Zeit vor Augen halten.

15.7.2 Kognitives Training

Problemlösetraining (PLT)

Effiziente Therapieansätze müssen sowohl kognitiven Leistungseinbußen als auch Persönlichkeitsveränderungen Rechnung zu tragen. Das von uns entwickelte *Problemlösetraining* (PLT; von Cramon et al., 1991, von Cramon u. Matthes-von Cramon, 1992) kombiniert sowohl kognitionspsychologisch-neuropsychologische als auch verhaltenstherapeutische Methoden. Übergeordnetes Ziel ist die *Vermittlung von Kompensationsstrategien,* die den Betroffenen helfen, komplexe Aufgabenstellungen in überschaubare Einheiten zu zerlegen.

Grundlage dafür ist eine *bewusst kontrollierte Informationsaufnahme und -verarbeitung* während der einzelnen Phasen des Problemlöseprozesses (Matthes-von Cramon u. von Cramon, 2000):

- Problemanalyse (Beschreibung der Aufgabenstellung mit eigenen Worten),
- Selektion lösungsrelevanter Informationen, Suche nach unvollständigen oder fehlenden Informationen,
- Entwicklung von Lösungsalternativen,
- Planung eines vorläufigen Lösungswegs,
- Durchführung und Adaptation des Lösungswegs; eventuell erneute Planung bei Handlungsbarrieren,
- Evaluation der gefundenen Lösung, Abgleich mit dem Handlungsziel.

Die genannten Phasen werden mit den Gruppenteilnehmern erarbeitet und an konkreten Beispielen verdeutlicht. Sie liegen in schriftlicher Form vor, so dass bei verschiedenen Aufgabenstellungen explizit darauf Bezug genommen werden kann. Die Aufgabentypen des PLT simulieren nach Möglichkeiten realistische Anforderungen (eine Sammlung ähnlicher Aufgaben findet sich bei Pechtold u. Jankowski, 2000). Um einen Transfer in den Alltag anzubahnen, werden sie als praktische Übungen innerhalb des PLT durchgeführt. Für stationäre Patienten bieten sich hierfür gemeinsame Aktivitäten (z. B. Ausflüge in die Stadt, Veranstaltungen oder Feste) an. Im teilstationären Setting werden individuell relevante Problemstellungen von einzelnen Teilnehmern vorgestellt, die dann in der Gruppe gemeinsam diskutiert und vorgeplant werden. Konkrete Absprachen bezüglich der Art und des Zeitpunkts der Durchführung erlauben dann eine Evaluierung der Handlung in einer der folgenden Gruppensitzungen.

Das PLT wurde als Gruppentraining konzipiert, der zeitliche Rahmen umfasste 24 Sitzungen innerhalb von sechs Wochen. Neben ökonomischen Gründen hat dieses Setting den Vorteil, dass Patienten, die wenig eigene Ideen und Lösungsmöglichkeiten entwickeln, durch die Teamarbeit Anregungen erhalten, sich mit alternativen Vorschlägen auseinander zu setzen und die Perspektive anderer einzunehmen, was ihre Flexibilität fördert. Allerdings profitieren nicht alle Patienten gleichermaßen. Die Evaluation des PLT ergab im Prä-Post-Vergleich, dass hauptsächlich Patienten mit leichteren Einbußen auch außerhalb der Therapiestunden in der Lage waren, ihr Verhalten in der gewünschten Richtung zu verändern (von Cramon et al., 1992).

Durch eine individuelle Anpassung der oben genannten Vorgehensweise beim Aufbau von Handlungsroutinen können jedoch auch gravierende Störungen innerhalb einer bestimmten Domäne kompensiert werden. An mehreren Einzelfallbeispielen ließ sich zeigen, dass stirnhirnverletzte Patienten mit Hilfe von Checklisten die einzelnen Handlungsschritte einfacher beruflicher Tätigkeiten kontrolliert und zuverlässig ausführen können (Burke et al., 1991). In Hinblick auf das übergeordnete Therapieziel, die Selbstregulation und das Selbstmanagement hirngeschädigter Patienten soweit wie möglich zu fördern, sollten Patienten von Anfang an in die Definition konkreter Handlungsziele, die Planung zielgerichteter Handlungsschritte, die Antizipation möglicher Schwierigkeiten und damit auch in die Entwicklung möglicher Kompensationsstrategien eingebunden werden. Ein unmittelbares (reaktionskontingentes) Feedback während der Durchführung der Handlung kann dabei Wahrnehmung von Handlungsbarrieren verbessern und helfen, Fehler zu erkennen und dann entsprechend zu korrigieren. Das Beispiel einer Patientin mit bifrontalen Läsionen, die auf diese Weise schrittweise lernte, sich mit Hilfe eines Stadtplans und Informationen des Verkehrsverbunds detaillierte Wegepläne zu verschiedenen Orten in einer Großstadt auszuarbeiten, impulsive Reaktionen beim Benützen öffentlicher Verkehrsmittel zu unterdrücken und zielgerichtete Verhaltensweisen einzusetzen, illustriert dieses Vorgehen (Matthes-von Cramon, 1999).

Es sollte nicht unerwähnt bleiben, dass beim Aufbau regelmäßig wiederkehrender Handlungen und zur Initiierung von Handlungen bei antriebsgestörten Patienten vereinzelt auch elektronische, PC-gestützte Hilfen eingesetzt wurden (z. B. NeuroPage; Evans et al., 1998). Da jedoch die allgemein verfügbaren Geräte (Mobiltelefon, PDA, Palm u. ä.) auf Grund ihrer Komplexität von Personen mit schweren kognitiven Einbußen wenn überhaupt, dann nur sehr eingeschränkt bedient werden können, müssen Hilfsmittel entwickelt werden, die zum einen auf Seiten des Patienten mit wenigen übersichtlichen und einfachen Funktionen versehen sind, zum anderen jedoch eine Anbindung an den PC des Therapeuten bzw. des Angehörigen erlauben.

Wie bereits erwähnt, erbringen manche Hirngeschädigte in der psychometrischen Testung unauffällige Ergebnisse, ihr Verhalten in Alltagssituationen lässt jedoch Einbußen der Exekutivfunktionen annehmen. Oftmals verfügten diese Personen prämorbid über ein hohes Leistungsniveau und sind deshalb auch beruflich komplexen Anforderungen unterworfen. Auch in diesen Fällen kann es notwendig werden, die oben beschriebenen Phasen des Problemlöseprozesses individuell und domänenspezifisch anzupassen. In einer Einzelfallstudie (von Cramon u. Matthes-von Cramon, 1994) wurde dieses Vorgehen bei der beruflichen Wiedereingliederung eines Pathologen beschrieben. G.L. lernte, seine Beobachtungen zu beschreiben und sein fachspezifisches Wissen systematisch abzurufen und den einzelnen Phasen des Problemlöseprozesses zuzuordnen, ohne sich vorschnell auf die erstbeste Lösung einzuengen oder aber in Nebensächlichkeiten zu verzetteln und Wichtiges außer Acht zu lassen. Zudem konnte eine Verbesserung der Einschätzung eigener Grenzen erreicht werden, so dass er in höherem Maß Vorgesetzte bei schwierigen Entscheidungen um Hilfe bat bzw. in der Lage war, präzisere Fragen zu stellen.

Psychotherapeutisches Problemlösetraining

In den letzten Jahren wurde eine Reihe ähnlicher Therapieansätze beschrieben (z. B. Levine et al., 2000). In Erweiterung dazu wurde unlängst ein Behandlungsansatz beschrieben, der in noch höherem Maße auf psychotherapeutische Methoden setzt (Rath et al. 2003). Er basiert ebenfalls auf einem verhaltenstherapeutischen Problemlösetraining (D'Zurilla u. Goldfried, 1971; D'Zurilla u. Nezu, 2001) und ist darauf ausgerichtet, „soziales Problemlösen" zu verbessern (wobei der Begriff „sozial" sehr weit gefasst wird und sämtliche intra- oder interpersonelle Interaktionen in Alltagssituationen umfasst).

Die explizite Unterscheidung zwischen *Problemlösefertigkeiten* und *Problemorientierung* wird deutlich an den Schwerpunkten der zwei Therapiemodule (insgesamt 24 Doppelstunden):

1. In zwölf Sitzungen steht die Verbesserung des „klaren Denkens" (*clear thinking*) im Vordergrund.
2. Der zweite Teil dient der Verbesserung der „emotionalen Selbstregulation".

Allgemeine verhaltenstherapeutische Prinzipien (klare und transparente Gliederung der Sitzungen, Informationsvermittlung mit didaktisch aufbereitetem Material, Darstellung problematischer Alltagssituationen durch Verhaltensanalysen nach dem SORK-Modell, Übungen im Rollenspiel und in vivo, Modelllernen, Vorgabe gestufter Hinweisreize, vorstrukturierte Arbeitsblätter etc.) werden in beiden Modulen verwendet und an die kognitiven Bedürfnisse der Patienten angepasst. Im Gegensatz zum PLT entstammen die Situationsbeispiele und Übungen ausschließlich den persönlichen Erfahrungen der Teilnehmer.

Dieser Behandlungsansatz verlangt in hohem Maße fundiertes neuropsychologisches Wissen und verhaltenstherapeutische Expertise sowie Erfahrung bei der Durchführung psychotherapeutischer Gruppen, was eine Doppelqualifikation des Therapeuten voraussetzt. Die Arbeit an individuell relevanten Problemen, mit denen sich die Patienten im Alltag konfrontiert sehen, ist sicherlich am besten geeignet, Metakognitionen zu verändern.

Feedbackorientierte Ansätze

Durch feedbackorientierte Ansätze (Youngjohn u. Altman, 1989; Gauggel u. Hoop, 2003) soll ebenfalls eine realitätsangepasstere Einschätzung des Leistungsvermögens bei DES-Patienten erreicht werden. Dazu werden Patienten gebeten, auf dem Boden einer ersten Erfahrung mit einem bestimmten Aufgabentyp, eine Vorhersage abzugeben, welches Leistungsziel sie bei weiteren Aufgaben desselben Typs vermutlich erreichen werden. Im Anschluss an die Aufgabenbearbeitung werden dann Vorhersage und tatsächliches Ergebnis miteinander verglichen, um Diskrepanzen zu verdeutlichen.

15.7.3 Zusammenfassung

Der Einsatz von Kompensationsstrategien verlangt, dass Patienten in die Lage versetzt werden, eigene Stärken und Schwächen zu erkennen und daraus abgeleitet, realitätsangemessene Erwartungen und erreichbare Ziele zu entwickeln. Durch die notwendige Aufklärung über das Krankheitsgeschehen sowie durch die Konfrontation mit Leistungseinbußen während der neuropsychologischen Untersuchungen entsteht jedoch eine Fokussierung auf Defizite, die gerade bei Patienten mit Störungen der Exekutivfunktionen oftmals zu vehementer Reaktanz führt. In der Arbeit mit DES-Patienten ist deshalb darauf zu achten, die Einsicht in Hirnleistungsdefizite nicht über massive Konfrontation, sondern über ein behutsames Heranführen an problematische Situationen und Bewältigungsmöglichkeiten zu verbessern.

Für Leistungseinbußen nach erworbenem Hirnschäden bei Erwachsenen gilt ebenso wie für das Altern (Baltes, 1997), dass ein maßgeblicher Teil der Kompensation darin besteht, sein Verhalten optimal an die verbliebenen Möglichkeiten anzupassen und dies bei der bewussten Auswahl von Aktivitäten und Lebenszielen zu berücksichtigen (Gauggel, 2003).

Bislang sind keine Therapieansätze zur Restitution von Exekutivfunktionen bekannt. Die Behandlung ist vorrangig auf die Kompensation von Defiziten ausgerichtet, wobei verbliebene Fähigkeiten genützt werden, um Funktionsdefizite auszugleichen bzw. neue Fertigkeiten zu erlernen.

Literatur

Alderman N, Ward A. Behavioural treatment of the dysexecutive syndrome: Reduction of repetitive speech using response cost and cognitive overlearning. Neuropsych Rehab. 1991;1:65-80.

Alderman N, Burgess P. A comparison of treatment methods for behaviour disorder following Herpes Simplex Encephalitis. Neuropsychol Rehab. 1994;4:31-48.

Baddeley A. The central executive: A concept and some misconceptions. J Internat Neuropsychol Soc. 1998;4:523-526.

Baltes PB. On the incomplete architecture of human ontogeny. Selection, optimization, and compensation as foundation of developmental theory. Am Psychol. 1997;52:366-380.

Burke WH, Zencius AH, Wesolowski MD, Doubleday IF. Improving executive function disorders in brain-injured clients. Brain Injury. 1991;5;241-252.

Carbon M, Marié RM. Functional imaging of cognition in Parkinson's disease. Curr Opin Neurol. 2003;16:475-480.

Coelho CA, Liles BZ, Duffy RJ. Impairments of discourse abilities and executive functions in traumatically brain-injured adults. Brain Injury. 1995:9:471-477.

von Cramon DY, Matthes-von Cramon G, Mai N. Problem-solving deficits in brain-injured patients: A therapeutic approach. Neuropsychol Rehab. 1991;1:45-64.

von Cramon DY, Matthes-von Cramon G. Reflections on the treatment of brain-injured patients suffering from problem-solving disorders. Neuropsychol Rehab. 1992;2:207-229.

von Cramon DY, Matthes-von Cramon G, Mai N. The influence of a (cognitive) remediation programme on associated behavioural alterations in patients with frontal lobe dysfunction. In: von Steinbüchel N, von Cramon DY, Pöppel E, Hrsg. Neuropsychological Rehabilitation. Berlin: Springer Verlag; 1992:203-214.

von Cramon DY, Matthes-von Cramon G. Back to work with a chronic dysexecutive syndrome? Neuropsychol Rehab. 1994;4:399-417.

von Cramon DY, Matthes-von Cramon G. Problemlösendes Denken. In: von Cramon DY, Mai N, Ziegler W, Hrsg. Neuropsychologische Diagnostik. Weinheim: Chapman & Hall; 1995:123-152.

von Cramon DY, Schubotz R. Exekutivfunktionen und ihre Störungen. In: Wallesch CW, Hrsg. Neurologie, Diagnostik und Therapie in Klinik und Praxis. Im Druck.

Danek A, Göhringer T. Kognitive Neurologie und Neuropsychologie. In: Förstel H, Hrsg. Frontalhirn. Berlin: Springer Verlag; 2005:41-82.

Deutsches Institut für Medizinische Dokumentation und Information (DIMDI). ICD-10-GM 2005. Köln: Deutscher Ärzte-Verlag; 2005.

Diamond BJ, DeLuca J, Kelley SM. Memory and executive function in amnesic and non-amnesic patients with aneurysms of the anterior communicating artery. Brain. 1997:120(Pt6):1015-1025.

Duffy JD, Campbell JJ. The regional prefrontal syndromes. A theoretical and clinical overview. J Neuropsychiat Clin Neurosci. 1994;6:379-387.

D'Zurilla TJ, Goldfried MR. Problem solving and behavior modification. J Abnorm Psychol. 1971;78:107-126.

D'Zurilla TJ, Nezu AM. Problem solving therapies. In: Dobson KS, ed. Handbook of cognitive behavioral therapies. New York: Guilford Press; 2001:211-245.

Evans JJ, Emslie H, Wilson BA. External cueing system in the rehabilitation of executive impairments of action. J Internat Neuropsychol Soc. 1998;4:399-408.

Funahashi S. Neuronal mechanisms of executive control by the prefrontal cortex. Neurosci Res. 2001;39:147-165.

Gauggel S. Grundlagen und Empirie der neuropsychologischen Therapie: Neuropsychotherapie oder Hirnjogging? Zeitschr Neuropsych. 2003;14:217-246.

Gauggel S, Hoop M. Goal setting as a motivational technique for neurorehabilitation. In: Cox WM, Klinger E, eds. Handbook of motivational counseling: Motivating people for change. New York: Wiley; 2003:439-455.

Gollwitzer PM. Abwägen und Planen. München: Hogrefe; 1991.

Gruber O, Arendt T, von Cramon DY. Neurobiologische Grundlagen. In: Förstel H, Hrsg. Frontalhirn. Berlin: Springer Verlag; 2005:15-40.

Hautzinger M. Kognitive Verhaltenstherapie bei Depressionen. Weinheim: Beltz (PVU); 1997.

Levine B, Robertson IH, Clare L, et al. Rehabilitation of executive functioning: An experimental-clinical validation of Goal Management Training. J Internat Neuropsychol Soc. 2000;6:299-312.

Matthes-von Cramon G. Exekutivfunktionen. In: Frommelt P, Grötzbach H, Hrsg. NeuroRehabilitation. Grundlagen, Praxis, Dokumentation. Berlin: Blackwell; 1999:259-272.

Matthes-von Cramon G, von Cramon DY. Störungen exekutiver Funktionen. In: Sturm W, Herrmann M, Wallesch CW, Hrsg. Lehrbuch der Klinischen Neuropsychologie. Lisse: Swets & Zeitlinger; 2000:392-410.

McDowell S, Whyte J, D'Esposito M. Differential effect of a dopaminergic agonist on prefrontal function in traumatic brain injury patients. Brain. 1998:121(Pt6):1155-1164.

Pechtold K, Jankowski P. Handeln lernen. Neuropsychologische Therapie bei dysexekutivem Syndrom. München: Urban & Fischer; 2000.

Rath JF, Simon D, Langenbahn DM, Sherr RL, Diller L. Group treatment of problem-solving deficits in outpatients with traumatic brain injury: A randomised outcome study. Neuropsychol Rehab. 2003;13:461-488.

Ryle G. The concept of mind. London: Hutchinson; 1949.

Saß H, Wittchen HU, Zaudig M. Diagnostisches und Statistisches Manual Psychischer Störungen DSM-IV. Göttingen: Hogrefe; 1998.

Van Spaendonck KPM, Berger HJC, Horstink MWIM, Buytenhuijs EL, Cools AR. Executive functions and disease characteristics in Parkinson's disease. Neuropsychologia. 1996;34:617 – 634.

Ullsperger M, von Cramon DY. Funktionen frontaler Stukturen. In: Karnath H-O, Thier P, Hrsg. Neuropsychologie. Berlin: Springer Verlag; 2003:505 – 514.

Weingartner H. Automatic and effort demanding cognitive processes in depression. In: Poon LW, Hrsg. Clinical Memory Assessment of Older Adults. Washington, DC: Am Psychol Assoc; 1986.

Wilson B, Alderman N, Burgess PW, Emslie H, Evans JJ. Behavioural Assessment of the Dysexecutive Syndrome. Bury St. Edmunds: Thames Valley Test Company; 2000.

Youngjohn JR, Altman IM. A performance-based group approach to the treatment of anosognosia and denial. Rehabil Psychol. 1989;34: 217 – 222.

Zakzanis KK, Leach L, Kaplan E. On the nature and pattern of neurocognitive function in major depressive disorder. Neuropsychiat Neuropsychol Behav Neurol. 1998;11:111 – 119.

16 Diskonnektionssyndrome

St. Pollmann

16.1 Kommissurotomie

16.1.1 Definition

Die Diskonnektion der beiden Großhirnhemisphären durch eine partielle oder totale Kommissurotomie oder durch eine Schädigung der Kommissuren auf Grund natürlicher Ursachen führt zu charakteristischen Diskonnektionssyndromen.
In der *Akutphase* kann es u.a zu einem Alien-Hand-Syndrom kommen, bei dem die Patienten eine Hand als nicht zu ihrem Körper zugehörig empfinden oder bei dem eine Extremität Handlungen ausführt, die vom Patienten als nicht intendiert angesehen werden und die mit den Handlungen der anderen Extremität in Konflikt geraten können.
In der *chronischen Phase* stehen dezentere Diskonnektionszeichen im Vordergrund, die oft nur in speziellen Testsituationen sicher nachgewiesen werden können und im Alltag häufig nur zu geringen Beeinträchtigungen führen.

In der chronischen Phase ist insbesondere die Benennung von Reizen, die visuell in der linken Gesichtsfeldhälfte oder taktil der linken Hand präsentiert werden, beeinträchtigt. Weiterhin ist der interhemisphärische visuelle und taktile Vergleich von Reizen beeinträchtigt. Unterbrechungen des visuellen interhemisphärischen Transfers, unter Umständen in Kombination mit Läsionen des linken ventralen Okzipitotemporalkortex, können zu verschiedenen Formen der reinen Alexie führen. Die Patienten können allenfalls noch Buchstaben lesen, haben aber Defizite in der Analyse der Wortform.

Als Kommissurotomie wird die vollständige oder teilweise operative Durchtrennung der Großhirnkommissuren bezeichnet. Sie erfolgt meist zum Zwecke der Eindämmung epileptischer Anfälle.

16.1.2 Klinik

Frühe Berichte über Kallotomien durch Akelaitis (1944) enthielten keine Anhaltspunkte für funktionelle Einbußen infolge dieser Operation. Erst die sorgfältige Untersuchung späterer Split-Brain-Patienten mit experimentellen Methoden durch Sperry und Mitarbeiter (Sperry et al., 1969) zeigte typische Diskonnektionszeichen, die nach einer kompletten Kommissurotomie auftreten.

Akute Diskonnektionszeichen

In den ersten Tagen nach kompletter zerebraler Kommissurotomie können die Patienten (linkshemisphärische Sprachdominanz vorausgesetzt) verbale Aufforderungen, die rechten Extremitäten zu bewegen, recht gut befolgen. Im Gegensatz dazu zeigen sie eine *schwere linksseitige Akinesie* auf verbale Aufforderung, die leicht mit einer Hemiplegie verwechselt werden kann. Wenn die Akinesie nachlässt, führen komplexere Aufforderungen schnell zu inkorrekten Reaktionen, auch wenn die einzelnen Teile der Aufforderung klar verstanden werden. Die Patienten wirken zurückgezogen und sind häufig stumm, auch wenn sie kurze Antworten aufschreiben können. Durch die Retraktion (meist) der rechten Hemisphäre bei der Operation kann es begleitend zu einer linksseitigen motorischen Schwäche kommen.

Mit zunehmender Verbesserung des Allgemeinzustands kann es zu kompetitiven Bewegungen der linken und rechten Extremitäten kommen. Die Patienten zeigen häufig beidseitig positive Babinski-Zeichen sowie bilateral fehlende Bauchhautreflexe. Greifreflexe der linken Hand können vorübergehend auftreten, repetitive wohlkoordinierte Greifbewegungen der linken Hand werden ebenso beobachtet.

Chronische Diskonnektionszeichen

Die durch eine komplette Kommissurotomie oder Kallotomie bedingte Diskonnektion der Hemisphären führt zu charakteristischen funktionellen Störungen.

Visuelle Diskonnektionszeichen

Bei normaler (d. h. linkshemisphärischer) Sprachdominanz führt die visuelle Präsentation von Objekten in der *linken Gesichtsfeldhälfte* zu einer *Anomie.* Die intakte Objekterkennung kann durch Heraussuchen des gezeigten Objekts aus einer Objektmenge mit der linken Hand gezeigt werden (wobei die Gegenstände nicht sichtbar sein dürfen). Auf Grund der Diskonnektion gelingt weder der Transfer visueller Reize von der rechten in die linke Hemisphäre (was zu der Anomie führt) noch der Transfer taktiler Reize. Die taktile Objektzuordnung gelingt mit der linken, aber nicht mit der rechten Hand (s. u.).

Zu der Unfähigkeit, Dinge im linken Halbfeld verbal zu beschreiben, gehört auch die *Hemialexie:* Während im rechten Halbfeld präsentierter Text weitgehend unauffällig gelesen werden kann, so können im linken Halbfeld präsentierte Wörter nicht laut gelesen werden.

Beeinträchtigt ist auch der *Mustervergleich* zwischen den Gesichtsfeldhälften. Die Patienten sind in der Regel nicht in der Lage, die Gleichheit von Mustern zwischen den Gesichtsfeldhälften zu beurteilen. Ausnahmen wurden bei sehr einfachen visuellen Reizen beobachtet, deren Identität offenbar durch subkortikale Kommissuren signalisiert werden kann.

Auditorische Diskonnektionszeichen

Im Gegensatz zur Sehbahn enthält die Hörbahn eine Vielzahl subkortikaler Kommissuren. Auditorische Lateralisierungseffekte werden daher nur bei dichotischer Darbietung beobachtet. Die hierbei erfolgende simultane Präsentation zweier ähnlicher, aber verschiedener Reize auf dem linken und rechten Ohr führt zu einer Konkurrenzsituation, in der – wenn sprachliche Reize verwendet werden – überwiegend der dem rechten Ohr dargebotene Reiz „gewinnt", also erkannt wird. Dieser normale Rechtsohrvorteil steigert sich nach Läsionen des dorsalen Spleniums zu einer beinahe kompletten Linksohrsuppression.

Motorische Diskonnektionszeichen

Die in der Akutphase beobachtbare Akinesie der linken Extremitäten, die auf der Diskonnektion der linken Hemisphäre (die die sprachlichen Aufforderungen versteht) von der rechten Hemisphäre (die die linken Extremitäten kontrolliert) beruht, vermindert sich im Laufe der Zeit zu einer meist nur geringgradigen *Apraxie*. Diese Verbesserung kann durch zwei Mechanismen zu Stande kommen:

1. verbessertes Sprachverständnis der rechten Hemisphäre und
2. Kontrolle der linken Extremitäten durch die linke Hemisphäre über ipsilaterale Bahnen.

Im Laufe der Zeit verbessert sich meist zunächst die ipsilaterale Kontrolle der proximalen Muskulatur, später können die Patienten in der Regel einfache Hand- und Fingerstellungen auf verbale Aufforderung mit beiden Händen ausführen. Kommissurotomie-Patienten zeigen insbesondere bei *asynchronen bilateral koordinierten Bewegungen* Defizite.

Somatosensorische Diskonnektionszeichen

Wie bereits beschrieben, ist die Benennung außer Sicht von der rechten Hand aufgenommener Objekte intakt. Mit der linken Hand erfasste Objekte können nicht benannt werden, sie werden jedoch erkannt. So kann etwa von der linken Hand pantomimisch der Gebrauch des Objekts gezeigt werden. Im Gegensatz zu der bilateral *guten taktilen Objekterkennung* steht jedoch die *Unfähigkeit zum intermanuellen taktilen Objektvergleich*. Diese zeigt sich in dem Unvermögen, zu einem mit einer Hand ertasteten Objekt mit der anderen Hand ein gleiches Objekt aus einer Menge von Objekten herauszusuchen.

In ähnlicher Weise sind die Patienten nicht in der Lage, eine vom Untersucher (außer Sicht des Patienten) eingestellte Hand- oder Fingerstellung der einen Hand mit der anderen Hand zu imitieren. Kommissurotomie führt weiterhin zu defizitärer intermanueller Punktlokalisation.

Unter den *partiellen Läsionen* des Balkens führen insbesondere spleniale Läsionen zu klaren sensorischen Diskonnektionszeichen. Unterbrechungen des visuellen interhemisphärischen Transfers werden nach *Läsionen des ventralen Spleniums* beobachtet. Bleibt der ventrale Anteil erhalten, so ist der visuelle Transfer weitgehend intakt. Bei *anterioren Balkenläsionen* stehen im weiteren Sinne motorische Störungen wie Agraphie, Apraxie, Alien-Hand-Zeichen und somatosensorische Transferstörungen im Vordergrund.

Psychische Auffälligkeiten

Klinisch auffällige Änderungen nach Kommissurotomie, die sich nicht in einfacher Weise durch die Diskonnektion sensorischer oder motorischer Kommissuren erklären lassen, finden sich in folgenden Bereichen:

- beeinträchtigte Daueraufmerksamkeit,
- gedämpfte emotionale Reaktion auf unangenehme Situationen,
- Alexithymie, vermutlich bedingt durch die Unfähigkeit, die eigene Stimmung verbal auszudrücken.

Die Kommissurotomie führt zu charakteristischen Diskonnektionszeichen. Diese können nicht nur nach Kommissurotomie, sondern auch nach Schädigung der Kommissuren auf Grund natürlicher Ursachen entstehen.

Akute Diskonnektionszeichen

- Mutismus
- linksseitige Akinesie/Apraxie auf verbale Aufforderung (bei linkshemisphärischer Sprachdominanz)
- später kompetitive Bewegungen des linken Arms (Alien-Hand-Syndrom)

Chronische Diskonnektionszeichen

- Anomie für Reize im linken visuellen Halbfeld (LVF)
- Linkohrsuppression für verbales Material im dichotischen Hörtest
- geringgradige Apraxie der rechten Hand
- Hemialexie im LVF
- Störungen des interhemisphärischen Reizvergleichs (visueller Reizvergleich zwischen linkem und rechtem Halbfeld, intermanueller taktiler Objektvergleich, intermanuelle Punktlokalisation und intermanuelle Imitation von Handstellungen)
- beeinträchtigte Daueraufmerksamkeit
- Alexithymie

16.1.3 Diagnostik

Visuelles Objekterkennen

Die Untersuchung von Diskonnektionszeichen setzt voraus, dass Reize sicher *einer* Hemisphäre präsentiert werden. Bei der Präsentation visueller Reize bedeutet dies Präsentation in der linken oder rechten Gesichtsfeldhälfte (Abb. 16.1). Die Untersuchung sollte daher mit Fixationskontrolle und kurzzeitiger, am besten computergesteuerter Reizpräsentation durchgeführt werden, um Blickbewegungen zu verhindern, die das gezeigte Objekt in den Bereich des fovealen Sehens führen (und damit beiden Hemisphären zugänglich machen können). Längerdauernde Reize, etwa Filmsequenzen, können lateralisiert dargeboten werden, indem man mittels eines Blickbewegungsmessgeräts mit geeigneter zeitlicher Auflösung den Ort des fovealen Sehens erfasst und das Bild bei Blickbewegungen entsprechend nachführt.

In dieser Weise können im linken und rechten visuellen Halbfeld Objektbilder, Muster oder Wörter dargeboten werden, die vom Patienten entweder benannt werden sollen, mit anderen Reizen im gleichen oder kontralateralen Gesichtsfeldfeld verglichen oder taktil mit der ipsi- oder kontralateralen Hand aus einer Reihe von Objekten herausgesucht werden sollen. Die dabei zu beobachtenden typischen Diskonnektionszeichen sind im vorangegangenen Abschnitt beschrieben.

Bei der Diagnostik ist durch geeignete Kontrollbedingungen darauf zu achten, dass Defizite eindeutig der Diskonnektion zugeordnet werden können und nicht durch andere Ursachen entstehen, wie z. B. durch aphasische (Kap. 4) oder visuell agnostische Störungen (Kap. 2).

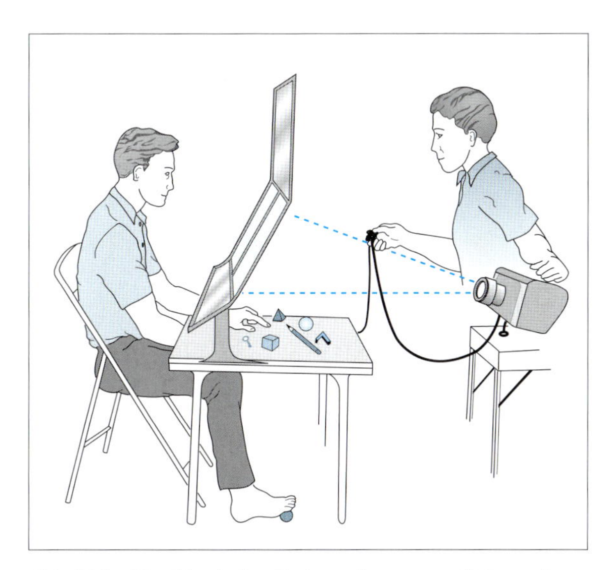

Abb. 16.1 Die klassische Testanordnung zur Untersuchung von Diskonnektionszeichen bei Split-Brain-Patienten (adaptiert nach Sperry, 1968). Der Patient fixiert die Markierung in der Mitte der Projektionsfläche. Die visuelle Reizpräsentation erfolgt tachistoskopisch (Darbietungszeiten = 100 ms), die taktile Objektsuche mit der linken oder rechten Hand findet hinter einer Sichtblende statt. In heutigen Testanordnungen ist der Projektionsschirm meist durch ein Computerdisplay ersetzt.

Prüfung des interhemisphärischen Transfers

Reaktionszeitmessung (Poffenberger-Paradigma)

Ein einfacher apparativer Test zur Prüfung der Geschwindigkeit des interhemisphärischen Transfers ist die *Messung von Reaktionszeiten auf Lichtreize,* bei der die ungekreuzten Reaktionen (Reaktion mit der rechten/linken Hand auf Lichtreize in der rechten/linken Gesichtsfeldhälfte) mit den gekreuzten Reaktionen (rechte Hand/linke Gesichtsfeldhälfte und vice versa) verglichen werden.

Bei hirngesunden Probanden beträgt der gemittelte Reaktionszeitzuwachs in der gekreuzten Bedingung etwa 3–5 ms; bei Patienten mit kompletter Kommissurotomie wächst er bis auf etwa 50 ms an. Die ursprüngliche Interpretation dieser Crossed-uncrossed-Difference (CUD) im Sinne der interhemisphärischen Überleitungszeit für den gezeigten Reiz wurde durch Verhaltens- und elektrophysiologische Studien nicht gestützt. Die CUD scheint eher späte reaktionsvorbereitende als frühe perzeptive Prozesse widerzuspiegeln.

Visueller und taktiler Mustervergleich

Weiteren Aufschluss über den interhemisphärischen Transfer geben der visuelle und der taktile Mustervergleich zwischen den visuellen Halbfeldern bzw. zwischen den beiden Raumhälften. Durch die Verwendung unterschiedlich komplexer Reize (von Lichtreizen bis hin zu komplexen Mustern) können die Anforderungen an den visuellen Transfer abgestuft werden. Gleiches gilt für den taktilen Transfer, bei dem eine Reizdetektion bis hin zur Diskrimination komplexer taktiler Muster zwischen der linken und rechten Extremität geprüft werden kann.

Auditorischer Transfer

Der auditorische Transfer wird mit dem *dichotischen Hörtest* geprüft. Hierbei werden ähnliche, aber verschiedene Reize simultan dem rechten und linken Ohr präsentiert. Die Patienten müssen jeweils berichten, welche Reize sie gehört haben bzw. einen vorgegebenen Reiz detektieren. Bei verbalem Material (üblicherweise bedeutungslose Konsonant-Vokal- oder Konsonant-Vokal-Konsonant-Silben) kommt es bei der überwiegenden Zahl hirngesunder Probanden zu einem *Rechtsohrvorteil* (Hugdahl, 2003), der den dominanten Zugang des kontralateralen Ohres zur sprachdominanten linken Hemisphäre widerspiegelt. Während bei Hirngesunden ein gradueller Vorteil des rechten Ohres beobachtet wird, so werden nach Kommissurotomie fast keine dem linken Ohr dargebotenen Silben mehr erkannt.

Taktiler Objektvergleich

Eine Diskonnektion taktiler Reizübertragung kann durch taktilen Objektvergleich zwischen der linken und rechten Hand geprüft werden. Hierzu wird dem Patienten hinter einer Sichtblende ein Objekt in die Hand gegeben, mit der Aufforderung, ein gleiches Objekt mit der anderen Hand aus einer Reihe von Testobjekten herauszusuchen. Als Kontrollbedingung wird geprüft, ob die Aufgabe nach kurzer Verzögerung mit der gleichen Hand ausgeführt werden kann.

Prüfung der bimanuellen Koordination

Zur Prüfung der bimanuellen Koordination eignen sich besonders Aufgaben, bei denen von beiden Händen simultan komplexe asymmetrische Bewegungen durchgeführt werden müssen. Ein gängiges Verfahren beruht darauf, dass mittels einer Apparatur komplexe Linienmuster nachgezeichnet werden müssen, wobei eine Hand (mittels Drehung eines Rades) die horizontale und die andere Hand (mittels Drehung eines zweiten Rades) die vertikale Bewegung eines Stiftes kontrolliert.

16.1.4 Pathophysiologie und Anatomie

Ursachen für komplette Läsionen

Die komplette Durchtrennung der Großhirn-Kommissuren (Corpus callosum, Commissura anterior und Commissura hippocampalis) bzw. die komplette Kallotomie unter Beibehaltung der Commissura anterior wurden mit vergleichbarem Erfolg zur Eindämmung ansonsten therapierefraktärer Epilepsien eingesetzt (Bogen, 1993). Heute ist die Kommissurotomie als Mittel der Epilepsietherapie in den Hintergrund getreten. Werden dennoch Kommissurotomien in der *Epilepsiechirurgie* eingesetzt, so handelt es sich in der Regel um partielle Sektionen des Balkens, die auch sequenziell erfolgen (etwa beim Lennox-Gastaut-Syndrom). Die Operation führt in der Regel nicht zur Anfallsfreiheit, aber zu einer im Mittel 50- bis 80%igen Reduktion der Anfallsfrequenz (Devinsky u. Laff, 2003).

Komplette Läsionen des Balkens aus natürlicher Ursache wurden etwa auf Grund eines *Infarkts der A. pericallosa* beschrieben (Lausberg et al., 1999). Die meisten durch *Tumore* oder *rupturierte Aneurysmata* entstehenden Balkenläsionen sind zum einen auf Teile des Balkens beschränkt und führen zum anderen auch zu extrakallosalem Gewebeuntergang, was die Zuordnung funktioneller Defizite erschwert.

Ursachen für partielle Läsionen

Partielle chirurgische Sektionen des Corpus callosum werden unter Umständen durchgeführt, um einen *Zugang zu benachbarten Strukturen* zu schaffen. Beispiele sind: Sektionen des Genu corporis callosi, um Aneurysmata der A. communicans anterior zu clippen; Trunkussektionen als Zugang zum dritten Ventrikel und angrenzenden Strukturen; sowie spleniale Sektionen als Zugang zur Pinealregion.

Tumore, meist Gliome, können im gesamten Bereich des Balkens entstehen. Bei *traumatischen Einwirkungen* können im Bereich des Balkens durch Scherkräfte diffuse axonale Schädigungen entstehen. Auch *Multiple Sklerose* oder degenerative Erkrankungen, wie die *Alzheimer-Krankheit* können zu Diskonnektionszeichen führen. Ferner wurden *toxische und infektiöse Schädigungen* des Balkens berichtet.

Folgen für Aufmerksamkeits-, Exekutiv- und Gedächtnisfunktionen

Die oben beschriebenen Diskonnektionszeichen lassen sich als Folge der Durchtrennung sensorischer oder motorischer Bahnen verstehen. Darüber hinaus dienen die Kommissuren aber auch dem interhemisphärischen Transfer abstrakter Signale, die etwa für *Aufmerksamkeits-, Exekutiv- oder Gedächtnisfunktionen* bedeutsam sind. Über die Rolle der Kommissuren für diese höheren kognitiven Prozesse ist noch recht wenig bekannt.

- Kommissurotomien führen zu *Störungen der Daueraufmerksamkeit* (Ellenberg und Sperry, 1979). Es wurden sowohl lateralisierte wie nichtlateralisierte Aufmerksamkeitsdefizite berichtet.
- Eine Diskonnektion parietaler Areale, die für eine *Neuausrichtung der Aufmerksamkeit* wichtig sind (Friedrich et al., 1998), mag auch bei der *Linksohrsuppression im dichotischen Hören* eine Rolle spielen, die nach splenialen Läsionen beobachtet wurde (Pollmann et al., 2002, 2004; Sugishita et al., 1995).
- *Defizite im Gedächtnisabruf* wurden speziell nach posterioren kallosalen Teilläsionen beobachtet, die eine Durchtrennung der hippokampalen Kommissur umfassten (Phelps et al., 1991). Eine tierexperimentelle Studie legt jedoch nahe, dass der anteriore Teil des Balkens in die exekutive Kontrolle von Gedächtnisabrufprozessen involviert ist (Hasegawa et al., 1998).

16.1.5 Spontanverlauf und Prognose

Die akuten Diskonnektionszeichen werden nur in den ersten Tagen bis Wochen nach der Kommissurotomie beobachtet. Chronische Diskonnektionszeichen wurden dagegen auch noch Jahrzehnte nach Kommissurotomie nachgewiesen; sie scheinen permanent zu sein.

Mit zunehmender Erfahrung entwickeln viele Patienten Strategien, um die Symptome der Diskonnektion zu mindern. Dazu gehört die *aktive Exploration des Raumes*, um Aspekte der Umgebung ins rechte visuelle Halbfeld zu platzieren und damit der sprachdominanten linken Hemisphäre zuzuleiten, ebenso wie *Methoden des Cross-Cueing*. Dabei signalisiert etwa die rechte Hemisphäre, die einen im linken Halbfeld präsentierten Reiz erkannt hat, den Inhalt des Gesehenen durch Mimik über die bilateral innervierte Gesichtsmuskulatur der linken Hemisphäre. Cross-Cueing ist besonders erfolgreich bei dichotomen Antwortalternativen (z. B. fröhliches/trauriges Gesicht signalisiert Zustimmung/Ablehnung). Bei einzelnen Patienten wurden auch trotz kompletter kortikaler Kommissurotomie residuale visuelle Transferleistungen beobachtet, die auf die Nutzung subkortikaler Kommissuren zurückgehen müssen.

16.1.6 Therapie

Wie eingangs beschrieben, führen komplette oder partielle Kommissurotomien oft zu erstaunlich geringen Einschränkungen des Alltagslebens. Dennoch sollten die Patienten über die Natur der Diskonnektion und die zu erwartenden Symptome aufgeklärt werden. Mögliche Strategien zur Umgehung der verbleibenden Probleme sollten geübt werden, wie etwa eine aktive Explorationsstrategie, um größere Anteile der Umwelt im rechten visuellen Halbfeld abzubilden und damit benennbar zu machen.

16.2 Alien-Hand-Syndrom

16.2.1 Definition

In der akuten Phase nach Kommissurotomie, selten auch länger anhaltend, kann eine *Dissoziation der Bewegungen beider Arme und Hände* beobachtet werden, in dem Sinne, dass unabhängige oder sogar antagonistische Bewegungen ausgeführt werden; so als ob beide Extremitäten einem jeweils eigenen Willen folgten.
Dabei können die Patienten den subjektiven Eindruck haben, dass eine Extremität nicht zu ihrem Körper gehört – was zu der Namensgebung „Alien Hand“ geführt hat – oder dass die Extremität zwar als zum eigenen Körper gehörig, aber einem fremden Willen gehorchend empfunden wird.

Dementsprechend sollten unterschieden werden:

- das eigentliche *Alien-Hand-Syndrom*,
- das *Syndrom der anarchischen Hand*, bei dem zielgerichtete Bewegungen einer Hand ausgeführt werden, die als nicht intendiert empfunden werden,
- der *intermanuelle Konflikt* (diagonistische Dyspraxie), bei der die Bewegung einer Hand eine zielgerichtete Bewegung der anderen Hand stört, sowie
- das *Symptom der überzähligen Hand*, bei dem die Patienten das Gefühl berichten, eine überzählige Extremität zu besitzen.

16.2.2 Klinik

Alien-Hand-Syndrom

Das Alien-Hand-Syndrom im engeren Sinne (*main étrangère;* Brion u. Jedynak, 1972) beschreibt ein *bilaterales subjektives Defizit im Erkennen der Zugehörigkeit einer Hand zum eigenen Körper.* Die Patienten erkennen die linke Hand, wenn sie von der rechten Hand gehalten wird, nicht als die Ihre, solange sich die Hände außer Sicht (z. B. hinter dem Rücken) befinden. Sie erkennen umgekehrt auch die rechte Hand nicht als die Ihre, wenn sie von der linken Hand gehalten wird. Das Alien-Hand-Syndrom geht nicht mit unwillkürlichen Bewegungen einher.

Seit der Erstbeschreibung durch Brion und Jedynak sind keine weiteren Alien-Hand-Fälle im engeren Sinne beschrieben worden. Der Begriff „Alien Hand“ sollte auf die Beschreibung der Zustände beschränkt bleiben, bei der das *Gefühl der Fremdheit* im Vordergrund steht. Auch wenn der Begriff „Alien Hand“ in der Literatur oft weiter gefasst verwendet wird, sollten für Zustände, in denen unwillkürliche Bewegungen einer Extremität im Vordergrund stehen, die im folgenden beschriebenen Begriffe verwendet werden.

Intermanueller Konflikt

Beim intermanuellen Konflikt (auch: *diagonistische Dyspraxie*) führt die eine – bei rechtshändigen Patienten die linke – Hand unwillkürliche Bewegungen aus, die in Konflikt mit Bewegungen der anderen – hier der rechten – Hand geraten. So wurde beschrieben, wie eine Hand eines Patienten sein Hemd zuknöpfte, während die andere Hand es wieder aufknöpfte. Ein anderer Patient zog sich mit einer Hand die Hose an, während die andere sie wieder auszuziehen versuchte. Dabei müssen die Bewegungen der linken Hand nicht unbedingt zielgerichtet antagonistisch zu denen der rechten Hand sein, sondern werden auch als unabhängige Bewegungen beschrieben, die mit Bewegungen der rechten Hand interferieren.

Intermanueller Konflikt entsteht besonders bei Handlungen mit einer klaren Alternative (wie dem Öffnen oder Schließen einer Flasche oder dem An- oder Ausziehen eines Kleidungsstücks) sowie bei komplexen, nicht überlernten Handlungen (wie etwa dem Kochen). Zuweilen scheint der Konflikt darauf zu beruhen, dass eine Hand eine zielgerichtete Handlung ausführt, während die andere Hand, ohne „Wissen“ der Handlungsintention, sondern eher getrieben durch Außenreize, eine antagonistische oder interferierende Handlung ausführt.

Anarchische Hand (anarchic hand)

Der Begriff „anarchische Hand“ beschreibt komplexe Bewegungen der oberen Extremität, die nicht intendiert, aber zielgerichtet und gut ausgeführt sind (Della Sala et al., 1991). Im Unterschied zum Alien-Hand-Symptom empfinden die Patienten die Extremität nicht als fremd, sondern als Teil ihres Körpers, der einem eigenen Willen folgt. In Abgrenzung zum intermanuellen Konflikt führt die anarchische Hand in der Regel keine Bewegungen aus, die antagonistisch zu den Bewegungen der anderen Extremität sind.

Überzählige Hände (supernumerary hands)

In einzelnen Fällen wurden Patienten beschrieben, die das Gefühl hatten, überzählige Hände zu haben. Die Patienten empfanden, dass diese überzähligen Hände die Handlungen der richtigen Hände kontrollierten. Es mag sein, dass dieses Symptom häufiger auftritt als angenommen, da sich die Patienten manchmal schämen, diese absurd wirkende Symptomatik zu berichten. So wurde das Gefühl überzähliger Hände häufig erst auf direkte Nachfrage berichtet.

> Unter dem Oberbegriff „Alien-Hand-Syndrom" werden verschiedene komplexe motorische Störungen zusammengefasst, die nach kallosalen, aber auch nach extrakallosalen Läsionen auftreten können. Dazu gehören:
> - das eigentliche *Alien-Hand-Syndrom*, bei der die Hand nicht als dem eigenen Körper zugehörig empfunden wird,
> - das *Syndrom der anarchischen Hand*, bei dem zielgerichtete Bewegungen einer Hand ausgeführt werden, die als nicht intendiert empfunden werden,
> - der *intermanuelle Konflikt* (diagonistische Dyspraxie), bei der die Bewegung einer Hand eine zielgerichtete Bewegung der anderen Hand stört, sowie
> - das *Symptom der überzähligen Hand*, bei dem die Patienten das Gefühl berichten, eine überzählige Extremität zu besitzen.

16.2.3 Diagnostik

Durch ihre Auffälligkeit werden Alien-Hand-Symptome meist durch *Selbstbericht der Patienten* und durch *Verhaltensbeobachtung* entdeckt. Die bisherigen Fallstudien leiden darunter, dass die untersuchten Verhaltensweisen oft nicht deckungsgleich waren. Es ist daher empfehlenswert, bei Verdacht auf eine Alien-Hand-Symptomatik eine standardisierte Testung durchzuführen. Ein solches Testprogramm wurde von Gasquoine (1993) vorgeschlagen. Es umfasst:

- standardisierte uni- und bilaterale motorische Tests,
- Untersuchung der Greifreflexe,
- Untersuchung visueller und somatosensorischer Beeinträchtigungen,
- Untersuchung auf apraktische Störungen,
- Untersuchung sensorischer und motorischer Diskonnektionszeichen,
- Untersuchung des von Brion und Jedynak (1972) vorgeschlagenen Tests des Alien-Hand-Symptoms im engeren Sinne,
- Untersuchung auf außengeleitete Handlungen (*utilization behaviour*),
- eine neuropsychologische Untersuchung, insbesondere:
  - die Prüfung exekutiver Frontalhirnfunktionen,
  - eine Erhebung der Selbsteinsicht der Patienten in ihre Defizite sowie
  - eine Erhebung ihrer emotionalen Belastung.

16.2.4 Pathophysiologie und Anatomie

Eine Alien-Hand-Symptomatik im weiteren Sinne wird beobachtet nach *Läsionen des Corpus callosum* und/oder des *anteromedialen Frontalkortex* oder des *Parietalkortex*, hervorgerufen durch chirurgische Durchtrennung des Corpus callosum, Infarkte der A. cerebri anterior, Aneurysma-Rupturen der A. communicans anterior, kallosale Tumore, Marchiafava-Bignami-Krankheit oder eine traumatische Schädigung.

Eine weitere Gruppe von Patienten entwickelt Alien-Hand-Symptome nach kortikobasaler Degeneration, insbesondere des parietalen und posterior frontalen Kortex. Die Alien-Hand-Symptomatik wird auf eine interhemisphärische Diskonnektion zurückgeführt, zum Teil zuzüglich einer uni- oder bilateralen Läsion des supplementärmotorischen Areals (SMA) und des motorischen Teils des zingulären Kortex.

Subtypen nach Symptomatik

- Die *Alien-Hand-Symptomatik im engeren Sinne* wurde nach Tumoren des posterioren Corpus callosum sowie nach posteriorem parakallosalem Angiom beschrieben. Das Gefühl der Fremdheit der linken Extremität tritt auch nach rechtshemisphärischen parietalen Läsionen ohne kallosale Pathologie auf.
- *Intermanueller Konflikt* wurde sowohl nach posterioren wie nach anterioren Teilläsionen des Trunkus des Corpus callosum beschrieben. Intermanueller Konflikt kann ohne eine weitere extrakallosale Schädigung auftreten.
- Die *Symptomatik der anarchischen Hand* tritt nach anterioren kallosalen Läsionen sowie nach extrakallosalen frontalen Läsionen auf.

Subtypen nach Läsionslokalisation

In den meisten Fällen mit Alien-Hand-Symptomatik im weiteren Sinne liegt eine *kombinierte Schädigung* des Corpus callosum und des medialen Frontalkortex vor. Auf Grund der insgesamt geringen Anzahl von Patienten und des meist transienten Verlaufs der Symptomatik gibt es noch keine gesicherten Erkenntnisse, ob es einen frontalen und einen kallosalen Subtyp des Alien-Hand-Syndroms gibt. Die beschriebenen Fälle zeigen jedoch, dass bei Patienten mit ausschließlich *kallosaler Läsion* der intermanuelle Konflikt das dominante Symptom ist. Nach *frontalen Läsionen* wurde überwiegend eine Alien-Hand-Symptomatik (im weiteren Sinne) der rechten Hand beschrieben. Dies mag unter Umständen daran liegen, dass linksfrontale Läsionen zu motorischem Neglect der linken Hand führen.

Nach der Theorie von Goldberg und Bloom (1990) sind die verschiedenen Alien-Hand-Symptome Ergebnis einer *Diskonnektion der bilateralen prämotorischen Areale*. Danach inhibieren sich im gesunden Gehirn die in die antizipatorische Bewegungsplanung eingebundenen supplementärmotorischen Areale (SMA) gegenseitig, um das Auftreten unkoordinierter oder antagonistischer Bewegungen zu verhindern. Werden diese inhibitorischen Verbindungen durch eine kallosale Läsion unterbunden, so kann es zu unkoordinierten Bewegungen beider Extremitäten kommen. Weiterhin wird angenommen, dass die zusätzliche Schädigung eines SMA dazu führt, dass reaktive Bewegungsmuster vom lateralen prämotorischen Kortex ausgelöst werden können, da eine Inhibition durch die SMA fehlt.

Es wurden auch Fälle mit *posterioren Läsionen* beschrieben. Hierbei ergibt sich jedoch noch kein einheitliches Bild eines „posterioren Typs" des Alien-Hand-Syndroms.

16.2.5 Spontanverlauf und Prognose

Alien-Hand-Symptome werden insbesondere in der Akutphase nach Kommissurotomie beobachtet. Der intermanuelle Konflikt tritt besonders in der postoperativen Phase nach kompletter Kommissurotomie auf. Er wird postoperativ bei den meisten Patienten in verschiedenen Ausprägungsgraden beobachtet, persistiert in der Regel jedoch nicht. Wenn die Alien-Hand-Symptomatik über die Akutphase hinaus bestehen bleibt, liegen zumeist zusätzliche uni- oder bilaterale Läsionen des supplementärmotorischen Areals und des motorischen Teils des zingulären Kortex vor.

16.2.6 Therapie

Trotz der für die Patienten emotional sehr belastenden Symptomatik sind nur wenige therapeutische Interventionen beschrieben. Dies mag damit zusammen hängen, dass das Alien-Hand-Syndrom häufig nur passager auftritt. Anekdotisch wird beschrieben, dass es manchen Patienten gelingt, die unintendierten Bewegungen der „fremden" Hand durch verbale Anweisungen einzugrenzen (die Patienten befehlen ihrer fremden Hand, eine Handlung einzustellen). Weitergehende Maßnahmen – etwa das Tragen eines Handschuhs oder das Festbinden eines Arms im Schlaf – können nötig werden, wenn es zu selbstverletzenden Handlungen kommt.

16.3 Reine Alexie

16.3.1 Definition

Patienten mit reiner Alexie zeigen eine isolierte Störung des Lesens bei erhaltenem Verständnis und erhaltener Produktion gesprochener Sprache. Im Gegensatz zum Lesen ist das Schreiben intakt (Alexie ohne Agraphie).
Die reine Alexie ist gekennzeichnet durch die gestörte Analyse visueller Wortformen und beruht auf einer Diskonnektion oder Zerstörung des mittleren Anteils des linken Gyrus fusiformis.

Im gravierendsten Fall der *globalen Alexie* sind die Patienten nicht in der Lage, einzelne Wörter oder auch nur Buchstaben zu lesen. In leichteren Fällen können die Patienten Wörter mühsam, Buchstabe für Buchstabe lesen (*letter-by-letter-reading*). Implizite Leseleistungen können erhalten sein, wie z. B. lexikalische Entscheidungen über den Status von Buchstabenketten als Wort oder Nichtwort, obwohl das individuelle Wort nicht erkannt wird.

Die Alexie kann beide visuelle Halbfelder betreffen oder auf ein Halbfeld beschränkt sein (*Hemialexie*).

16.3.2 Klinik

Patienten mit reiner Alexie zeigen eine isolierte Störung des Lesens bei erhaltener Fähigkeit zu schreiben (*Alexie ohne Agraphie*). Die Lesestörung kann sowohl Wörter also auch Buchstaben betreffen (*globale Alexie*), oder die Patienten können Buchstaben lesen, aber Wörter nicht als Ganzes erfassen. Für diese Patienten ist die Strategie des *Letter-by-Letter-Reading* charakteristisch: Die Patienten lesen Buchstabe für Buchstabe und bemühen sich dann, die Buchstaben zu Wörtern zu verketten, was zu einem sehr langsamen und fehleranfälligen Lesen führt. Beim Buchstabenlesen fallen Fehlerhäufungen für einzelne Buchstaben auf. Beim Lesen von Wörtern steigt die Fehleranfälligkeit mit wachsender Wortlänge.

Die reine Alexie gehört zu den peripheren Dyslexien, bei denen das Lesen auf der Ebene der *Analyse des visuellen Inputs* gestört ist. Das auditive Wortverständnis, und somit die weitere semantische und linguistische Wortverarbeitung, sind dagegen intakt. Die Lesestörung kann, in Abhängigkeit von der Läsionslokalisation auf das linke visuelle Halbfeld beschränkt sein. Verschiedene Typen der reinen Alexie werden im Abschnitt 16.3.4 vorgestellt.

16.3.3 Diagnostik

Der reinen Alexie liegt eine *Störung der Verarbeitung der visuellen Wortform* zu Grunde. Im spontanen Lesen äußert sich diese im oft erhaltenen Letter-by-Letter-Reading. Dies unterscheidet sie auch von der *Neglectdyslexie*, bei der oft Wortanfänge fehlerhaft (oder gar nicht) gelesen werden, das Lesen von Wörtern ansonsten aber flüssig erfolgt. Die

Abgrenzung zur Neglectdyslexie ist deshalb wichtig, weil die reine Alexie auch als Hemialexie der linken Gesichtsfeldhälfte auftreten kann. Im Gegensatz zur Neglectdyslexie, bei der ganze Wörter oder Satzanfänge, die in die linke Gesichtsfeldhälfte fallen, übersehen werden, ist das bei Patienten mit reiner Alexie nicht der Fall. Die reine Alexie kann im Gegenteil mit einer rechtsseitigen homonymen Hemianopsie einhergehen, deren Vorliegen perimetrisch geprüft werden sollte. Des Weiteren sollten geprüft werden: die Existenz einer Farbanomie sowie Gedächtnisstörungen, die ebenfalls mit der reinen Alexie einhergehen können.

Eine weitere periphere Dyslexie ist die *attentionale Alexie*, bei der – in Umkehrung zum Störungsbild der reinen Alexie – das Lesen von Buchstaben innerhalb von Wörtern im Gegensatz zum Lesen isolierter Buchstaben beeinträchtigt ist (Shallice u. Warrington, 1977).

Zur Diagnostik der reinen Alexie gehört ferner der Nachweis, dass das spontane Schreiben sowie das Schreiben nach Diktat und das auditive Wortverständnis intakt sind.

Die reine Alexie ist eine periphere Dyslexie, bei der das Lesen visuell präsentierter Wörter gestört ist. Kennzeichnend ist das Letter-by-Letter-Reading bei intaktem auditiven Wortverständnis und intaktem Schreiben. Die reine Alexie kann beide visuelle Halbfelder betreffen oder auf das linke Halbfeld beschränkt sein.

16.3.4 Pathophysiologie und Anatomie

Dejerine (1892) beschrieb in einer klassischen Arbeit zunächst einen Patienten, der nach einer Läsion des linken Gyrus angularis sowohl eine Alexie als auch eine Agraphie aufwies. Im Gegensatz dazu zeigte ein weiterer seiner Patienten eine Alexie ohne Agraphie. Bei letzterem Patienten betrafen die Läsionen den linken Okzipitallappen und das Splenium des Corpus callosum. Dejerine interpretierte die Befunde dahingehend, dass der Gyrus angularis der linken Hemisphäre ein optisches Bild der Buchstaben enthalte, auf das sowohl beim Lesen wie beim Schreiben zurückgegriffen werden müsse. Demnach würde eine Läsion des linken Gyrus angularis zu einer Alexie mit Agraphie führen, während eine Unterbrechung der visuellen Bahnen zum linken Gyrus angularis zu einer Alexie ohne Agraphie führen würde. Die Vorstellung der reinen Alexie als Diskonnektionsphänomen wurde insbesondere durch einflussreiche Arbeiten von Geschwind (1965a, b) wieder aufgegriffen. Nach Geschwind ist die reine Alexie durch eine *kombinierte Läsion des linken Okzipitallappens und des Spleniums des Corpus callosum* bedingt.

Neuere Arbeiten versuchten die beteiligten Strukturen weiter einzugrenzen. Nach Damasio und Damasio (1983) ist eine Schädigung der *periventrikulären weißen Substanz des linken Okzipitallappens* die zentrale Läsion, die zu einer reinen Alexie führt (Tab. 16.1). In einer Stichprobe von 16 Patienten mit reiner Alexie hatten nur zwei eine Läsion des Spleniums, aber kallosale Bahnen waren in 11 Fällen in der Gegend des Forceps posterior und in 13 Fällen in der paraventrikulären Region geschädigt.

Binder und Mohr (1992) verglichen Patienten mit Infarkten der A. cerebri posterior mit und ohne Alexie und fanden, dass Läsionen des Spleniums, des Forceps oder der weißen Substanz oberhalb des Hinterhorns des Seitenventrikels mit *permanenter schwerer Alexie* einhergingen. Isolierte Läsionen des Spleniums können zu einer *Hemialexie im linken Halbfeld* führen (Molko et al., 2002; Suzuki et al., 1998).

Visuelle Verarbeitung von Wörtern: Das Visuelle Wortform-Areal

Die visuelle Verarbeitung von Wörtern erfolgt – wie die anderer visueller Muster – in einer Reihe visueller Areale im Okzipitalkortex, deren Neurone auf zunehmend komplexere Merkmale oder Merkmalskombinationen reagieren. Neurone im *primären visuellen Kortex, V1*, reagieren in erster Linie auf Kanten einer bestimmten Ausrichtung. In den nachfolgenden *Arealen V2 und V4* wird der Input der V1-Neurone zu komplexeren Mustern verschaltet. Damit ist die Grundlage für die *Buchstabenerkennung* gelegt. An diese retinotopen Areale im engeren Sinne schließen

Tabelle 16.1 Anatomische Differenzierung der reinen Alexie nach Damasio u. Damasio (1983).

Typ	*Symptomatik*	*Läsion*
I	reine Alexie; zusätzlich rechtsseitige homonyme Hemianopsie und Farbanomie bei möglicher, aber nicht zwingend vorliegender Amnesie	Läsionen im Versorgungsbereich der kalkarinen-, spenialen und mesial temporalen Äste der A. cerebralis posterior (Die Läsion betrifft die weiße Substanz am Übergang von Okzipital- zum Temporallappen, den mesialen Okzipitalkortex, die linke Hälfte des Spleniums und des Forceps posterior.)
II	reine Alexie; zusätzlich rechtsseitige homonyme Hemianopsie ohne Farbanomie oder verbale Amnesie	linksseitige paraventrikuläre Läsionen und Schädigung der Sehstrahlung oder der Area striata
III	reine Alexie; zusätzlich rechte obere Quadrantenanopsie und rechte untere Achromatopsie; keine Farbanomie oder verbale Amnesie	Läsion der paraventrikulären weißen Substanz; zusätzliche Schädigung des unteren Anteils der Sehstrahlung und des inferioren visuellen Assoziationskortex

sich im Gyrus fusiformis und im lateralen Okzipitalkortex Areale an, in denen visuelle Objekte eine stärkere Aktivität hervorrufen als vergleichbare Muster, die keine Objektqualität haben.

Innerhalb des *lateralen Okzipitalkomplexes* (LO; Malach et al., 2002) findet sich in bildgebenden Untersuchungen konsistent ein Areal im mittleren Anteil des Gyrus fusiformis, am medialen Ufer des Sulcus occipitotemporalis lateralis, das besonders stark durch die *Präsentation von Wörtern* aktiviert wird. Visuelle Wörter führen dort zu stärkerer Aktivierung als Ketten buchstabenähnlicher Muster. Das Areal wird andererseits nicht durch gesprochene Sprache aktiviert. Die Aktivierung ist unabhängig von der physikalischen Form der Buchstaben (etwa Groß- und Kleinschreibung) und kann unter Präsentationsbedingungen hervorgerufen werden, die keine bewusste Wahrnehmung des präsentierten Wortes zulassen (durch Reizmaskierung). Cohen und Mitarbeiter (Cohen et al., 2000; McCandliss et al., 2003) haben daher die Hypothese aufgestellt, dass dieses Areal eine besondere Rolle für die *Analyse der visuellen Wortform* spielt (*visual word form area* [VWFA]), in dem Sinne, dass in der VWFA Signale aus den vorgeschalteten Arealen zum ersten Mal zu Wörtern zusammengesetzt werden. Wie die Maskierungsexperimente zeigen, kann dieser Vorgang ohne nennenswerte „top-down"-Einflüsse ablaufen (Abb. 16.**2**).

Die VWFA wird – im Gegensatz zu anderen okzipitalen Arealen, die durch kontralateral präsentierte visuelle Wörter aktiviert werden – gleichermaßen durch Wörter im kontralateralen wie im ipsilateralen Halbfeld aktiviert. Unter der Hypothese, dass die Fähigkeit, Wörter als Ganzes zu lesen, auf die *Nutzung der linkshemisphärischen VWFA* angewiesen ist, ergibt sich die Vorhersage, dass isolierte Läsionen des Balkens, die den Zugang visueller Signale aus dem linken visuellen Halbfeld zur VWFA unterbinden, zu einer Hemialexie im linken Halbfeld führen. Genau diese Schädigungsmuster wurden bei Patienten beobachtet, die umschriebene Läsionen des ventroposterioren Spleniums aufwiesen (Molko et al., 2002, Suzuki et al., 1998).

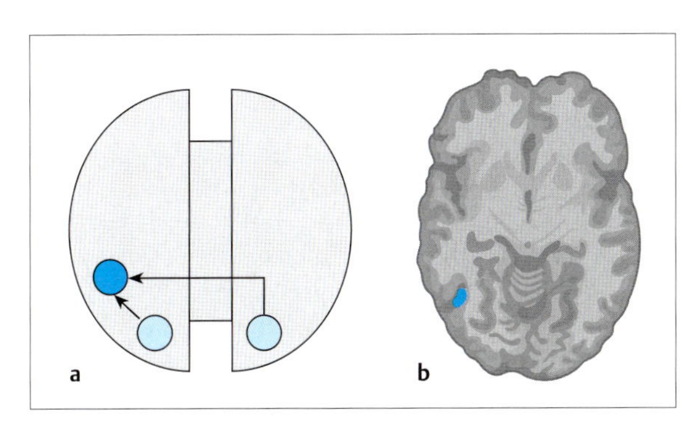

Abb. 16.**2a–b** Das visuelle Wortform-Areal.
a Schematische Darstellung der Faserverbindungen von retinotopen visuellen Arealen (hellblau) zur Visual Word Form Area (dunkelblau; Schema adaptiert nach Molko et al., 2002).
b Position der hypothetischen VWFA im mittleren Gyrus fusiformis, angrenzend an den Sulcus occipitotemporalis lateralis. Die Aktivierung entstand durch den Kontrast visuell präsentierter Wörter mit einer Vergleichsbedingung mit basalen visuellen Merkmalen, in denen aber keine Buchstaben zu erkennen waren (Reinholz u. Pollmann, unveröffentlichte Daten).

Anatomisches Substrat des Letter-by-Letter-Reading

Während eine Vielzahl von Läsions- und Bildgebungsdaten für eine besondere Rolle des *linken Okzipitotemporalkortex* (und insbesondere der VFWA) für das *Erkennen ganzer Wörter* spricht, so ist das neuronale Substrat des Letter-by-Letter-Reading noch weniger klar. Bei diesen Patienten scheint die rechte Hemisphäre in der Lage zu sein, geschriebene Buchstaben zu diskriminieren. Während diese Fähigkeit für den normalen Leseprozess keine oder nur eine untergeordnete Rolle spielt, so mag sie nach einer Läsion oder Diskonnektion der VWFA die residuale Lesefähigkeit bestimmen.

Unterstützt wird diese These durch die Studie über einen Patienten mit einer linksseitigen ventralen okzipito-temporalen Läsion, die das Areal der VWFA einschloss. Der Patient hatte eine reine Alexie mit einer effizienten Letter-by-Letter-Lesefähigkeit (Cohen et al., 2003, Patient F). Dieser Patient zeigte eine stärkere Aktivierung durch Buchstaben im Vergleich zu Schachbrettmustern in einem zur VWFA homologen Areal im rechten Gyrus fusiformis. Dieses Areal wird auch bei gesunden Probanden durch die Präsentation von Buchstaben aktiviert, aber nicht stärker als durch ein Schachbrettmuster. Es scheint also, dass eine eher unspezifische Teilhabe des *rechten Okzipitalkortex* an der Buchstabenverarbeitung nach einer Läsion des linken ventralen Okzipitotemporalkortex zur Basis der kompensatorischen Letter-by-Letter-Lesestrategie werden kann.

Von großer Bedeutung für die Effizienz des Letter-by-Letter-Lesens ist die Fähigkeit, die gelesenen Buchstaben miteinander zu Wörtern zu verketten. Bei Patienten mit reiner Alexie geschieht dies vermutlich in den gleichen Strukturen, die dies für die gesprochene Buchstabierung übernehmen. Es ist bekannt, dass monosynaptische Bahnen vom rechten ventralen Okzipitallappen zu linkshemisphärischen Spracharealen bestehen (einschließlich des Broca- und des Wernicke-Areals; Di Virgilio u. Clarke, 1997), die diese Funktion übernehmen könnten.

Die reine Alexie entsteht durch Zerstörung oder Diskonnektion eines hypothetischen, im linken Gyrus fusiformis vermuteten Visuellen Wortform-Areals (VWFA). Isolierte spleniale Läsionen, die die Diskonnektion dieses Areals vom rechten Okzipitallappen zur Folge haben, führen zu einer Hemialexie im linken Halbfeld.

16.3.5 Spontanverlauf, Prognose und Therapie

Patienten mit reiner Alexie lernen meist spontan, Wörter Buchstabe für Buchstabe laut zu lesen. Das fehleranfällige und langsame Letter-by-Letter-Lesen sollte jedoch therapeutisch unterstützt werden:

- Beim Letter-by-Letter-Lesen finden sich oft *Fehlerhäufungen bei einzelnen Buchstaben.* Die Genauigkeit des Buchstabenlesens kann durch taktil-kinesthetische Rückmeldung erhöht werden, indem die Patienten dazu aufgefordert werden, die gelesenen Buchstaben in die linke Handfläche zu schreiben. Die taktile Rückmeldung über die linke Hand und die kinesthetische Rückmeldung über die Schreibbewegung der rechten Hand unterstützen die Erkennung der fehleranfälligen Buchstaben.
- Ein weiteres Problem des Letter-by-Letter-Lesens ist die *mangelnde Geschwindigkeit* des Lesens. Diese kann erhöht werden, indem den Patienten Rückmeldungen über die Güte und die Geschwindigkeit ihres Lesens gegeben werden, verbunden mit der Instruktion, die Geschwindigkeit zu steigern, ohne Einbußen der Genauigkeit hinzunehmen (Nitzberg-Lott und Friedman, 1999).
- Weiterhin kann die Verknüpfung von Buchstabenketten geübt werden, wobei Zeitbeschränkungen die Ausbildung eines automatisierten Lesens begünstigen (Arguin u. Bub, 1994).

16.4 Agenesie des Corpus callosum

16.4.1 Definition

Die Corpus-callosum-Agenesie (CCA) ist durch eine Entwicklungsstörung in der 7.–22. Woche der Embryonalentwicklung bedingt. Die CCA tritt häufig im Kontext *genetischer Syndrome* auf, die dann die variable Symptomatik bestimmen. Als *isolierte Erscheinung* kann die CCA auch klinisch unauffällig bleiben. Diskonnektionszeichen sind meist geringer ausgeprägt als bei der Kommissurotomie und betreffen insbesondere Beeinträchtigungen bei komplexen bimanuellen Bewegungen sowie bei Funktionen, die die Perzeption mittelliniennaher visueller Reize erfordern (z. B. Tiefensehen, Distanzschätzung und Bewegungswahrnehmung).

Die funktionellen Hinweise auf eine veränderte Hirnorganisation bei Patienten mit einer CCA gehen einher mit auffälligen anatomischen Veränderungen, insbesondere einer radiären Anordnung der Sulci im medialen Aspekt der Großhirnhemisphären.

16.4.2 Klinik

Die CCA tritt häufig im Rahmen genetischer Syndrome auf und geht daher nicht mit einheitlichen klinischen Auffälligkeiten einher. Das Spektrum reicht von klinisch unauffälligen Patienten, bei denen eine CCA als Zufallsbefund im Rahmen einer bildgebenden Diagnostik erhoben wird, über Patienten mit leichten neuropsychologischen Störungen bis zu Patienten mit mentaler Retardierung, Krampfanfällen und/oder motorischen und okulären Defiziten. Übersichtsstudien fanden eine im Mittel *grenzwertig normale Intelligenz* bei CCA-Patienten. Hierbei muss jedoch berücksichtigt werden, dass diese Studien eine Tendenz in Richtung neurologisch auffälliger Patienten haben (Patienten, bei denen die CCA im Rahmen weiterer syndromatischer Defekte auftritt). Durch Fortschritte in der bildgebenden Diagnostik werden in den letzten Jahren häufiger neurologisch unauffällige CCA-Patienten entdeckt.

CCA geht mit einer weitgehend *normalen Ausbildung hemisphärischer Dominanz* einher. Wie bei hirngesunden Probanden ist die linke Hemisphäre in der Mehrzahl der Patienten sprachdominant, während die rechte Hemisphäre eine Dominanz für visuell-räumliche Prozesse zeigt. Allenfalls die interindividuelle Varianz ist bei CCA-Patienten erhöht. Auch die *Händigkeit* zeigt eine normale Verteilung.

Die fehlende Ausbildung des Balkens bei der CCA geht mit weit weniger Diskonnektionszeichen einher als die Kommissurotomie.

- Keine oder nur geringe Defizite bestehen beim interhemisphärischen Transfer visueller Signale, bei der Diskrimination dichotisch präsentierter auditiver Signale oder beim taktilen Transfer. Allerdings sind die interhemisphärischen Transferzeiten verlängert.
- Visueller und taktiler interhemisphärischer Objektvergleich sind möglich; der taktile Objektvergleich erfolgt jedoch oft über eine verbale Kodierung.
- Die Patienten können in beiden Halbfeldern lesen.
- Defizite bestehen im sensomotorischen Lernen, insbesondere beim Lernen komplexer bilateraler Bewegungsmuster. Die asynchrone bilaterale Bewegungskoordination ist eingeschränkt.
- Defizite variablen Ausmaßes bestehen auch bei Aufgaben, die die Perzeption mittelliniennaher visueller Reize erfordern, wie dem Tiefensehen, der Distanzschätzung und der Bewegungswahrnehmung.

16.4.3 Diagnostik

Die CCA wurde zum ersten Mal von Reil im Jahre 1812 als Ergebnis einer Autopsie beschrieben. Heute kann eine CCA mit bildgebenden Verfahren, wie der Computertomographie, der Magnetresonanztomographie, sowie insbesondere der Ultraschalldiagnostik (prä- und postnatal) diagnostiziert werden. Die CCA geht einher mit einem verbreiterten Hemisphärenspalt, Vergrößerung der Ventrikel und gyralen Abnormalitäten, wie Heteretopien, Polymikrogyri und einer Lissencephalie. Besonders auffällig ist die radiäre Anordnung der Sulci im medialen Schnittbild (*sunburst pattern*).

Zur Untersuchung der Diskonnektionszeichen können die im Abschnitt 16.1.3 beschriebenen Verfahren verwendet werden. Besonderes Augenmerk sollte auf die *Untersuchung komplexer bimanueller Bewegungen* gelegt werden. Im perzeptiven Bereich sollten insbesondere Auffälligkeiten bei der *Integration mittelliniennaher Reize* untersucht werden, die bei der Tiefenschätzung, der Distanzschätzung und der Bewegungswahrnehmung benötigt werden.

Die *Reaktionszeitdifferenz* für Einfachreaktionen auf gekreuzte minus ungekreuzte Reize im Poffenberger-Paradigma liegt zwischen den Werten hirngesunder Probanden und Kommisurotomie-Patienten (bei etwa 20–30 ms), was ein Indiz für die Ausbildung oder den Erhalt alternativer interhemisphärischer Kommissuren im Lauf der Entwicklung sein mag.

Die CCA geht mit einer variablen Symptomatik einher, die stark durch weitere Malformationen im Rahmen genetischer Syndrome bestimmt wird. Diskonnektionszeichen sind gering ausgeprägt. Gestört ist oft die bilaterale Bewegungskoordination, aber auch Tiefensehen, Distanzschätzung und Bewegungswahrnehmung über die Mittellinie.

16.4.4 Pathophysiologie und Anatomie

Mit der Lamina reuniens entwickelt sich ab der 7. Woche der Embryonalentwicklung eine Trägerstruktur, entlang derer in der 12.–22. Woche die kallosale Axonmigration in der Reihenfolge Genu – Corpus – Splenium erfolgt. Demzufolge haben Entwicklungsstörungen zwischen der 7. und 12. Woche eine *totale CCA* zur Folge, während Störungen in der 12. bis 20. Woche mit einer *partiellen Agenesie des CC* und Störungen in der 20. bis 22. Woche mit einer *Hypoplasie des CC* einhergehen.

CCA wird regelhaft bei 5 genetischen Erkrankungen gefunden: Dem Aicardi-, dem Andermann-, dem Shapiro-, dem Menkes- sowie dem akrokallosalen Syndrom. Im Rahmen dieser Syndrome stellt die CCA nur eine von einer Vielzahl zerebraler und extrazerebraler Störungen dar. Demgemäß sind die neurologisch-neuropsychologischen Symptome variabel.

Das weitgehende Fehlen von interhemisphärischen Diskonnektionszeichen zeigt, dass die fehlende Anlage des Balkens offenbar alternative Pfade interhemisphärischer Kommunikation begünstigt, die bei normaler Entwicklung des Balkens entweder nicht ausgebildet werden oder sich zurückbilden. Potenzielle alternative Routen führen über die anteriore Kommissur sowie über die mesenzephalen Kommissuren, die colliculäre und die posteriore Kommissur; wobei die bisherigen Erkenntnisse überwiegend für eine wichtige Rolle der mesenzephalen Kommissuren sprechen.

Im gesunden Gehirn verbinden spleniale Fasern insbesondere visuelle Neurone mit mittelliniennahen rezeptiven Feldern. Die Defizite der CCA-Patienten in der Wahrnehmung mittelliniennaher visueller Reize beruhen auf der fehlenden – oder nur über den Umweg subkortikaler Kommissuren möglichen – Verbindung dieser Neurone.

16.4.5 Spontanverlauf, Prognose und Therapie

Eine CCA wird häufig bereits pränatal sonographisch diagnostiziert. Die Prognose hängt dann insbesondere davon ab, mit welchen weiteren Malformationen die CCA einhergeht. Weiterhin ist für die Prognose von Bedeutung, ob es sich um eine komplette oder partielle CCA handelt.

Funktionell-neuroanatomische Anpassungen an die Abwesenheit der kortikalen Kommissuren finden offensichtlich bereits in der frühen Entwicklung statt, wie die veränderte makroskopische Organisation des Kortex zeigt (Abb. 16.3). Defizite, die dennoch im Kindesalter oder zu einem späteren Zeitpunkt beobachtet werden, sollten nach Möglichkeit aktiv therapeutisch angegangen werden, da zu diesem Zeitpunkt wohl nicht mehr von einer spontanen Änderung der interhemisphärischen Konnektivität ausgegangen werden kann.

Die Therapie richtet sich nach den vorliegenden Defiziten, die meist durch das vorliegende Syndrom bestimmt werden. Bei den häufig auftretenden motorischen Auffälligkeiten sollten Physio- und Ergotherapie bereits im Kindesalter eingesetzt werden.

Die CCA beruht auf einer Störung der Embryonalentwicklung zwischen der 12. und der 22. Woche. Sie tritt regelhaft bei folgenden Syndromen auf: beim Aicardi-, Andermann-, Shapiro-, Menkes- sowie bei dem akrokallosalen Syndrom. Das frühe Fehlen kortikaler Kommissuren führt vermutlich zu einer größeren Funktionalität subkortikaler Strukturen.

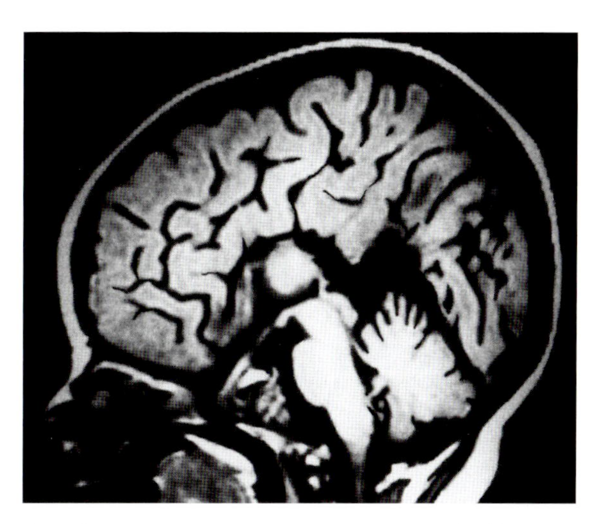

Abb. 16.3 Agenesie des Corpus callosum. Der Mediansaggitalschnitt zeigt die Abwesenheit von Corpus callosum und Commissura anterior und die scheinbare Abwesenheit des Gyrus cinguli (adaptiert nach Rauch u. Jinkins, 1994, S. 85).

Literatur

Akelaitis AJ. A study of gnosis, praxis and language following section of the corpus callosum and anterior commissures. J Neurosurg. 1944;1:94–102.

Arguin M, Bub DN. Pure alexia: attempted rehabilitation and its implications for interpretation of the deficit. Brain Lang. 1994;47: 233–268.

Binder JR, Mohr JP. The topography of callosal reading pathways. Brain. 1992;115:1807–1826.

Bogen JE. The callosal syndromes. In: Heilman KM, Valenstein, E, eds. Clinical Neuropsychology. New York: Oxford University Press; 1993: 337–408.

Brion S, Jedynak CP Troubles du transfert interhemispherique. A propos de trois observations de tumeurs du corps calleux. Le signe de la main etrangere. Revue Neurologique (Paris). 1972;126:257–266.

Cohen L, Dehaene S, Naccache L, et al., The visual word form are: spatial and temporal characterization of an initial stage of reading in normal subjects and posterior split-brain patients. Brain. 2000;123:291–307.

Cohen L, Martinaud O, Lemer C, et al. Visual word recognition in the left and right hemispheres: anatomical and functional correlates of peripheral alexias. Cereb Cortex. 2003;13:1313–1333.

Damasio AR, Damasio H. The anatomic basis of pure alexia. Neurology. 1983;12:1573–1583.

Dejerine J. Contributions a l'étude anatomo-pathologique et clinique des différentes variétés de cécité verbale. Comptes rendus des séances et mémoires de la Soc. De Biol. 1892; 44(Second section-Mémoires): 61–90.

Della Sala S, Marchetti C, Spinnler H. Right-sided alien (anarchic) hand. Neuropsychologia. 1991;29:1113–1127.

Devinsky O, Laff R. Callosal lesions and behavior: history and modern concepts. Epilepsy Behav. 2003;4:607–617.

Di Virgilio G, Clarke S. Direct interhemispheric visual input to human speech areas. Hum Brain Mapp. 1997;5:347–354.

Ellenberg L, Sperry RW. Capacity for holding sustained attention following commissurotomy. Cortex. 1979;15:421–438.

Friedrich FJ, Egly R, Rafal RD, Beck D. Spatial attention deficits in humans: a comparison of superior parietal and temporal-parietal junction lesions. Neuropsychol. 1998;12:193–207.

Gasquoine PG. Alien hand sign. J Clin Exp Neuropsychol. 1993;15:653–667.

Geschwind N. Disconnexion syndromes in animals and man. Part I. Brain. 1965a;88:237–294.

Geschwind, N. Disconnexion syndromes in animals and man. Part II. Brain. 1965b;88:585–644.

Goldberg G, Bloom KK. The alien hand sign: Localization, lateralization and recovery. Amer J Physic Med Rehab. 1990;69:228–238.

Hasegawa I, Fukushima T, Ihara T, Miyashita Y. Callosal Window Between Prefrontal Cortices: Cognitive Interaction to Retrieve Long-Term Memory. Science. 1998;281:814–818.

Hugdahl K. Dichotic listening in the study of auditory laterality. In: The asymmetrical brain. Hugdahl K, Davidson RJ, eds. Cambridge, MA: MIT Press; 2003:441–476.

Lausberg H, Gottert R, Munssinger U, Boegner F, Marx P. Callosal disconnection syndrome in a left-handed patient due to infarction of the total length of the corpus callosum. Neuropsychologia. 1999;37: 253–265.

Malach R, Levy I, Hasson U. The topography of high-order human object areas. Trends Cogn Sci. 2002;6:176–184.

McCandliss BD, Cohen L, Dehaene S, The visual word form area: expertise for reading in the fusiform gyrus. Trends Cogn Sci. 2003; 7:293–299.

Molko N, Cohen L, Mangin JF, et al. Visualizing the neural bases of a disconnection syndrome with diffusion tensor imaging. J Cogn Neurosci. 2002;14:629–636.

Nitzberg Lott S, Friedman RB. Can treatment for pure alexia improve letter-by-letter reading speed without sacrificing accuracy? Brain Lang. 1999;67:188–201.

Phelps EA, Hirst W, Gazzaniga MS. Deficits in recall following partial and complete commissurotomy. Cereb Cortex. 1991;1:492–8.

Pollmann S, Maertens M, von Cramon DY, Lepsien J, Hugdahl K. Dichotic listening in patients with splenial and nonsplenial callosal lesions. Neuropsychol. 2002;16: 56–64.

Pollmann S, Maertens M, von Cramon DY. Splenial lesions lead to supramodal target detection deficits. Neuropsychol. 2004;18:710–718.

Rauch RA, Jinkins JR. Magnetic resonance imaging of corpus callosum dysgenesis. In: Callosal agenesis – a natural split brain? Lassonde M, Jeeves MA, eds. New York: Plenum Press; 1994:83–95.

Reil JC. Mangel des Mittleren und Freyen Theils des Balkens im Menschengehirn. Arch Physiol. 1812;11:314–344.

Shallice T, Warrinton EK. The possible role of selective attention in acquired dyslexia. Neuropsychologia. 1977;15:34–41.

Sperry RW, Gazzaniga MS, Bogen JE. Interhemispheric relationships: the neocortical commissures; syndromes of hemisphere disconnection. Handbook of Clinical Neurology. 1969;4:273–290.

Sperry RW. Hemisphere deconnection and unity in conscious awareness. Am Psychol. 1968;23:723–733.

Sugishita M, Otomo K, Yamazaki K, Shimizu H, Yoshioka M, Shinohara A. Dichotic listening in patients with partial section of the corpus callosum. Brain. 1995;118:417–427.

Suzuki K, Yamadori A, Endo K, Fujii T, Ezura M, Takahashi A. Dissociation of letter and picture naming resulting from callosal disconnection. Neurology. 1998;51:1390–1394.

17 Auswirkungen von Schädigungen homologer Areale in beiden Hemisphären

C.-W. Wallesch

17.1 Einführung

Es gibt neuropsychologische Syndrome, die als stabiles Defizit ausschließlich bei *bilateralen Schädigungen homologer Areale* in der linken und rechten Hemisphäre vorkommen. Dazu gehören:

- schwere amnestische Syndrome (Kap. 8),
- das Klüver-Bucy-Syndrom (S. 194),
- das Balint-Holmes-Syndrom (Kap. 11),
- das Anton-Syndrom mit kortikaler Blindheit (Kap. 1, S. 194),
- die apperzeptive visuelle und die auditive Agnosie (Kap. 2).

Andere, wie der akinetische Mutismus, treten vorwiegend bei bilateralen Läsionen der Großhirnrinde, des Marklagers oder der Basalganglien auf, jedoch ebenso bei Schädigungen des Mittelhirns im rostralen periaquäduktalen Grau. Wieder andere, wie die Prosopagnosie, finden sich meist bei bilateralen, vereinzelt jedoch auch bei unilateralen Läsionen.

Während das Balint-Syndrom, Agnosien, Seh- und Gedächtnisstörungen in diesem Band andernorts ausführlich behandelt werden, will dieses Kapitel Hinweise dazu geben, welche Besonderheiten der verhaltensneurologischen Symptomatik bei bilateralen Läsionen zu erwarten sind, die im Betrieb einer großen neurologischen Klinik – wenn auch selten – vorkommen können. Degenerative Erkrankungen werden hier nicht berücksichtigt. Die Darstellung folgt pragmatisch der Makroanatomie des Gehirns und beschränkt sich auf Berichte über Läsionen der Strukturen der Hirnhemisphären, also des Großhirns, der Basalganglien und des Thalamus beim Menschen.

17.2 Bilaterale Frontalhirnläsionen

In keinem anderen Hirnlappen ist der Zusammenhang zwischen Läsion und Defizit so unbestimmt wie im Frontalhirn. Bestimmte Konstellationen von bilateraler Schädigung und verhaltensneurologischem Defizit – z. B. schwere Störungen des Eigenantriebs und der Außenreizabhängigkeit bei frontomedialen Läsionen oder schwere Wesensänderungen und Störungen des Sozialverhaltens bei orbitofrontalen Schädigungen – sind in der Literatur jedoch recht konsistent beschrieben. Dabei kann die klinische Symptomatik für den Nichtspezialisten schwer erkennbar sein.

Fallbeispiel

1989 erlitt der damals 33-jährige Patient ein Schädelhirntrauma, als er als Radfahrer mit einem LKW kollidierte. Er habe 4 Monate „im Koma" gelegen (womit er seine anterograde Amnesie beschreibt). Nach dem Unfall habe er sich das Sprechen „wieder neu beibringen müssen". Es sei eine ausschließlich physiotherapeutisch orientierte Rehabilitation durchgeführt worden. Danach sei er in seinem Beruf als Kraftfahrer arbeitslos geworden; er sei im Weiteren anhaltend arbeitslos gewesen. 1992 habe er seinen Führerschein wegen Trunkenheit am Steuer abgeben müssen. Danach multiple Kleinkriminalität und Haftstrafen. Der Patient kommt 2004 wegen eines Krampfanfalls in der Haftanstalt zur Aufnahme.

*In der neuropsychologischen Untersuchung finden sich ein disinhibiertes Verhalten mit verbalen Aggressionen, häufiger Verwendung von Schimpfwörtern, sexuell und sexistisch gefärbten Äußerungen, Witzelei, Distanzminderung und eine vermehrte Ablenkbarkeit durch interne und externe Reize. Stimmung und Affekte erscheinen nicht situationsadäquat; die Störungseinsicht ist deutlich vermindert. Testpsychologisch finden sich schwere Defizite exekutiver Funktionen und des Gedächtnisses sowie leichtgradige Sprachstörungen. Die Defizite waren 14 Jahre lang unbemerkt geblieben; der Patient war wiederholt zu Haftstrafen verurteilt worden. Abb. 17.***1** *zeigt die 2004 erstmals erhobenen CT-Befunde mit ausgedehnten bilateralen frontobasalen und präfrontalen Kontusionen.*

17.2.1 Akinetischer Mutismus

Bilaterale ausgedehnte Läsionen des vorderen zingulären Kortex (Devinsky et al., 1995) und der supplementärmotorischen Area (SMA; die anatomisch ein Teil des vorderen Zingulums ist) durch zumeist bilaterale Anteriorinfarkte führen bei bihemisphärieller Versorgung aus einer Arterie (einer nicht seltene Gefäßanomalie) akut zu akinetischem Mutismus (Barris u. Schuman, 1953; Laplane et al., 1977, 1981; Watson et al., 1986).

Beim akinetischen Mutismus handelt es sich um eine *schwerste Störung des Eigenantriebs*, der den Betroffenen spontane, selbstgenerierte sprachliche und motorische Äußerungen unmöglich macht. Entsprechend wirken sie apathisch, aspontan, antriebslos und daher akinetisch. „Gegenhalten" kann im Rahmen des bestehenden Frontalhirnsyndroms vorkommen. Nur bei massiver und anhaltender Stimulation kommt es zu verbalen und/oder motorischen Antworten. Blickfolgebewegungen sind oft erhalten.

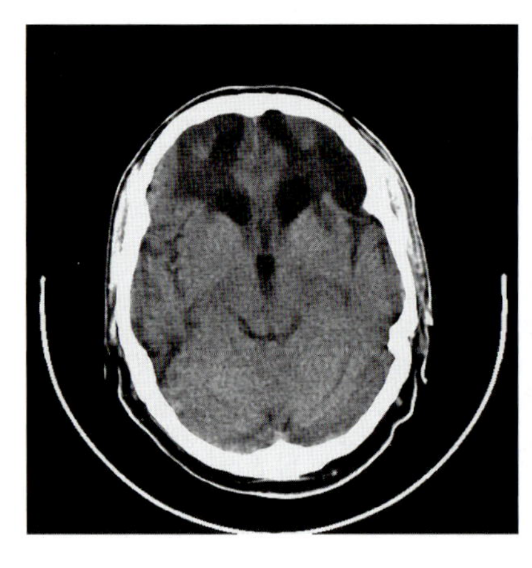

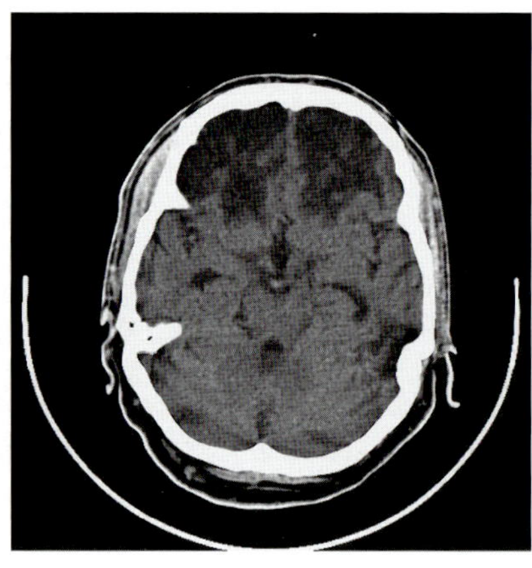

Abb. 17.1 CT eines Patienten mit langjährigem dissozialen und delinquentem Verhalten nach Schädelhirntrauma mit bifrontaler Schädigung (mit freundlicher Genehmigung von Prof. Dr. W. Döhring, Klinik für diagnostische Radiologie, Universitätsklinikum Magdeburg).

Dopaminergika können zu deutlichen Verbesserungen führen (Ross u. Stewart, 1981). Transient kann das Syndrom auch bei einseitiger Läsion oder auch – über wenige Tage – nach Kallosotomien vorkommen. In Rückbildung kommt es häufig zur Ausbildung einer transkortikal-motorischen Aphasie (nichtflüssige Aphasie mit deutlich besser erhaltenem Nachsprechen) als Ausdruck einer Störung des Sprach- und Äußerungsantriebs.

Bilaterale Läsionen des vorderen zingulären Kortex und der supplementärmotorischen Area durch zumeist bilaterale Anteriorinfarkte führen akut zu akinetischem Mutismus. Die Patienten zeigen eine schwere Störung des Eigenantriebs. Spontane, selbstgenerierte sprachliche und motorische Äußerungen sind den Betroffenen nicht möglich. Entsprechend wirken sie apathisch, aspontan, antriebslos und daher akinetisch. Nur bei massiver und anhaltender Stimulation kommt es zu verbalen und/oder motorischen Antworten. Blickfolgebewegungen sind oft erhalten.

Fallbeispiel

*Ein 21-jähriger Patient mit einem Hydrocephalus occlusus (in der Kindheit mit Shunt versorgt) leidet rezidivierend unter Shuntdysfunktionen. Dabei kommt es binnen weniger Tage ohne geäußerten Kopfschmerz zu einer sich rapide steigernden Apathie. Bei Aufnahme ist er jeweils apathisch, akinetisch, mutistisch und inkontinent, außerdem besteht eine vertikale Blickparese. Blickfolgebewegungen, Saug- und Greifreflexe sowie Gegenhalten können ausgelöst werden. Bei massiver und anhaltender Stimulation (ständige Wiederholung der Frage, physischer Kontakt) gelingt es ihm jedoch nach minutenlangem Schweigen, gestellte Fragen mit normalem Sprechtempo und nur geringer Dysarthrie zu beantworten. Abb. 17.2 zeigt ein CT bei orientierend unauffälliger kognitiver Funktion (Abb. 17.***2a***) *und während des akinetischen Mutismus (Abb. 17.***2b***).*

Der akinetische Mutismus beruht auf der Unterbrechung eines von mehreren *kortikal-subkortikalen Schleifensystemen,* die Projektionen von Kortexarealen auf Striatum, Pallidum, anterioren, dorsalen und ventralen Thalamus

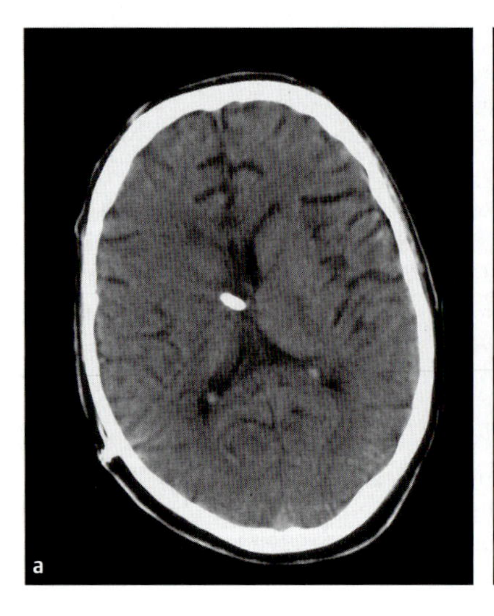

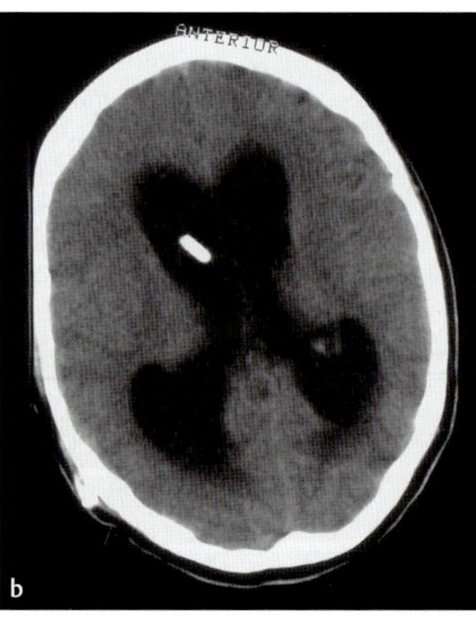

Abb. 17.**2a–b** Rezidivierender akinetischer Mutimus bei Shuntdysfunktion. Zwischen den beiden Zuständen lagen z. T. nur wenige Tage (mit freundlicher Genehmigung von Prof. Dr. W. Döhring, Klinik für diagnostische Radiologie, Universitätsklinikum Magdeburg).

und zurück zu Arealen des frontalen Kortex umfassen. Ihnen wird eine große Bedeutung für die *Handlungssteuerung* zugesprochen (Alexander et al., 1986; Mega u. Cummings, 1994). Entsprechend findet sich das klinische Bild auch bei bilateralen Pallidum-, Striatum- und Thalamusläsionen (Mega u. Cohenour, 1997; Bogousslavsky et al., 1991). Erstbeschrieben wurde es bei einer Läsion im Boden des dritten Ventrikels, vermutlich mit Affektion des rostralen periaquäduktalen Graus (Cairns et al., 1941).

Ein *apraktischer Mutismus* als schwerste Form der Sprechapraxie wurde bei bilateralen Läsionen des frontalen Operkulums berichtet (Groswasser et al., 1988).

17.2.2 Aufmerksamkeitsstörungen und Störungen des Sozialverhaltens

Bei weniger ausgedehnten bilateralen Läsionen des anterioren Zingulums wurden *schwere Aufmerksamkeitsstörungen* mit Außenreizabhängigkeit und Ablenkbarkeit (Laplane et al., 1981) berichtet. Besonders eindrucksvoll ist ein Fallbericht von Boccardi et al. (2002) mit enthemmtem Utilisationsverhalten (der zwanghaften Manipulation von erreichbaren Objekten). Der Patient, der auf dem Boden einer nur einseitig angelegten A. cerebri anterior bilaterale Infarkte in der SMA erlitt, manipulierte geradezu zwanghaft Objekte in Reichweite. Dabei konnte er die Unangemessenheit seines Verhaltens durchaus einsehen. Die Autoren interpretieren das Verhalten als Ausdruck einer bilateralen Alien- bzw. Anarchic-Hand-Symptomatik.

Auch bei bilateralen Zingulotomien im Rahmen anderweitig nicht behandelbarer Schmerzen stehen neben Störungen des Eigenantriebs und exekutiven Defiziten Aufmerksamkeitsstörungen im Vordergrund (verlängerte Antwortlatenzen, Störungen der gerichteten und der Daueraufmerksamkeit; Cohen et al., 1999). Die Rolle des Zingulums in der Schmerzverarbeitung wird auch dadurch illustriert, dass die von Laplane et al. (1981) berichtete Patientin mit bilateralen Anteriorinfarkten eine schwere *Störung des Schmerzgedächtnisses* aufwies.

Die Ergebnisse funktioneller Bildgebung sehen das anteriore Zingulum an vielfältigen kognitiven Funktionen beteiligt. Während sich die Beteiligung an Schmerzverarbeitung und Aufmerksamkeitsfunktionen auch in den referierten Daten von Patienten mit Läsionen widerspiegelt, findet sich für andere funktionelle Aktivierungen kein klinisches Korrelat. So konnten Bird et al. (2004) in einer sehr sorgfältigen Untersuchung einer Patientin mit ausgedehnten bilateralen Anteriorinfarkten zwar ein dysexekekutives Syndrom mit Planungs- und Arbeitsgedächtnisstörung sowie eine Konfabulationsneigung feststellen, fanden jedoch keinen Hinweis für Defizite in Untersuchungen zur Theory-of-Mind-Bildung, d. h. der Fähigkeit, Situationen aus dem Blickwinkel anderer zu sehen. In Untersuchungen mit funktioneller Bildgebung sind die medialen Frontallappen an dieser Leistung – die von Neurophilosophen zu höheren Bewusstseinsprozessen gerechnet wird – hingegen prominent beteiligt.

Schwere anhaltende *Störungen des Sozialverhaltens* bei intakter formaler Intelligenz und intaktem Gedächtnis können Folge bilateraler (frontobasaler oder anteriortemporaler) Läsionen sein. Sie wurden nach Tumorresektion mit bilateraler Läsion des vorderen Zingulums und des orbitofrontalen Kortex (Eslinger u. Damasio, 1985) berichtet. Klinisch lassen sie sich am ehesten bei bilateraler frontobasaler Raumforderung (Meningeom) sowie bei degenerativen Erkrankungen (M. Pick) beobachten. Auch diese klinische Konstellation findet sich ebenfalls bei Schädigung der subkortikalen Anteile des Schleifensystems (Nishio et al., 2003).

17.3 Bilaterale Parietalhirnläsionen

Das *Balint-Holmes-Syndrom* (de Renzi, 1996; Karnath, 2003) ist Folge ausgedehnter bilateraler Läsionen des posterioren Parientallappens, z. B. im Rahmen bilateraler hinterer Grenzzoneninfarkte. Es umfasst räumliche Wahrnehmungs- und Orientierungsstörungen, eine Störung des visuell geführten Greifens, eine Störung willkürlicher und visuell-explorativer, nicht jedoch akustisch gerichteter Blickbewegungen (Apraxie des Schauens) sowie eine Simultanagnosie. Bei Simultanagnosie kann nur ein Objekt zu einem Zeitpunkt wahrgenommen werden. Die Fixierung auf dieses Objekt macht es unmöglich, die Aufmerksamkeit einem anderen zuzuwenden (Humphreys u. Riddoch, 2003).

Die Symptome des Balint-Holmes-Syndroms lassen sich gut durch eine dem visuellen Defizit übergeordnete Störung der multimodalen Integration von Information in eine innere supramodale Repräsentation des Raumes erklären (Karnath, 2003; Kap. 11).

17.4 Bilaterale Temporalhirnläsionen

17.4.1 Lokalisationsabhängige Störungsmuster

Der Temporallappen des Menschen enthält in seinen oberen Anteilen die Hörrinde und Wernicke-Area, in seinen lateralen und ventrolateralen Anteilen den visuellen Assoziationskortex und in den ventromedialen Abschnitten den limbischen Kortex und den Hippocampus. Es ist daher nicht verwunderlich, dass die Symptome bilateraler (und auch unilateraler) Läsionen in hohem Maße vom Ort der geschädigten Struktur abhängen.

Störungen der Verarbeitung auditiver Reize

Bei *bilateralen Läsionen der Hörrinde* kommt es zu *kortikaler Taubheit* und *Deaf Hearing* – analog zu Blindsight (S. 195) – d. h. zu Orientierungsreaktionen auf akustische Reize (Garde u. Cowey, 2000). Bereits Anton beschrieb eine Anosognosie für kortikale Taubheit (Forde u. Wallesch, 2002).

Bei ausgedehnten *bilateralen Läsionen des auditiven Assoziationskortex* treten *generalisierte auditive Agnosien* auf (Engelien 2003).

Störungen der Verarbeitung visueller Reize

Ausgedehnte Anteile des lateralen Temporallappens sind *visueller und supramodaler Assoziationskortex.* Dies erklärt, dass bilaterale Temporalhirnläsionen zu visuellen und supramodalen assoziativen Agnosien führen können. Auch die Störung des Erkennens von Gesichtern, die *Prosopagnosie,* ist üblicherweise die Folge einer *bilateralen temporobasalen Läsion,* kommt aber auch bei unilateralen rechtshirnigen Läsionen vor (Landis et al., 1986).

Bei *bilateraler Läsion des hinteren Anteils der mittleren Temporalwindung* wurde eine Unfähigkeit zur Bewegungswahrnehmung beschrieben (Bewegungsblindheit oder *Akinetopsie*; Zihl et al., 1983).

Störungen der Verarbeitung emotionaler Reize

Bei *bilateralen vorderen Temporallappenläsionen* (einschließlich *Amygdala*) wurden Störungen des Erkennens emotionaler (Gesichts-)Ausdrücke berichtet (Schmolck u. Squire, 2001); allerdings auch bei isolierter bilateraler Amygdalaläsion (Adolphs et al., 1999).

Störungen von Gedächtnisfunktionen

Hier wird auf die Darstellung im Abschnitt 17.7.1. verwiesen (S. 195).

17.4.2 Bilaterale Läsion mehrerer Anteile des Temporallappens: Das Klüver-Bucy-Syndrom

Klüver und Bucy berichteten 1939 über die Folgen ausgedehnter bilateraler Temporallappenläsionen beim Affen. Die Tiere wiesen postoperativ folgende Symtome auf:

- visuelle Agnosie (Schädigung des visuellen Assoziationskortex; *psychic blindness*),
- Hypermetamorphopsis (vermehrte Außenreizabhängigkeit, Utilisationsverhalten),
- Hyperoralität (sie explorierten alles mit dem Mund),
- Hyperphagie,
- enthemmtes Sexualverhalten,
- emotionale Abstumpfung.

Beim Menschen ist das Syndrom meist inkomplett (ohne visuelle Agnosie) und meist transient. Soweit die Betroffenen untersuchbar sind, kann in der Regel auch eine schwere Amnesie nachgewiesen werden. Terzian und Dalle Ore (1955) berichteten ein Klüver-Bucy-Syndrom nach bilateraler Temporallappenresektion. Der Patient erkannte Personen nicht mehr, war apathisch, beinahe kataton; später fanden sich Ablenkbarkeit und Außenreizabhängigkeit bzw. Utilisationsverhalten (Hypermetamorphosis), enthemmtes und inadäquates sexuelles Verhalten, Fehlen des emotionalen Ausdrucks, Hyperphagie, jedoch keine Hyperoralität (einziges am Vollbild fehlendes Element). Außerdem berichteten die Autoren eine schwere Amnesie.

Die Klüver-Bucy-Symptomatik tritt vor allem als Durchgangssyndrom nach traumatischem apallischem Syndrom auf (Gerstenbrand et al., 1983). Seltenere Ätiologien sind Herpes-Enzephalitis, Subarachnoidalblutung und Hypoxie (Aichner, 1984). Führendes Symptom ist die Hyperoralität (98 %), gefolgt von Hypersexualität (79 %), Außenreizabhängigkeit und Amnesie (je 77 %; Aichner, 1984).

Nach Poeck (1985) ist die *bilaterale Ammonshornläsion* (vermutlich mit Amygdalaschädigung) das führende anatomische Substrat. Entsprechend wurde das klinische Bild posttraumatisch bei bitemporaler Läsion des Ammonshorn (Goscinski et al., 1997) sowie bei frontotemporaler Demenz (Mendez u. Perryman, 2002) beschrieben. Es wurde zwar auch bei unilateralen traumatischen Läsionen beschrieben (Salim et al., 2002); hier könnte jedoch eine in der durchgeführten Bildgebung nicht erfasste kontralaterale Schädigung im Sinne einer „diffusen axonalen Schädigung" bestanden haben.

In einem Einzelfall wurde bei *bilateraler Amygdaläläsion* (nach Korrektur einer schweren Hyponatriämie) ein inkomplettes Klüver-Bucy-Syndrom mit Hyperoralität, inadäquatem sexuellem Verhalten, visueller Agnosie und Paraphasien berichtet (Hayman et al., 1998). Obwohl der Läsionsschwerpunkt im Bereich der Mandelkerne lag, waren jedoch ebenfalls andere Teile des Temporallappens geschädigt. Außerdem wurde ein inkomplettes Klüver-Bucy-Syndrom bei *bilateralen paramedianen Thalamusläsionen* (Müller et al., 1999) beschrieben. Nishio et al. (2003) berichteten Disinhibition, Außenreizabhängigkeit und Hypersexualität bei *bilateralen Striatuminfarkten* – der Patient wies jedoch auch bilaterale Thalamusläsionen auf.

17.5 Bilaterale Okzipitalhirnläsionen

Patienten mit *kortikaler Blindheit* infolge bilateraler Läsionen der okzipitalen Sehrinde weisen meist – zumindest vorübergehend – die Symptome des *Anton-Syndroms* auf (Forde u. Wallesch, 2002). Sie nehmen ihre Blindheit nicht bewusst wahr, sondern berichten entweder konfabulierte

Sehdinge oder weisen darauf hin, dass gerade jetzt ihre Brille nicht verfügbar sei oder die Beleuchtungsbedingungen ungünstig seien. Die Blindheit ist ihnen nicht nur nicht bewusst; sie erscheinen auch indifferent gegenüber der Mitteilung, dass sie blind sind (*Anosodiaphorie*). Hierin unterscheiden sie sich von Patienten mit Charles-Bonnet-Syndrom, die bei peripher bedingter Blindheit komplexe Halluzinationen wahrnehmen; diese sind sich ihrer Sehstörung sehr wohl bewusst (Menkhaus et al., 2003).

Bei Patienten mit kortikaler Blindheit lassen sich regelhaft „Blindsight"-Phänomene, d. h. Reaktionen auf Sehreize bis hin zum Fangen oder zur Abwehr zugeworfener Bälle demonstrieren. Hierin manifestiert sich die Funktion der extrastriatalen kollikulären Sehbahn mit Zielstruktur Vierhügelplatte (Stoerig 2003).

Apperzeptive visuelle Agnosien beruhen auf bilateralen Läsionen des visuellen Assoziationskortex, während eine *assoziative visuelle Agnosie* auch bei unilateralen Läsionen vorkommt. Bei ersterer handelt es sich um eine Störung der Wahrnehmung, bei letzterer um eine der semantischen Zuordnung (Goldenberg, 2003). Modalitätsübergreifende assoziative Agnosien sind an ausgedehnte bilaterale Temporalhirnläsionen gebunden (Goldenberg, 2003), da beim Menschen weite Teile des tertiären visuellen Assoziationskortex im Temporallappen liegen.

17.6 Bilaterale Läsionen in den tiefen Kernen

17.6.1 Basalganglienläsionen

Bei bilateralen Basalganglienläsionen wurden neben motorischen Störungen auch die Bilder des *akinetischen Mutismus* (Mega u. Cohenour, 1997) sowie *Störungen exekutiver und sozialer Funktionen* berichtet (Nishio et al., 2003).

Das Gilles-de-la-Tourette-Syndrom verdeutlicht die enge Beziehung zwischen *motorischen und affektiven Entäußerungen* sowie *Zwangshandlungen* auf der Ebene der Basalganglien. Neu auftretende, primärpersönlichkeitsfremde Zwangshandlungen wurden nach bilateralen Pallidumläsionen beschrieben (Laplane, 1994).

17.6.2 Thalamusläsionen

Bei akuten bilateralen Thalamusläsionen imponieren initial meist *Bewusstseinsstörungen*, die häufig rasch fluktuieren. Sie beruhen auf der Funktionsstörung der unspezifischen Thalamuskerne, die als Schaltkerne des aufsteigenden retikulären Aktivierungssystems fungieren.

Bogousslavsky et al. (1991) beschrieben ein anhaltendes *Syndrom schwerer Aspontaneität*, ähnlich dem akinetischen Mutismus, bei bilateralen paramedianen Thalamusinsulten (Nucl. dorsomedialis und unspezifische Kerne), das sie als „Loss of psychic Self-Activation" interpretierten und (wie oben für den akinetischen Mutismus beschrieben) auf eine Unterbrechung striato-pallido-thalamo-frontomesialer-limbischer Schleifensysteme zurückführten. Schläfrigkeit, Apathie und Perseverationsneigung bei bilateralen paramedianen Thalamusinfarkten berichteten Reilly et al. (1992). Guberman u. Stuss (1983) beschrieben neben inadäquatem Sozialverhalten auch emotionale Verflachung und aggressive Ausbrüche. Auch hier liegt der Läsion – wie im Falle der oben beschriebenen Anteriorinfarkte – eine Anomalie der bihemisphäriellen Gefäßversorgung zu Grunde.

Die bei bilateralen vorderen Thalamusläsionen (Nucl. mediodorsalis und anterior) auftretende *dienzephale Amnesie* wird in Abschnitt 17.7.1. dargestellt.

> Bei akuten bilateralen Thalamusläsionen imponieren initial meist Bewusstseinsstörungen, die häufig rasch fluktuieren. Sie beruhen auf der Funktionsstörung der unspezifischen Thalamuskerne, die als Schaltkerne des aufsteigenden retikulären Aktivierungssystems fungieren.

17.7 Bilaterale Läsionen im limbischen System

Das limbische System umfasst neben subkortikalen Kernen und Verbindungen auch kortikale Areale, deren Schädigungsfolgen bereits bei der Betrachtung bilateraler Läsionen der Frontal- und Temporallappen behandelt wurden. Als *„grande lobe limbique"* (Broca) lässt sich das System der gewohnten Anatomie der Hirnlappen nicht zuordnen, sondern stellte eine *funktionale Einheit* dar. Ihr kommt vor allem hinsichtlich der Repräsentation von Gedächtnisfunktionen sowie von Emotionalität und Affektivität eine entscheidende Bedeutung zu.

17.7.1 Amnestische Syndrome

Schwere amnestische Syndrome setzen bilaterale Läsionen im Papez-Kreis oder in einer basolateralen limbischen Schleife (um die das klassische Konzept von Papez erweitert werden muss; von Cramon, 1992) voraus. Diese umfasst den mediodorsalen Thalamuskern, die Area subcallosa und die Amygdala sowie ihre Faserverbindungen und ist vor allem für die Speicherung und den Abruf emotionaler Inhalte wichtig (Sarter u. Markowitsch, 1985; Halgren, 1992). Entsprechend finden sich Amnesien mit Schwerpunkt auf emotionalen Gedächtnisinhalten besonders deutlich bei bilateralen Amygdalaläsionen (Brierley et al., 2004). Dass bilaterale Läsionen im (erweiterten) limbischen System sich qualitativ und quantitativ deutlich schwerer auswirken als unilaterale dürfte auf den Kompensationsmöglichkeiten – bedingt durch die anatomische Struktur als bilateraler Ring mit mehreren Kommissuren – beruhen (Demeter et al., 1985).

Schwere amnestische Syndrome setzen bilaterale Läsionen im Papez-Kreis oder in einer basolateralen limbischen Schleife voraus. Diese umfasst den mediodorsalen Thalamuskern, die Area subcallosa und die Amygdala sowie ihre Faserverbindungen und ist vor allem für die Speicherung und den Abruf emotionaler Inhalte wichtig. Bilaterale Läsionen im (erweiterten) limbischen System wirken sich qualitativ und quantitativ deutlich schwerer aus als unilaterale.

Schwere und anhaltende Amnesien finden sich bei bilateralen Läsionen der mediodorsalen und anterioren Thalamuskerne (Markowitsch et al., 1993), der Mamillarkörper (Dusoir et al., 1990), des Hippocampus und angrenzender Kortexstrukturen (Scoville u. Milner, 1957), bei bilateralen Fornixläsionen (Mayes, 2000) und bei bilateralen basalen Frontalhirnschäden (Travel et al., 1990).

In der klassischen Arbeit von Scoville und Milner (1957) wurden 9 Patienten beschrieben, bei denen eine bilaterale mediale Temporallappenresektion durchgeführt wurde (bei einem Patienten [H.M.] wegen Epilepsie, bei den anderen wegen damals unbehandelbarer Psychosen). Keine Gedächtnisstörung fand sich bei einer Patientin, bei der eine bilaterale Uncektomie vorgenommen wurde. Bei den anderen war das Ausmaß der Amnesie abhängig vom Umfang der Hippocampusresektion.

Im Hippocampus kann die Läsion einer Seite relativ diskret sein; und trotzdem kann ein schweres amnestisches Syndrom resultieren (Penfield u. Mathieson, 1974). Speziell nach Hypoxie können diskrete bilaterale Hippocampusschädigungen mit schweren Amnesien einhergehen (Zola-Morgan et al., 1986; Victor u. Agamnolis, 1990). Dabei scheint die Schwere der retrograden Amnesie nicht von der Hippocampusläsion, sondern von der bilateralen anterolateralen Temporallappenläsion abzuhängen (Tranel et al., 2000). Bilaterale Läsionen der CA1-Region des Hippocampus führen zu mäßiger anterograder Amnesie, schwere Amnesien setzen ausgedehntere Läsionen (auch anderer Strukturen im Papez-Kreis) voraus (Victor u. Agamanolis, 1990; Rempel-Clower et al., 1996). Bei schwerer retrograder Amnesie (Prototyp: Korsakow-Syndrom) stehen hingegen in der Regel dienzephale Läsionen im Vordergrund (Squire, 1992).

Fallbeispiel

28-jährige bis dahin gesunde Patientin. Seit einigen Tagen Kopfschmerz und Schüttelfrost, dann Treppensturz mit kurzer Bewusstlosigkeit; 3 Tage später erstmals Serie generalisierter Krampfanfälle, die mit Phenytoin coupiert werden konnten. Danach anhaltendes schweres amnestisches Syndrom. Labor im Wesentlichen unauffällig, Liquor unauffällig, unauffälliger Autoantikörper-Status, unauffällige antineurale Antikörper. Im EEG schwere Dysrhythmie, temporal seitenwechselnd mit deutlicher Besserung im Verlauf. Im Weiteren schwer kontrollierbare komplex-partielle Anfälle. Rückblickend wurde eine limbische Enzephalitis vermutet. Dieser Verdacht wurde bei einer späteren auswärtigen epilepsiechirurgischen Operation (anteriore Resektion und Amygdalahippokampektomie rechts) bestätigt.

Neuropsychologisch fand sich im Beobachtungszeitraum von 5 Monaten eine schwere modalitätsunspezifische anterograde und retrograde Amnesie (vollständig über 2 Jahre), retrograd vor allem für autobiographische Inhalte (mehr als 8 Jahre), darunter vor allem für solche Inhalte, die affektiv besetzt waren. Zusätzlich Störung der Wahrnehmung von Affekten in Gesichtern und Prosodie. Abb. 17.3 zeigt den MR-Befund.

Das Zusammengehen der Schwere der amnestischen Störung mit der affektiven Besetzung der Inhalte weist eindrucksvoll auf die Doppelfunktion des limbischen Systems – Gedächtnisspeicherung und emotionale Besetzung (*salience*) – und deren Interaktion hin.

Die meisten dokumentierten Patienten mit bilateralen Fornixläsionen waren nur leicht amnestisch, vermutlich weil nur ein Teil der Fasern betroffen waren (Garcia-Bengochea u. Friedman, 1987; jedoch D'Esposito et al., 1995; McMackin et al., 1995). Eine detaillierte Analyse der Literatur weist jedoch darauf hin, dass die Amnesie bei bilateralen ausgedehnten Fornixläsionen qualitativ der Amnesie nach Hippocampusläsionen ähnelt (Mayes, 2000).

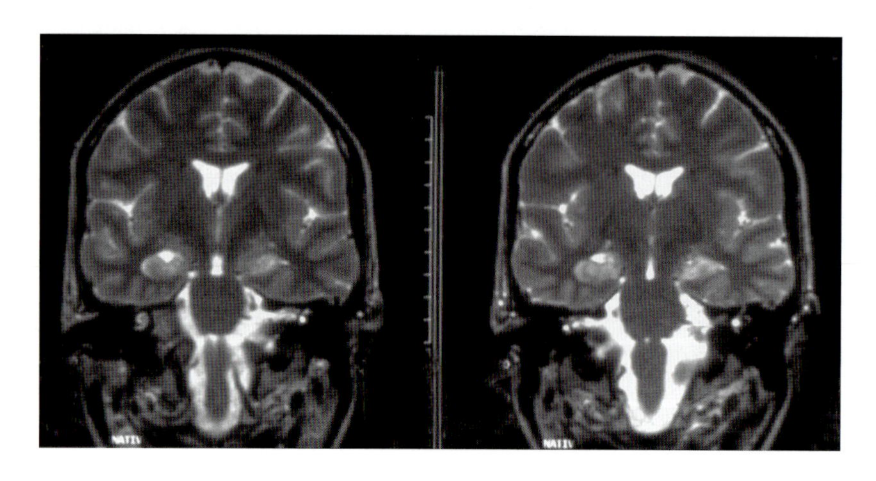

Abb. 17.3 Schweres amnestisches Syndrom nach bilateraler Hippocampusschädigung (mit freundlicher Genehmigung von Prof. Dr. W. Döhring, Klinik für diagnostische Radiologie, Universitätsklinikum Magdeburg).

Die klassische neuropathologische Untersuchung von Victor et al. (1971) ergab, dass bei Patienten mit Wernicke-Korsakow-Syndrom die Schwere der Amnesie mit der Schädigung des Nucl. mediodorsalis thalami korrelierte und nicht mit der Läsion der Mamillarkörper. Während Victor (1987) Patienten mit bilateraler Schädigung der Mamillarkörper beschrieb, die nicht schwer amnestisch waren, scheinen bilaterale Läsionen des Tractus mamillothalamicus regelhaft mit schweren Amnesien einherzugehen (Cramon et al., 1985). Auch für den Zielort des mamillothalamischen Trakts, den Nucl. anterior thalami, ist die klinische Evidenz hinsichtlich schwerer Amnesien bei bilateralen isolierten Läsionen schwach, weil klinisch-neuropathologische Studien weitgehend fehlen (jedoch: Mark et al., 1970).

Die Rolle der einzelnen Strukturen des erweiterten Papez-Kreises für amnestische Syndrome beim Menschen ist nicht abschließend geklärt, vor allem weil isolierte, aber bilaterale Läsionen einiger relevanter Strukturen extrem selten sind (Aggleton u. Brown, 1999).

Bemerkenswert ist, welche Gedächtnisleistungen auch bei schwer amnestischen Patienten mit bilateralen Hippokampusläsionen weitgehend erhalten sind:

- das Sekunden- und Arbeitsgedächtnis,
- das prozedurale Lernen (das Erlernen von Fertigkeiten; Cohen u. Squire, 1980),
- Priming (die reizabhängige Bahnung der Wiedererkennung) und
- die Wiedergabe von Inhalten, die lange vor der Schädigung etabliert wurden (Squire, 1992).

Bei thalamischen (Graff-Radford et al., 1990) und frontobasalen Amnesien (nach Aneurysma-Clipping; Travel et al., 1990) bleiben Wiedererkennungsleistungen weitgehend intakt, während sie bei Läsionen des perirhinalen Kortex schwerpunktmäßig betroffen sind (Buffalo et al., 1998).

17.7.2 Störungen der Emotionalität

Neben einem inkompletten Klüver-Bucy-Syndrom berichteten Terzian und Dalle Ore (1955) bei einer bilateralen Amygdalahippokampektomie auch eine *Agnosie und Apraxie hinsichtlich emotionaler Äußerungen*. Sprengelmeyer et al. (1999) beschrieben bei bilateraler Amygdalaläsion eine agnostische Störung der Wahrnehmung mimischer und Haltungsausdrücke von Furcht. Bei einer seltenen Erkrankung mit bilateraler Amygdaladegeneration wurden Störungen der Wahrnehmung emotionaler Gesichtsausdrücke beobachtet (Siebert et al., 2003).

Entkoppelungen von faktischer (gedächtnisgestützter) Identifikation und emotionaler Konnotation charakterisieren die Syndrome der *reduplikativen Paramnesie* (Wahrnehmung des Aufenthaltsortes als fremd wirkendes Duplikat eines vertrauten Ortes) und der *Capgras-Illusion* (Wahrnehmung vertrauter Personen als fremd mit bedrohlichen Intentionen). Auch hier wird die Doppelfunktion des limbischen Systems deutlich: Es handelt sich um eine Diskordanz zwischen faktischer und emotionaler Identifikation. Die Syndrome sind vor allem bei bilateraler Pathologie (z. B. Alzheimer-Demenz) häufig.

Literatur

Adolphs R, Tranel D, Hamann S et al. Recognition of facial emotion in nine subjects with bilateral amygdala damage. Neuropsychologia. 1999;37:1111–1117.

Aggleton JP, Brown MW. Episodic memory, amnesia, and the hippocampal-anterior thalamic axis. Behav Brain Sci. 1999;22:425–489.

Aichner F. Die Phänomenologie des nach Klüver und Bucy benannten Syndroms beim Menschen. Fortschr Neurol Psychiat. 1984;52:375–97.

Alexander GE, DeLong MR, Strick PL. Parallel organization of functionally segregated circuits linking basal ganglia and cortex. Ann Rev Neurosci. 1986;9:258–370.

Barris RW, Schuman HR. Bilateral anterior cingulated lesions. Syndrome of the anterior cingulated gyri. Neurology. 1953;3:44–52.

Bird CM, Castelli F, Mailk O, Frith U, Husain M. The impact of extensive medial frontal lobe damage on „Theory of Mind" and cognition. Brain. 2004;127:914–928.

Boccardi E, della Sala S, Motto C, Spinnler H. Utilisation behaviour consequent to bilateral SMA softening. Cortex. 2002;38:289–308.

Bogousslavsky J, Regli F, Delaloye B, Delaloye-Bischof A, Assal G, Uske A. Loss of psychic self-activation with bithalamic infarction. Acta Neurol Scand. 1991;83:309–316.

Brierley B, Medford N, Shaw P, David AS. Emotional memory and perception in temporal lobectomy patients with amygdala damage. J Neurol Neurosurg Psychiat. 2004;75:593–599.

Buffalo EA, Reber PJ, Squire LR. The human perirhinal cortex and recognition memory. Hippocampus. 1998;8:330–339.

Cairns H, Oldfield RC, Pennybacker JB, Whineridge D. Akinetic mutism with an epidermoid cyst of the 3rd ventricle. Brain. 1941;64:273–290.

Caplan LR, Schmahmann JD, Case CS, et al. Caudate infarcts. Arch Neurol. 1990;47:133–143.

Cohen NJ, Squire LR. Preserved learning and retention of pattern analysing skill in amnesia: Dissociation of knowing how and knowing that. Science. 1980;210:207–210.

Cohen RA, Kaplan RF, Zuffante P, et al. Alteration of intention and self-initiated action associated with bilateral anterior cingulotomy. J Neuropsychiatry Clin Neurosci. 1999;11:444–453.

Von Cramon DY. Focal cerebral lesions damaging (subcortical) fiber projections related to learning and memory in man. In: Vallar G, Cappa SF, Wallesch CW, eds. Neuropsychological disorders associated with subcortical lesions. New York: Oxford University Press; 1992:132–142.

Von Cramon DY, Hebel N, Schuri U. A contribution to the anatomic basis of thalamic amnesia. Brain. 1985;108:993–1008.

Demeter S, Rosene DL, van Hoesen GW. Interhemispheric pathways of the hippocampal formation, presubiculum, and entorhinal and posterior parahippocampal cortices in the rhesus monkey: the structure and organization of the hippocampal commissures. J Comp Neurol. 1985;233:30–47.

De Renzi E. Balint-Holmes' syndrome. In: Code C, Wallesch CW, Joanette Y, Lecours AR, eds. Classic cases in neuropsychology. Hove: Psychology Press; 1996:123–143.

D'Esposito M, Verfaellie M, Alexander MP, Katz DI. Amnesia following traumatic bilateral fornix lesion. Neurology. 1995;45:1546–1550.

Devinsky O, Morrell MJ, Vogt BA. Contributions of anterior cingulate cortex to behaviour. Brain. 1995;118:279–306.

Dusoir H, Kapur N, Byrnes DP, McKinstry S, Hoare RD. The role of diencephalic pathology in human memory disorder. Brain. 1990;113:1695–1706.

Engelien A. Auditive Agnosien. In: Karnath HO, Thier P, Hrsg. Neuropsychologie. Heidelberg: Springer; 2003:139–144.

Eslinger PJ, Damasio AR. Severe disturbance of higher cognition after bilateral frontal lobe ablation: patient EVR. Neurology. 1985;35: 1731 – 1741.

Forde E, Wallesch CW. „Mind-blind for blindness": A psychological review of Anton's syndrome. In: Code C, Walelsch CW, Joanette Y, Lecours AR, eds. Classic cases in neuropsychology. Vol. 2. Hove: Psychology Press; 2002:199 – 221.

Garcia-Bengochea F, Friedman WA. Persistent memory loss following section of the anterior fornix in humans. Surg Neurol. 1987;27:361 – 364.

Garde MM, Cowey A. „Deaf hearing": unacknowledged detection of auditory stimuli in a patient with cerebral deafness. Cortex. 2000; 36:71 – 80.

Gerstenbrand F, Poewe W, Aichner L, Saltuari L. Klüver-Bucy syndrome in man: experiences with posttraumatic cases. Neurosci Biobehav Rev. 1983;7:413 – 417.

Goscinski I, Kwiatkowski S, Polak J, Orlowiejska M, Partyk A. The Kluver-Bucy syndrome. J Neurosurg Sci. 1997;41:269 – 272.

Goldenberg G. Visuelle Objektagnosie und Prosopagnosie. In: Karnath HO, Thier P, Hrsg. Neuropsychologie. Heidelberg: Springer; 2003: 119 – 131.

Graff-Radford P, Tranel D, van Hoesen GW, Brandt J. Diencephalic amnesia. Brain. 1990;113:1 – 25.

Groswasser Z, Korn C, Groswasser-Reider I, Solzi P. Mutism associated with buccofacial apraxia and bihemispheric lesions. Brain Lang. 1988;34:157 – 168.

Guberman A, Stuss D. The syndrome of bilateral paramedian thalamic infarction. Neurology. 1983;33:540 – 546.

Halgren E. Emotional neurophysiology of the amygdala within the context of human cognition. In: Aggleton JP, ed. The amygdala. New York: Wiley; 1992.

Hayman LA, Rexer JL, Pavol MA, Strite D, Meyers CA. Kluver-Bucy syndrome after bilateral selective damage of amygdala and its cortical connections. J Neuropsychiatry Clin Neurosci. 1999;10:354 – 358.

Humphreys GW, Riddoch JM. From what to where: neuropsychological evidence for implicit interactions between object- and space-based attention. Psychol Sci. 2003;14:487 – 492.

Karnath HO. Balint-Holmes-Syndrom. In: Karnath HO, Thier P, Hrsg. Neuropsychologie. Heidelberg: Springer; 2003:231 – 242.

Klüver H, Bucy PC. Preliminary analysis of functions of the temporal lobes in monkeys. Arch Neurol Psychiatry. 1939;42:979 – 1000.

Landis T, Cummings JL, Christen L, et al. Are unilateral right posterior lesions sufficient to cause prosopagnosia? Cortex. 1986;22:243 – 252.

Laplane D. Obsessions et compulsions par lesions des noyaux gris centraux. Rev Neurol. 1994;150:594 – 598.

Laplane D, Talairach J, Meininger V, Bancaud J, Orgogozo JM. Clinical consequences of corticectomies involving the supplementary motor area in man. J Neurol Sci. 1977;51:289 – 300.

Laplane D, Degos JD, Baulac M, Gray F. Bilateral infarction of the anterior cingulate and of the fornices. J Neurol Sci. 1981;51:289 – 300.

Mark VH, Baryy H, McLardy T, Ervin FR The destruction of both anterior thalamic nuclei in a patient with intractable agitated depression. J Nerv Ment Dis. 1970;150:266 – 272.

Markowitsch HJ, von Cramon DY, Schuri U. The mnestic performance profile of a bilateral diencephalic damaged case with preserved intelligence and severe amnesic disturbances. J Clin Exp Neuropsychol. 1993;15:627 – 652.

Mayes AR. Effects on memory of Papez circuit lesions. In: Boller F, Grafman J, eds. Handbook of Neuropsychology. 2nd ed. Vol. 2. 2000;111 – 131.

McMackin D, Cockburn J, Anslow P, Gaffan D. Correlation of fornix damage with memory impairment in six cases of colloid cyst removal. Acta Neurochir. 1995;135:12 – 18.

Mega MS, Cohenour RC. Akinetic mutims: disconnection of frontal subcortical circuits. Neuropsychiatry Neuropsychol Behav Neurol. 1997;10:254 – 259.

Mega MS, Cummings JL. Drontal subcortical circuits and neuropsychiatric disorders. J Neuropsychiatry Clin Neurosci. 1994;9:357 – 381.

Mendez MF, Perryman KM. Neuropsychiatric features of frontotemporal dementia: evaluation of consensus criteria and review. J Neuropsychiatry Clin Neurosci. 2002;14:424 – 429.

Menkhaus S, Wallesch CW, Behrens-Baumann W. Das Charles-Bonnet-Syndrom. Ophthalmologe. 2003;100:736 – 739.

Müller A, Baumgartner RW, Rohrenbach C, Regard M. Persistent Kluver-Bucy syndrome after bilateral thalamic infarction. Neuropsychiatry Neuropsychol Behav Neurol. 1999;12:136 – 139.

Nishio Y, Nakano Y, Matsumoto K, et al. Striatal infarcts mimicking frontotemporal dementia: a case report. Eur J Neurol. 2003;10: 457 – 460.

Penfield W, Mathieson G. Memory: Autopsy findings and comments on the role of hippocampus in experiental recall. Arch Neurol. 1974;31:145 – 154.

Poeck K. The Klüver-Bucy syndrome in man. In: Frederiks JAM, ed. Handbook of Clinical Neurology. Vol. 1. Amsterdam: Elsevier; 1985: 257 – 263.

Reilly M, Connolly S, Stack J, Martin EA, Hutchinson M. Bilateral paramedian thalamic infarction: a distinct but poorly recognized stroke syndrome. Q J Med. 1992;82:63 – 70.

Rempel-Clower NL, Zola SM, Squire LR, Amaral DG. Three cases of enduring memory impairment after bilateral damage limited to the hippocampal formation. J Neurosci. 1996;16:5233 – 5255.

Ross ED, Stewart KM. Akinetic mutism from hypothalamic damage: successful treatment with dopamine agonists. Neurology. 1981;31: 1435 – 1439.

Salim A, Kim KA, Kimbrell BJ, Petrone P, Roldan G, Asensio JA. Kluver-Bucy syndrome as a result of minor head trauma. South Med J. 2002;95:929 – 931.

Sarter M, Markowitsch HJ. The amygdala`s role in human mnemonic processing. Cortex. 1985;21:7 – 24.

Schmolck H, Squire LR. Impaired perception of facial emotions following bilateral damage to the anterior temporal lobe. Neuropsychology. 2001;15: 30 – 38.

Scoville WB, Milner B. Loss of recent memory after bilateral hippocampal lesions. J Neurol Neurosurg Psychiat. 1957;20:11 – 21.

Siebert M, Markowitsch H, Bartel P. Amygdala, affect and cognition: evidence from 10 patients with Urbach-Wiehe disease. Brain. 2003;126:2627 – 2637.

Sprengelmeyer R, Young AW, Schroeder U, et al. Knowing no fear. Proc R Soc Lond B Biol Sci. 1999;266:2451 – 2456.

Squire LR. Memory and the hippocampus: a synthesis from findings with rats, monkeys, and humans. Psychol Rev. 1992;99:195 – 231.

Stoerig P. Blindsehen. In: Karnath HO, Thier P, Hrsg. Neuropsychologie. Heidelberg: Springer; 2003:85 – 92.

Terzian H, Dalle Ore G. Syndrome of Kluver and Bucy in man by bilateral removal of temporal lobes. Neurology. 1955;5:373 – 380.

Tranel D, Damasio H, Damasio AR. Amnesia caused by herpes simplex encephalitis, infarctions in basal forebrain, and anoxia/ischemia. In: Boller F, Grafman J, eds. Handbook of Neuropsychology. 2nd ed. Vol. 2. Amsterdam: Elsevier; 2000:85 – 110.

Travel V, Pellat J, Naegele B, Carbonnel S, Chirossel JP, de Rougemont J. Troubles mnesiques après rupture d'aneurysme de l'artere communicante anterieure. 22 cas. Rev Neurol. 1990;146:746 – 751.

Victor M, Adams RD, Collins GH. The Wernicke-Korsakoff syndrome. London: Blackwell; 1971.

Victor M. The irrelevance of mamillary body lesions in the causation of the Korsakoff amnesie state. Int J Neurol 1987;21:51 – 57.

Victor M, Agamanolis D. Amnesia due to lesions confined to the hippocampus: A clinical-pathological study. J Cogn Neurosci. 1990;2: 246 – 257.

Watson RT, Fleet S, Gonzalez-Rothi L, Heilman KM. Apraxia and the supplementary motor area. Arch Neurol. 1986;38:501 – 506.

Zihl J, von Cramon D, Mai N. Selective disturbance of movement vision after bilateral brain damage. Brain. 1983;106:313 – 340.

Zola-Morgan S, Squire LR, Amaral DG. Human amnesia and the medial temporal region: Enduring memory impairment following bilateral lesions to field CA1 of the hippocampus. J Neurosci. 1986;9:898 – 913.

18 Störungen des emotionalen Verhaltens

W. Hartje

18.1 Definition

Emotion und Affekt

Der Begriff „Emotion" hat eine vielschichtige Bedeutung:

- Er umfasst einerseits *autonome, unbewusst einsetzende oder ablaufende Reaktionen*, wie:
  - Änderungen der Herzfrequenz,
  - Änderungen des Blutdrucks,
  - Änderungen der Atmung,
  - Änderungen der Hautleitfähigkeit oder die
  - Ausschüttung von Hormonen und Transmittern.
- Andererseits bezieht er sich auf *bewusste oder kontrollierte Vorgänge*, wie:
  - das subjektive Erleben von Gefühlen,
  - die kognitive Bewertung von emotionsträchtigen Eindrücken,
  - reaktives und spontanes Ausdrucksverhalten in Stimme, Mimik und Gestik sowie
  - Abwendungs- oder Zuwendungsverhalten zur Vermeidung oder Abwehr von Gefahr oder zur positiven Kontaktaufnahme.

Der Begriff „Affekt" bezieht sich im deutschen Sprachgebrauch mehr auf den *motorisch-expressiven Aspekt* als auf die emotionale Stimmungslage oder wird zur *Kennzeichnung besonders starker emotionaler Reaktionen oder Gefühlsregungen* verwendet; die Abgrenzung zwischen den beiden Begriffen ist nicht eindeutig. Im englischen Sprachgebrauch ist *„Emotion"* durch ein rasches Einsetzen und Abklingen der Regung charakterisiert, während *„Mood"* sich auf ein anhaltendes und vorwiegend innerliches emotionales Erleben bezieht.

Störungen des emotionalen Verhaltens

Störungen des emotionalen Erlebens und Verhaltens, die durch zerebrale Erkrankungen oder Schädigungen hervorgerufen werden („psychische Störungen aufgrund eines medizinischen Krankheitsfaktors" nach DSM-IV), lassen sich in zwei Gruppen einteilen:

- Gröbere Störungen, die den *psychiatrischen Krankheitsbildern* entsprechen oder ähnlich sind (Affektive Störung, Angststörung, Persönlichkeitsveränderung), sowie
- eher diskret ausgeprägte Störungen der Wahrnehmung und Bewertung von emotionalen Merkmalen, der emotionalen Resonanz oder des emotionalen Ausdruckverhaltens.

Neben den Störungen, die im engeren Sinne als Störungen des emotionalen Erlebens und Verhaltens gelten können, gibt es auch solche pathologische Phänomene, bei denen es sich um *schablonenhafte affektive Vorgänge* handelt, die *ohne emotionale Beteiligung der Patienten* automatisch auftreten und ablaufen (pathologisches Lachen und Weinen, Pseudo-Wut). Da sie sich im physiologischen oder motorisch-expressiven Erscheinungsbild nicht von den entsprechenden normalen affektiven Prozessen unterscheiden, werden sie im Folgenden ebenfalls dargestellt.

> Hirnschädigungen können grobe psychopathologische Störungen des emotionalen Erlebens und Verhaltens verursachen oder zu weniger auffälligen Veränderungen im Wahrnehmen, Erkennen und Ausdrücken von Emotionen führen. In Einzelfällen kommt es zur Enthemmung schablonenhafter affektiver Verhaltensmuster ohne entsprechende emotionale Beteilung.

18.2 Klinik

18.2.1 Affektive Störungen

Poststroke Depression

Die häufigste hirnorganisch bedingte affektive Störung ist die depressive Verstimmung nach Schlaganfall, die so genannte Poststroke Depression. Sie kann sich als vorherrschende und *anhaltende depressive Stimmungslage* (ähnlich der Dysthymen Störung nach DSM-IV bzw. der Minor Depression) äußern oder auch die wesentlichen Merkmale einer Episode der *primären („endogenen") Major Depression* nach DSM-IV aufweisen, mit einem dauerhaft vorherrschenden Gefühl der Traurigkeit und Leere, vermindertem Interesse an praktisch allen Aktivitäten, andauernder Müdigkeit und Energielosigkeit, dem Gefühl der Wertlosigkeit und einer Verminderung der kognitiven Leistungsfähigkeit (Denken, Aufmerksamkeit und Konzentration, Lern- und Merkfähigkeit, exekutive Fähigkeiten).

Die Häufigkeit der Poststroke Depression wird unterschiedlich eingeschätzt; nach aktueller Auffassung ist bei 30 – 50 % der Schlaganfall-Patienten mit dem Auftreten einer depressiven Symptomatik zu rechnen (Berg et al., 2003; Bogousslavsky, 2003; Carota et al., 2002; Elsen u. Müller-Thomsen, 2003; Gainotti et al., 1999; Huff et al., 2001; Verdelho et al., 2004). Die beobachtete Häufigkeit variiert erheblich, in Abhängigkeit von:

1. der Art der Bezugsgruppe (Akutklinik, Rehabilitation, ambulante Versorgung),
2. den angewendeten diagnostischen Kriterien (struktu-

riertes psychiatrisches Interview, Depressions-Skalen) und
3. dem Zeitpunkt der Untersuchung (akutes, subakutes oder chronisches Stadium).

Während eine depressive Symptomatik im akuten Stadium nach Schlaganfall weniger häufig diagnostiziert wird, nimmt ihre Häufigkeit zwischen dem 3. und 6. Monat nach Insult deutlich zu und fällt nach Ablauf des ersten Jahres wieder etwas ab; in einem relativ hohen Prozentsatz (ca. 20%) besteht die Depression im chronischen Stadium fort (Carota et al., 2002; Verdelho et al., 2004).

Eine voll ausgebildete, der psychiatrischen Diagnose der Major Depression entsprechende Symptomatik ist nach Schlaganfällen eher selten (ca. 10%). Das Störungsbild der Depression nach Schlaganfall unterscheidet sich außerdem qualitativ von der primären, psychiatrischen Depression: Es überwiegen die „reaktiven" Symptome (Angst, Neigung zu katastrophenartigen emotional negativen Reaktionen und Hyper-Emotionalität), und es zeigen sich durch tageszeitliche Anlässe bedingte deutliche Änderungen der Stimmungslage; niedergeschlagene Stimmung, suizidale Gedanken und Schuldgefühle sind weniger stark ausgeprägt. Bei Patienten mit primärer, endogener Depression verhält es sich eher umgekehrt (Bogousslavsky, 2003; Gainotti et al., 1999).

Die Symptomatik der Poststroke Depression hängt aber auch wesentlich davon ab, ob die Störung sich relativ früh – in den ersten 6 Monaten nach dem Schlaganfall – manifestiert oder erst ein oder zwei Jahre danach.

- Bei früher Manifestation sind *vegetative Symptome* wie Gewichtsverlust, Schlafstörungen, Energieverlust, morgendliche Niedergeschlagenheit und Angstzustände besonders oft festzustellen.
- Bei Patienten, bei denen die depressive Symptomatik erst später auftritt, sind demgegenüber die *psychischen Symptome* wie Verlust des Interesses und des Selbstwertgefühls, Gefühle der Hoffnungslosigkeit und eine Einschränkung der sozialen Aktivität und Kompetenz besonders häufig.
- Im chronischen Stadium nach Schlaganfall korreliert die Manifestation einer Depression mit funktionellen Beeinträchtigungen, Behinderungen im Alltag und Angstsymptomen.

Im allgemeinen Grad der Depressivität, wie er z. B. mit dem Beck-Depressions-Inventar (BDI) oder der Hamilton Depression Scale (HAMD) gemessen wird, besteht dabei aber kein deutlicher Unterschied zwischen den Patienten im akuten und im chronischen Stadium (Tateno et al., 2002).

Apathie

Das Störungsbild der Apathie (welches nicht selten in Kombination mit einer depressiven Symptomatik auftritt) ist durch eine *Reduktion des spontanen Antriebs*, in schweren Fällen auch durch eine *Einschränkung der Fremdanregbarkeit* gekennzeichnet (Poeck u. Hartje, 2002). Die Patienten fallen durch einen Mangel an spontanen Aktivitäten (auch hinsichtlich gewohnter Tätigkeiten), reduzierte Sprachäußerungen, Teilnahmslosigkeit, verlangsamte oder fehlende Antworten oder Reaktionen auf. Die Denkabläufe sind merklich verlangsamt, perseveratorisch und verarmt. Mit der Apathie ist oft auch eine *affektive Gleichgültigkeit* bzw. *Nivellierung* assoziiert.

Im fortgeschrittenen Stadium vernachlässigen sich die Patienten massiv und müssen versorgt werden. Häufig ist ein *impulsives Utilisations-Verhalten* zu beobachten, und durch Berühren des Mundes oder der Hände lassen sich Greifreflexe auslösen (Carota et al., 2002).

Dämpfung von Antrieb und Affektivität

Bei diesem auch als „Plazidität" bezeichneten Störungsbild (placidity = Sanftmütigkeit) steht die *affektive Verarmung und Nivellierung* im Vordergrund. Die Patienten fallen durch eine Reduktion des emotionalen mimischen und stimmlichen Ausdrucks auf. Sie wirken wenig ansprechbar, stumpf und aspontan (Poeck u. Hartje, 2002). Zu erregtem oder aggressivem Verhalten sind die Patienten nicht mehr fähig.

Affektive Labilität (Emotionalism)

Diese Störung ist dadurch gekennzeichnet, dass Gemütsregungen mit ihrem adäquaten Ausdruck – also z. B. mit Weinen, Gesichtsrötung und schluchzender klonischer Inspiration – sehr leicht ausgelöst, aber auch verhältnismäßig rasch wieder durch Ablenkung unterbrochen werden können. Der auslösende Stimulus ist oft eine Frage nach dem Befinden oder den persönlichen Verhältnissen oder eine Bemerkung zur Behinderung der Patienten. Meist handelt es sich um das Auftreten *negativer Emotionen* (Angst, Traurigkeit, Ärger); durch Ansprechen gefühlsmäßig vorwiegend positiv besetzter Themen (z. B. Fragen nach Enkelkindern) können aber auch positive Gemütsbewegungen, nicht selten auch unmittelbar nach einem vorausgegangenen Weinen, ausgelöst werden. Die affektive Schwankung hinterlässt *keine länger anhaltende Änderung der Stimmungslage* (Poeck u. Hartje, 2002). Trotz ihres labilen Auftretens stehen die emotionalen Regungen in einem psychologisch nachvollziehbaren Zusammenhang mit der Situation der Patienten oder den auslösenden Anlässen.

Affektive Labilität ist besonders häufig bei der *subkortikalen arteriosklerotischen Enzephalopathie* (SAE, M. Binswanger) zu beobachten; sie tritt aber auch oft (bei 20 – 40% der Patienten) in den ersten sechs Monaten nach einem *Schlaganfall* auf (Carota et al., 2002; Poeck u. Hartje, 2002).

Angst

Angstsymptome im Sinne einer generalisierten Angststörung kommen nach Schlaganfällen meist in Verbindung mit einer depressiven Symptomatik (Poststroke Depression) vor. Sie äußern sich häufig in katastrophenartigen angstbesetzten Reaktionen, insbesondere dann, wenn die Patienten mit ihren funktionellen (sensorischen, motorischen und kognitiven) Beeinträchtigungen konfrontiert werden.

In der akuten Phase nach *Schlaganfall* sind Angstsymptome häufig (25 – 50 %), im chronischen Stadium seltener zu beobachten (Carota et al., 2002). Angst, Furcht und Traurigkeit können auch anfallsartig als Aura oder als zentrales Symptom (*pure ictal fear*) bei *Temporallappen-Epilepsie* auftreten (Ackermann, 2003; Carota et al., 2002; Poeck u. Hartje, 2002). Die hirnorganisch bedingte Angststörung muss von Ängsten im Rahmen der erlebnisbedingten posttraumatischen Belastungsstörung unterschieden werden.

Euphorie und Manie

Diese Störungen, die durch eine gehobene Stimmung, Hyperaktivität, Rededrang, Schlaflosigkeit und Gereiztheit gekennzeichnet sind, finden sich selten nach hirnorganischen Schädigungen und sind dann oft atypisch ausgeprägt, mit Verwirrtheit, Agitiertheit, Wahnvorstellungen, Dysphorie und Negativismus (Müller, 2001). Eine euphorische, positive Stimmungslage wird manchmal als Symptom bei *Multipler Sklerose* beschrieben. Manische Verhaltensstörungen wurden in einigen wenigen Fällen speziell nach *Schlaganfall der rechten Hirnhälfte* berichtet (Robinson, 1998).

Die affektive Gleichgültigkeit oder Indifferenz, die vorwiegend als Folge rechtsseitiger Schlaganfälle beobachtet wurde (Gainotti, 1972), sollte nicht mit Euphorie oder Manie verwechselt werden.

Pathologisches Lachen und Weinen

Das als „Pathologisches Lachen und Weinen" (Poeck u. Hacke, 2001) bezeichnete Störungsbild muss von der affektiven Labilität unterschieden werden. Obwohl es in den mimischen, vokalen, respiratorischen, vasomotorischen und sekretorischen Innervationen mit dem normalen Lachen und Weinen übereinstimmt, wird es nicht von den entsprechenden Gefühlsregungen begleitet. Es handelt sich vielmehr um *schablonenartig ablaufende motorische Enthemmungsphänomene* von stets gleicher Intensität, die entweder spontan auftreten oder durch emotional unspezifische Stimuli (z. B. Annäherung an den Patienten, Berührungen bei der körperlichen Untersuchung) ausgelöst werden. Das Phänomen gehört daher im engeren Sinne nicht zu den Störungen des emotionalen Verhaltens.

Enthemmung des aggressiven Verhaltens

Auch dieses pathologische Phänomen ist streng genommen keine Störung des emotionalen Verhaltens, da die emotionale bzw. affektive Beteiligung fehlt. Die Patienten reagieren auf affektiv irrelevante äußere Reize mit Wutausdrücken, Schreien, Schlagen oder sogar Beißen. Ähnlich wie das pathologische Lachen und Weinen ist auch das pathologische Wutverhalten ein *Enthemmungsphänomen (Pseudo-Wut)*, das durch unspezifische Stimuli ausgelöst werden kann und das ungerichtet und schablonenartig – meist mit maximaler Stärke, ohne Modulation durch die auslösenden Bedingungen – abläuft und nicht erschöpfbar ist. Die Wutausbrüche treten als Anfallsphänomene bei *psychomotorischer Epilepsie*, bei *Tollwut* oder bei *Tumoren* in bestimmten Lokalisationen (Septum pellucidum, Hypothalamus) auf (Poeck u. Hartje, 2002).

Die häufigste und diagnostisch sowie therapeutisch besonders relevante emotionale Störung ist die Depression nach Schlaganfall (Poststroke Depression). Sie kann im frühen Stadium der Major Depression nach DSM-IV ähneln, mit Vorherrschen vegetativer Symptome. Im späteren oder chronischen Stadium überwiegen psychische oder situationsabhängige, variable psychoreaktive Symptome. In den meisten Fällen ist das Störungsbild wohl besser als „depressive Symptomatik" zu kennzeichnen.
Hirnorganisch bedingte Angstsymptome treten meist im Zusammenhang mit einer depressiven Symptomatik auf, selten in isolierter Form z. B. bei Temporallappen-Epilepsie. Unter den weiteren psychopathologischen Störungsbildern ist die affektive Labilität mit leicht auslösbaren und rasch reversiblen emotionalen Regungen relativ häufig festzustellen.

18.2.2 Störungen des Ausdrucks und des Erkennens von Emotionen

Hirnschädigungen führen, auch wenn keines der vorgenannten grob pathologischen Störungsbilder vorliegt, nicht selten zu differenzierteren Störungen der emotionalen Funktionen. Diese können die Patienten in ihrem subjektiven Empfinden und ihren sozialen Interaktionen erheblich beeinträchtigen.

Störungen des emotionalen Ausdrucks und Verhaltens

Nach Schlaganfällen zeigen 10 – 35 % der Patienten auffällige emotionale Verhaltensweisen in der neurologischen oder neuropsychologischen Untersuchungssituation. Dabei überwiegen nach linkshirnigen Insulten *emotional negativ gefärbte Reaktionen*, wie Tränenausbrüche, ängstliche Reaktionen und Schimpfen oder Fluchen, während nach rechtshirnigen Insulten eine *emotionale Gleichgültigkeit oder Indifferenz* im Vordergrund steht, mit Bagatellisierung der Beeinträchtigungen oder scherzhaften Bemerkungen über die zu Tage tretenden Leistungsschwächen (Gainotti, 1972).

Bei Konfrontation mit normalerweise abschreckend oder abstoßend wirkenden Eindrücken (z. B. Filmausschnitten mit Gewaltszenen, Bildern von verstümmelten Unfallopfern) zeigt insbesondere ein Teil der rechtsseitig hirngeschädigten Patienten nicht das bei Gesunden zu erwartende Abwendungsverhalten (Abwenden des Blicks, Schließen der Augen). Dies kann als ein *Verlust an emotionaler Erregbarkeit (Arousal)* infolge der Hirnschädigung verstanden werden. Eine Verminderung der emotionalen Ansprechbarkeit oder Resonanz kann sich auch bei der Beobachtung des spontanen Gesichtsausdrucks in Reaktionen auf normalerweise emotionalisierende Stimuli zeigen. Ebenso können die inhaltlich und durch die Stimmgebung (prosodisch) vermittelten emotionalen Merkmale der sprachlichen Schilderung von persönlichen Erlebnissen oder Gefühlen reduziert sein. Und auch in autonomen Reaktionen (wie z. B. Änderungen der Herzfrequenz und des elektrodermalen Widerstandes) ist nach Hirnschädigungen eine Herabsetzung der emotionalen Resonanz festgestellt worden.

Die entsprechenden Beobachtungen beziehen sich vorwiegend auf die Reduktion des Arousal in Reaktion auf emotional negativ besetzte Reize oder Gefühle (Angst, Wut, Trauer) bei Patienten nach rechtsseitigen Hirnschädigungen; für emotional positiv gefärbte Stimuli und bei Patienten mit linksseitigen Schädigungen sind keine derartigen Störungen im Arousal-Niveau zu erwarten (Hartje, 2001).

Störungen des Erkennens emotionaler Merkmale

Auch bei der Aufgabe, die emotionale Bedeutung oder Wertigkeit des mimischen Ausdrucks oder die emotionale Bedeutung von Wörtern zu erkennen, lassen sich bei hirngeschädigten Patienten Beeinträchtigungen feststellen. Ähnlich wie beim emotionalen Ausdruck und Verhalten sind es auch hier insbesondere *Schädigungen der rechten Hirnhälfte*, die zu Störungen führen (Adolphs et al., 2000). Außerdem treten die Störungen wiederum bevorzugt bei der *Identifikation negativ getönter Emotionen*, jedoch kaum beim Erkennen positiver Emotionen auf. Störungen dieser Art sind auch charakteristisch für die temporale Variante der *frontotemporalen Demenz;* sie gehen in diesem Fall wohl auf die Degeneration im orbitofrontalen Kortex der rechten Hirnhälfte und der Amygdala (beidseitig) zurück (Rosen et al., 2002). Beeinträchtigungen im Erkennen des emotionalen prosodischen Ausdrucks finden sich sowohl nach *rechts-* als auch nach *linksseitigen Hirnschädigungen* (Charbonneau et al, 2003; Kucharska-Pietura et al., 2003; Pell, 1998).

In seltenen Fällen ist eine *selektive Störung* im Erkennen speziell der Emotion *Angst* zu beobachten. Diese Störung wird auf eine beidseitige Schädigung der Amygdala bei *Urbach-Wiethe-Krankheit* oder *Herpes-Enzephalitis* zurückgeführt. Die betroffenen Patienten sind nicht mehr in normaler Weise fähig, Angst repräsentierende oder induzierende (bedrohliche) Eindrücke richtig zu erkennen und zu bewerten. Die Beeinträchtigung scheint insbesondere den mimischen Ausdruck der Angst-Emotion zu betreffen; möglicherweise sind mit bilateralen Amygdala-Läsionen aber auch Störungen in darüber hinausgehenden, für die soziale Interaktion relevanten Emotionen assoziiert, wie z. B. Bewunderung oder Schuldgefühle (Adolphs, 2001; Adolphs u. Tranel, 2003; Adolphs et al., 2002). Eine weitgehend selektive Störung im Erkennen von mimisch oder prosodisch ausgedrücktem *Abscheu oder Ekel* wurde bei Patienten mit beginnender oder noch latenter *Chorea Huntington* nachgewiesen (Gray et al., 1997; Sprengelmeyer et al., 1996). Als Grundlage wird in diesem Fall eine Schädigung der Basalganglien angenommen.

Die Störungen im Erkennen emotionaler Signale und im emotionalen Ausdrucksverhalten könnten auch als hirnorganisch bedingte Variante der als „Alexithymie" bezeichneten psychosomatischen Störung oder Persönlichkeitsstörung verstanden werden. Diese ist mit einer Unfähigkeit verbunden, die eigenen Gefühle und emotionalen Erregungen zu identifizieren und Emotionen adäquat auszudrücken, was zu Störungen in der sozialen Interaktion führt (Becerra et al., 2002; Taylor, 2000).

> Auch weniger auffällige Störungen emotionaler Funktionen können Beeinträchtigungen des emotionalen Empfindens und der sozialen Interaktion der Patienten hervorrufen. Solche Störungen treten vorwiegend nach rechtsseitigen Hirnschädigungen auf. Sie führen zu einer Beeinträchtigung im Erkennen emotionaler Merkmale und zu einer Reduktion der emotionalen Resonanz. Diese zeigt sich insbesondere in einer inadäquaten Indifferenz gegenüber emotional negativ gefärbten Emotionen. Spezifische Störungen der Wahrnehmung und Bewertung und der Reaktion auf Reize, die normalerweise Angst oder Ekel induzieren, treten nach bilateralen Schädigungen der Amygdala bzw. der Basalganglien auf.

18.3 Diagnostik

18.3.1 Verhaltensbeobachtung und Befragung

Die Diagnose emotionaler Störungen basiert in erster Linie auf:

- der direkten Beobachtung des Verhaltens der Patienten und
- der Befragung der Patienten selbst oder ihrer Bezugspersonen (Angehörige, Pflegepersonal) mit Hilfe strukturierter Interviews oder mit Fragebögen bzw. Selbst- oder Fremdbeurteilungsskalen.

Die direkte Verhaltensbeobachtung (wenn möglich über einen längeren Zeitraum) ist im Allgemeinen hinreichend, um gröbere Störungsbilder, wie pathologisches Lachen und Weinen, Enthemmung aggressiven Verhaltens, Apathie, Dämpfung von Antrieb und Affekt, Euphorie und Manie sowie affektive Labilität festzustellen. Für die Diagnose depressiver Symptome und anderer emotionaler bzw. affektiver Störungen nach Hirnschädigung muss eine differenzierte Verhaltensbeobachtung mit einer strukturierten und standardisierten Befragung kombiniert werden.

Für die differenzierte Verhaltensbeobachtung eignet sich der von Bogousslavsky (2003) beschriebene *Emotional Behavioral Index*, der sieben Kategorien mit jeweils mehreren Einzelaspekten des emotionalen Verhaltens für die Beurteilung vorsieht (Tab. 18.1).

Diese Verhaltensbeobachtung ist durch *standardisierte Fragebogen-Verfahren* zur Selbst- oder Fremdbeurteilung, die sich vorwiegend auf die Erfassung von depressiven oder Angstsymptomen beziehen, zu ergänzen (Tab. 18.2).

Speziell hinsichtlich der Diagnose einer Poststroke Depression, aber auch in Bezug auf andere emotionale Störungen bei hirngeschädigten Patienten, muss kritisch bedacht werden, dass die nach einer Hirnschädigung häufig auftretenden somatischen und kognitiven Störungen die Aussagekraft der Befragungs-Instrumente in Frage stellen können: Sie sind für Patienten mit psychischen Auffälligkeiten oder psychiatrischen Störungen konzipiert und validiert und gehen von an sich intakten körperlichen und ko-

Tabelle 18.**1** Strukturierte Beobachtung zur Erfassung von Störungen des emotionalen Verhaltens (nach Bogousslavsky, 2003).

Verhaltens-Kategorie	*Einzelaspekte der Verhaltensbeobachtung*
offenkundige Traurigkeit	(1) weint, (2) wirkt traurig, (3) klagt, (4) schreit, (5) seufzt
Rückzug aus dem Umfeld	(1) gibt auf, (2) isoliert sich
Aggressivität	(1) angespannt, (2) agitiert, (3) zornig, (4) rebellisch, (5) widerstrebend, (6) aggressiv, (7) revoltierend
Passivität	(1) gleichgültig, (2) vernachlässigt, (3) apathisch
Enthemmung	(1) scherzt, (2) enthemmt, (3) lacht, (4) ungeduldig
Dissimulation	(1) bagatellisiert, (2) teilweise anosognostisch, (3) vollständig anosognostisch
Anpassung	(1) lächelt, (2) sucht Kontakt, (3) ruhig, (4) geduldig, (5) angemessene Emotionen, (6) dezentes Verhalten, (7) interessiert, (8) wirkt ernst, (9) interaktiv, (10) hilfsbereit, (11) kooperativ

Tabelle 18.**2** Fragebogen zur Selbst- und Fremdbeurteilung des emotionalen Empfindens und Verhaltens (standardisierte Skalen).

Untersuchungsverfahren	*Erfasste emotionale Funktionen*
Beck-Depressions-Inventar (BDI); Selbstbeurteilung	Schweregrad der depressiven Symptomatik
Allgemeine Depressionsskala (ADS); Selbstbeurteilung	depressive Affekte, negative Denkmuster, körperliche Beschwerden, motorische Hemmung
Hospital Anxiety and Depression Scale, deutsche Version (HADS-D); Selbstbeurteilung	Angst und Depressivität als psychoreaktive Störungen bei körperlich Kranken
Fragebogen zur Depressionsdiagnostik nach DSM-IV (FDD-DSM-IV); Selbstbeurteilung	Diagnose einer Depressiven Episode; Schweregrad der Depression
Manie-Selbstbeurteilungsskala (MSS)	manische Symptomatik, hypomane Stimmungsschwankungen
Freiburger Persönlichkeitsinventar (FPI-R); Selbstbeurteilung	unterschiedliche Persönlichkeitsmerkmale, einschließlich Emotionalität
Skalen zum Erleben von Emotionen (SEE); Selbstbeurteilung	Wahrnehmung und Bewertung eigener Emotionen, Umgang mit eigenen Emotionen
Eigenschaftswörterliste (EWS); Selbstbeurteilung	Beschreibung des aktuellen Befindens nach unterschiedlichen Befindlichkeitsaspekten

Die Tests sind erhältlich bei: Testzentrale Göttingen, Robert-Bosch-Breite 25, D-37079 Göttingen, http://www.testzentrale.de

gnitiven Funktionen aus. Somatische Beschwerden und kognitive Veränderungen (wie z. B. Schlafstörungen, Libidoverlust oder Konzentrationsprobleme) werden demzufolge als *Symptome einer psychischen Störung* bewertet. Bei hirngeschädigten Patienten können solche Symptome aber die *Folge der organischen Funktionsstörung* sein. Darüber hinaus muss berücksichtigt werden, dass die Fähigkeit hirngeschädigter Patienten zur Selbstbeurteilung ihres emotionalen Zustandes durch verschiedene kognitive Störungen (aphasische Sprachstörung, Aufmerksamkeitsschwäche, Merkschwäche, Anosognosie und anderes) beeinträchtigt sein kann. Bei der Anwendung von Fragebögen und Interview-Methoden (prinzipiell allerdings auch bei der Verhaltensbeobachtung) müssen derartige mögliche Einschränkungen deshalb stets in Betracht gezogen werden (Bhogal et al., 2004; Carota et al., 2002; Elsen u. Müller-Thomsen, 2003; Gauggel u. Konrad, 2001; Gordon u. Hibbard, 1997; Huff et al., 2001).

18.3.2 Testverfahren zur Diagnose von Störungen des Ausdrucks und des Erkennens von Emotionen

Für die Diagnose von *Störungen der mimischen und prosodischen emotionalen Ausdrucksfähigkeit* eignen sich die bisher genannten Verfahren nicht. Auch eine sorgfältige Beobachtung des Spontanverhaltens der Patienten stößt hier rasch an ihre Grenzen, da es nicht einfach ist, das zu diagnostizierende Ausdrucksverhalten adäquat zu provozieren und zu beurteilen. Die in experimentellen Untersuchungen dafür eingesetzten Stimuli (emotionalisierende Photos oder Filmszenen, Erinnerung an persönliche Erlebnisse etc.) sind in der klinischen Routine meist nicht verfügbar, und aus den Ergebnissen der experimentellen Forschungsstudien sind keine auf den Einzelfall anwendbare Kriterien für die Unterscheidung zwischen normalen und gestörten Reaktionen ableitbar. Das von Ekman und Friesen (1978) entwickelte *Facial Action Coding System* zur Beurteilung des mimischen Ausdrucks ist in der klinischen Praxis kaum zu handhaben.

Zur Diagnose von *Störungen des Erkennens mimischer und prosodischer emotionaler Ausdrucksmerkmale* kann die *Tübinger Affekt Batterie* als deutsche Version der *Florida Affect Battery* (Breitenstein et al., 1998; Breitenstein et al., 1996) eingesetzt werden; sie prüft die Fähigkeit zur Unterscheidung und Identifikation des emotionalen mimischen und prosodischen Ausdrucks sowie den intermodalen Vergleich zwischen diesen beiden. Als weiteres Verfahren steht der *Facial Expressions of Emotion: Stimuli and Test* (FEEST) zur Verfügung, mit dem die Fähigkeit zum Erkennen des emotionalen Gesichtsausdrucks (Freude, Erstaunen, Angst, Trauer, Ekel und Wut) in sehr differenzierter Weise erfasst werden kann (Young et al., 2002).

18.3.3 Differenzialdiagnose

Die Unterscheidung hirnorganisch bedingter emotionaler Störungen von primären, psychiatrischen affektiven Störungen, Angststörungen oder Persönlichkeitsveränderungen ist nicht immer einfach. Entscheidend sind zunächst:

- das Vorliegen einer zerebralen Erkrankung oder Schädigung und
- die Feststellung des zeitlichen Zusammenhangs zwischen dem Eintritt dieser Schädigung und der beobachteten oder beklagten Störung des emotionalen Verhaltens.

Mit Hilfe der Krankengeschichte bzw. Anamnese muss dann geklärt werden, ob nicht bereits vor Eintritt der Hirnschädigung eine *psychiatrische Erkrankung* bestanden hat, die die fraglichen emotionalen Störungen hinreichend erklären kann. Zusätzlich ist auf Unterschiede im Erscheinungsbild der Störung zu achten, die eventuell eine diagnostische Unterscheidung ermöglichen: Das Vorherrschen reaktiver, durch äußere Anlässe hervorgerufener oder modifizierbarer Depressions- oder Angstsymptome oder die mehrfach wiederholbare Auslösbarkeit von Affektverhalten durch unspezifische, emotional irrelevante Reize (S. 199 ff.) sprechen für eine hirnorganische Ursache.

Bei der Diagnose von Störungen im Erkennen des emotionalen Ausdrucks müssen *emotionsunabhängige perzeptive und kognitive Störungen* berücksichtigt werden, wie z. B. Störungen des visuellen Erkennens, des auditiven Verarbeitens, der Aufmerksamkeit oder des konzeptuellen Denkens, die zu Beeinträchtigung im Erkennen des mimischen oder prosodischen emotionalen Ausdrucks oder zu Problemen bei der Unterscheidung zwischen verschiedenen Emotionen führen können. Symptome einer allgemeinen emotionalen Indifferenz müssen von der *Anosognosie für bestimmte Funktionsstörungen* (Hemiparese, Hemianopsie und andere) unterschieden werden.

Die Diagnose hirnorganisch bedingter Störungen des emotionalen Erlebens und Verhaltens erfolgt in erster Linie durch eine differenzierte Beobachtung des Verhaltens der Patienten. Sie sollte sich auf strukturierte Beobachtungs-Inventare stützen und durch Fragebogen zur Selbst- und Fremdbeurteilung ergänzt werden. Bei der Anwendung und Bewertung der Ergebnisse von Fragebögen müssen mögliche Verfälschungen durch begleitende kognitive Störungen (wie z. B. Aphasie oder Anosognosie) in Betracht gezogen werden. Für die Erfassung subtilerer Störungen des Erkennens und des Ausdrucks von Emotionen stehen derzeit nur einzelne standardisierte Testverfahren zur Verfügung.

18.4 Pathophysiologie und Anatomie

18.4.1 Neuronale Korrelate emotionaler Aktivierung

Emotionale Prozesse und deren Störungen werden seit langem mit verschiedenen Strukturen des limbischen Systems und assoziierter Hirnstrukturen (Abb. 18.**1**) in Verbindung gebracht. Nach den Befunden unterschiedlicher Studien mit funktionellen bildgebenden Verfahren (PET, fMRT) sind insbesondere die Amygdala, der mediale präfrontale Kortex, der orbitale präfrontale Kortex und der retrospleniale Kortex wesentlich an emotionalen Vorgängen beteiligt.

Eine Meta-Analyse von 55 Aktivierungsstudien bei Gesunden (Luan Phanet al., 2002) erbrachte eine weitere Differenzierung der neuroanatomischen Korrelate emotionaler Prozesse:

- Danach kommt dem *medialen präfrontalen Kortex* eine generelle, von der Art der jeweiligen Emotion unabhängige Bedeutung für emotionale Prozesse zu.
- Die *Amygdala* zeigt eine besonders deutlich ausgeprägte Aktivierung bei der bewussten oder unbewussten Wahrnehmung angstbesetzter, bedrohlicher aber auch allgemein stark emotional erregender Eindrücke.
- Der unterhalb des Corpus callosum liegende *Teil des Gyrus cinguli* (Area subgenualis oder subcallosa) scheint insbesondere durch die Induktion trauriger emotionaler Stimmungen aktiviert zu werden.

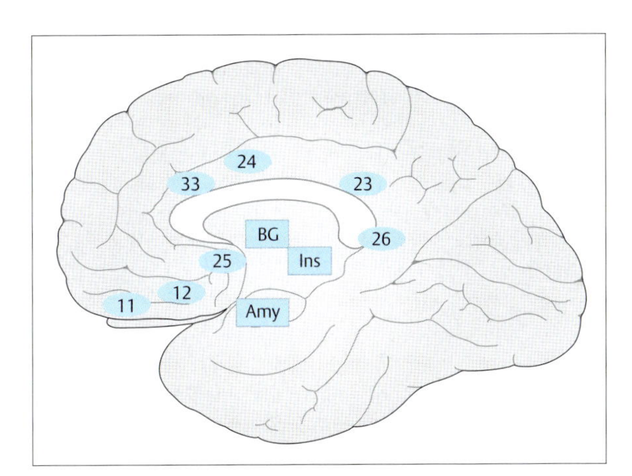

Abb. 18.1 Strukturen des limbischen Systems und assoziierte Hirnstrukturen, deren Schädigung zu Störungen des emotionalen Erlebens und Verhaltens führt (Medialansicht der rechten Hirnhälfte aus Duus, 1995).
blaue Ellipsen = Brodmann-Areale (BA); blaue Rechtecke = in der medialen Ansicht des Gehirns nicht enthaltene Strukturen; BA 11/12 = Area praefrontalis (orbitalis); BA 25 = Area subgenualis (subcallosa); BA 33 = Area praegenualis; BA 23 = Area cingularis posterior ventralis; BA 24 = Area cingularis anterior ventralis; BA 26 = Area ectosplenialis (retrosplenialis); Amy = Amygdala; BG = Basalganglien; Ins = Insula

- Die *Basalganglien* (ventrales Striatum und Putamen) zeigen sowohl bei der Wahrnehmung Ekel erregender Eindrücke als auch bei der Induktion positiver emotionaler Erregungszustände eine besondere Aktivierung.
- Bei emotionalen Prozessen, die in stärkerem Maße mit kognitiven Anforderungen verbunden sind (wie die instruktionsgemäße Einstufung von emotionalen Stimuli, die gezielte Vorstellung emotionaler Ereignisse oder die bewusste Erinnerung an frühere Erlebnisse), werden Aktivierungen im *anterioren Gyrus cinguli* und in der *Insula* beobachtet.

Der mediale präfrontale Kortex und der Kortex des anterioren Gyrus cinguli fungieren möglicherweise als Modulatoren der in der Amygdala generierten basalen emotionalen Prozesse, während die Amygdala in der Art eines Top-down-Prozesses Einfluss auf die visuellen Verarbeitungsvorgänge in striären und extra-striären kortikalen Regionen nimmt.

18.4.2 Neuroanatomische Zuordnung von emotionalen Störungen

Die aus Aktivierungsstudien gewonnenen Erkenntnisse korrespondieren zwar zum Teil mit den Beobachtungen über Störungen der emotionalen Prozesse, wie sie durch Erkrankungen oder Schädigungen des Gehirns hervorgerufen werden; eine direkte Zuordnung der in Abschnitt 18.2 (S. 199 ff.) beschriebenen Störungen zu neuroanatomischen Strukturen ist aber nur sehr begrenzt möglich. Dies wird dadurch verständlich, dass einerseits die Aktivierungsstudien lediglich die besonders hervortretenden Gipfel der zerebralen Aktivität anzeigen (wobei die regional besonders aktivierten Strukturen in der Regel Komponenten eines komplexen neuronalen Netzwerkes sind) und dass andererseits bei Hirnschädigungen oft keine enge lokalisatorische Begrenzung der Läsionen vorliegt.

Apathie, Dämpfung von Antrieb und Affektivität

Apathie mit Antriebsmangel und affektiver Nivellierung tritt bei *großen Frontalhirnschädigungen* mit Beteiligung des Marklagers auf, z. B. bei bilateralen Tumoren des Stirnhirns (Schmetterlingsgliome) oder im Endstadium atrophischer Prozesse des Stirnhirns. Als kritisches pathologisch-anatomisches Substrat wird die *Schädigung der fronto-thalamischen Bahnen* betrachtet (Poeck u. Hartje, 2002). Das Störungsbild der Apathie wurde dementsprechend auch nach Thalamus-Infarkten und Infarkten mit Schädigung des Gyrus cinguli, der Insula oder des Nucl. caudatus beobachtet (Carota et al., 2002).

„Plazidität" mit Dämpfung von Antrieb und Affektivität, tritt typischerweise nach bilateralen Schädigungen des Gyrus cinguli und der medialen Temporallappen auf.

Affektive Labilität

Für diese Störung, die charakteristischerweise bei der subkortikalen arteriosklerotischen Enzephalopathie auftritt, kann kein spezifisches anatomisches Substrat angegeben werden. Die zumeist multiplen Läsionen finden sich in den Basalganglien, im periventrikulären Marklager, im Hirnstamm und Kleinhirn.

Angst

Als neuroanatomische Grundlage von Angst-Symptomen, die infolge von zerebralen Erkrankungen oder Schädigungen auftreten, kommen Läsionen im *medio-basalen Temporallappen*, z. B. nach Herpes-Enzephalitis, in Betracht. Für diese Lokalisation sprechen auch das anfallsweise Auftreten von Angst bei der Temporallappen-Epilepsie und die Auslösbarkeit von Angstaffekten durch elektrische Reizung der temporalen Anteile des limbischen Systems.

Manie und Euphorie

Das seltene Auftreten einer manisch-euphorischen Störung wird vor allem mit rechtshemisphärischen Läsionen im orbito-frontalen Kortex, in medio-basalen Anteilen des Temporallappens, im Thalamus oder im anterioren Anteil des Nucl. caudatus in Verbindung gebracht (Ackermann, 2003; Carota et al., 2002; Müller, 2001).

Pathologisches Lachen und Weinen

Pathologisches Lachen und Weinen wird bei amyotrophischer Lateralsklerose (im Stadium der Pseudobulbärparalyse), bei extrapyramidalen Bewegungsstörungen, bei epileptischen Anfällen als Aura oder als Teil komplexer partieller Anfälle und in seltenen Fällen als Prodromalerscheinung eines Schlaganfalls („fou rire prodromique") beobachtet. Es wird angenommen, dass die zu Grunde liegenden Läsionen einen Funktionskreis betreffen, der den Hirnstamm, den Thalamus, die Basalganglien und den basalen Temporallappen einbezieht (Poeck, 1985).

Enthemmung des aggressiven Verhaltens

Ausbrüche von Wut und aggressivem Verhalten sind bei Patienten mit bilateralen Läsionen im medio-basalen Temporallappen (z. B. bei Tollwut-Enzephalitis mit Schädigungen vorwiegend im Ammonshorn des Hippocampus) und bei Läsionen im Bereich des Septum und Hypothalamus (z. B. bei Tumoren der vorderen Mittellinie des Gehirns) zu beobachten (Poeck u. Hartje, 2002).

Poststroke Depression

Für das Auftreten einer depressiven Symptomatik nach Schlaganfall ist bisher keine gesicherte spezifische Läsionslokalisation bekannt, weder hinsichtlich der Hemisphäre noch der intrahemisphärischen Lokalisation (Bhogal et al., 2004). Es wird oft angenommen, dass die nach Schlaganfällen auftretende Depression häufiger oder stärker ausgeprägt nach Läsionen der linken Hemisphäre vorkommt; Faktoren wie die intrahemisphärische Lokalisation, begleitende kognitive Störungen und frühere psychiatrische Erkrankungen der Patienten oder in deren Familiengeschichte sind aber ausschlaggebender als die Lokalisation der Läsion.

Als kritische Regionen werden das kortikale Versorgungsgebiet der A. cerebri anterior, der anteriore (frontale und temporale) Anteil des kortikalen Versorgungsgebietes der A. cerebri media und das subkortikale Versorgungsgebiet der A. lenticulostriata betrachtet; daneben finden sich Symptome der Poststroke Depression auch relativ häufig bei Läsionen in ventralen Regionen der Pons und in der Medulla oblongata (Carota et al., 2002; Kim u. Choi-Kwon, 2000). Sehr wahrscheinlich spielen bei solchen Patienten, bei denen die depressive Symptomatik im subakuten Stadium des Schlaganfalls derjenigen einer Major Depression nach DSM-Kriterien entspricht, Schädigungen der präfrontalen kortikal-subkortikalen Bahnen (Caudatum, Pallidum, thalamo-kortikale Projektionen) eine kritische Rolle, mit einer Dominanz der linken Seite (Beblo et al., 1999; Herrmann et al., 1995; Narushima et al., 2003; Vataja et al., 2001).

Störungen des Erkennens und des Ausdrucks von Emotionen

Eine enge neuroanatomische Zuordnung ist bisher nur für die Emotionen Angst und Ekel bekannt.

- Eine Störung im Erkennen der *Emotion Angst* oder im angemessenen Reagieren auf angstbesetzte, bedrohliche Eindrücke tritt speziell nach *bilateralen Schädigungen der Amygdala* auf (Adolphs, 2003; Adolphs et al., 1999; Broks et al., 1998; Scott et al., 1997; Sprengelmeyer et al., 1999).
- Für die Störung im Erkennen oder Empfinden der *Emotion Ekel* sind Läsionen der *Basalganglien* (Putamen, Pallidum, Caudatum-Kopf) und der *anteriore Insel-Kortex* kritisch (Calder et al., 2000; Gray et al., 1997; Sprengelmeyer et al., 1996; Sprengelmeyer et al., 1997; Wang et al., 2003).

Allgemein, d. h. ohne Berücksichtigung der speziellen Emotionsqualität, sind Störungen im Erkennen oder im Ausdrücken von mimischen und von prosodisch- oder lexikalisch-sprachlichen emotionalen Merkmalen vorzugsweise mit *Schädigungen der rechten Hemisphäre* assoziiert (Borod et al., 2002). Für Störungen im Erkennen des emotionalen mimischen Ausdrucks sind solche rechtshemisphärische Läsionen besonders kritisch, die den *somatosensorischen Kortex*, das *frontale Operculum* und die *Insel* umfassen (Adolphs et al., 2000).

Die neuroanatomische Grundlage des komplexen Prozesses, der die Wahrnehmung, unmittelbare Bewertung und kognitive Beurteilung emotional bedeutsamer Signale sowie die resultierenden Reaktionen umfasst, bildet nach

Adolphs (2001) ein neuronales Netzwerk aus somatosensorischen primären Rindengebieten, sensorischen Assoziationsgebieten (insbesondere des Temporallappens), Amygdala, orbitofrontalem Kortex, Gyrus cinguli, Basalganglien, Hypothalamus und Hirnstammregionen. Eine zentrale Rolle spielen wohl die heteromodalen und limbischen sowie paralimbischen (zusammengefasst als „transmodale") Rindengebiete, als Verbindung zwischen den primären und unimodalen kortikalen Arealen und den limbischen Strukturen (Weniger u. Irle, 2002).

Eine genaue Zuordnung der unterschiedlichen Störungen des emotionalen Erlebens und Verhaltens zu bestimmten Hirnstrukturen ist zurzeit nicht möglich. Die zu gröberen psychopathologischen Störungen führenden Schädigungen sind häufig ausgedehnt oder diffus; sie betreffen unterschiedliche Anteile des limbischen Systems, der fronto-thalamische Bahnen, die Basalganglien oder den Hirnstamm. In Übereinstimmung mit den Ergebnissen bildgebender Studien bei Gesunden sind anteriore ventrale Anteile des Gyrus cinguli, der mediale und orbitale präfrontale Kortex, die Amygdala sowie das ventrale Striatum und Putamen in besonders kritischer Weise mit emotionalen Prozessen verbunden. Für das Auftreten von Störungen des Erkennens und des Ausdrucks von Emotionen sind außerdem Läsionen der heteromodalen, limbischen und paralimbischen kortikalen Regionen kritisch, mit Anzeichen für eine Dominanz der rechten Hirnhälfte.

18.5 Spontanverlauf und Prognose

Bei progredienten Erkrankungen werden der Verlauf und die Prognose der emotionalen Störungen durch die Entwicklung der Grundkrankheit bestimmt; das jeweils im Vordergrund stehende Störungsbild hängt davon ab, welche der in Abschnitt 18.4 beschriebenen anatomischen Strukturen betroffen sind.

Für die nach Schlaganfällen auftretende depressive Symptomatik oder *Poststroke Depression* hängt die Prognose von mehreren Faktoren ab (Berg et al., 2003; Verdelho et al., 2004).

- Das frühe Auftreten oder Fehlen einer Depression (im akuten oder subakuten Stadium) erlaubt nur eine begrenzte Prognose über den weiteren Verlauf. Nicht selten kommt es erst im späteren, chronischen Stadium nach Schlaganfall zu einer depressiven Symptomatik; und eine früh bestehende Depression kann sich relativ rasch bessern oder aber (in 40–50% der Fälle) einen chronischen Verlauf nehmen.
- Die Entwicklung einer Poststroke Depression ist bei männlichen Patienten deutlich ungünstiger als bei weiblichen, mit einem höheren Anteil betroffener Patienten im chronischen Stadium und mit negativeren Auswirkungen auf die spätere Alltagsbewältigung.
- Die Prognose hängt außerdem von der Schwere des Hirninfarkts und den funktionellen Beeinträchtigungen ab.
- Die Entwicklung der Störung wird dabei sowohl von neuroanatomisch-strukturellen als auch von psychologischen Fakten bestimmt, wobei sich die Schwere der Hirnschädigung eher im frühen, die Schwere der kognitiven Beeinträchtigung eher im späteren Stadium auswirkt (Tateno et al., 2002).

18.6 Therapie

Störungen des emotionalen Verhaltens wirken sich sehr ungünstig auf die neurologische und neuropsychologische Rehabilitation der Patienten aus. Dies gilt insbesondere für die Poststroke Depression, die nicht nur die Krankheitsbewältigung im Allgemeinen behindert, sondern auch mit Beeinträchtigungen der kognitiven Leistungsfähigkeit und Störungen der sozialen Integration verknüpft ist.

18.6.1 Poststroke Depression

Während die Effektivität psychotherapeutischer Ansätze (Pössl u. Schellhorn, 2001) bisher kaum systematisch untersucht wurde, liegen zahlreiche Studien zur Wirksamkeit der Pharmakotherapie mit unterschiedlichen Medikamenten vor.

Behandlungserfolge wurden mit *trizyklischen Antidepressiva* (z. B. Nortriptylin) und *neueren Antidepressiva aus der Gruppe der selektiven Serotonin- bzw. Serotonin-Norepinephrin-Wiederaufnahmehemmer* (SSRI bzw. SNRI) erzielt. Auch mit *Psychostimulantien* (v. a. Methylphenidat) wurden Verbesserungen der depressiven Symptomatik erreicht, insbesondere Steigerungen der Aufmerksamkeit und des Antriebs. Wegen möglicher anticholinerger Nebenwirkungen der klassischen trizyklischen Antidepressiva (kardiovaskuläre Beeinträchtigungen, kognitive Störungen), die gerade hinsichtlich der Begleiterkrankungen und funktionellen Störungen bei Schlaganfallpatienten vermieden werden sollten, wird die Behandlung mit Serotonin-Wiederaufnahmehemmern empfohlen (Gordon u. Hibbard, 1997; Huff et al., 2001; Müller, 2001).

Eine *psychotherapeutische Behandlung* (meist kombiniert mit Pharmakotherapie) kann die neuropsychologische Rehabilitation der Patienten mit Poststroke Depression günstig beeinflussen. Für die Behandlung hirngeschädigter Patienten erscheint ein *kognitiv-verhaltenstherapeutisches Vorgehen* (Hautzinger et al., 1994; Hibbard et al., 1990) am besten geeignet. Ein solches Behandlungskonzept umfasst:

- die Modifikation depressionsfördernder situativer Bedingungen,
- den Aufbau von positiv erlebten Aktivitäten,
- die Veränderung dysfunktionaler, ungünstiger Kognitionen und
- die Verbesserung sozialer Kompetenzen.

Pössl und Schellhorn (2001) geben einen Überblick über das Vorgehen und konkrete Anleitungen für den Umgang mit hirngeschädigten Patienten, bei denen es zu einer depressiven Symptomatik gekommen ist.

Obwohl die nach Hirnschädigungen auftretenden Störungen des emotionalen Erlebens und Verhaltens die Rehabilitation der Patienten erheblich beeinträchtigen, liegen noch kaum spezifische Behandlungskonzepte vor. Bei Patienten mit depressiver Symptomatik wird die in der Behandlung der endogenen Depression bewährte medikamentöse Therapie erprobt und in der neuropsychologischen Rehabilitation teilweise mit verhaltenstherapeutischen Konzepten kombiniert.

Literatur

Ackermann H. Störungen des emotionalen Erlebens und Verhaltens. In: Karnath H-O, Thier P, Hrsg. Neuropsychologie. Heidelberg: Springer; 2003:581 – 588.

Adolphs R, Tranel D, Hamann S, Young AW, Calder AJ, Phelps EA, Anderson A, Lee GP, Damasio AR. Recognition of facial emotion in nine individuals with bilateral amygdala damage. Neuropsychologia. 1999;37:1111 – 1117.

Adolphs R, Damasio H, Tranel D, Cooper G, Damasio R. A role for somatosensory cortices in the visual recognition of emotion as revealed by three-dimensional lesion mapping. J Neurosci. 2000;20: 2683 – 2690.

Adolphs R. The neurobiology of social cognition. Curr Opin Neurobiol. 2001;11:231 – 239.

Adolphs R, Baron-Cohen S, Tranel D. Impaired recognition of social emotions following amygdala damage. J Cogn Neurosci. 2002;14: 1264 – 1274.

Adolphs R. Physiologie und Anatomie der Emotionen. In: Karnath H-O, Thier P, Hrsg. Neuropsychologie. Heidelberg: Springer; 2003:569 – 580.

Adolphs R, Tranel D. Amygdala damage impairs emotion recognition from scenes only when the contain facial expressions. Neuropsychologia. 2003;41:1281 – 1289.

Beblo T, Wallesch C-W, Herrmann M. The crucial role of frontostriatal circuits for depressive disorders in the postacute stage after stroke. Neuropsychiatry Neuropsychol Behav Neurol. 1999;12:236 – 246.

Becerra R, Amos A, Jongenelis S. Organic alexithymia: a study of acquired emotional blindness. Brain Injury. 2002;16:633 – 645.

Berg A, Palomäki H, Lehtihalmes M, Lönnqvist J, Kaste M. Poststroke depression. An 18-month follow-up. Stroke. 2003;34:138 – 143.

Bhogal SK, Teasell R, Foley N, Speechley M. Lesion location and poststroke depression. systematic review of the methodological limitations in the literature. Stroke. 2004;35:794 – 802.

Bogousslavsky J. William Feinberg lecture 2002. Emotions, mood, and behavior after stroke. Stroke. 2003;34:1046 – 1050.

Borod JC, Bloom RL, Brickman AM, Nakhutina L, Curko EA. Emotional processing deficits in individuals with unilateral brain damage. Appl Neuropsychol. 2002;9:23 – 36.

Breitenstein C, Daum I, Ackermann H, Lütgehetmann R, Müller E. Erfassung der Emotionswahrnehmung bei zentralnervösen Läsionen und Erkrankungen: Psychometrische Gütekriterien der „Tübinger Affekt Batterie". Neurologie und Rehabilitation. 1996;2:93 – 101.

Breitenstein C, Daum I, Ackermann H. Emotional processing following cortical and subcortical brain damage: contribution of the frontostriatal circuitry. Behav Neurol. 1998;11:29 – 42.

Broks P, Young AW, Maratos EJ, Coffey PJ, Calder AJ, Isaac CL, Mayes AR, Hodges JR, Montaldi D, Cezayirli E, Roberts N, Hadley D. Face processing impairments after encephalitis: amygdala damage and recognition of fear. Neuropsychologia. 1998;36:59 – 70.

Calder AJ, Keane J, Manes F, Antoun N, Young AW. Impaired recognition and experience of disgust following brain injury. Nat Neurosci. 2000;3:1077 – 1078.

Carota A, Staub F, Bogousslavsky J. Emotions, behaviours and mood changes in stroke. Curr Opin Neurol. 2002;15:57 – 69.

Charbonneau S, Scherzer BP, Aspirot D, Cohen H. Perception and production of facial and prosodic emotions by chronic CVA patients. Neuropsychologia. 2003;41:605 – 613.

Duus P. Neurologisch-topische Diagnostik. Stuttgart: Thieme; 1995.

Ekman P, Friesen WV. Facial Action Coding System. Palo Alto, CA: Consulting Psychologists Press; 1978.

Elsen A, Müller-Thomsen T. Depression nach Schlaganfall bei älteren Patienten in der neurologischen Rehabilitation – Häufigkeit, Prädiktoren und Folgen für den kurzfristigen Rehabilitationserfolg. Neurologische Rehabilitation. 2003;9:129 – 133.

Gainotti G. Emotional behavior and hemispheric side of lesion. Cortex. 1972;8:42 – 55.

Gainotti G, Azzoni A, Marra C. Frequency, phenomenology and anatomical-clinical correlates of major post-stroke depression. Brit J Psychiatry. 1999;175:163 – 167.

Gauggel S, Konrad K. Diagnostik affektiver Störungen bei hirngeschädigten Patienten. Zeitschrift für Neuropsychologie. 2001;12:291 – 301.

Gordon WA, Hibbard MR. Poststroke depression: an examination of the literature. Arch Phys Med Rehabil. 1997;78:658 – 663.

Gray JM, Young AW, Barker WA, Curtis A, Gibson D. Impaired recognition of disgust in Huntington's disease gene carriers. Brain. 1997;120: 2029 – 2038.

Hartje W. Emotion und Hemisphärendominanz. Zeitschrift für Neuropsychologie. 2001;12:276 – 290.

Hautzinger M, Stark W, Treiber R. Kognitive Verhaltenstherapie bei Depressionen: Behandlungsanleitungen und Materialien. Weinheim: Psychologie Verlags Union; 1994.

Herrmann M, Bartels C, Schumacher M, Wallesch C-W. Poststroke depression. Is there a pathoanatomic correlate for depression in the postacute stage of stroke? Stroke. 1995;26:850 – 856.

Hibbard MR, Grober SE, Gordon WA, Aletta EF, Freeman A. Cognitive therapy and the treatment of post stroke depression. Topics in Geriatric Rehabilitation. 1990;5:43 – 55.

Huff W, Ruhrmann S, Sitzer M. Diagnostik und Therapie der Depression nach Schlaganfall. Fortschr Neurol Psychiatr. 2001;69:581 – 591.

Kim JS, Choi-Kwon S. Poststroke depression and emotional incontinence. Correlation with lesion location. Neurology. 2000;54:1805 – 1810.

Kurcharska-Pietura K, Phillips ML, Gernand W, David AS. Perception of emotions from faces and voices following unilateral brain damage. Neuropsychologia. 2003;41:1082 – 1090.

Luan Phan K, Wager T, Taylor SF, Liberzon I. Functional neuroanatomy of emotion: a meta-analysis of emotion activation studies in PET and fMRI. NeuroImage. 2002;16:331 – 348.

Müller U. Pharmakotherapie emotionaler Störungen bei Patienten mit erworbener Hirnschädigung. Zeitschrift für Neuropsychologie. 2001;12:336 – 349.

Narushima K, Kosier JT, Robinson RG. A reappraisal of poststroke depression, intra- and inter-hemispheric lesion location using meta-analysis. J Neuropsychiatry Clin Neurosci. 2003;15:422 – 430.

Pell MD. Recognition of prosody following unilateral brain lesion: Influence of functional and structural attributes of prosodic contours. Neuropsychologia. 1998;36:701 – 715.

Poeck K. Pathological laughter and crying. In: Vinken PJ, Bruyn GW, Klawans HL, eds. Handbook of Clinical Neurology. Vol. 45. Amsterdam: Elsevier; 1985:219 – 225.

Poeck K, Hacke W. Neurologie. 11. Aufl. Berlin: Springer; 2001:181 – 182.

Poeck K, Hartje W. Störungen von Antrieb und Affektivität. In: Hartje W, Poeck K, Hrsg. Klinische Neuropsychologie. Stuttgart: Thieme; 2002: 412 – 422.

Pössl J, Schellhorn A. Psychologische Interventionen bei hirngeschädigten Patienten mit depressiven Störungen. Zeitschrift für Neuropsychologie. 2001;12:324 – 335.

Robinson RG. The clinical neuropsychiatry of stroke. Cambridge, UK: Cambridge University Press; 1998:297 – 302.

Rosen HJ, Perry RJ, Murphy J, et al. Emotion comprehension in the temporal variant of frontotemporal dementia. Brain. 2002;125: 2286–2295.

Scott SK, Young AW, Calder AJ, Hellawell DJ, Aggleton JP, Johnson M. Impaired auditory recognition of fear and anger following bilateral amygdala lesions. Nature. 1997;385:254–257.

Sprengelmeyer R, Young AW, Calder AJ, et al. Loss of disgust. Perception of faces and emotions in Huntington's disease. Brain. 1996;119: 1647–1665.

Sprengelmeyer R, Young AW, Sprengelmeyer A, et al. Recognition of facial expressions: Selective impairment of specific emotions in Huntington's disease. Cogn Neuropsychol. 1997;14:839–879.

Sprengelmeyer R, Young AW, Schröder U, Grossenbacher PG, Federlein J, Büttner T, Przuntek H. Knowing no fear. Proceedings of the Royal Society of London. 1999;B 266:2451–2456.

Tateno A, Kimura M, Robinson RG. Phenomenological characteristics of poststroke depression. Early- versus late-onset. Am J Geriatr Psychiatry. 2002;10:575–582.

Taylor GJ. Recent developments in alexithymia theory and research. Can J Psychiatry. 2000;45:134–142.

Vataja R, Pohjasvaara T, Leppävuori A, et al. Magnetic resonance imaging correlates of depression after ischemic stroke. Arch Gen Psychiatry. 2001;58:925–931.

Verdelho A, Hénon H, Lebert F, Pasquier F, Leys D. Depressive symptoms after stroke and relationship with dementia. Neurology. 2004;62: 905–911.

Wang K, Hoosain R, Yang R-M, Meng Y, Wang C-Q. Impairment of recognition of disgust in Chinese with Huntington's or Wilson's disease. Neuropsychologia. 2003;41:527–537.

Weniger G, Irle E. Impaired facial affect recognition and emotional changes in subjects with transmodal cortical lesions. Cereb Cortex. 2002;12:258–268.

Young AW, Perrett D, Calder A, Sprengelmeyer R, Ekman P. Facial expressions of emotion: Stimuli and Test (FEEST). Bury St. Edmunds, Suffolk: Thames Valley Test; 2002.

19 Anosognosie

H.-O. Karnath

19.1 Definition

Als Anosognosie wird das mit einer Hirnschädigung einhergehende Nichterkennen von Krankheit bezeichnet. Patienten mit Anosognosie verhalten sich so, als ob sie von der eingetretenen Schädigung nichts wüssten. Manchmal benennen Patienten ihre Erkrankung zwar, benehmen und äußern sich jedoch darüber, als ob es sich um eine Lappalie handeln würde (letzteres auch: *Anosodiaphorie*).

Anosognosie meint jedoch nicht Störungen, wie z. B. Muskel- oder Darmerkrankungen, die selbstverständlich auch nicht *erkannt* werden, solange sie keine Schmerzen oder andere Symptome verursachen. Gemeint sind nur solche Defizite, die durch Hirnschädigungen (zumeist Insulte) hervorgerufen werden und potentiell auch wahrgenommen werden können. Hierzu zählen im engeren Sinne:

- die Hemiparese/-plegie,
- die kortikale Blindheit,
- die Hemianopsie und
- die kortikale Taubheit.

Typischerweise versichern solche Patienten, dass ihre Arme, Beine, das Sehen oder das Hören normal funktionierten, obwohl dies offensichtlich nicht der Fall ist. Treten nach einem Insult mehrere funktionelle Beeinträchtigungen gleichzeitig auf, kann das *Nichterkennen* selektiv nur eines dieser Defizite betreffen.

19.1.1 Abgrenzung Anosognosie vs. Neglect

Im klinischen Alltag werden die Begriffe „Neglect" und „Anosognosie" häufig synonym benutzt. Dies beruht auf der weit verbreiteten Ansicht, dass das Nichterkennen z. B. einer linksseitigen Hemiparese oder einer linksseitigen Hemianopsie durch einen Neglect hervorgerufen würde bzw. dass beide Phänomene – die Vernachlässigung und das *Nichterkennen* – Symptome derselben Erkrankung seien.

Die zu dieser Frage unternommenen Studien sprechen jedoch übereinstimmend gegen einen solchen Zusammenhang. So fand sich, dass Patienten, die nach einem rechtshemisphärischen Infarkt eine Hemiparese sowie eine Anosognosie für diese Lähmung entwickelt hatten, nur zu ca. 70 % auch einen Neglect aufwiesen. Umgekehrt hatten die Patienten, die eine Hemiparese, aber keine Anosognosie für diese Lähmung zeigten, in ca. 20 % der Fälle einen Neglect. Eine vergleichbare Dissoziation wurde auch für das Auftreten von Neglect und Anosognosie für Hemianopsie beobachtet. Das Auftreten einer Anosognosie ist also häufig mit einem Neglect assoziiert, jedoch nicht durch diesen bedingt.

Anosognosie ist das mit einer umschriebenen Hirnschädigung einhergehende, pathologische *Nichterkennen* einer offensichtlich bestehenden Hemiparese/-plegie, kortikalen Blindheit, Hemianopsie oder Taubheit. Das Auftreten einer Anosognosie ist zwar häufig mit einem Neglect assoziiert, jedoch nicht durch diesen bedingt.

19.2 Klinik

19.2.1 Anosognosie der kortikalen Blindheit

Patienten, die durch einen Schlaganfall erblinden und für diese Blindheit eine Anosognosie entwickeln (ca. 25 % der Fälle; Aldrich et al., 1986), verhalten sich so, als ob sie normal sehen könnten. Die Patienten lassen jede emotionale Betroffenheit über die eingetretene Erblindung vermissen. Vielmehr versichern sie, alles sehen zu können. Suggeriert man den Kranken, dass man ihnen verschiedene Gegenstände zeigen würde (ohne dies jedoch tatsächlich zu tun), und bittet sie, diese zu benennen, so berichten sie häufig Namen beliebiger Objekte oder geben ausweichende Erklärungen wie: „Ich bin jetzt nicht aufgelegt" oder „Ich habe Kopfschmerzen". Die Anosognosie für kortikale Blindheit wird (unberechtigterweise) auch als „Anton-Syndrom" bezeichnet.

Zum Begriff „Anton-Syndrom"

1885 beschrieb von Monakow den Fall eines 70-jährigen Mannes mit kortikaler Blindheit und Aphasie. Während sich der Kranke seiner allgemeinen Gebrechlichkeit wohl bewusst war und häufig Anspielungen auf sie machte, erkannte er demgegenüber nicht, dass er vollständig erblindet war. Stattdessen wähnte er sich desöfteren in einer dunklen Grube oder einem Keller. Die Autopsie zeigte bilaterale okzipitale Läsionen. Darüber hinaus fand sich eine Schädigung im linken Temporallappen, die die Sprachverständnisstörung des Patienten erklärt. Damit beschrieb von Monakow sowohl das charakteristische Verhalten als auch bereits die für diese Symptomatik typische Lokalisation der Hirnschädigung. Historisch gesehen ist es daher nicht zutreffend, bei der Anosognosie für kortikale Blindheit vom Anton-Syndrom zu sprechen, obwohl Prof. Anton der Verdienst zukommt, auf die Bedeutung dieses Phänomens in einer Serie von Publikationen aufmerksam gemacht zu haben.

19.2.2 Anosognosie der Hemianopsie

Auch die akut auftretende Hemianopsie kann wie die vollständige kortikale Blindheit *nicht erkannt* werden. Dies wird sogar sehr häufig (bei ca. 60–90 % der Patienten) beobachtet (Celesia et al., 1997; Bisiach et al., 1986). Den Patienten ist nicht bewusst, dass sie einen halbseitigen Gesichtsfeldausfall erlitten haben. So gehen manche auch wie selbstverständlich davon aus, dass sie weiter selbstständig mit dem Auto fahren können. Dass ihnen jedoch die visuelle Information der gesamten kontraläsionalen Gesichtsfeldhälfte nicht mehr zur Verfügung steht, bleibt unbemerkt.

19.2.3 Anosognosie der Hemiparese/-plegie

Ungefähr 10 % der Patienten, die nach einem Insult eine Hemiparese/-plegie erlitten haben, weisen eine Anosognosie für die Lähmung auf (Baier u. Karnath, 2005). Solche Patienten versichern dem Untersucher, dass beide Beine und/oder Arme normal funktionierten. Das (gelähmte) Bein sei gesund, und sie könnten selbstverständlich auch normal laufen. Werden solche Patienten gebeten, die betroffene Extremität zu bewegen (z. B. die Arme hochzuheben), reagieren sie entweder gar nicht oder bewegen nur die nicht gelähmte Seite; in beiden Fällen sind sie aber davon überzeugt, die Aufgabe erfolgreich ausgeführt zu haben. Die Konfrontation mit Fakten, die auf das Gegenteil hinweisen – wie z. B. das Fehlen des akustischen Geräusches beim Klatschen mit den Händen – wird entweder ganz ignoriert oder nur kurz bemerkt. In jedem Fall führt diese Erfahrung nicht zu einem Erkennen der Bewegungsunfähigkeit ihres gelähmten Armes. Die Patienten kommentieren die offensichtliche Bewegungslosigkeit der gelähmten Extremität häufig damit, dass „das Bein jetzt müde/der Arm faul" sei, oder behaupten, dass sie gerade „keine Lust" hätten, die Extremität zu bewegen.

Von einer *Asomatognosie* sprechen wir, wenn Patienten leugnen, dass die betroffene Extremität zu ihnen gehört. Solche Patienten versuchen manchmal auch, die gelähmte Extremität aus dem Bett zu schieben. Als *Somatoparaphrenie* wird ein Symptom bezeichnet, bei dem die Patienten die betroffene Extremität anderen Personen zuschreiben („Dies ist nicht mein Arm, er gehört dem Patienten nebenan"). Beide Phänomene treten jedoch nur selten bei Patienten mit Anosognosie für Hemiparese/-plegie auf und sind häufig von einer allgemeinen Desorientiertheit begleitet.

Die Vermutung, dass für das Auftreten einer Anosognosie für Hemiparese/-plegie der *Verlust der Sensibilität* – insbesondere der Tiefensensibilität und des Lagesinns – in dem betroffenen Körperteil von ausschlaggebender Bedeutung ist, wurde nicht bestätigt. Der überwiegende Teil der Studien beobachtete nur einen schwachen Zusammenhang zwischen dem Vorliegen einer Anosognosie der Hemiparese/-plegie und einer Sensibilitätsstörung der betroffenen Extremitäten (z. B. Cutting, 1978; Bisiach et al., 1986; Small u. Ellis, 1996). Die Mehrzahl der Patienten, die an einer halbseitigen Lähmung mit Sensibilitätsstörung leiden, haben keine Anosognosie für die Hemiparese/-plegie. Umgekehrt finden sich Patienten mit einer Anosognosie für Hemiparese/-plegie, die keine oder nur sehr gering ausgeprägte Sensibilitätsstörungen aufweisen. Ein Sensibilitätsverlust in dem betroffenen Körperteil scheint demnach keine hinreichende Bedingung für das Auftreten einer Anosognosie darzustellen.

Ähnlich wie für den Verlust der Sensibilität wurde vermutet, ob nicht möglicherweise ein gleichzeitig vorhandener *Neglect* das Nichterkennen einer linksseitigen Hemiparese/-plegie erklären könnte. Mehrere Studien haben jedoch gezeigt, dass das Auftreten einer Anosognosie zwar häufig mit einem Neglect assoziiert, jedoch nicht durch diesen bedingt ist (s. Abschnitt 19.1.1). Umstritten ist dagegen, ob Patienen mit Anosognosie häufiger als andere hirngeschädigte Patienten ohne Anosognosie Beeinträchtigungen kognitiver Funktionen, wie des Gedächtnisses oder der verbalen und nichtverbalen Intelligenz aufweisen (Levine et al., 1991; Small u. Ellis, 1996).

19.2.4 Exkurs: Experimentelle Anosognosie beim Wada-Test?

Vor neurochirurgischen Eingriffen haben Breier et al. (1995) Patienten mit dem Wada-Test untersucht. Nach Anästhesie der linken wie der rechten Seite wurden die Patienten gefragt, ob sie „irgendwo eine Lähmung bemerkt" hätten, nachdem sie das Medikament erhalten haben. Erstaunlicherweise waren 89 % der Patienten nach rechtsseitiger Anästhesie der Meinung, dass sie sicher *keine* Lähmung erfahren hätten, obwohl diese tatsächlich aber aufgetreten war. Dagegen führte die Anästhesie der linken Seite bei denselben Patienten nur in 49 % der Fälle zu einem Nichterkennen der Hemiparese. Es scheint also, als ob bei den Patienten durch die Anästhesie neben der Plegie kurzfristig auch eine Anosognosie für die Lähmung erzeugt worden wäre. Offen bleibt bei diesem Experiment jedoch, zu welchem Anteil möglicherweise auch Gedächtnisstörungen zu den Antworten der Probanden beigetragen haben.

> Typischerweise versichern Patienten mit Anosognosie, dass ihre Arme, Beine oder das Sehen normal funktionieren, obwohl dies offensichtlich nicht der Fall ist. Die Konfrontation mit Tatsachen, die den Patienten mit Anosognosie eindeutig beweisen, dass bei ihnen ein Defizit eingetreten ist, muss nicht zu einem Erkennen der Behinderung führen.

19.3 Diagnostik

Ob für ein eingetretenes Defizit eine Anosognosie besteht, fällt in der Regel bei der klinisch-neurologischen Routineuntersuchung nicht auf. Die Patienten klagen nicht darüber und der Untersuchungsgang bietet kaum Anlass, das Nichterkennen spontan zu entdecken. Um eine Anosognosie zu diagnostizieren, muss also gezielt danach gefragt werden. Dabei ermöglicht ein schrittweises Vorgehen (s. u.) gleichzeitig eine Quantifizierung der Schwere der Anosognosie.

Zur Dokumentation des Befundes wurde von Bisiach et al. (1986) eine 4-stufige Skala vorgeschlagen (Tab. 19.1). Punktwerte von 2 oder 3 zeigen eine Anosognosie an (Baier u. Karnath, 2005).

Beispiel: Untersuchung auf Anosognosie der Hemiparese/-plegie

- Der Untersucher beginnt damit, den Patienten zunächst sehr allgemein nach dem Grund für seinen jetzigen Krankenhausaufenthalt zu befragen: „Wie kam es dazu, dass sie ins Krankenhaus eingeliefert wurden?“; „Was genau ist geschehen?“; „Was denken Sie, ist der Grund dafür, dass man Sie hierher gebracht hat?“
- Berichtet der nach einem Schlaganfall z. B. hemiparetische Patient nicht spontan, dass er eingeliefert wurde, weil er z. B. plötzlich nicht mehr habe laufen können/umgefallen sei/ihm etwas aus der Hand gefallen sei, spricht der Untersucher die betroffene Funktion direkt an: „Kann es sein, dass irgendetwas mit ihrem linken/rechten Arm/Bein nicht in Ordnung ist?“; „Meinen Sie, dass ihr linker/recher Arm/Bein nicht mehr die Kraft hat, wie zu der Zeit, bevor Sie zu uns gebracht wurden?“; „Kann es sein, dass ihr linker/recher Arm/Bein gelähmt ist?“
- Verneint der Patient auch diese Fragen, demonstriert der Untersucher dem Kranken seine Behinderung – z. B. indem er ihn auffordert, beide Arme/Beine in die Luft zu heben; oder indem er beide Arme/Beine anhebt und den Patienten bittet, diese oben zu halten. Ein hemiparetischer Patient kann dies auf der betroffenen Seite nicht bzw. schlechter als auf der gesunden Seite. Anschließend fragt man den Patienten, ob er meint, die Aufforderung richtig ausgeführt zu haben.
- Erkennt ein Patient auch nach diesen Demonstrationen sein Defizit nicht, wiederholt der Untersucher diese noch einmal und kommentiert nun genau, was man dabei feststellen kann („Sehen Sie bitte hier zu ihrem Arm/Bein. Sehen Sie ihn/es? Gut. Immer wenn ich ihn/es nun hochhebe und Sie den Arm/das Bein oben halten sollen, fällt er/es sofort auf die Unterlage zurück. Sehen Sie das? Warum denken Sie ist das so? Hat ihr Arm/Bein keine Kraft mehr? Ist ihr Arm/Bein gelähmt?“). Patienten mit einer sehr stark ausgeprägten Anosognosie erkennen selbst nach diesen Demonstrationen ihre Störung nicht und verneinen die Fragen bzw. geben ausweichende Antworten; z. B. „Ich habe gerade keine Lust dazu, den Arm in die Luft zu heben“ oder „Ich bin heute viel zu müde für ihre Untersuchungen“.

Tabelle 19.1 Klinische Skala zur Untersuchung auf Anosognosie.

*Punktwert**	*Befund*
0	Die Störung wird spontan berichtet. *oder* Die Störung wird berichtet, nachdem in allgemeiner Form nach dem Grund für die Einlieferung ins Krankenhaus bzw. nach den aktuell bestehenden Beschwerden des Patienten gefragt wurde.
1	Die Störung wird erst nach einer Frage berichtet, die gezielt die betroffene Funktion anspricht
2	Die Störung wird erst erkannt, nachdem sie dem Patienten (z. B. während der neurologischen Untersuchung) demonstriert wurde.
3	kein Erkennen der Störung, auch nicht nach Demonstration

* Punktwerte von 2 oder 3 zeigen eine Anosognosie an (Baier u. Karnath, 2005).

19.4 Pathophysiologie

Zahlreiche Erklärungen der Anosognosie wurden vorgeschlagen, ohne dass es bislang befriedigend gelungen wäre, den zu Grunde liegenden Mechanismus zu identifizieren. Diskutiert wurden Störungen der Informationsaufnahme und -weiterleitung, Defizite der Selbstbeobachtung, Störungen neuronaler „Bewusstseins-Systeme“, Mechanismen der Selbst-Täuschung sowie psychodynamische Faktoren (s. u.). Eine ausführliche Darstellung und Diskussion der verschiedenen Hypothesen gibt Karnath (2003).

Erklärungsmodelle zur Anosognosie

1. Hypothesen gestörter Informationsaufnahme und -weiterleitung

Das Nichterkennen einer Beeinträchtigung wie Hemiparese/-plegie, Hemianopsie etc. beruht auf

- einem Verlust der Sensibilität in dem betroffenen Körperteil, zusammen mit dem Unvermögen, die Aufmerksamkeit auf diesen Körperteil zu richten (Babinski, 1918).
- einem Neglect, der verhindert, dass das Defizit der kontraläsionalen Körper- oder Gesichtsfeldhälfte entdeckt wird.
- einer Unterbrechung intra- und/oder interhemisphärischer Verbindungen.

2. Psychologisch-psychodynamische Theorien

Beim Auftreten von Anosognosie handelt es sich um

- eine umfassende mentale Schädigung mit Konfusion und intellektueller Beeinträchtigung (Redlich u. Dorsey, 1945; Nathanson et al., 1952).
- einen Abwehrmechanismus, der dazu dient, sich den veränderten Bedingungen durch eine persönlich „stimmige“ Interpretation der Symptomatik anzupassen (Weinstein u. Kahn, 1955).

- eine grundlegende Persönlichkeitseigenschaft im Sinne einer ausgeprägten Verweigerungshaltung bei Konfrontation mit der Realität (Guthrie u. Grossman, 1952).

3. Endeckungstheorie

Das entscheidende Moment für die Entstehung von Anosognosie ist ein Defizit der Selbstbeobachtung und der Selbstdiagnose. Eine neu aufgetretene Behinderung muss von den Betroffenen erst aktiv „entdeckt" werden (Levine, 1990).

4. Hypothesen gestörter neuronaler „Bewusstseins-Systeme"

- Jedes bewusste Erleben setzt die Aktivierung eines neuronalen Systems voraus – des Conscious Awareness System (CAS). Anosognosie wird durch eine Schädigung dieses Systems hervorgerufen (McGlynn u. Schacter, 1989).
- Anosognosie wird durch eine Störung eines neuronalen Netzwerkes hervorgerufen, dessen Aufgabe es ist, die visuelle Aussenwelt mental abzubilden (Bisiach u. Geminiani, 1991).
- Eine Lähmung kann nur erkannt werden, wenn der Betroffene versucht, die gelähmte Extremität zu bewegen. Erst dann kann ein Missverhältnis zwischen Ausführung und Erwartung der Bewegung entstehen, was für das Erkennen einer Lähmung entscheidend ist. Die Ursache der Anosognosie für Hemiparese/-plegie ist die fehlende Initiierung von Bewegungen mit der betroffenen Extremität (Heilman, 1991).

Es spricht einiges dafür, dass die Symptomatik eine neurologische Ursache hat und nicht die psychische Reaktion auf die eingetretene Behinderung darstellt. So bildet sich bei den meisten Patienten eine Anosognosie mit der akuten Phase der Symptomatik zurück, während die neurologische Behinderung weiter fortbesteht. Wenn grundlegende Persönlichkeitseigenschaften oder umfassende intellektuelle Beeinträchtigungen tatsächlich die entscheidenden Faktoren für die Ausbildung von Anosognosie wären, würde man einen sehr viel höheren Prozentsatz an Patienten erwarten, die auch noch nach mehreren Monaten ihre immer noch bestehende Behinderung nicht erkennen. Ebenfalls nur schwer mit psychologisch-psychodynamischen Theorien zu vereinbaren ist das deutlich häufigere Auftreten von Anosognosie für Hemiparese/-plegie nach Läsionen der rechten gegenüber der linken Hemisphäre (s. unten Abschnitt 19.5.3). Das Auftreten einer rechtsseitigen Lähmung nach linkshemisphärischer Schädigung ist für die Betroffenen sicherlich ebenso schwer zu ertragen wie eine linksseitige Lähmung nach rechtsseitiger Schädigung. Ein Nichterkennen sollte also links- wie rechtsseitige Lähmungen gleichermaßen betreffen. Dies ist jedoch nicht der Fall. Gegen eine psychologisch-psychodynamische und für eine neurologische Ursache der Symptomatik spricht ferner, dass die Anosognosie für Hemiparese/-plegie während der kalorischen Stimulation eines Vestibularorgans vorübergehend aufgehoben werden kann (Cappa et al., 1987; Bisiach et al., 1991; Rode et al., 1998; Vallar et al., 2003).

Zahlreiche Erklärungen der Anosognosie wurden vorgeschlagen, ohne dass es bislang befriedigend gelungen wäre, den zu Grunde liegenden Mechanismus zu identifizieren. Es spricht jedoch einiges dafür, dass die Symptomatik eine neurologische Ursache hat und nicht die psychische Reaktion auf eine plötzlich eingetretene Behinderung darstellt.

19.5 Anatomie

19.5.1 Anosognosie der kortikalen Blindheit

Bei einer Anosognosie für kortikale Blindheit finden sich typischerweise beidseits okzipital gelegene Läsionen, die zumeist durch eine *Embolie aus der A. basilaris* in beide Aa. cerebri posteriores verursacht sind. Bislang ist nicht systematisch untersucht, ob sich diese Schädigungsareale charakteristisch von denen unterscheiden, die man bei Patienten findet, die ebenfalls nach beidseitigen Läsionen des okzipitalen Kortex eine kortikale Blindheit, jedoch keine Anosognosie entwickeln.

Sehr selten wurde eine Anosognosie für kortikale Blindheit beschrieben nach: peripheren Schädigungen der Sehbahn, bilateraler Optikusatrophie, bilateraler traumatischer Optikusneuropathie sowie frontal gelegenen Hirntumoren.

Gerade bei letzteren Schädigungslokalisationen – wie aber auch ganz allgemein für das Phänomen der Anosognosie – wird diskutiert, ob für das Auftreten einer Anosognosie zusätzlich eine deutliche Störung des Intellekts, des Gedächtnisses und/oder der Aufmerksamkeit entscheidend ist.

19.5.2 Anosognosie der Hemianopsie

Celesia et al. (1997) untersuchten 32 hemianopische Patienten nach akuten Infarkten. Eine Anosognosie für die Hemianopsie fanden sie gleich häufig nach links- und nach rechtshemisphärischen Hirnschädigungen. Der Vergleich der Läsionslokalisationen von Hemianopsie-Patienten mit und ohne Anosognosie ergab keine für das Auftreten der Anosognosie charakteristische Läsionslokalisation. Wie bei Hemianopsie-Patienten ohne Anosognosie befanden sich die Läsionen vornehmlich im Bereich der hinteren Sehbahn und des primären visuellen Kortex. Insgesamt wies die Gruppe der Patienten mit Anosognosie der Hemianopsie jedoch größere Hirnläsionen als die Vergleichsgruppe auf.

19.5.3 Anosognosie der Hemiparese/-plegie

Anders als bei der Anosognosie für Hemianopsie wurde in mehreren Studien übereinstimmend beobachtet, dass die Anosognosie der Hemiparese/-plegie deutlich häufiger nach rechts- als nach linkshemisphärischen Schädigungen auftritt. Bei ca. 70 – 80 % der Patienten mit Anosognosie für Hemiparese/-plegie fanden sich *Insulte der rechten Hemisphäre* (Nathanson et al., 1952; Cutting, 1978; Ellis u. Small, 1997). Ein Überwiegen rechts- gegenüber linkshemisphärischen Läsionen war auch noch zu beobachten, wenn alle Patienten, die auf Grund einer Aphasie nicht sicher auf Anosognosie untersucht werden konnten, vorsorglich als „Anosognosie-Patienten" gezählt wurden (Starkstein et al., 1992).

Schädigungen, die zu einer Anosognosie für Hemiparese/-plegie führen, finden sich überwiegend im *Versorgungsbereich der A. cerebri media.* Der Vergleich der Läsionslokalisationen von hemiparetischen Patienten mit und ohne Anosognosie ergab, dass das Schädigungsareal bei den Patienten mit Anosognosie für Hemiparese/-plegie überzufällig häufig die *rechte posteriore Inselregion* betraf (Karnath et al., 2005).

Der insuläre Kortex integriert eine Vielzahl multimodaler, häufig bidirektionaler Verbindungen. Während der anteriore Teil der Insel ausgedehnte Projektionen zu limbischen, paralimbischen, olfaktorischen, gustatorischen und autonomen Strukturen besitzt, weist der hintere Anteil enge Verbindungen zu somatosensorischen, auditiven und motorischen Arealen auf. Die Befunde von Karnath et al. (2005) zeigen, dass die rechte posteriore Inselregion möglicherweise eine wichtige Funktion für das bewusste Wahrnehmen von Körperteilen und das Erkennen des (Funktions)Zustandes der kontralateralen Extremitäten hat. Hierzu passen PET-Befunde, die eine Beteiligung der rechten posterioren Insel zeigten, wenn gesunde Versuchspersonen zu beurteilen hatten, ob Bewegungen, die sie auf einen Spiegel projiziert sahen, von ihnen selbst oder von jemand anderem ausgeführt wurden (Farrer et al., 2003). Ferner wurde beobachtet, dass die Schädigung der posterioren Insel zu einem Fremdheitsgefühl gegenüber den linksseitigen Extremitäten und sogar zu einem Nichterkennen des eigenen Armes führen kann (Cereda et al., 2002). Zusammen könnten diese Befunde bedeuten, das die posteriore Insel ein wichtiger Teil des neuronalen Systems ist, das unser Bewusstsein für den eigenen Körper vermittelt.

Auch rein *subkortikal gelegene Schädigungen* können zu einer Anosognosie der Hemiparese führen. Hier fand sich am häufigsten eine einseitige Schädigung des *Thalamus* oder der *Basalganglien* (Bisiach et al., 1986; Starkstein et al., 1992; Ellis u. Small, 1997). Extrem selten wurden auch kleine, in der Pons gelegene Läsionen zusammen mit einer Anosognosie für Hemiparese berichtet (Bakchine et al., 1997; Evyapan u. Kumral, 1999). Die Untersuchung eines solchen Patienten mittels SPECT ergab, dass neben der Ponsläsion auch eine fronto-parietale Minderperfusion des Kortex bestand.

Die Anosognosie für Hemiparese/-plegie tritt typischerweise nach rechtsseitigen, im Versorgungsbereich der A. cerebri media gelegenen Insulten auf. Der Vergleich der Hirnläsionen von hemiparetischen Patienten mit und ohne Anosognosie für Hemiparese/-plegie hat ergeben, dass möglicherweise die Schädigung der posterioren Insel für das Auftreten der Anosognosie für Hemiparese/-plegie entscheidend ist.

19.6 Spontanverlauf, Prognose und Therapie

Bei den meisten Patienten bildet sich eine Anosognosie mit der akuten Phase der Erkrankung zurück. In der Regel können die Kranken nach wenigen Tagen bis mehreren Wochen ihre Defizite erkennen (Hier et al., 1983; Ellis u. Small, 1997; Maeshima et al., 1997), obwohl die neurologische Behinderung häufig weiter fortbesteht. Nur sehr selten wurde Anosognosie auch noch nach längeren Zeiträumen (z. B. nach einem Jahr) beobachtet (Cocchini et al., 2002; Venneri u. Shanks, 2004).

Auf Grund des allgemein günstigen Verlaufs der Symptomatik wurden Studien zur Therapie von Anosognosie nicht unternommen. Interessant ist die Beobachtung, dass eine bestehende Anosognosie für Hemiparese/-plegie während der kalorischen Stimulation eines Vestibularorgans vorübergehend aufgehoben werden kann (Cappa et al., 1987; Bisiach et al., 1991; Rode et al., 1998; Vallar et al., 2003). Eine systematische Therapie mit dem Ziel, hierdurch eine langfristige – d. h. über die Dauer der Stimulation hinaus anhaltende – Reduktion der Anosognosie zu bewirken, ist nicht unternommen worden.

Literatur

Alderich MS, Alessi AG, Beck RW, Gilman S. Cortical blindness: etiology, diagnosis and prognosis. Ann Neurol. 1986;21:149 – 158.

Babinski MJ. Anosognosie. Rev Neurol (Paris). 1918;31:365 – 367.

Baier B, Karnath H-O. Incidence and diagnosis of anosognosia for hemiparesis revisited. J Neurol Neurosurg Psychiatry. 2005;76:358 – 361.

Bakchine S, Crassard I, Seilhan D. Anosognosia for hemiplegia after a brainstem haematoma: a pathological case. J Neurol Neurosurg Psychiatry. 1997;63:686 – 687.

Bisiach E, Vallar G, Perani D, Papagno C, Berti A. Unawareness of disease following lesions of the right hemisphere: anosognosia for hemiplegia and anosognosia for hemianopia. Neuropsychologia. 1986;24: 471 – 482.

Bisiach E, Geminiani G. Anosognosia related to hemiplegia and hemianopia. In: Prigatano GP, Schacter DL, eds. Awareness of deficit after brain injury. New York: Oxford University Press; 1991:17 – 39.

Bisiach E, Rusconi ML, Vallar G. Remission of somatoparaphrenic delusion trough vestibular stimulation. Neuropsychologia. 1991;29: 1029 – 1031.

Breier JI, Adair JC, Gold M, Fennell EB, Gilmore RL, Heilman KM. Dissociation of anosognosia for hemiplegia and aphasia during left-hemisphere anesthesia. Neurology. 1995;45:65 – 67.

Cappa S, Sterzi R, Vallar G, Bisiach E. Remission of hemineglect and anosognosia during vestibular stimulation. Neuropsychologia. 1987; 25:775 – 782.

Celesia GG, Brigell MG, Vaphiades MS. Hemianopic anosognosia. Neurology. 1997;49:88 – 97.

Cereda C, Ghika J, Maeder P, Bogousslavsky J. Strokes restriced to the insular cortex. Neurology. 2002;59:1950 – 1955.

Cocchini G, Beschin N, Della Sala S. Chronic anosognosia: a case report and theoretical account. Neuropsychologia. 2002;40:2030 – 2038.

Cutting J. Study of anosognosia. J Neurol Neurosurg Psychiatry. 1978;41: 548 – 555.

Ellis S, Small M. Localization of lesion in denial of hemiplegia after acute stroke. Stroke. 1997;28:67 – 71.

Evyapan D, Kumral E. Pontine anosognosia for hemiplegia. Neurology. 1999;53:647 – 649.

Farrer C, Franck N, Georgieff N, Frith CD, Decety J, Jeannerod M. Modulating the experience of agency: a positron emission tomography study. Neuroimage. 2003;18:324 – 333.

Guthrie TC, Grossman EM. A study of the syndromes of denial. Arch Neurol Psychiatry. 1952; 68: 362 – 371.

Heilman KM. Anosognosia: possible neuropsychological mechanisms. In: Prigatano GP, Schacter DL, editors. Awareness of deficit after brain injury. New York: Oxford University Press; 1991:53 – 62.

Hier DB, Mondlock J, Caplan LR. Recovery of behavioral abnormalities after right hemisphere stroke. Neurology. 1983;33:345 – 350.

Karnath H-O. Anosognosie. In: Karnath H-O, Thier P, Hrsg. Neuropsychologie. Heidelberg: Springer-Verlag; 2003:601 – 613.

Karnath H-O, Baier B, Nägele T. Awareness of the functioning of one's own limbs mediated by the insular cortex? J Neurosci. 2005;25: 7134 – 7138.

Levine DN. Unawareness of visual and sensorimotor defects: a hypothesis. Brain Cogn. 1990;13:233 – 281.

Levine DN, Calvanio R, Rinn WE. The pathogenesis of anosognosia for hemiplegia. Neurology. 1991;41:1770 – 1781.

Maeshima S, Dohi N, Funahashi K, Nakai K, Itakura T, Komai N. Rehabilitation of patients with anosognosia for hemiplegia due to intracerebral haemorrhage. Brain Injury. 1997;11:691 – 697.

McGlynn SM, Schacter DL. Unawareness of deficits in neuropsychological syndromes. J Clin Exp Neuropsychol. 1989;11:143 – 205.

von Monakow A. Experimentelle und pathologisch-anatomische Untersuchungen über die Beziehungen der sogenannten Sehsphäre zu den infracorticalen Opticuscentren und zum N. opticus. Archiv für Psychiatrie. 1885;16:151 – 199.

Nathanson M, Berman PS, Gordon GG. Denial of illness. Its occurrence in one hundred consecutive cases of hemiplegia. Arch Neurol Psychiatry. 1952;68:380 – 387.

Redlich FC, Dorsey JF. Denial of blindness by patients with cerebral disease. Arch Neurol Psychiatry. 1945;53:407 – 417.

Rode G, Perenin MT, Honoré J, Boisson D. Improvement of the motor deficit of neglect patients through vestibular stimulation: evidence for a motor neglect component. Cortex. 1998;34:253 – 261.

Small M, Ellis S. Denial of hemiplegia: an investigation into the theories of causation. Eur Neurol. 1996;36:353 – 363.

Starkstein SE, Fedoroff JP, Price TR, Leiguarda R, Robinson RG. Anosognosia in patients with cerebrovascular lesions. A study of causative factors. Stroke. 1992;23:1446 – 1453.

Vallar G, Bottini G, Sterzi R. Anosognosia for left-sided motor and sensory deficits, motor neglect, and sensory hemiinattention: is there a relationship? Prog Brain Res. 2003;142:289 – 301.

Venneri A, Shanks MF. Belief and awareness: reflections on a case of persistent anosognosia. Neuropsychologia. 2004;42:230 – 238.

Weinstein EA, Kahn RL. Denial of Illness: Symbolic and Physiological Aspects. Springfield, Ill.: Charles C. Thomas; 1955.

20 Demenzen

J.B. Schulz, W. Hartje

20.1 Definition, Einführung

Die Demenz ist charakterisiert durch eine erworbene Beeinträchtigung des Gedächtnisses in Kombination mit dem Abbau weiterer Hirnleistungen und der daraus resultierenden Beeinträchtigung im Alltag. Im Gegensatz zum Delir sollten Bewusstsein und Wachheit nicht beeinträchtigt sein. Bei multiplen zerebralen Störungen ohne assoziierte Gedächtnisstörung handelt es sich nicht um eine Demenz.

Nach den ICD-10- und DSM-IV-Kriterien liegt eine Demenz vor bei *multiplen erworbenen kognitiven Einbußen* mit Abnahme des Gedächtnisses und zusätzlicher Abnahme mindestens einer weiteren kognitiven Fähigkeit (z.B. Denkvermögen, Planen, Exekutivfunktionen bzw. Aphasie, Apraxie oder Agnosie). Weiterhin können Störungen der Affektkontrolle, des Antriebs oder des Sozialverhaltens und Beeinträchtigungen im Alltagsleben auftreten. Zwischen normalem physiologischem Altern und einer klar abgrenzbaren Demenz hat sich das Konzept der *leichten kognitiven Störungen* etabliert. Diese Grauzone berücksichtigt die hohe individuelle Varianz neuropsychologischer Leistungen in der Bevölkerung, die insbesondere beim Altersabbau deutlich wird.

Die Demenzen lassen sich unterteilen in:

- primäre degenerative Demenzen,
- Demenzen als Teil anderer degenerativer Erkrankungen,
- vaskuläre Demenzen und progressive fokale kortikale Syndrome sowie
- Demenzen durch andere Ursachen.

Demenzerkrankungen zeichnen sich durch eine schleichende Abnahme kognitiver Fähigkeiten aus. Der Beginn ist meist nicht exakt mit einem Datum zu benennen. Die Definition eines Demenzsyndroms (Tab. 20.**1**) wurde am Modell der Alzheimer-Erkrankung entwickelt. Daher stehen die *Gedächtnisstörungen* (Kriterium A1) im Vordergrund. Durch die Forderung, dass auch *andere kognitive Leistungen* betroffen sein müssen (A2), wird die Demenz von einem reinen amnestischen Syndrom abgegrenzt. Um ein Delir und andere reversible Psychosyndrome als Ursache der Gedächtnisstörung auszuschließen, werden im Kriterium B das *Fehlen einer Bewusstseinseintrübung* und eine *intakte Umgebungswahrnehmung* und als Kriterium D eine *Dauer von mindestens sechs Monaten* gefordert. Zusätzlich sollte mindestens eine *psychiatrische, nichtkognitive Störung* aus den Bereichen Affekt, Antrieb oder Sozialverhalten nachweisbar sein (Kriterium C).

Als Schwellenwert wird die Beeinträchtigung der Alltagskompetenz beschrieben (leichte Beeinträchtigung). Im weiteren Verlauf der Erkrankung wird ein Ausmaß erreicht, das ein unabhängiges Leben gefährdet (mittlere Beeinträchtigung). Die Betroffenen sind nicht mehr in der Lage, sich an grundlegende Informationen zu erinnern, sind zu Zeit und Ort nicht orientiert, können Namen nicht memorieren und sich an Tätigkeiten oder Ereignisse aus jüngster Vergangenheit nicht erinnern. In diesem Stadium ist häufig eine dauerhafte Betreuung oder eine Heimeinweisung notwendig. Im weiteren Verlauf tritt eine schwere Beeinträchtigung kognitiver Funktionen ein. Das Speichern neuer Gedächtnisinhalte ist nicht mehr möglich, die Gedankengänge sind kaum mehr nachvollziehbar, es bestehen nur noch Fragmente von früher Gelerntem.

Die Gedächtnisstörungen betreffen zunächst neue Lerninhalte, später aber auch das Vergessen von früher Gewusstem. Weitere kognitive Fähigkeiten betreffen aphasische Symptome, Apraxie, Agnosie, räumlich-konstruktive Störungen, Neglect-Symptome, Störungen des Urteils- und Denkvermögens und Störungen der Exekutivfunktionen. Störungen von Affektkontrolle, Antrieb und Sozialverhalten (Wesensänderung) werden durch eine Beeinträchtigung von Takt und Umgangsformen, enthemmtes Verhalten und unpassende Scherze und möglicherweise auch durch verbale und tätliche Aggressionen manifest.

Im Gegensatz zu diesen kortikalen Demenzsymptomen wird der Begriff der *subkortikalen Demenz* verwendet, wenn – wie bei der progressiven supranukleären Paralyse und der Huntington-Krankheit – Patienten eine besondere *Verlangsamung* zusammen mit einer *Beeinträchtigung von Motivation und Aufmerksamkeit* zeigen. Die Symptome weisen auf größere Verluste beim Abruf von Gedächtnisleistungen als bei deren Einspeicherung hin; dies steht im Gegensatz zu den Symptomen der kortikalen Demenz.

Um eine Abnahme kognitiver Leistungsfähigkeit durch „normales Altern" von einer pathologischen Leistungsabnahme durch eine Demenz-Erkrankung abzugrenzen, wurden Symptomkonstellationen definiert, bei deren Vorhandensein man von einer Demenz ausgeht. Die Definition eines Demenzsyndroms nach der ICD-10 ist in Tab. 20.**1** wiedergegeben.

Die Krankheiten, die zu einer Demenz führen können, sind vielfältig (Tab. 20.**2**). Die häufigsten Krankheiten – die Alzheimer Demenz, die Demenz mit Lewy-Körpern, die fronto-temporale Degeneration, die Vaskuläre Demenz und die Demenz bei Hydrozephalus – machen ca. 95 % aller Demenzsyndrome mit neurologischer Ursache aus.

Tabelle 20.1 Definition der Demenz nach ICD-10: Eine Demenz liegt vor, wenn alle Kriterien (A1, A2, B, C, D) erfüllt sind.

Kriterium A	
Nachweis der beiden folgenden Bedingungen:	
A 1	Eine **Abnahme des Gedächtnisses**, die am deutlichsten beim Lernen neuer Informationen und in besonders schweren Fällen auch bei der Erinnerung früher erlernter Informationen auffällt. Die Beeinträchtigung betrifft verbales und nonverbales Material. Die Abnahme sollte objektiv durch eine Fremdanamnese verifiziert werden sowie möglichst durch eine neuropsychologische Untersuchung oder quantifizierte kognitive Verfahren. Der Schweregrad sollte folgendermaßen abgeschätzt werden: • *Leichte Beeinträchtigung*: Ein Grad des Gedächtnisverlustes, der die täglichen Aktivitäten zwar beeinträchtigt, aber nicht so schwerwiegend ist, dass ein unabhängiges Leben unmöglich wird. In der Hauptsache ist das Lernen neuen Materials betroffen. Die Betroffenen haben Schwierigkeiten bei der Aufnahme, dem Speichern und Wiedergeben von alltäglichen Dingen, z. B. soziale Verabredungen, kürzlich von Familienmitgliedern mitgeteilte Informationen, Erinnerung, wo etwas hingelegt wurde. • *Mittelgradige Beeinträchtigung*: Ein Ausmaß an Gedächtnisstörung, das eine ernste Behinderung für ein unabhängiges Leben darstellt. Nur gut gelerntes oder vertrautes Material wird behalten. Die Betroffenen sind nicht in der Lage, grundlegende Informationen darüber, wo sie leben, was sie vor kurzem getan haben oder die Namen vertrauter Personen zu erinnern. • *Schwere Beeinträchtigung*: Schwerer Gedächtnisverlust mit vollständiger Unfähigkeit, neue Informationen zu behalten. Nur Fragmente von früher Gelerntem bleiben übrig. Die Betroffenen erkennen nicht einmal mehr enge Verwandte.
A 2	Eine **Abnahme anderer kognitiver Fähigkeiten,** charakterisiert durch eine Verminderung der Urteilsfähigkeit und des Denkvermögens, wie z. B. der Fähigkeit zu planen und zu organisieren. Dieses sollte durch eine Fremdanamnese, durch neuropsychologische Untersuchung oder durch quantifizierte objektive Verfahren nachgewiesen werden. Der Schweregrad der intellektuellen Beeinträchtigung sollte folgendermaßen abgeschätzt werden: • *Leichte Beeinträchtigung*: Die Abnahme kognitiver Fähigkeiten beeinträchtigt die Leistungsfähigkeit im täglichen Leben, macht die Betroffenen aber nicht von anderen abhängig. Komplizierte tägliche Aufgaben oder Freizeitbeschäftigungen können nicht ausgeführt werden. • *Mittelgradige Beeinträchtigung*: Die Abnahme der kognitiven Fähigkeiten führt dazu, dass die Betroffenen nicht ohne Hilfe im täglichen Leben zurechtkommen. Die Tätigkeiten werden zunehmend eingeschränkt und kaum durchgehalten. • *Schwere Beeinträchtigung*: Der kognitive Abbau ist durch das Fehlen nachvollziehbarer Gedankengänge charakterisiert.
Der Gesamtschweregrad der Demenz wird bestimmt durch die jeweils schwerwiegendste Beeinträchtigung der Gedächtnisleistungen oder der anderen kognitiven Fähigkeiten.	
Kriterium B	
Um Kriterium A eindeutig nachweisen zu können, muss die Wahrnehmung der Umgebung ausreichend erhalten geblieben sein, d. h. eine Bewusstseinseintrübung darf nicht vorliegen. Bestehen delirante Episoden, sollte eine Demenz nicht diagnostiziert werden.	
Kriterium C	
Die Verminderung der Affektkontrolle, des Antriebs oder des Sozialverhaltens, manifestiert in mindestens einem der folgenden Merkmale: • Emotionale Labilität, Reizbarkeit • Apathie • Vergröberung des Sozialverhaltens	
Kriterium D	
Für eine sichere klinische Diagnostik sollte Kriterium A mindestens 6 Monate bestehen. Wenn der Verlauf seit dem manifesten Erkrankungsbeginn kürzer ist, kann die Diagnose nur vorübergehend gestellt werden.	

Tabelle 20.2 Mögliche Ursachen eines Demenzsyndroms (Auswahl).

Primäre degenerative Demenzen	• Alzheimer-Krankheit • Lewy-Körper-Demenz • Fronto-temporale Degeneration
Demenzen bei anderen neurodegenerativen Erkrankungen	• Progressive supranukleäre Paralyse • Kortiko-basale Degeneration • Demenz bei Motoneuronerkrankung • Demenz bei Parkinson-Syndromen • Demenz bei Spinozerebellären Ataxien • Demenz bei Huntington-Krankheit, DRPLA oder anderen Chorea-Syndromen • Adulte Zeroidlipofuszinose • Hallervorden-Spatz-Krankheit • Niemann-Pick-Krankheit Typ C
Intrakranielle Raumforderungen	• Chronisch-subdurales Hämatom • Hirnabszess • Hirntumoren
Zerebrovaskuläre Erkrankungen	• Multiple Infarkte • Subkortikale arteriosklerotische Enzephalopathien • CADASIL • Vaskulitiden • Amyloid-Angiopathien • Strategische Infarkte (z. B. Thalamus) • Defekte nach Blutung
Infektiös/entzündliche Erkrankungen	• Neurosyphilis • HIV-Infektion • Borreliose • Tuberkulöse Meningitis • Herpes-Enzephalitis • Morbus Whipple • Progressive multifokale Leukenzephalopathie • Sarkoidose • Multiple Sklerose
Paraneoplastisch	• Limbische Enzephalitis • Endokrin/Metabolisch/Toxisch • Hypothyreose • Enzephalopathie bei Hashimoto-Thyreoiditis • Hyperthyreose • Urämische Enzephalopathie • Hepatische Enzephalopathie • Hyperkalzämie • Zerebrale Hypoxie • Kohlenmonoxid-Intoxikation • Avitaminose, besonders Vitamin B12 • Alkoholmissbrauch • Chemikalien, z. B. Quecksilber
Verschiedenes	• Folgen eines Schädel-Hirn-Traumas • Normaldruck-Hydrozephalus • Prion-Krankheiten • Leukodystrophien • Mitochondriale Erkrankungen • Myotone Dystrophie

20.2 Diagnostik

Es gibt bis heute keinen biochemischen oder bildgebenden Test, der zweifelsfrei die Diagnose einer Demenz erlaubt. Die Feststellung einer Demenz ist eine *klinische Diagnose*. Sie ergibt sich aus:

1. der Symptomkonstellation (Tab. 20.**1**) und
2. dem Ausschluss einer der anderen genannten neurodegenerativen Erkrankungen und solcher Erkrankungen, die zur Demenz führen, aber potenziell reversibel sind (Tab. 20.**2**).

Als wichtige *Differenzialdiagnose* muss ein Zustand gestörter Bewusstseinslage mit beeinträchtigter Vigilanz, Aufmerksamkeit, Konzentration und Leistungsschwankungen als *delirantes Syndrom* von einer Demenz abgegrenzt werden. Kognitive Beeinträchtigungen im Alltag in Assoziation mit depressiver Verstimmung können auch eine *Pseudodemenz bei Depression* darstellen. Diese wird durch rascheren Beginn, fehlende Progression und Ansprechen auf antidepressive Therapie abgegrenzt.

Es gibt bis heute keinen biochemischen oder bildgebenden Test, der zweifelsfrei die Diagnose einer Demenz erlaubt. Die Feststellung einer Demenz ist eine klinische Diagnose. Sie ergibt sich aus der Symptomkonstellation, dem Ausschluss einer der anderen genannten neurodegenerativen Erkrankungen und solchen Erkrankungen, die zur Demenz führen, aber potenziell reversibel sind.

Die Untersuchungen zur Feststellung einer Demenz konzentrieren sich auf höhere Hirnleistungen, mit klinisch-neuropsychologischen und psychometrischen Verfahren. Ferner sind eingehende *Anamneseerhebung*, einschließlich Fremdanamnese, die *allgemeinmedizinische und neurologische Untersuchung* und der *psychopathologische Befund* wesentlich. *Labormethoden* spielen zur Feststellung des Demenzsyndroms keine Rolle, sind aber für differenzialdiagnostische Überlegungen von Bedeutung. Ebenso sollten zum Ausschluss reversibler Ursachen eines Demenzsyndroms Laboruntersuchungen zum Nachweis eines Vitamin-B12-Mangels und einer Schilddrüsendysfunktion durchgeführt werden. Bestehen bei einem Patienten Risikofaktoren für eine Syphilis, eine frühere Syphilisinfektion oder Aufenthalte in Regionen, in denen Syphilis häufig ist, ist eine Syphilisserologie gerechtfertigt. Metabolische Erkrankungen (Tab. 20.**2**) können selbst zu einer Demenz führen oder – häufiger – eine bestehende kognitive Beeinträchtigung verstärken. Zum Ausschluss struktureller Läsionen (wie z. B. Schlaganfall, Tumoren, Vaskuläre Malformationen, Hydrozephalus) oder von Entzündungsvorgängen sollte einmalig eine *Bildgebung* in Form einer Computer- oder Kernspintomographie durchgeführt werden.

20.2.1 Neuropsychologische Untersuchungstechniken

Da die Demenz durch das *Auftreten multipler kognitiver Defizite* definiert ist, muss die psychodiagnostische Untersuchung alle kognitiven Funktionsbereiche berücksichtigen. Neben der im Vordergrund stehenden Untersuchung auf Störungen der Gedächtnisfunktionen müssen auch die verschiedenen Leistungen der komplexeren Wahrnehmung und des Erkennens, des Denkens, Handelns, des Sprachverständnisses und des Sprachausdrucks, der Aufmerksamkeit und Konzentrationsfähigkeit sowie der Reaktionsfähigkeit geprüft werden. Um den Nachweis einer Funktionsstörung bzw. einer Abgrenzung gegen den Normalzustand führen zu können, ist dabei eine möglichst genaue, zuverlässige und normbezogene *Quantifizierung der Leistungsfähigkeit* unerlässlich; nur in besonderen Fällen – wenn z. B. die typischen qualitativen Störungszeichen einer Aphasie, einer Apraxie oder eines unilateralen Neglects zu beobachten sind – kann auch ohne differenziertere Quantifizierung ein pathologisches Funktionsdefizit diagnostiziert werden.

Diese Bedingungen werden nur von *standardisierten psychometrischen Tests* erfüllt. Eine Auswahl solcher Tests findet sich in Tab. 22.**1** (S. 239 f.; s. auch Hartje, 2004; Kutz et al., 2001). Bei der Diagnostik sollte insbesondere auf folgende Punkte geachtet werden:

- Die Untersuchung sollte sprach- und bildungsabhängige sowie weitgehend sprachfreie Tests umfassen.
- Bei der *Intelligenzprüfung* ist die Einbeziehung solcher Tests empfehlenswert, bei denen die Aufgaben eine produktive, sprachlich-expressive oder konstruktive Antwort verlangen, also nicht nur eine Lösungs-Auswahl.
- Bei der *Untersuchung des Neugedächtnisses* (Lern- und Merkfähigkeit) muss in jedem Fall auch der freie Gedächtnisabruf geprüft werden, möglichst auch nach einem durch andere Aktivitäten ausgefüllten Verzögerungsintervall. Die Prüfung der einfachen Merkspanne oder des bloßen Wiedererkennens zuvor eingeprägter Informationen genügt nicht, da diese Leistungen im Anfangsstadium einer Demenz oft noch erhalten sind.
- Bei der *Untersuchung der Reaktionsfähigkeit* sollten sowohl Tests mit geringem als auch mit höherem Komplexitätsgrad der Reiz-Reaktions-Bedingungen eingesetzt werden, da häufig erst die Diskrepanz zwischen einer intakten Leistung unter einfachen und einer reduzierten Leistung unter komplexeren Anforderungen ein Funktionsdefizit erkennen lässt.
- Bei *Aufmerksamkeitsprüfungen* ist insbesondere auf die Fähigkeit zur Flexibilität der Aufmerksamkeitsausrichtung, die Fähigkeit zur Aufmerksamkeitsteilung und die Fähigkeit zur Hemmung automatischer Reaktionstendenzen zu achten.

Aus der Vielzahl möglicher psychometrischer Untersuchungsverfahren erscheint unter den vorgenannten Gesichtspunkten z. B. eine Kombination folgender Tests sinnvoll (ohne dass hiermit eine Testbatterie für die Demenzdiagnostik suggeriert werden soll):

- Untertests „Allgemeines Wissen", „Gemeinsamkeitenfinden", „Bilderergänzen" und „Mosaik-Test" sowie evtl. „Rechnerisches Denken" und „Zahlennachsprechen" aus dem Wechsler-Intelligenztest (HAWIE-R),
- Untertest Nr. 5 („Wortanagramme") des Leistungs-Prüfsystems (LPS),
- Verbaler Lern- und Merkfähigkeitstest (VLMT),
- Diagnosticum für Cerebralschädigung (DCS),
- Aufmerksamkeits-Belastungs-Test (Test d2),
- Testbatterie zur Aufmerksamkeitsprüfung (TAP) mit den Untertests „Alertness", „Geteilte Aufmerksamkeit", „Reaktionswechsel" und „Inkompatibilität".

Bei Beobachtung besonderer Störungszeichen sollten weitere Tests ergänzend hinzugezogen werden.

Für die neuropsychologische Diagnose der Demenz wird häufig der Einsatz spezieller „Demenztests" empfohlen. Dies wird durch die Annahmen begründet, dass es sich (1) bei der Demenz um krankheits-spezifische Beeinträchtigungen der kognitiven Funktionen handelt, dass (2) die Patienten nicht in der Lage sind, standardisierte psychometrische Testuntersuchungen zu verkraften, dass (3) solche Tests auf Grund eines zu hohen Schwierigkeitsgrades nicht geeignet sind, um die bei dementen Patienten verbliebene Leistungsfähigkeit noch zu erfassen, und dass (4) der mit einer differenzierten psychometrischen Untersuchung verbundene Zeitaufwand nicht akzeptabel ist. Alle diese Annahmen treffen nicht zu. Demenztests, die diesen Annahmen gerecht werden, eignen sich wegen der geringen kognitiven Anforderungen nicht mehr zur Aufdeckung beginnender Demenzen und können wegen des eingeschränkten Spektrums der meist mit nur wenigen Einzelaufgaben durchgeführten Leistungsprüfung die qualitativ unterschiedlichen Ausprägungsmuster einer Demenz nicht zuverlässig erfassen. Das wesentliche diagnostische Ziel, nämlich die möglichst frühzeitige Feststellung demenzieller Beeinträchtigungen, wird dadurch verfehlt.

Wenn es allerdings nur darum geht, eine bereits deutlich ausgeprägte Demenz zu verifizieren, lässt sich dies auch mit *Demenztests* oder *Demenz-Screening-Tests* erreichen, wie:

- dem Mini-Mental-Status-Test (MMST),
- dem Syndrom-Kurz-Test (SKT),
- dem Test zur Früherkennung von Demenzen mit Depressionsabgrenzung (TFDD),
- den neuropsychologischen Tests des „Consortium to Establish a Registry for Alzheimer's Disease" (CERAD) und anderen.

Beschreibungen dieser und ähnlicher Tests finden sich z. B. bei Mielke und Kessler (1994) oder im Testkatalog der Testzentrale Göttingen; die meisten Demenztests sind über verschiedene Pharma-Firmen erhältlich. Je differenzierter die Konstruktion derartiger Demenztests ist, umso mehr ähneln die Tests der standardisierten allgemeinen psychometrischen Diagnostik.

20.3 Primäre degenerative Demenzen

20.3.1 Alzheimer-Demenz

Klinik

Tab. 20.3 fasst die *klinischen Kriterien* zur Diagnosestellung einer Alzheimer-Demenz zusammen. Entscheidend für die Diagnose einer Alzheimer-Demenz ist der Nachweis von Neurofibrillenbündeln und amyloidhaltigen Plaques. In der Praxis handelt es sich um eine Ausschlussdiagnose, die in etwa 80 % der Fälle mit dem neuropathologischen Befund übereinstimmt.

Die ersten Anzeichen einer Alzheimer-Demenz sind vieldeutig und schwer fassbar. Der genaue Beginn einer Erkrankung ist daher kaum festzulegen. Verdächtige Frühzeichen sind: Interessenverlust bzw. Verflachung der Interessen, Aufgeben von Hobbies, sozialer Rückzug, Schwierigkeiten bei beruflichen oder komplexeren Tätigkeiten, Depressivität, häufiges Verlegen und Suchen von Gegenständen, Unsicherheit bei Entscheidungen, Verfahren oder Verlaufen in fremder Umgebung. Eine sich entwickelnde *Vergesslichkeit* ist mit Abstand die häufigste Frühmanifes-

Tabelle 20.3 Klinische Kriterien der Alzheimer-Demenz.

Obligat: Demenzsyndrom	erfolgreicher Ausschluss einer sekundären Demenz, eines deliranten Syndroms, einer Bewusstseinsstörung, einer psychiatrischen Erkrankung wie Depression oder Schizophrenie
Unterstützend	• Beginn zwischen dem 40. und 90. Lebensjahr (meist nach dem 65. Lebensjahr) • schleichender Beginn und kontinuierliche Progression • keine frühen fokalen Symptome wie Hemiparese, Sensibilitätsstörung, Gesichtsfelddefekte, Koordinationsstörungen, Gangstörung oder Epilepsie (später aber möglich) • im Erkrankungsverlauf assoziierte Syndrome wie Depression, Schlafstörungen, Inkontinenz, Wahn, Halluzinationen, Gewichtsabnahme, Erregungszustände • positive Familienanamnese • progrediente Hirnatrophie in der Bildgebung • unauffällige Routine-Liquor- und EEG-Befunde

tation der Alzheimer-Demenz. Meist werden die Probleme beim Erinnern neuer Gedächtnisinhalte – z. B. neuer Namen – von den Patienten beklagt.

Diagnostik und Differenzialdiagnose

Da eine exakte Abgrenzung von normalem Altern und Entwicklung einer Alzheimer-Demenz häufig nicht eindeutig möglich ist, wurde in den letzten Jahren das Konzept der leichten kognitiven Störung (*mild cognitive impairment*) etabliert (Winblad et al., 2004; Burns u. Zaudig, 2002). Unzweifelhaft lassen die Leistungen in kognitiven Tests im höheren Alter nach. Dabei scheinen praktisch alle kognitiven Leistungen von diesem Alterseffekt betroffen zu sein. Die Frage, ob der *normale altersassoziierte kognitive Abbau* und der *Abbau bei Demenzerkrankungen* zwei verschiedene Prozesse sind oder ob es sich um einen einzigen Vorgang handelt, dessen stärkere Ausprägung als „Demenz" bezeichnet wird, wird bis heute kontrovers diskutiert (Drachmann, 1997; Dichgans u. Schulz, 1999). Es wird diskutiert, ob letztlich alle Menschen eine Demenz entwickeln würden, wenn sie nur lange genug lebten.

Wesentlicher Differenzierungsfaktor sind möglicherweise *Defizite in Gedächtnistests*. Während bei der Demenzentwicklung zuerst besonders stark das Gedächtnis selbst betroffen ist, ist beim normalen Altern die *Geschwindigkeit mentaler Abläufe* deutlich vermindert. Defizite in Gedächtnistests, speziell die gestörte Wiedergabe nach einer kurzen Ablenkung, haben eine große prognostische Bedeutung für die spätere Demenzentwicklung. In der Praxis ist die testpsychologische Abgrenzung zwischen einem normalen altersbedingten Nachlassen der Gedächtnisleistungen („age-associated memory impairment", „age-consistent memory impairment", „late-life forgetfulness" bzw. „gutartige Vergesslichkeit im höheren Lebensalter") und einem beginnenden demenziellen Abbau dennoch schwierig. Sie verlangt zusätzlich zum Vergleich mit Altersnormen, die für einige Tests verfügbar sind, auch die Berücksichtigung des Bildungsniveaus, welches die Mehrzahl der Testleistungen stärker bestimmt als das Lebensalter. Kombinierte Bildungs- und Altersnormen, die auch die relevanten höheren Altersstufen umfassen, sind bisher aber für keinen der sonst brauchbaren Tests vorhanden. Zuverlässige diagnostische „Grenzwerte" sind dementsprechend ebenfalls nicht verfügbar.

Die differenzialdiagnostische Fragestellung entsteht oft aus der Sorge der betroffenen Personen heraus, dass im Alltag selbst oder durch Angehörige beobachtete „Vergesslichkeiten" erste Anzeichen einer Demenz sein könnten. Diese Verunsicherung oder die Befürchtung einer Leistungsschwäche kann psychisch-reaktiv zu Leistungsproblemen in der Testuntersuchung führen. In solchen Fällen ist es ratsam, die Gedächtnisprüfung mit Parallelformen der Tests oder mit inhaltlich vergleichbaren Verfahren nach einem Intervall von einigen Tagen oder Wochen zu wiederholen.

Da das intellektuelle Ausgangsniveau von Patienten unterschiedlich ist und, wie dargelegt, die Abgrenzung altersabhängiger Veränderungen von dem Beginn einer Demenzerkrankung große Schwierigkeiten bereiten kann, sind zur *Frühdiagnose von Demenzkrankheiten* besonders *Verlaufsuntersuchungen* besser geeignet als eine sofortige Diagnose. Ein gravierender Abfall der Leistung in einem ersten kurzen Zeitraum wird zur Frühdiagnose einer Demenzerkrankung beitragen.

Der Leistungsabfall bei Patienten mit einer Alzheimer-Demenz beträgt ca. 3,5 Punkte im MMST pro Jahr (Burns et al., 1991). Dagegen wird bei Querschnittsuntersuchungen ein Alterseffekt auf Demenz-Scores mit 0,8 bis 1,6 Punkte pro 10 Jahre abgeschätzt (Crum et al., 1993; Helmchen u. Reischies, 1998; Eslinger et al., 2003).

Pathophysiologie und Anatomie

Die neuropathologischen Merkmale der Alzheimer-Krankheit sind *Neurofibrillen* und *Amyloid-Plaques*. Ihre Verteilung im Gehirn von Alzheimer-Patienten ist regionalspezifisch: Sie sind vornehmlich im Hippocampus, im entorhinalen Kortex und im Assoziationskortex des Neokortex lokalisiert. Sie führen zur neuronalen Dysfunktion, zu neuronalem Zelltod, Einbußen kognitiver Leistungen, Versagen des Gehirns und zum Tod. Neue Studien an transgenen Tieren zeigen, dass Amyloid-Plaques der Bildung von Neurofibrillen vorausgehen, diese induzieren und damit vermutlich *ursächlich* für die Alzheimer-Krankheit sind (Götz et al., 2001). Die präzisen, zur Entstehung von Fibrillen und Plaques führenden Mechanismen sind Gegenstand intensiver wissenschaftlicher Forschung.

Zu den Faktoren, die die Initiierung und die Modifikation der pathologischen Kaskade beeinflussen, zählen:

- genetische Polymorphismen,
- Mutationen, die zu autosomal-dominanter Alzheimer-Krankheit führen,
- oxidative Schäden,
- abnorme Tau-Phosphorylierung, die zur intrazellulären Ablagerung von Tau führen, und wahrscheinlich
- unbekannte Umweltfaktoren.

Die neuropathologischen Merkmale der Alzheimer-Krankheit sind Neurofibrillen und Amyloid-Plaques. Ihre Verteilung im Gehirn von Alzheimer-Patienten ist regional-spezifisch: Sie sind vornehmlich im Hippocampus, entorhinalen Kortex und im Assoziationskortex des Neokortex lokalisiert. Sie führen zur neuronalen Dysfunktion, zu neuronalem Zelltod, Einbußen kognitiver Leistungen, Versagen des Gehirns und zum Tod.

Amyloid-Plaques bestehen hauptsächlich aus dem so genannten Aβ-Peptid. Das Aβ-Peptid ist Bruchstück eines viel größeren Proteins, des *Amyloid Precursor Protein* (APP). Durch die proteolytische Spaltungen durch die β-Sekretase (BACE) und anschließend durch die γ-Sekretase wird APP so zerkleinert, dass schließlich β-Amyloid mit einer Länge von 40 (Aβ40) bzw. 42 Aminosäuren (Aβ42) entsteht (Abb. 20.1). Da Aβ42 weniger löslich ist als Aβ40, aggregiert

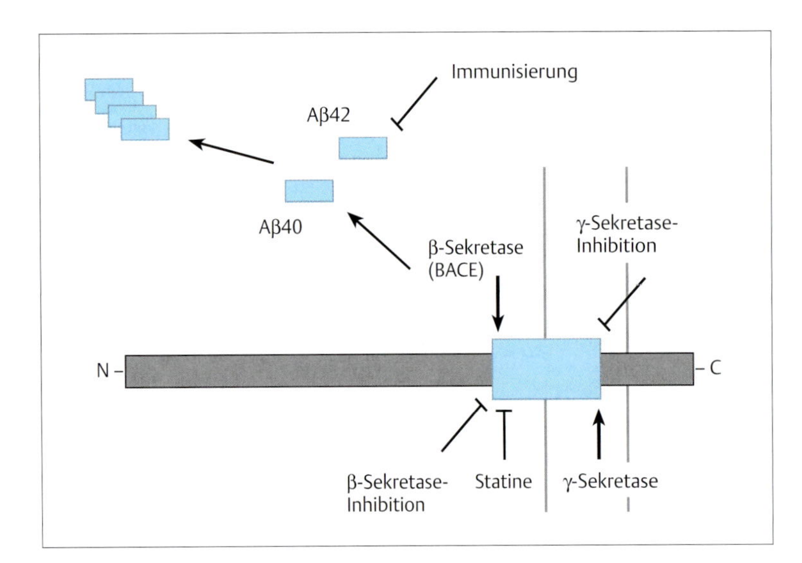

Abb. 20.1 Pathologische Prozessierung des Amyloidvorläuferproteins und potenzielle experimentelle Therapieoptionen zur Verringerung der Generierung von Aβ40 und Aβ42.

es leichter und trägt mehr als Aβ40 zur Bildung der Plaques bei. Kausale Therapien greifen direkt in diese Kaskade ein, um die Progredienz der Erkrankung zu verhindern. Diese Therapien befinden sich in einem experimentellen Stadium. Bis heute stehen nur symptomatische Behandlungen zur Verfügung, die die kognitiven Defizite verbessern, und Behandlungen, die in die Zelltodmechanismen eingreifen.

Therapie

Symptomatische Therapien zur kognitiven Leistungssteigerung

Bis heute sind vier Azetylcholinesterase-Inhibitoren zur symptomatischen Behandlung der Alzheimer-Krankheit mit leichter bis mittelschwerer Demenz (MMST 12–26) zugelassen: Tacrin, Donepezil, Rivastigmin und Galantamin (Clark u. Karlawish, 2003; Trinh et al., 2003). Alle vier Medikamente führen bei ca. 30–40% der Patienten zu einer moderaten Besserung der kognitiven Einschränkungen.

- *Tacrin* kann wegen seiner größeren Nebenwirkungen, insbesondere einer Lebertoxizität, heute nicht mehr empfohlen werden.
- *Donepezil* zeichnet sich durch eine sehr niedrige Inzidenz von Übelkeit und Diarrhoe selbst in der höheren Dosierung (10 mg) aus. Ferner muss es nur einmal am Tag verabreicht werden.
- Die bisherigen Studien lassen vermuten, dass die Häufigkeit für Übelkeit und Diarrhoe bei *Rivastigmin* und *Galantamin* höher als bei Donepezil ist, insbesondere bei höheren Dosierungen. Beide müssen zweimal am Tag verabreicht werden. Neben seiner Wirkung als Azetylcholinesterase-Inhibitor führt Galantamin zusätzlich zu einer allosterischen Änderung des nikotinischen Azetylcholin-Rezeptors. Da es keinen direkten Vergleich von Galantamin mit den anderen Azetylcholinesterase-Inhibitoren in Studien gibt, bleibt die Relevanz dieser Eigenschaft für die Beeinflussung klinischer Symptome unklar.

Die Effektivität der Azetylcholinesterase-Inhibitoren als Anti-Demenz-Medikamente wurde auf Grund von Verbesserungen bei standardisierter Messung der Kognition (*Alzheimer's Disease Assessment Scale – Cognitive Subscale* [ADAS-cog]) und des klinischen Gesamteindrucks (*Clinicians Global Impression of Change Scale* [CGIC]) beurteilt. Daten aus Langzeitanwendungen legen nahe, dass Patienten, die die Einnahme der Medikamente unterbrechen und später die Behandlung fortsetzen, nicht mehr das Ausgangsniveau erreichen. Die Interpretation, dass dies auf mögliche, leichte protektive Effekte zurückzuführen ist, bedarf der Überprüfung in größeren Studien. Obwohl die symptomatischen Effekte gering sind, wird die Verordnung von Azetylcholinesterase-Inhibitoren durch die *Deutsche Gesellschaft für Neurologie* (Leitlinien) und die *American Academy of Neurology* als Standard empfohlen.

Obwohl die symptomatischen Effekte gering sind, wird die Verordnung von Azetylcholinesterase-Inhibitoren durch die *Deutsche Gesellschaft für Neurologie* (Leitlinien) und die *American Academy of Neurology* als Standard empfohlen.

NMDA-Rezeptor-Antagonisten

Überstimulation des NMDA-Rezeptors mit Glutamat führt zur Exzitotoxizität und wird als ein wesentlicher *Zelltodmechanismus* bei neurodegenerativen Erkrankungen diskutiert. *Memantine* ist ein kompetitiver NMDA-Rezeptor-Antagonist. Die Substanz bindet an und blockiert den Rezeptor nur nach seiner Öffnung bzw. Aktivierung. Daher kommt es bei den verwendeten Dosen nicht zu den typischen NMDA-abhängigen Nebenwirkungen, wie z. B. Halluzinationen. Nachdem in mehreren offenen Studien bei Patienten mit Alzheimer und vaskulärer Demenz über positive Therapieerfolge berichtet wurde, belegt eine kürzlich publizierte, randomisiert und doppel-blind durchgeführte Studie, dass die Behandlung von Alzheimer-Patienten mit mittelschwerer bis schwerer Demenz mit 20 mg Memantine über 28 Wochen zu einer signifikanten Verlangsamung der Erkrankungsprogression führt (Reisberg et al., 2003). Das Medikament wurde bereits 2002 in Europa für die Behandlung von Demenzen zugelassen. Memantine verstärkt die Effekte einer Therapie mit Azetylcholinesterase-Inhibitoren, so dass die Kombination beider Medikamente wegen ihrer additiven Effekte besonders sinnvoll erscheint (Tariot et al., 2004).

Nachdem in mehreren offenen Studien bei Patienten mit Alzheimer und vaskulärer Demenz über positive Therapieerfolge berichtet wurde, belegt eine kürzlich publizierte Studie, dass die Behandlung von Alzheimer-Patienten mit mittelschwerer bis schwerer Demenz mit Memantine zu einer signifikanten Verlangsamung der Erkrankungsprogression führte.

Anti-Oxidanzien

Bisher zeigte eine Studie mit hoher Dosierung von *Vitamin E* (2000 IU/Tag) positive Effekte bezüglich der primären Endpunkte Tod, Institutionalisierung und Verlust von 2 aus 3 Alltagsaktivitäten (Essen, Anziehen, Kontinenz) (Sano et al., 1997). Diese Studie ist aber methodisch umstritten; sie demonstrierte erst nach „Normalisierung der Daten“ Effekte und zeigte mehr Nebenwirkungen (Stürze) in der Vitamin-E-Gruppe als in der Plazebo-behandelten Kontrollgruppe. Die Bedeutung dieser Beobachtung ist unklar. Im Gegensatz zur Deutschen Gesellschaft für Neurologie empfiehlt die *American Academy of Neurology* dennoch die Behandlung der Alzheimer-Patienten mit 2 × 1000 IU Vitamin E/Tag. Die Gabe von 2000 IU Vitamin E pro Tag hat keinen Einfluss auf die Konvertierungsrate von Patienten mit *mild cognitive impairment* zur Alzheimer Krankheit, die in dieser Studie 16 % pro Jahr betrug (Petersen et al., 2005)

Auch *Ginkgo biloba* soll neuroprotektiv und antioxidativ wirken (Luo et al., 2002; Zhou u. Zhu, 2000). In mehreren offenen und zwei größeren, plazebokontrollierten Studien wurden Verbesserungen der Kognition bzw. eine Verlangsamung der Progression beobachtet (Le Bars et al., 1997; Oken et al., 1998). Für eine optimale Therapie scheint eine ausreichend hohe Dosierung mit mindestens 120 mg Ginkgo-biloba-Extrakt pro Tag notwendig zu sein. Bei Patienten mit erhöhter Blutungsneigung darf Ginkgo nur mit besonderer Vorsicht angewendet werden.

Anti-Inflammation und Östrogene

Die Anwendung antiinflammatorischer Medikamente hat bisher zu enttäuschenden Studienergebnissen geführt. Insbesondere verliefen Studien mit niedrig dosiertem *Prednisolon*, mit *Indomethacin* und neueren *Zyklooxygenase-2-Inhibitoren* negativ; obwohl die Inzidenz der Alzheimer-Krankheit bei Patienten, die aus anderer Ursache eine antiinflammatorische Therapie erhalten, signifikant niedriger ist.

Ähnlich sind die Befunde zur Anwendung von *Östrogen*. Obwohl Frauen, die eine postmenopausale Substitutionstherapie mit Östrogen erhalten, ein reduziertes Risiko für die Entwicklung einer Alzheimer-Demenz haben, führte die Östrogen-Behandlung bei Frauen mit Alzheimer-Demenz in 3 multizentrischen, randomisierten, plazebokontrollierten Studien zu keiner Besserung. Daher gibt es derzeit keine Evidenz, eine Behandlung mit antiinflammatorischen Substanzen oder Östrogenen zu empfehlen.

Experimentelle (zukünftige) Therapien

Wie in Abb. 20.1 (S. 222) gezeigt, gibt es folgende Ansatzpunkte für eine kausale Therapie, die in die Generierung der β-Amyloide eingreift:

1. Hemmung der γ-Sekretase,
2. Hemmung der β-Sekretase,
3. Immunisierung und
4. Behandlung mit Statinen.

Hemmung der γ-Sekretase. Mehrer γ-Sekretase-Inhibitoren wurden identifiziert und zumindest ein Inhibitor ist bereits in einer klinischen Studie in Anwendung. Allerdings werden toxische Konsequenzen bei Hemmung der γ-Sekretase befürchtet: Die γ-Sekretase ist essenziell für den Notch-Signaltransduktionsweg, für die Prozessierung des Rezeptors des Epidermalen Wachstumsfaktors (ErbB4) und möglicherweise weiterer Substrate.

Hemmung der β-Sekretase. Die β-Sekretase ist vermutlich ein besseres therapeutisches Behandlungsziel als die γ-Sekretase. Mäuse mit einer Defizienz der β-Sekretase produzieren kein β-Amyloid und zeigen keine offensichtlichen Auffälligkeiten. Die Entwicklung selektiver *β-Sekretase-Inhibitoren* hat sich bisher aber als schwierig erwiesen. Die zwischenzeitliche Aufklärung der Kristallstruktur sollte die Entwicklung solcher Inhibitoren zukünftig erleichtern. Die Bindungsstelle ist allerdings sehr groß, so dass bezweifelt wird, ob sich kleine inhibitorische Peptide finden lassen, die die Blut-Gehirn-Schranke überwinden. Ferner ist nicht auszuschließen, dass solche Inhibitoren toxische Eigenschaften haben, andere Proteasen unspezifisch hemmen und dass es neben APP weitere wichtige Substrate für die β-Sekretasen gibt, die dann ebenfalls in ihrer Prozessierung gehemmt würden.

Immunisierung gegen Aβ. Die Immunisierung gegen Aβ ist eine der vielversprechendsten Therapien. Sowohl die aktive Immunisierung als auch die passive Immunisierung mit direkter Gabe von Anti-Aβ-Antikörpern führte in mehreren Mausmodellen zu einer Verringerung der Amyloid-Plaques und zu einer Besserung kognitiver Funktionen. Obwohl eine Phase-I-Studie mit Aβ42-Immunisierung von Menschen gut toleriert wurde, musste eine erste Phase-II-Studie wegen meningoenzephalitischer Nebenwirkungen bei ca. 10 % der Patienten abgebrochen werden (Orgogozo et al., 2003). Im Gehirn einer 1 Jahr nach Beginn der Meningoenzephalitis verstorbenen Patientin wurde pathologisch eine Meningoenzephalitis mit T-Lymphozyten-Infiltration und eine Infiltration der weißen Substanz mit Makrophagen diagnostiziert. Die kortikalen Areale zeigten trotz Neurofibrillen-Nachweis und einer Amyloid-Angiopathie eine sehr geringe Dichte von Amyloid-Plaques und Mikroglia, in der sich β-Amyloid nachweisen ließ (Nicoll et al., 2003). Trotz der nicht zu tolerierenden Nebenwirkung einer Meningoenzephalitis scheint bezüglich der Amyloid-Plaques ein Behandlungserfolg beobachtbar, wie er dem Behandlungserfolg der Immunisierung bei transgenen Mäusen entspricht. In einer ersten Analyse zeigte die Subgruppe der in Zürich behandelten Patienten, die nach der passiven Immunisierung tatsächlich Antikörper entwickelten, einen deutlichen Vorteil in kognitiven Tests gegenüber den Patienten, die keine suffizienten Antikörpertiter zeigten (Hock et al., 2003). Auf Grund dieser Befunde scheint die Immunisierung eine verheißungsvolle Therapie – allerdings müssen neue Immunisierungswege beschritten und vor erneuter Anwendung beim Menschen sorgfältig abgewogen werden.

Cholesterinsenkende Therapie. Die Aβ-Produktion ist cholesterinabhängig (Simons et al., 1998). Durch die Verringerung des Cholesterins in Nervenzellen wird die Aβ-Freisetzung fast vollständig inhibiert. Dabei wird sowohl die Gesamtmenge des Aβ als auch das verlängerte Aß (Aβ42) gleichermaßen reduziert. Durch Rückführung von Cholesterin ist dieser Effekt wieder reversibel. Die Inhibition der Aβ-Freisetzung beruht auf einer Blockierung der β-Sekretase (Abb. 20.**2**; Simons et al., 2001). Da die γ-Sekretase erst nach der β-Sekretase-Spaltung tätig wird, wird diese indirekt inhibiert. Im Tiermodell führt die Behandlung mit dem Cholesterinsynthese-Hemmer Simvastatin zu einem drastischen Abfall der Aβ40- und Aβ42-Konzentration im Liquor und im Gehirngewebe. Durch Absetzen des Medikaments kam es zu einem Wiederanstieg der Aβ-Konzentration fast auf Normalwerte.

Wir haben eine randomisierte, doppelblinde, und plazebokontrollierte Studie an Alzheimer-Patienten durchgeführt (Simons et al., 2002). Die Behandlung von normocholesterinämischen Alzheimer-Patienten führte zu einem signifikanten Abfall von Aβ im Liquor. Diese Ergebnisse dienten als Grundlage für die Planung einer internationalen, multizentrischen Studie, in der die Wirksamkeit eines Cholesterinsynthese-Hemmers – in diesem Fall Atorvastatin – auf die kognitiven Funktionen bei Alzheimer-Patienten getestet werden soll.

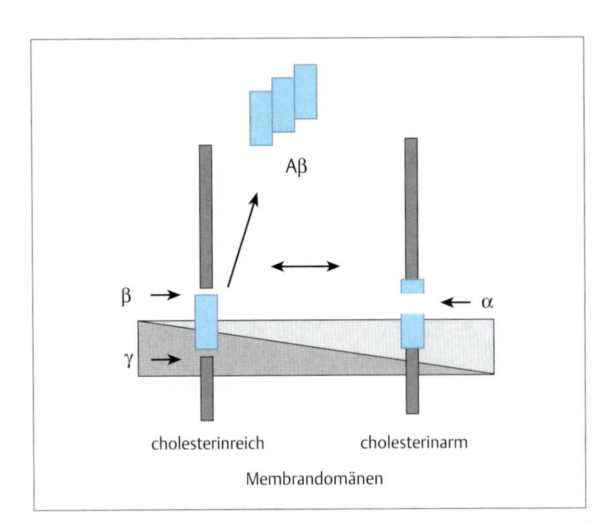

Abb. 20.**2** Einfluss des Membrancholesteringehalts auf die Prozessierung des Amyloidvorläuferproteins.

Die These, dass eine Inhibition der Cholesterin-Synthese zu einer verminderten Freisetzung von Aβ führt, wird durch zwei retrospektive klinische Studien gestützt, in denen das Risiko, eine Alzheimer-Krankheit zu entwickeln, in Patientengruppen, die mit HMG-CoA-Reduktase-Inhibitoren behandelt worden waren, um 70 % reduziert war (Wolozin et al., 2000; Jick et al., 2000).

20.3.2 Demenz mit Lewy-Körpern

Die Demenz mit Lewy-Körpern ist eine erst in jüngerer Zeit von Japanern entdeckte Demenzform (Kosaka et al., 1984), die aber mit einer Prävalenz von 10–30 % unter den spät auftretenden primären Demenzformen vermutlich die *zweithäufigste Demenzform* nach der Alzheimer-Demenz ist. Während die pathologische Abgrenzung mit dem Nachweis diffuser Lewy-Körper in den kortikalen Arealen meist ohne Probleme gelingt, bereitet die klinische Abgrenzung zur Alzheimer-Demenz und zur Parkinson-Erkrankung häufig Schwierigkeiten.

Klinik und Diagnostik

Die Demenz mit Lewy-Körpern zeichnet sich klinisch durch eine *progressive Verschlechterung kognitiver Funktionen* aus, die sich in einer Beeinträchtigung der normalen sozialen und Alltagsfunktionen widerspiegelt. Eine prominente oder persistierende Beeinträchtigung der kognitiven Funktionen muss nicht unbedingt bereits in frühen Krankheitsstadien im Vordergrund stehen, wird aber im weiteren Erkrankungsverlauf manifest. Testpsychologisch werden besonders *Einbußen der Aufmerksamkeit* und *Einbußen fronto-subkortikaler und visuell-räumlicher Fähigkeiten* prominent. Tab. 20.**4** gibt die Konsensuskriterien wieder, die zur klinischen Diagnose einer Demenz vom Lewy-Körper-Typ herangezogen werden.

> Die Demenz mit Lewy-Körpern ist eine Demenzform, die mit einer Prävalenz von 10–30 % der spätauftretenden primären Demenzformen vermutlich die zweithäufigste Demenzform nach der Alzheimer-Demenz ist.

Therapie

In einer randomisierten, doppelblinden Studie wurden gute therapeutische Effekte von *Rivastigmin*, einem zur Behandlung der Alzheimer-Demenz zugelassenen, reversiblen Azetylcholinesterase-Inhibitor, bei einer Maximal-

Tabelle 20.4 Konsensuskriterien für die klinische Diagnose einer wahrscheinlichen oder möglichen Demenz vom Lewy-Körper-Typ (McKeith et al., 1996).

Kernkriterien *	• Fluktuationen kognitiver Fähigkeiten und des Bewusstseins • visuelle Halluzinationen • Akinetisch-rigides Parkinsonsyndrom
Stützende Befunde	• wiederholte Stürze • Synkopen • transienter Bewusstseinsverlust, paradoxe Reaktion auf Neuroleptika • Halluzinationen • REM-Schlafstörungen • Depressionen

* 2 Kriterien müssen für die Diagnose einer wahrscheinlichen, 1 Kriterium für die Diagnose einer möglichen Demenz vom Lewy-Körper-Typ erfüllt sein

dosis von 12 mg/Tag berichtet. Unter der Behandlung besserten sich die Symptome „Wahnvorstellungen“, „Halluzinationen“, „Apathie“ und „Depression“ signifikant. Parkinson-Symptome zeigten entgegen der Befürchtung keine Verschlechterung (McKeith et al., 2000).

20.3.3 Fronto-temporale Degeneration

Die fronto-temporalen Lobärdegenerationen sind nach der Alzheimer-Krankheit und der Demenz mit Lewy-Körpern die *dritthäufigste kortikale Demenz.* Die klinische Heterogenität der fronto-temporalen Demenz ist auf die unterschiedliche Lokalisation der neurodegenerativen Veränderungen zurückzuführen (fronto-temporal, frontal oder temporal, asymmetrisch). Erstmals erkannte Arnold Pick den Zusammenhang zwischen einer vorwiegend frontalen oder linkstemporalen Hirnatrophie und einer Frontalhirn-Symptomatik und Formen einer schwer ausgeprägten Aphasie bei degenerativen Hirnerkrankungen. Alois Alzheimer beschrieb später die mikroskopischen Veränderungen argyrophiler Inklusionen (*Pick bodies*) und geschwollener Zellen (*Pick-Zellen*). In den letzten Jahren wurde die Pick-Erkrankung in den größeren Formenkreis der fronto-temporalen Degenerationen mit aufgenommen.

Klinik und Diagnostik

Die Klassifikation und Diagnose der fronto-temporalen Degenerationen verwendet die modifizierten *Lund-Manchester-Kriterien* (Tab. 20.5; Neary et al., 1998). Veränderung von Persönlichkeit und sozialem Verhalten sind die wesentlichen und frühen krankheitsbestimmenden Symptome. Instrumentelle Funktionen wie Wahrnehmung, räumliche und praktische Fähigkeiten sowie Erinnerungsvermögen sind intakt bzw. vergleichsweise gut erhalten.

Als besondere Verlaufsformen lassen sich eine *progressive nicht-flüssige Aphasie* bzw. eine *semantische Aphasie* mit assoziierter Agnosie abgrenzen. Wenn Zeichen einer fronto-temporalen Degeneration früh mit Faszikulationen, Muskelatrophie, Dysarthrie und Dysphorie auftreten, weist dies auf eine *Demenz bei Motoneuronerkrankung* hin. Dabei können die Zeichen eines Demenzsyndroms den weiteren neurologischen Störungen vorausgehen. Diese Form der Demenz tritt in ca. 5 – 10 % der Patienten mit einer Motoneuronerkrankung auf.

Eine weitere Sonderform ist die *fronto-temporale Demenz mit Parkinsonismus und Genmutation auf Chromosom 17* (FTDT-17). Dabei handelt es sich um Mutationen im Tau-Gen. Generell ist das familiäre Vorkommen einer fronto-temporalen Degeneration häufiger als bei Alzheimer-Krankheit. Da Mutationen im Tau-Gen insgesamt nur selten gefunden werden, richtet sich das Interesse auf neue Genorte.

20.4 Demenzen bei anderen degenerativen Erkrankungen

Demenz ist ein Symptom bei zahlreichen anderen neurodegenerativen Erkrankungen (Tab. 20.2 S. 218), die hier nicht im Einzelnen abgehandelt werden. Auf die Demenz bei einer Motoneuronerkrankung im Sinne einer frontotemporalen Degeneration wurde bereits hingewiesen. Demenzen treten als Begleitsymptom insbesondere auf bei:

- degenerativen Basalganglienerkrankungen, namentlich der Parkinson-Krankheit,
- der progressiven supranukleären Paralyse,
- der kortiko-basalen Degeneration und
- der Huntington-Erkrankung.

20.4.1 Idiopathisches Parkinsonsyndrom

Das Risiko, beim idiopathischen Parkinsonsyndrom zusätzlich eine Demenz zu entwickeln, ist um den Faktor 2 – 4 höher als in der normalen Bevölkerung; und der Anteil an dementen Personen unter Parkinson-Patienten beträgt 15 – 60 %.

Ein wesentlicher Teil der kognitiven Störungen werden subkortikalen Mechanismen zugeschrieben. Sie betreffen:

- Wortflüssigkeit und Sprache,
- kognitive Umstellfähigkeit und Problemlösung,
- Lösung simultaner Aufgaben,
- Gedächtnisfunktionen,
- visuell-räumliche Informationsverarbeitung,
- Aufmerksamkeit und
- Denk- sowie Entscheidungsgeschwindigkeit und
- Reaktionszeiten.

Tabelle 20.5 Diagnostische Kriterien der fronto-temporalen Demenz (Neary et al., 1998).

I. Kernsymptome	
a. schleichender Beginn und langsame Progression	
b. frühe Einschränkungen der sozialen Kontaktfähigkeit	
c. frühe Auffälligkeiten des Sozialverhaltens	
d. frühe emotionale Abstumpfung	
e. früher Verlust der Krankheitseinsicht, Selbstkontrolle und Urteilsfähigkeit	
II. Unterstützende diagnostische Charakteristika	
A. Verhaltens-auffälligkeiten	• Verlust der persönlichen Hygiene • mentale Rigidität • Ablenkbarkeit und Impulsivität • Hyperoralität (verändertes Essverhalten, Bulimie, exzessives Rauchen und Alkoholismus) • stereotypes, perseverierendes Verhalten • Utilisationsverhalten (ungebremste, automatische Benutzung von erreichbaren Gegenständen
B. Sprache und Sprechen	• verändertes Sprechverhalten: (a) zunehmender Rückgang der sprachlichen Äußerungen, (b) gepresstes Sprechen • stereotype Phrasen, Palilalie, Echolalie, später Mutismus und Amimie, (PEMA-Syndrom)
C. Somatische Befunde	• frühes Auftreten von Primitivreflexen • Inkontinenz • Akinesie, Rigidität und Tremor • niedriger und labiler Blutdruck
D. Untersuchungs-befunde	• neuro-testpsychologisch: schlechte Ergebnisse in „Frontallappentests" ohne entsprechende Hinweise auf eine schwere Amnesie, Aphasie oder auf visuell-räumliche Störungen • normales Routine-EEG trotz manifester Demenz • strukturell bildgebende Verfahren: Hinweise auf eine vorwiegend frontale und/oder anterio-temporale Atrophie

Durch die häufig beobachteten Schwankungen der Wachheit, der Aufmerksamkeit und Hirnleistung sowie motorische Beeinträchtigungen, intermittierende medikamenteninduzierte psychotische Episoden und depressive Symptome lässt sich der Zeitpunkt des Beginn einer Demenz bzw. ihres tatsächlichen Vorhandenseins oft nur schwer verifizieren.

Die Abgrenzung einer Demenz bei idiopathischem Parkinsonsyndrom von einer Demenz mit Lewy-Körpern kann schwierig sein und ist klinisch zum Teil nur durch operationalisierte Kriterien möglich. Da beiden Erkrankungen neuropathologische Veränderungen mit Lewy-Körpern zu Grunde liegen und möglicherweise nur das quantitative Ausmaß der kortikalen Beteiligung über die klinische Krankheitsausprägung entscheidet, handelt es sich möglicherweise um das klinische Spektrum ein und derselben Erkrankung. Operationalisierte Kriterien schlagen vor, dass bei der Diagnose einer Demenz mit Lewy-Körpern die Demenz den motorischen Symptomen entweder vorausgegangen ist oder innerhalb eines Jahres nach Auftreten der ersten motorischen Symptome manifest werden muss.

Ähnlich wie bei der Demenz mit Lewy-Körpern (McKeith et al., 2000) wurden kürzlich auch für die mit dem idiopathischen Parkinsonsyndrom assoziierte Demenz eine Wirksamkeit der *Therapie mit Azetylcholinesterase-Inhibitoren* beobachtet. Die befürchtete Verschlechterung der motorischen Symptome trat nicht auf (Emre et al., 2004).

Das Risiko, beim idiopathischen Parkinsonsyndrom zusätzlich eine Demenz zu entwickeln, ist um den Faktor 2–4 höher als in der normalen Bevölkerung. Der Anteil an dementen Personen unter Parkinson Patienten beträgt 15–60%. Ein wesentlicher Teil der kognitiven Störungen werden subkortikalen Mechanismen zugeschrieben. Sie betreffen Wortflüssigkeit und Sprache, kognitive Umstellfähigkeit und Problemlösung, Lösung simultaner Aufgaben, Gedächtnisfunktionen, visuell-räumliche Informationsverarbeitung, Aufmerksamkeit und Denk- sowie Entscheidungsgeschwindigkeit und Reaktionszeiten.

20.4.2 Progressive supranukleäre Paralyse

Die progressive supranukleäre Paralyse (PSP) ist charakterisiert durch eine vertikale Blickparese, unerklärte Stürze, Hypokinese, Rigor und Dystonien sowie durch eine ausgeprägte Frontalhirnsymptomatik (Steele et al., 1964).

Im Gegensatz zum idiopathischen Parkinsonsyndrom ist diese Erkrankung meist symmetrisch. Die Sprache ist früh dysarthrisch, und es bestehen Schluckstörungen. Die Patienten sind deutlich verlangsamt und wirken daher bradyphren. Es finden sich Störungen der Aufmerksamkeit, des Gedächtnisses, der mentalen Kontrolle, der Begriffsfindung, der mentalen Umstellfähigkeit und frontale Verhaltensauffälligkeiten (wie Antriebsstörungen, Indifferenz, Utilisations- und stereotypes Verhalten).

Bei der PSP findet man häufig im fortgeschrittenen Stadium bei Bildgebung mit Computertomographie oder Kernspintomographie eine Atrophie des Mittelhirns (Schulz et al., 1999). Die therapeutischen Optionen sind limitiert, insbesondere ist keine therapeutische Behandlung der subkortikalen Demenz etabliert. Gelegentlich werden motorische Besserungen unter *Amitriptylin* (25–75 mg/Tag) und *Amantadine* (200–300 mg/Tag) beobachtet. Eine Therapie mit L-Dopa ist nur selten effektiv. Vorteilhaft ist auch die – als Nebenwirkung durch Amitriptylin induzierte – Mundtrockenheit bei Dysphagie. Bei Zunahme der Dysphagie kann eine Ernährung durch Nasensonde oder eine perkutane endoskopische Gastrostomie notwendig werden. Blepharospasmus und Dystonie der Gliedmaßen lassen sich in der Regel durch lokale Botulinum-Toxin-A-Injektionen behandeln.

20.4.3 Kortiko-basale Degeneration

Die kortiko-basale Degeneration wurde erstmals 1967 von Rebeiz und Kollegen beschrieben (Rebeiz et al., 1967), hat aber erst später Aufmerksamkeit erhalten. Sie ist seltener als die PSP.

Die kortiko-basale Degeneration ist klinisch charakterisiert durch ein auffallend asymmetrisches akinetisch-rigides Parkinsonsyndrom, assoziiert mit Dystonie und Myoklonien und im späteren Krankheitsverlauf Gang-, bzw. Gleichgewichtsstörungen. Zusätzlich treten kortikale Symptome, wie Apraxie, ein Alien-Limb-Phänomen, kortikale sensible Defizite und – in unterschiedlicher Ausprägung – eine Dystonie auf.

30–50% der Patienten entwickeln im Krankheitsverlauf eine Depression und frontale Verhaltensveränderungen wie Apathie, Enthemmung, Impulsdurchbrüche und Reizbarkeit. Bis zu 25% der Patienten mit kortiko-basaler Degeneration entwickeln schließlich eine Demenz. Eine Therapie der Demenz existiert nicht.

20.5 Vaskuläre Demenzen

Während früher Bezeichnungen wie „Multiinfarkt-Syndrom", „Morbus Binswanger" oder „arteriosklerotische Demenz" gebraucht wurden, hat sich heute der Begriff der „vaskulären Demenz" durchgesetzt. Er bezeichnet eine durch Hirnschäden auf dem Boden zerebro-vaskulärer Erkrankungen ausgelöste Demenz.

Klinik

Der Begriff „vaskuläre Demenz" wird für eine heterogene Gruppe von klinischen Syndromen verwendet (Tab. 20.**6**).

Diagnostik

Zur Sicherung der Diagnose einer vaskulären Demenz sind bildgebende Verfahren wesentlich. Allerdings kann die Herstellung des Kausalzusammenhangs von vaskulären Läsionen und Demenz im Einzelfall schwer fallen; grundsätzlich sollte die Diagnose nur in Zusammenschau von Anamnese, klinischem und technischem Befund gestellt werden.

In der Anamnese finden sich neben vaskulären Risikofaktoren oft Hinweise auf vorangegangene zerebro-vaskuläre Ereignisse (Infarkt, transitorisch ischämische Attacke). Bei der Untersuchung sollte neben fokal-neurologischen Ausfällen auf mögliche vaskuläre und kardiale Grunderkrankungen geachtet werden. Bei subkortikaler arteriosklerotischer Enzephalopathie besteht meist eine langjährige Hypertonie. Die kranielle Computertomographie oder Magnetresonanztomographie sind oft entscheidende bildgebende Methoden zur Diagnose.

Therapie

Ziele der Therapie sind:
- das Aufhalten der Progression und
- die symptomatische Therapie des demenziellen Syndroms.

Tabelle 20.6 Formen der vaskulären Demenz (modifiziert nach Meyer et al., 1996).

Typ I	*Multiinfarkt-Demenz*	Summation der Effekte mehrerer Territorial-Infarkte mit Aphasie, Alexie, Agraphie, Apraxie, Amnesie, Agnosie, Störungen im Aufmerksamkeits- und Urteilsvermögen
Typ II	*Strategische Infarkte*	Infarkte v. a. in Thalamus, Basalganglien, frontalem Marklager oder Gyrus angularis Gedächtnisstörungen, konstruktive Apraxie, Orientierungsstörungen, Störungen von Urteilsvermögen und Benennung
Typ III	*Multiple lakunäre Infarkte*	Apathie, Denkverlangsamung, psychomotorische Verlangsamung, Bradykinesie, Orientierungs-, Aufmerksamkeits- und Gedächtnisstörungen, Perseverationen
Typ IV	*Subkortikale arteriosklerotische Enzephalopathie*	diffuse Marklagerveränderungen im Extremfall mit Abulie, Inkontinenz und Rigidität
Typ V	*Vaskuläre Demenz auf Grund einzelner oder multipler zerebraler Blutungen*	durch hämorrhagische Diathese, Hochdruck-bedingte Veränderungen, rupturierte Aneurysmen, Vasospasmen, arteriovenöse Malformationen oder eine Amyloidangiopathie
Typ VI	*Genetisch determinierte zerebrale Angiopathien*	CADASIL (zerebrale autosomal-dominate Arteriopathie mit subkortikalen Infarkten und Enzephalopathie)
Typ VII	*Mischformen von Alzheimer-Demenz und vaskulärer Demenz*	Alzheimer-Patienten mit intrakraniellen Blutungen durch Amyloidangiopathien oder begleitenden zerebralen Infarkten

Die ursachenbezogenen Schritte liegen in einer Minimierung der Risikofaktoren, dem Ausschluss einer kardialen Erkrankung und einer Stenose der hirnversorgenden Gefäße. In der Annahme, dass es sich um die Summation von Durchblutungsstörungen in kleinen Gefäßen handelt, wird häufig mit *Thrombozytenaggregationshemmern* therapiert, häufig in Form von 100 mg Azetylsalizylsäure pro Tag. Bis heute fehlen allerdings weiterhin kontrollierte Studien, um einen Einfluss der Thrombozytenaggregationshemmung auf Kognition, Verhalten oder Prognose beurteilen zu können (Williams et al., 2000).

Erste Studien weisen daraufhin, dass auch bei der vaskulären Demenz eine Therapie mit *Azetylcholinesterase-Inhibitoren* zu einer symptomatischen Verbesserung der Symptome führt (Black et al., 2003; Weiser et al., 2002). Bisher sind die Gesundheitsbehörden aber noch zögerlich, Azetylcholinesterase-Inhibitoren zur Therapie der vaskulären Demenzen zuzulassen. In mehreren Studien zeigte auch *Memantine* positive Effekte auf die vaskuläre Demenz (Wilcock et al., 2002).

Der Begriff der „Vaskulären Demenz“ bezeichnet eine durch Hirnschäden auf dem Boden zerebro-vaskulärer Erkrankungen ausgelöste Demenz. Er wird für eine heterogene Gruppe von klinischen Syndromen verwendet (Tab. 20.6). Ziele der Therapie sind das *Aufhalten der Progression* durch Minimierung der Risikofaktoren, dem Ausschluss einer kardialen Erkrankung und einer Stenose der hirnversorgenden Gefäße sowie die *symptomatische Therapie* des demenziellen Syndroms.

Literatur

Black S, Roman GC, Geldmacher DS, et al. Efficacy and tolerability of donepezil in vascular dementia: positive results of a 24-week, multicenter, international, randomized, placebo-controlled clinical trial. Stroke. 2003;34:2323 – 2330.

Burns A, Zaudig M. Mild cognitive impairment in older people. Lancet. 2002;360:1963 – 1965.

Burns A, Jacoby R, Levy R. Progression of cognitive impairment in Alzheimer's disease. J Am Geriatr Soc. 1991;39:39 – 45.

Clark CM, Karlawish JH. Alzheimer disease: current concepts and emerging diagnostic and therapeutic strategies. Ann Intern Med. 2003;138:400 – 410.

Crum RM, Anthony JC, Bassett SS, Folstein MF. Population-based norms for the Mini-Mental State Examination by age and educational level. JAMA. 1993;269:2386 – 2391.

Dichgans J, Schulz JB. Altern in Teilen?: Systemalterungen des Nervensystems. Nervenarzt. 1999;70:1072 – 1081.

Drachmann DA. Aging and the brain: a new frontier. Ann Neurol. 1997; 42:819 – 828.

Emre M, Aarsland D, Albanese A, et al. Rivastigmine for dementia associated with Parkinson's disease. N Engl J Med. 2004;351:2509 – 2518.

Eslinger PJ, Swan GE, Carmelli D. Changes in Mini-Mental State Exam in community-dwelling older persons over 6 years: relationship to health and neuropsychological measures. Neuroepidemiology. 2003; 22:23 – 30.

Götz J, Chen F, van Dorpe J, Nitsch RM. Formation of neurofibrillary tangles in P301 l tau transgenic mice induced by Abeta 42 fibrils. Science. 2001;293:1491 – 1495.

Hartje W. Neuropsychologische Begutachtung. Göttingen: Hogrefe; 2004.

Helmchen H, Reischies FM. Normales und pathologisches kognitives Altern. Nervenarzt. 1998;69:369 – 378.

Hock C, Konietzko U, Streffer JR, et al. Antibodies against beta-amyloid slow cognitive decline in Alzheimer's disease. Neuron. 2003;38:547 – 554.

Jick H, Zornberg GL, Jick SS, Seshadri S, Drachman DA. Statins and the risk of dementia. Lancet. 2000;356:1627 – 1631.

Kosaka K, Yoshimura M, Ikeda K, Budka H. Diffuse type of Lewy body disease: progressive dementia with abundant cortical Lewy bodies and senile changes of varying degree–a new disease? Clin Neuropathol. 1984;3:185 - 192.

Kutz S, Ebert AD, Beblo T, Curio N, Grubich C, Eisfeld I, Herrmann M. Neuropsychologische Befunde bei der Diagnostik hirnorganischer Erkrankungen mit Demenz. Z Neuropsych. 2001;2:131 - 141.

Le Bars PL, Katz MM, Berman N, Itil TM, Freedman AM, Schatzberg AF. A placebo-controlled, double-blind, randomized trial of an extract of Ginkgo biloba for dementia. North American EGb Study Group. JAMA. 1997;278:1327 - 1332.

Luo Y, Smith JV, Paramasivam V, et al. Inhibition of amyloid-beta aggregation and caspase-3 activation by the Ginkgo biloba extract EGb761. Proc Natl Acad Sci U S A. 2002;99:12197 - 12202.

McKeith IG, Galasko D, Kosaka K, et al. Consensus guidelines for the clinical and pathologic diagnosis of dementia with Lewy bodies (DLB): report of the consortium on DLB international workshop. Neurology. 1996;47:1113 - 1124.

McKeith I, Del Ser T, Spano P, et al. Efficacy of rivastigmine in dementia with Lewy bodies: a randomised, double-blind, placebo-controlled international study. Lancet. 2000;356:2031 - 2036.

Meyer JS, Shirai T, Akiyama H. Neuroimaging for differentiating vascular from Alzheimer's dementias. Cerebrovasc. Brain Metab Rev. 1996; 8:1 - 10.

Mielke R, Kessler J. Alzheimersche Erkrankung und andere Demenzen. Göttingen: Hogrefe; 1994.

Neary D, Snowden JS, Gustafson L, et al. Frontotemporal lobar degeneration: a consensus on clinical diagnostic criteria. Neurology. 1998;51: 1546 - 1554.

Nicoll JA, Wilkinson D, Holmes C, Steart P, Markham H, Weller RO. Neuropathology of human Alzheimer disease after immunization with amyloid-beta peptide: a case report. Nat Med. 2003;9:448 - 452.

Oken BS, Storzbach DM, Kaye JA. The efficacy of Ginkgo biloba on cognitive function in Alzheimer disease. Arch Neurol. 1998;55: 1409 - 1415.

Orgogozo JM, Gilman S, Dartigues JF, et al. Subacute meningoencephalitis in a subset of patients with AD after Abeta42 immunization. Neurology. 2003;61:46 - 54.

Petersen RC, Thomas RG, Grundman M, et al. Vitamin E and Donepezil for the treatment of mild cognitive impairment. N Engl J Med 2005; 352:2379 - 2388.

Rebeiz JJ, Kolodny EH, Richardson EP, Jr. Corticodentatonigral degeneration with neuronal achromasia: a progressive disorder of late adult life. Trans Am Neurol Assoc. 1967;92:23 - 26.

Reisberg B, Doody R, Stoffler A, Schmitt F, Ferris S, Mobius HJ. Memantine in moderate-to-severe Alzheimer's disease. N Engl J Med. 2003;348:1333 - 1341.

Sano M, Ernesto C, Thomas RG, et al. A controlled trial of selegiline, alpha-tocopherol, or both as treatment for Alzheimer's disease. The Alzheimer's Disease Cooperative Study. N Engl J Med. 1997;336: 1216 - 1222.

Schulz JB, Skalej M, Wedekind D, et al. Magnetic resonance imaging-based volumetry differentiates idiopathic Parkinson's syndrome from multiple system atrophy and progressive supranuclear palsy. Ann Neurol. 1999;45:65 - 74.

Simons M, Keller P, De Strooper B, Beyreuther K, Dotti CG, Simons K. Cholesterol depletion inhibits the generation of beta-amyloid in hippocampal neurons. Proc Natl Acad Sci U S A. 1998;95:6460 - 6464.

Simons M, Keller P, Dichgans J, Schulz JB. Cholesterol and Alzheimer's disease: is there a link? Neurology. 2001;57:1089 - 1093.

Simons M, Schwärzler F, Lütjohann D, et al. Treatment with simvastatin in normocholesterolemic patients with Alzheimer's disease: a 26-week randomized, placebo-controlled double-blind trial. Ann Neurol. 2002;52:346 - 350.

Steele JC, Richardson JC, Olszewski J. Progressive supranuclear palsy. A aeterogeneous degeneration involving the brain stem, basal ganglia and cerebellum with vertical gaze and pseudobulbar palsy, nuchal dystonia and dementia. Arch Neurol. 1964;10:333 - 359.

Tariot PN, Farlow MR, Grossberg GT, Graham SM, McDonald S, Gergel I. Memantine treatment in patients with moderate to severe Alzheimer disease already receiving donepezil: a randomized controlled trial. JAMA. 2004;291:317 - 324.

Trinh NH, Hoblyn J, Mohanty S, Yaffe K. Efficacy of cholinesterase inhibitors in the treatment of neuropsychiatric symptoms and functional impairment in Alzheimer disease: a meta-analysis. JAMA. 2003;289:210 - 216.

Weiser M, Rotmensch HH, Korczyn AD, Hartman R, Cicin-Sain A, Anand R. A pilot, randomized, open-label trial assessing safety and pharmakokinetic parameters of co-administration of rivastigmine with risperidone in dementia patients with behavioral disturbances. Int J Geriatr Psychiatry. 2002;17:343 - 346.

Wilcock G, Mobius HJ, Stoffler A. A double-blind, placebo-controlled multicentre study of memantine in mild to moderate vascular dementia (MMM500). Int Clin Psychopharmacol. 2002;17:297 - 305.

Williams PS, Rands G, Orrel M, Spector A. Aspirin for vascular dementia. Cochrane Database Syst Rev 2000: CD001296.

Winblad B, Palmer K, Kivipelto M, et al. Mild cognitive impairment–beyond controversies, towards a consensus: report of the International Working Group on Mild Cognitive Impairment. J Intern Med. 2004;256:240 - 246.

Wolozin B, Kellman W, Ruosseau P, Celesia GG, Siegel G. Decreased prevalence of Alzheimer disease associated with 3-hydroxy-3-methyglutaryl coenzyme A reductase inhibitors. Arch Neurol. 2000; 57:1439 - 1443.

Zhou LJ, Zhu XZ. Reactive oxygen species-induced apoptosis in PC12 cells and protective effect of bilobalide. J Pharmacol Exp Ther. 2000;293: 982 - 988.

21 Optionen der medikamentösen Behandlung kognitiver Störungen

St. Knecht

21.1 Einführung

Die Behandlung kognitiver Störungen mit Medikamenten ist bei den Demenzen z. T. etabliert (Kap. 20). Zusätzlich bieten sich mittlerweile medikamentöse Optionen für kognitive Störungen wie Aphasie, Lese-Rechtschreibschwäche oder Apraxie an, deren Behandlung v. a. auf dem Wiedererlernen und Lernen kognitiver Fertigkeiten fußt. Insbesondere die *Lernkomponente* lässt sich pharmakologisch modulieren.

21.1.1 Physiologie von Lernprozessen

Lernen basiert auf *neuronaler Reorganisation* durch Änderung der Funktion und Struktur neuronaler Synapsen. Stimuliert wird diese Änderung durch verhaltens- und wahrnehmungsassozierte *neuronale Aktivierungen*. Regulatorische Neurotransmitter und Wachstumsfaktoren können die synaptische Änderung modulieren.

Neuronale Aktivierung

Wiederholte Stimulation ist eine traditionelle Säule des Lernens und ein zentrales Prinzip der synaptischen Effizienzänderung, wie es sich z. B. bei der Plastizität von Gehirnkarten findet. Indem Änderungen erst durch *Wiederholungen von Stimulationsmustern* eintreten, können neuronale Netze Kovarianzen zwischen Reizen detektieren und so Regelhaftigkeiten von Reizkombinationen extrahieren. Dieses macht Gehirne fehlertolerant, weil nicht zufällige, sondern häufige Zusammenhänge zwischen Reizen gelernt werden.

Ausschließlich passive Stimulationswiederholung führt nur zu geringen Veränderungen kortikaler Repräsentationen der Körperoberfläche. Für eine deutliche Veränderung ist es nötig, dass wiederholte Reize in einem *aktiven und „bedeutungsvollen“ Kontext* verarbeitet werden (Jenkins et al., 1990). Denn die Reizverarbeitung wird entsprechend ihrer Bedeutung für den Organismus moduliert. Bedeutungsvoll sind Kontexte, die mit *Aufmerksamkeit, Emotion, Neuigkeit oder Belohnung* verbunden sind. Für diese Funktionen relevante anatomische Strukturen sind aufsteigende aktivierende Hirnstammsysteme und die Amygdala (Abb. 21.1). Sie modulieren den Hippocampus und den Kortex.

Zwischen dem für Raum- und Kontext-Lernen kritischen *Hippocampus* und dem für Arbeitsgedächtnis und Exekution relevanten *präfrontalen Kortex* wiederum existieren enge Verbindungen. Vom frontalen Kortex kann Information zu den *aktivierenden Hirnstammsystemen* zurückgeleitet werden. Die Aktivität der aufsteigenden Hirnstammregionen fällt, wenn Reize eintönig werden. Da diese Systeme teilweise charakteristische Neurotransmitter wie Noradrenalin oder Dopamin nutzen, können ihre lernmodulierenden Effekte auch durch exogene Gabe ihrer Transmitter oder deren Vorstufen vermittelt werden. Abnehmende Aktivierung kann kompensiert oder sogar auf übernormale Werte gesteigert werden.

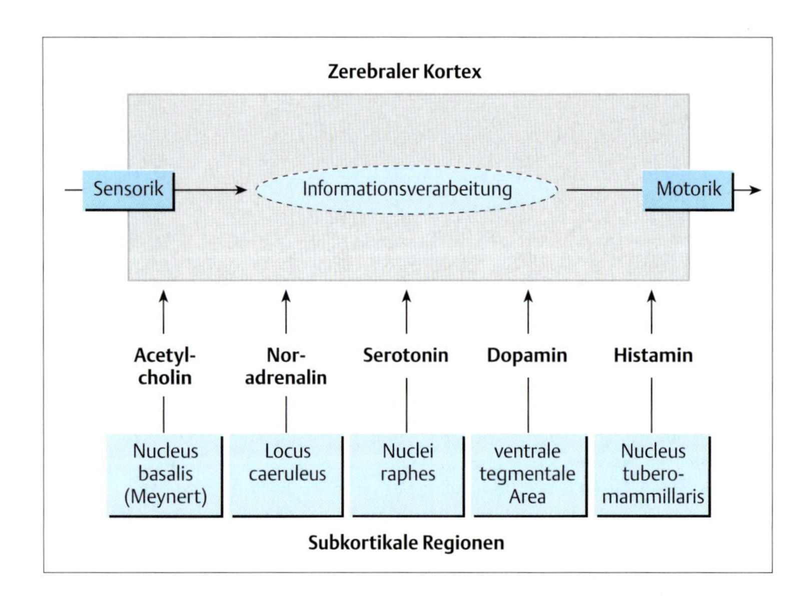

Abb. 21.1 Schema der neuromodulatorischen Transmitter kortikaler Funktionen mit ihren wichtigsten subkortikalen Ursprungskernen (nach Gu, 2002).

Neuronale Langzeitpotenzierung

Wie führen wiederholte und bedeutungsvolle Aktivierungen zu langfristigem Lernen und Gedächtnisbildung? Hierzu müssen die molekularen Prozesse betrachtet werden. Einen Einblick bieten Arbeiten zur neuronalen Langzeitpotenzierung.

Die Langzeitpotenzierung ist ein evolutionär konservierter Mechanismus, der sich bereits bei Fruchtfliegen und Seeschnecken findet. Nach hochfrequenter präsynaptischer Reizung lösen Einzelreize für mehrere Stunden größere Potentiale im postsynaptischen Neuron aus als vorher. Eine wiederholte posttetanische Potenzierung oder eine besonders starke Tetanisierung der Präsynapse induziert Langzeitpotenzierung. Ebenso kann die simultane oder zeitlich sehr nahe wiederholte Aktivierung von Prä- und Postsynapse zu einer Langzeitpotenzierung führen. Potenzierungen gehen primär auf postsynaptische Veränderungen zurück. Langzeitpotenzierung kann noch nach Monaten nachgewiesen werden und ist ***das wesentliche Substrat von Langzeitgedächtnis.***

Die Mechanismen der Langzeitpotenzierung entsprechen dem von Hebb postulierten *Konzept für assoziative Lernmechanismen* (Hebb, 1949). Vermittelt wird die Langzeitpotenzierung durch:

- die Art des vorbestehenden neuronalen Netzes,
- verschiedene Second-Messenger-Pfade,
- Genexpression sowie
- funktionellen und strukturellen synaptischen Umbau (Abb. 21.**2**).

Die zelluläre Kaskade der Langzeitpotenzierung ist durch Neuromodulatoren beeinflussbar – u. a. über ***dopaminerge*** (Otmakhova u. Lisman, 1996), ***adrenerge*** (Lin et al., 2003) und ***cholinerge*** (Blitzer et al., 1990) Rezeptoren.

21.2. Pharmakologische Interventionsmöglichkeiten

Mittlerweile können wir an verschiedenen Punkten in die molekulare Lernkaskade eingreifen:

1. durch neuromodulatorische Rezeptoraktivierung,
2. durch Beeinflussung von Second-Messengern und Genexpression oder
3. durch Veränderung des neuralen Extrazellulärraumes.

Dies bietet therapeutische Chancen. Komplexere Hirnfunktionen – wie sensomotorische Fähigkeiten oder Sprache – könnten besonders geeignet sein, weil sie gemeinhin einen großen erlernten Anteil haben. Die Kombination von Trai-

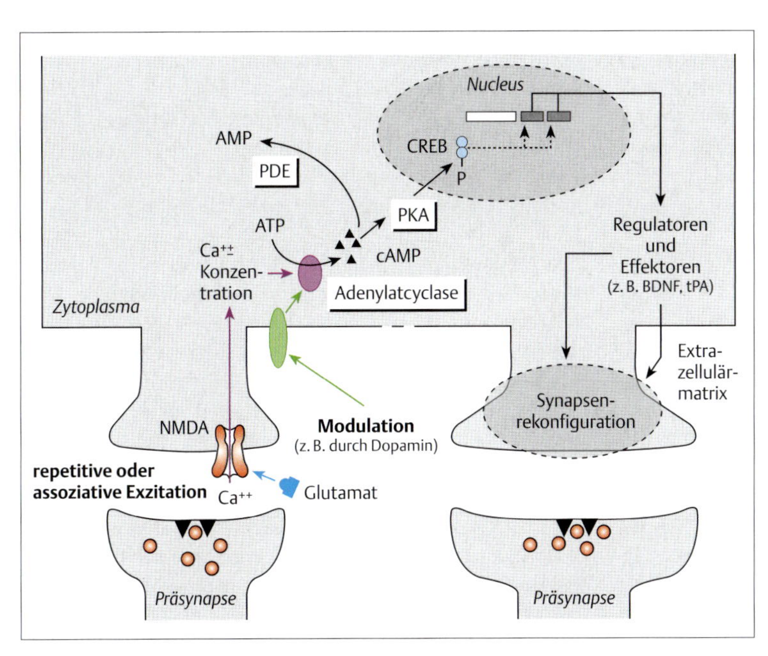

Abb. 21.**2** Schema molekularer Prozesse bei der Entstehung von Langzeitpotenzierung. Repetitive oder assoziative Exzitation führt zu Membrandepolarisation und Bindung von Glutamat. Dieses stimuliert den NMDA-Rezeptor, der Kalzium in das postsynaptische Neuron einströmen lässt. Die erhöhte intrazelluläre Kalziumkonzentration aktiviert u. a. die Adenylatcyclase, welche die Konzentration des Second-Messenger cAMP erhöht. Die Adenylatcyclase wird auch durch Neuromodulatoren wie Dopamin über G-Protein-abhängige Rezeptoren aktiviert. Erhöhung von cAMP aktiviert die PKA, welche dann in den Nucleus transloziert und den Transkriptionsfaktor CREB phosphoryliert. CREB aktiviert CREB-gekoppelte Gene, deren Produkte zelluläre Regulatoren und Effektoren sind. Die Regulatoren aktivieren weiter Gene. Die Effektoren tragen als Wachstumsfaktoren wie BDNF zur Stabilisierung synaptischer Fazilitierung und zur Bildung neuer Synapsen bei. Über Faktoren wie tPA werden mittelbar proteolytische Metalloproteinasen aktiviert, die den Weg zu Restrukturierung der Extrazellulärmatrix damit für synaptische Rekonfiguration bereiten (Wright u. Harding, 2004).
AMP = Adenosinmonophosphat (Abbauprodrodukt von ATP); ATP = Adenosintriphosphat (Energieträger); BDNF = Brain derived neurotrophic Factor (an Tyronsinkinase-Rezeptoren bindender Wachstumsfaktor); cAMP = cyclisches Adenosinmonophosphat (Second-Messenger); CREB = cAMP Response Element Binding Protein (konstitutiver und damit innerhalb von Minuten aktivierbarer Transkriptionsfaktor); NMDA = N-Methyl-D-Aspartat (experimenteller Agonist eines Subtypen metabotroper Glutamatrezeptoren); PDE = Phosphodiesterase (existiert in verschiedenen Subtypen, z. B. PDE4); PKA = Proteinkinase A; tPA = tissue Plasminogen Activator (Serin-Protease, die über die Wandlung von Plasminogen zu Plasmin Metalloproteinasen aktivieren kann).

ning mit pharmakologischer Aktivierung von modulierenden Gehirnsystemen erlaubt, dass zwei normalerweise gegenläufige Lernprinzipien – nämlich Wiederholung und „Bedeutung“ – zusammengeführt werden.

Für den Restitutionserfolg wesentlich ist, dass fazilitierende Neuromodulation mit intensiver und langer Exzitation der relevanten neuronalen Schaltkreise durch repetitive Übung zeitlich abgestimmt kombiniert wird.

Im Folgenden sind diejenigen Substanzen bzw. Substanzklassen aufgeführt, mit denen bereits Erfahrungen bei der Behandlung kognitiver Leistungen gemacht wurden oder die potenziell in Betracht kommen.

21.2.1 Amphetamine

Amphetamine führen zu einer Ausschüttung von Noradrenalin, Dopamin und Serotonin. Diese bewirken eine *unspezifische zerebrale Aktivierung* und steigern die *Konzentrationsfähigkeit.* Verabreicht werden Amphetamine bei Aufmerksamkeitsstörungen und Narkolepsie (Krause et al., 1998).

Im Tiermodell verbessert die Gabe von Amphetamin die Erholung sensomotorischer Defizite nach Ischämie und erhöht die Synapsendichte in den funktionsrelevanten Gehirnregionen. Beim Menschen verbessern Amphetamine Funktionserholung nach einem Schlaganfall und Lernen bei Gesunden, wenn sie in enger zeitlicher Kopplung zu Physiotherapie oder Sprachtraining gegeben werden (Breitenstein et al., 2004). Problematisch sind die noradrenergen kardiovaskulären Nebenwirkungen, die viele Patienten mit vaskulären Erkrankungen von einer Therapie ausschließen.

21.2.2 Dopamin

Dopamin ist kritisch für die *Regulation von Motorik.* Daneben spielt es eine entscheidende Rolle beim *Lernen* (Überblick bei Nieoullon, 2002). So kodieren phasische Dopaminsignale neue und belohnende Reize (*internes Belohnungssystem*). Bei Menschen können dopaminerge Wirkungen wegen der Blut-Hirn-Schranke nur durch Gabe der Vorstufe *Levodopa* oder durch *Dopaminagonisten* erzielt werden. Bei gleichzeitigem, intensivem Training fördert Levodopa beim Menschen die motorische Erholung nach einem Schlaganfall (Scheidtmann et al., 2001) und nach Schädelhirntrauma (Lal et al., 1988). Bei Gesunden verbessert es den Lernerfolg durch assoziatives Training (Knecht et al., 2004).

Dopamin ist ein evolutionär hoch konservierter Transmitter, der sich bereits bei Invertebraten findet und neben Motorik und Lernen an *Thermoregulation* und *Blutdruckkontrolle* beteiligt ist. Dopamin wirkt über 5 Rezeptorsubtypen, die in zwei Familien unterteilt werden:

- Die D1-Familie (d1- und d5-Rezeptoren) ist gekoppelt mit Stimulation der Adenylatcyclase (Abb. 21.**2**). Diese Rezeptoren finden sich v. a. im *präfrontalen Kortex* und im *Hippocampus,* wo sie Arbeitsgedächtnis und Langzeitpotenzierung modulieren.
- Die D2-Familie (d2-, d3- und d4-Rezeptoren) reduziert die cAMP-Produktion. Diese Rezeptoren kommen gehäuft in den *Basalganglien* vor.

Die in bisherigen Studien wirksamen Dosen des Dopamin-Vorläufers Levodopa sind gering im Vergleich zu üblicherweise bei Bewegungsstörungen eingesetzten Mengen. Zusätzlich muss Levodopa nur sehr befristet eingesetzt werden.

Angesichts der zentralen Rolle von Dopamin bei der Vermittlung von „Bedeutung“ durch Belohnung erscheinen dopaminerge Interventionen zur Unterstützung von Rehabilitationstrainings sehr vielversprechend.

21.2.3 Acetylcholinesterasehemmer

Acetylcholin wird in Phasen erhöhter Aufmerksamkeit im gesamten Neokortex freigesetzt (Phillis u. Chong, 1965). Der Hippocampus ist Ursprung und Ziel cholinerger Innervation.

Eine *Hemmung der cholinergen Modulation* verschlechtert Lernen. Dies ist bedeutsam, weil viele Medikamente anticholinerg wirken. Hierzu zählen:

- anticholinerge Antidepressiva,
- Anticholinergika (zur Behandlung des Tremors bei M. Parkinson),
- Antihistaminika und
- einige Antivertiginosa.

Acetycholin-Spiegel können *erhöht werden* durch Hemmung des abbauenden Enzyms Acetylcholinesterase. Acetylcholinesterasehemmer sind aktueller Standard zur symptomatischen Behandlung von kognitiven Störungen bei Demenzen (Kap. 20). Ursprünglich waren cholinerge Interventionen entwickelt worden, weil man die Ursache für die frühen kognitiven Störungen bei der Alzheimer-Krankheit in einer Verminderung der Acetycholin-Spiegel sah. Mittlerweile ist jedoch bekannt, dass in den frühen Stadien der Erkrankung dieses Transmittersystem eher hochreguliert ist. Acetylcholinesterasehemmer führen daher wahrscheinlich zu einer übernormalen cholinergen Stimulation.

Bei Gesunden erhöht cholinerge Stimulation die *Wahrnehmungsselektivität* und *verbessert Lernen.* Nach Gabe von Acetylcholinesterasehemmer fand sich eine erhöhte neuronale Exzitabilität hippocampaler Neurone, die eine Lernverbesserung erklären könnte. Wahrscheinlich erhöhen Acetylcholinesterasehemmer zusätzlich die Exzitabilität neokortikaler Neurone.

21.2.4 Phosphodiesterasehemmer

Rolipram wird in verschiedenen Ländern als Antidepressivum vertrieben. Es hemmt schwerpunktmäßig eine Phosphodiesterase (PDE4), die Teil des cAMP/PKA/CREB-Pfades (Abb. 21.2) ist, und *fazilitiert* so *die Langzeitpotenzierung* mit dem Effekt verbesserten Lernens (Gong et al., 2004).

Zusätzlich legen tierexperimentelle Ergebnisse nahe, dass Rolipram nach Verletzungen des Zentralnervensystems auch die *reaktive Gliose vermindert.* Diese Narbenbildung ist wesentliches Hemmnis für Funktionsrestitution durch neuronale Aussprossung (Nikulina et al., 2004). Rolipram führt dosisabhängig zu Übelkeit. Effektstärke und klinische Verwendbarkeit müssen noch überprüft werden. Rolipram demonstriert aber, wie durch eine gezielte Manipulation der intrazellulären Langzeitpotenzierungskaskade Lernen verbessert werden kann. Weitere PDE4-Hemmer sind in Entwicklung.

21.2.5 Coffein

Das Methylxanthin Coffein ist weltweit die beliebteste psychoaktive Substanz. Es findet sich in Kaffee, Tee, Limonaden, Schokolade und einer Reihe von Kombinationsmedikamenten. Coffein (1,3,7-Trimethylxanthin) steigert *Wachheit, Aufmerksamkeit und Stimmung* – aber auch *Angst.* Bei Schlafmangel steigert Coffein die Konzentration und Lernleistung (Lieberman et al., 2002).

Coffeinkonsum ist so verbreitet, dass wahrscheinlich wenig Potenzial für einen gezielten therapeutischen Einsatz besteht. Aktuell richtet sich die Aufmerksamkeit mehr auf die Toleranz gegen Coffein und Entzugssymptome. Coffein hat verschiedene und im Einzelnen bisher nur unvollständig verstandende biochemische Wirkungen: Coffein ist ein schwacher und unspezifischer Inhibitor von Phosphodiesterasen und ein Antagonist an Adenosin-Rezeptoren, die wiederum in einem komplexen Antagonismus zu Dopamin-D2-Rezeptoren stehen (Fisone et al., 2004). Es ist offen, ob Coffein eine über die wachheitssteigernde Wirkung hinausgehende, spezifisch lernverstärkende Wirkung hat.

21.2.6 Modafinil

Modafinil ist ein zur Behandlung von Narkolepsie und exzessiver Tagesmüdigkeit zugelassenes Psychostimulanz. Bei Gesunden und Patienten mit Aufmerksamkeitsdefizit-Syndrom verbessert Modafinil die *Aufmerksamkeitsspanne.* Bei Mäusen verbessert Modafinil räumliches Lernen (Beracochea et al., 2003).

Modafinil wurde als zentraler alpha-adrenerger Agonist eingeführt, der allerdings nicht direkt an noradrenerge, dopaminerge oder serotonerge Rezeptoren bindet. Der eigentliche Wirkmechanismus ist noch nicht hinreichend geklärt. Eine befriedigende Darstellung und Spezifizierung lernmodulierender Effekte durch Modafinil steht aus.

21.2.7 Wachstumsfaktoren und Metalloproteinasen

Für Lernen bisher wenig beleuchtet ist die Rolle von Wachstumsfaktoren. In der Vergangenheit wurden sie vorwiegend unter dem Gesichtspunkt der Gehirnentwicklung und des neuronalen Überlebens untersucht. Mittlerweile wurde jedoch deutlich, dass Neurotrophine auch die *Effizienz und Morphologie neuronaler Synapsen* während des Lernens modulieren (Abb. 21.2).

Ebenso wenig Beachtung im Zusammenhang mit Lernen fand in der Vergangenheit die die Neuronen umgebende *Extrazellulärmatrix.* Diese Zwischenstruktur macht 20 % des Gehirnvolumens aus und besteht aus Kollagenen, Glykoproteinen und Proteoglykanen, die Stütz-, Nähr-, Regulations- und Kommunikationsfunktion erfüllen. Von der Extrazellulärmatrix hängt es ab, ob und wie Synapsen und Neuriten aussprossen können. Dieses Aussprossen ist kritisch für die *Stabilisierung von Gedächtnis* und für die *Funktionsrestitution nach Läsionen* des Zentralnervensystems. Eine Reihe von Befunden spricht dafür, dass für erfolgreiches Lernen durch synaptische Rekonfiguration die Extrazellulärmatrix über *Metalloproteinasen* umgebaut werden muss.

Die meisten Wachstumsfaktoren und Metalloproteinasen können nicht systemisch appliziert werden. Bisher können wir sie daher beim Menschen nur indirekt über Intervention stromaufwärts in der molekularen Lernkaskade aktivieren. Aber sie stellen definitiv wichtige Ziele für zukünftige lernmodulierende Therapien dar.

21.3 Kritische Anmerkungen zur medikamentösen Intervention

Lernen als zentraler Prozess der Entwicklung und der dynamischen Situationsanpassung ist homöostatisch und komplex gesteuert, so dass Eingriffe *nichtlineare und unvorhergesehene indirekte Effekte* zeitigen können. Bekannt ist die einem umgedrehten „U" ähnelnde Wirkkurve zwischen Erregungsstärke und Lernerfolg: Maximaler Lernerfolg findet sich nur im mittleren Erregungsniveau. Passend hierzu weiss man um Freisetzung von lernförderndem Acetylcholin in anregender Umgebung und von lernhemmenden Glukokortikoiden in Stress induzierender Umgebung (Jay et al., 2004).

Bei *dopaminerger Lernmodulation* aktivieren ansteigende Dopaminspiegel zunächst in einer negativen Rückkopplung synaptische Autorezeptoren vom d2-Typ, die zu einer verminderten postsynaptischen dopaminergen Stimulation führen. Bei der Parkinson-Krankheit kann dies zu einer initialen motorischen Verschlechterung bei beginnender Behandlung führen. Bei dopaminergen Lerninterventionen dürfte Ähnliches auftreten.

Bei *cholinerger Lernmodulation* ist zu beachten, dass ein nächtlicher Abfall von Acetycholin im Gehirn Voraussetzung für die Konsolidierung von Gedächtnis ist. Tatsächlich fand sich, dass die abendliche Gabe von Acetylcholinesterasehemmern die schlafgebundene Gedächtniskonsolidierung stört (Gais u. Born, 2004). Vor diesem Hintergrund sollte auf abendliche Gabe von Acetylcholinesterasehemmern verzichtet werden.

Kompliziert wird die Situation zusätzlich dadurch, dass sich die Menschen hinsichtlich des für sie zum Lernen optimalen Erregungsbereiches oder Neuromodulationsbereiches unterscheiden. Ursachen dafür dürften genetische Polymorphismen sein – wie z. B. der der am Abbau von Dopamin and Noradrenalin beteiligten Catechol-O-Methyltransferase. Ferner ist bisher nicht geklärt, inwieweit eine längere pharmakologische Neuromodulation des Lernens zu Gewöhnung – z. B. durch metabolische Anpassung – führt.

Abschließend muss beachtet werden, dass Lernprozesse auch maladaptiv sein können, wie bei der Entstehung von zentralen Schmerzen, Epilepsien, Spastik oder Sucht. Hier wird sorgfältig zu prüfen sein, inwieweit pharmakologische Neuromodulatoren solche Fehlanpassungen verstärken können. Andererseits wird ein tieferes Verständnis von Neuromodulation natürlich auch Erkenntnisse fördern, wie maldadaptives Lernen gehemmt werden kann.

Fazit

Die Option für eine medikamentöse Behandlung kognitiver Störungen ist bei den Demenzen gegeben und gut dokumentiert (Kap. 20). Daneben spricht mittlerweile vieles dafür, dass auch durch Training und Lernen angehbare kognitive Störungen wie Aphasie, Legasthenie oder Apraxie von adjuvanter Pharmakotherapie profitieren. Beispielhaft ist die Gabe von 100 mg Levodopa mit einem Decarboxylase-Inhibitor jeweils 90 Minuten vor logopädischer Behandlung.

Literatur

Beracochea D, Celerier A, Peres M, Pierard C. Enhancement of learning processes following an acute modafinil injection in mice. Pharmacol Biochem Behav. 2003;76:473 – 479.

Blitzer RD, Gil O, Landau EM. Cholinergic stimulation enhances long-term potentiation in the CA1 region of rat hippocampus. Neurosci Lett. 1990;119:207 – 210.

Breitenstein C, Wailke S, Bushuven S, et al. D-amphetamine boosts language learning independent of its cardiovascular and motor arousing effects. Neuropsychopharmacology. 2004;29:1704 – 1714.

Fisone G, Borgkvist A, Usiello A. Caffeine as a psychomotor stimulant: mechanism of action. Cell Mol Life Sci. 2004;61:857 – 872.

Gais S, Born J. Low acetylcholine during slow-wave sleep is critical for declarative memory consolidation. Proc Natl Acad Sci U S A. 2004;101:2140 – 2144.

Gong B, Vitolo OV, Trinchese F, Liu S, Shelanski M, Arancio O. Persistent improvement in synaptic and cognitive functions in an Alzheimer mouse model after rolipram treatment. J Clin Invest. 2004;114: 1624 – 1634.

Gu Q. Neuromodulatory transmitter systems in the cortex and their role in cortical plasticity. Neuroscience. 2002;111:815 – 835.

Hebb DO. The organization of behavior: a neuropsychological theory. New York: Wiley; 1949.

Jay TM, Rocher C, Hotte M, Naudon L, Gurden H, Spedding M. Plasticity at hippocampal to prefrontal cortex synapses is impaired by loss of dopamine and stress: importance for psychiatric diseases. Neurotox Res. 2004;6:233 – 244.

Jenkins WM, Merzenich MM, Ochs MT, Allard T, Guic-Robles E. Functional reorganization of primary somatosensory cortex in adult owl monkeys after behaviorally controlled tactile stimulation. J Neurophysiol. 1990;63:82 – 104.

Knecht S, Breitenstein C, Bushuven S *et al.* Levodopa: faster and better word learning in normal humans. Ann Neurol. 2004;56:20 – 26.

Krause KH, Krause J, Trott GE. Das hyperkinetische Syndrom (Aufmerksamkeitsdefizit-/Hyperaktivitätsstörung) des Erwachsenenalters. Nervenarzt. 1998;69:543 – 556.

Lal S, Merbtiz CP, Grip JC. Modification of function in head-injured patients with Sinemet. Brain Inj. 1988;2:225 – 233.

Lieberman HR, Tharion WJ, Shukitt-Hale B, Speckman KL, Tulley R. Effects of caffeine, sleep loss, and stress on cognitive performance and mood during U.S. Navy SEAL training. Sea-Air-Land. Psychopharmacology (Berl). 2002;164:250 – 261.

Lin YW, Min MY, Chiu TH, Yang HW. Enhancement of associative long-term potentiation by activation of beta-adrenergic receptors at CA1 synapses in rat hippocampal slices. J Neurosci. 2003;23: 4173 – 4181.

Nieoullon A. Dopamine and the regulation of cognition and attention. Prog Neurobiol. 2002;67:53 – 83.

Nikulina E, Tidwell JL, Dai HN, Bregman BS, Filbin MT. The phosphodiesterase inhibitor rolipram delivered after a spinal cord lesion promotes axonal regeneration and functional recovery. Proc Natl Acad Sci U S A. 2004;101:8786 – 8790.

Otmakhova NA, Lisman JE. D1/D5 dopamine receptor activation increases the magnitude of early long-term potentiation at CA1 hippocampal synapses. J Neurosci. 1996;16:7478 – 7486.

Phillis JW, Chong GC. Acetylcholine release from the cerebral and cerebellar cortices: its role in cortical arousal. Nature. 1965;207: 1253 – 1255.

Scheidtmann K, Fries W, Muller F, Koenig E. Effect of levodopa in combination with physiotherapy on functional motor recovery after stroke: a prospective, randomised, double-blind study. Lancet. 2001; 358:787 – 790.

Wright JW, Harding JW. The brain angiotensin system and extracellular matrix molecules in neural plasticity, learning, and memory. Prog Neurobiol. 2004;72:263 – 293.

22 Neuropsychologische Begutachtung

W. Hartje

22.1 Definition, Einführung

Bei der neuropsychologischen Begutachtung handelt es sich in der Regel um eine zusätzlich zu neurologischen Gutachten angeforderte Begutachtung. Die Einholung eines *neuropsychologischen Zusatzgutachtens* wird deshalb üblicherweise vom neurologischen Gutachter veranlasst. Dies impliziert keine unterschiedliche Wertigkeit der Gutachten. Zusatzgutachten sind für das entsprechende Fachgebiet eigenständige Gutachten; sie müssen die von den Versicherungen, Behörden oder Gerichten im Gutachtenauftrag bzw. im Beweisbeschluss formulierten Fragen ebenso differenziert und vollständig beantworten, wie dies vom Hauptgutachten gefordert wird. Die besondere Aufgabe des *Hauptgutachtens* besteht darin, die Aussagen aller eingeholten Gutachten zusammenfassend zu bewerten, z. B. eine Gesamtbewertung des Grades der Minderung der Erwerbsfähigkeit unter Berücksichtigung der Einzelgutachten vorzunehmen.

Für alle Gutachten gelten dieselben rechtlichen Grundlagen und Rahmenbedingungen (Rauschelbach et al., 2000; Suchenwirth et al., 2000). Insbesondere ist zu beachten, dass es nicht die Aufgabe der Sachverständigen ist, Entscheidungen zu treffen, sondern zur *Sachaufklärung* und damit zur *Vorbereitung der Entscheidung* durch die auftraggebende Instanz beizutragen. Die Begutachtung muss unparteiisch erfolgen, unter Beachtung größter Objektivität und Neutralität in der Befunderhebung und Bewertung des gesamten Sachverhaltes, d. h. der eigenen Befunde und der aus den Akten bekannten Tatsachen. Ad personam gerichtete Gutachtenaufträge müssen persönlich erfüllt werden; eine Delegation des Gutachtenauftrags an andere oder die Hinzuziehung ergänzender Gutachten muss durch die anfordernde Instanz genehmigt werden.

Die meisten Gutachtenaufträge im neuropsychologischen Fachgebiet betreffen:
- die *Minderung der Erwerbsfähigkeit* (gesetzliche Unfallversicherung, soziale Entschädigung auf der Grundlage des Versorgungsrechts u. a.),
- die *Invalidität* bzw. den Grad der Beeinträchtigung der körperlichen oder geistigen Leistungsfähigkeit (private Unfallversicherung),
- die *Berufsunfähigkeit* (private Berufsunfähigkeitsversicherung),
- den *Grad der Behinderung* (Schwerbehindertengesetz) und
- die *Erwerbsminderung* (gesetzliche Rentenversicherung).

Gelegentlich wird im Rahmen fachärztlicher Gutachten eine Beurteilung der *Fahreignung* verlangt (Straßenverkehrsgesetz). Die Grundlagen der entsprechenden neurologischen Begutachtung sind bei Marx und Klepzig (1998), Rauschelbach et al. (2000) sowie Suchenwirth et al. (2000) ausführlich dargestellt.

Die spezielle Aufgabe der neuropsychologischen Begutachtung besteht darin, den *psychischen und geistigen, kognitiven Zustand* der zu begutachtenden Person zu erfassen, Störungen in diesen Bereichen zu erkennen und hinsichtlich des Schweregrades ihrer Ausprägung zu bewerten. Von entscheidender Bedeutung ist dabei der Einsatz testpsychologischer Untersuchungsverfahren mit dem Ziel der *zuverlässigen quantifizierenden Darstellung der psychischen und kognitiven Funktionen* und der *Aufdeckung von regelwidrigen, pathologischen Funktionsbeeinträchtigungen* oder *Funktionsschwächen.* Oft muss auch die *Frage des ursächlichen Zusammenhangs* zwischen eventuell festgestellten Störungen und einer bestimmten Gesundheitsschädigung, z. B. einer unfallbedingten Hirnschädigung, geprüft und beantwortet werden.

Bei allen Schädigungen oder Erkrankungen des Gehirns sind Störungen der psychischen oder kognitiven Funktionen wahrscheinlich. Derartige Störungen sind für die betroffene Person und auch für den Neurologen nicht immer direkt erkennbar; sie können jedoch mit erheblichen Beeinträchtigungen im Alltag oder Beruf verbunden sein. Aus diesem Grund ist eine *testpsychologisch fundierte neuropsychologische Begutachtung* zur Ergänzung des neurologischen Gutachtens in praktisch allen Fällen, in denen eine zerebrale Schädigung vorliegt, sinnvoll und notwendig.

Bei der Begutachtung der Folgen zerebraler Schädigungen zur Beurteilung der Minderung der Erwerbsfähigkeit, der Invalidität, der Berufsunfähigkeit, des Grades der Behinderung oder der Erwerbsminderung ist stets eine neuropsychologische Zusatzbegutachtung mit Einsatz testpsychologischer Verfahren notwendig.

22.2 Besonderheiten der neuropsychologischen Begutachtung

22.2.1 Variationsbreite der Funktionen

Die bei der neuropsychologischen Begutachtung zu beurteilenden psychischen und kognitiven Funktionen sind fast ausnahmslos durch eine *hohe interindividuelle Variationsbreite* gekennzeichnet. Dies gilt offenkundig für die Leistungsbereiche der Intelligenz, Aufmerksamkeit, Lern-

und Merkfähigkeit oder Reaktionsfähigkeit ebenso wie für Merkmale der emotionalen Befindlichkeit. Sowohl relativ schwache als auch starke Ausprägungen dieser Funktionen oder Merkmale gehören zum Norm- oder Normalbereich. Die meisten psychodiagnostischen Testverfahren ermöglichen zwar eine zuverlässige und differenzierte quantitative Bestimmung der Ausprägung unterschiedlicher Funktionen oder Leistungen, sie machen aber keine direkte Aussage darüber, ob eine Störung der betreffenden Funktion vorliegt oder nicht. Die Beantwortung der in Gutachtenaufträgen fast immer gestellten Frage nach dem *Vorliegen und Schweregrad krankhafter Funktionsstörungen* muss sich deshalb auf zusätzliche Überlegungen stützen (Hartje, 2004a).

Nach allgemein akzeptierter Auffassung ist davon auszugehen, dass ein psychodiagnostischer Mess- oder Leistungswert dann als von der Norm abweichend zu bewerten ist, wenn er *um mehr als eine Standardabweichung* unter (oder über) dem Mittelwert der Werteverteilung der Normgruppe des Testverfahrens liegt. Für die standardisierten Skalenwerte (Intelligenzquotient IQ, T-Skalenwerte, Standardwertpunkte SW oder Z, Prozentrangwerte u. a.), bei denen niedrige Werte schwachen Leistungen entsprechen, bedeutet dies, dass z. B. ein IQ von weniger als 85, ein T-Wert von weniger als 40 oder ein Prozentrangwert von weniger als 16 als normabweichend gilt und damit als Anzeichen für eine pathologische Leistungsschwäche.

Eine solche Vorgehensweise bei der Interpretation der psychodiagnostischen Testergebnisse reicht aber nicht aus, um im individuellen Fall zu einer angemessenen Beurteilung zu gelangen; sie geht von einer fiktiven Normalperson aus, deren Funktionszustand dem statistischen Mittelwert der Bevölkerung oder einer bestimmten Alters- oder Geschlechts-Normgruppe entspricht. Es ist evident, dass eine derartige Interpretationsregel zu Fehlbeurteilungen führen kann: Die Folgen einer Hirnschädigung, die das Funktionsniveau einer zuvor überdurchschnittlich befähigten Person z. B. auf den unteren Durchschnittsbereich der Normgruppe reduziert, würden nicht erkannt werden; bei einer primär bereits minderbegabten Person könnte fälschlicherweise eine z. B. unfallbedingte kognitive Beeinträchtigung angenommen werden. Der Bezugspunkt der Beurteilung muss also der *individuelle Normalzustand* sein, nicht der Durchschnitt einer Normgruppe oder der Bevölkerung. Zur Feststellung pathologischer Funktionsstörungen muss das neuropsychologische Gutachten deshalb alle Informationen berücksichtigen, die zur Einschätzung des individuellen Regel- oder Normalzustandes beitragen können. Dies sind insbesondere Nachweise über den erreichten Bildungsstand und berufliche oder andere Erfolge.

In dieser Hinsicht unterscheidet sich die neuropsychologische Begutachtung von der Begutachtung vorwiegend körperlicher Funktionen, bei denen ein geringerer Spielraum anzunehmen ist und bei denen pathologische Störungen oft augenfällig oder relativ sicher zu diagnostizieren sind (z. B. Lähmungen oder Gesichtsfelddefekte). Dem sind im neuropsychologischen Bereich eigentlich nur solche Funktionsveränderungen vergleichbar, die stets pathologisch (pathognomonisch) sind, wie aphasische, apraktische und agnostische Störungen oder ein räumlicher Neglect.

22.2.2 Subjektive Beeinflussbarkeit der Funktionen

Die Messung kognitiver Leistungen und psychischer Merkmale ist in wesentlich stärkerem Maße anfällig für subjektive Beeinflussungen, als es für die Untersuchung der körperlichen Funktionen gilt. Dies resultiert einerseits aus der Tatsache, dass die meisten neuropsychologischen Funktionen nicht direkt beobachtbar sind, und andererseits aus der schon dargelegten großen normalen Variationsbreite dieser Funktionen, die nur unsichere Erwartungen hinsichtlich der untersuchten Leistungen – z. B. der Merkfähigkeit oder Reaktionsschnelligkeit eines individuellen Probanden – erlaubt.

Daraus ergibt sich die Schwierigkeit, subjektive Verdeutlichungen der Beschwerden im Sinne der *Aggravation* oder *Simulation* zu erkennen und von hirnorganisch verursachten Funktionsstörungen zu unterscheiden. Grobe Vortäuschungen eines kompletten oder nahezu vollständigen Funktionsausfalls sind selten; es ist aber verständlich, dass sich Gutachten-Probanden, bei denen es um eine Entschädigung geht, nicht um bestmögliche Leistungen bei der Untersuchung bemühen (wie dies z. B. bei Begutachtungen zur Feststellung der Fahreignung oder bei Bewerbern um eine Arbeitsstelle durchaus anzunehmen ist). Eine derartige, so genannte „suboptimale" Leistungsmotivation führt nur zu *gering- oder mittelgradigen Abweichungen* der Leistungswerte gegenüber denen, die unter optimalen Bedingungen tatsächlich erreichbar wären. Auch die Tendenz zur Vortäuschung einer nicht bestehenden oder zur verstärkten Darstellung einer vorhandenen Funktionsschwäche ist wohl zumeist nur mit einem *relativ* reduzierten Leistungseinsatz bei der Bearbeitung der diagnostischen Tests verbunden, z. B. mit einer etwas gemächlicheren motorischen Antwort bei der Reaktionszeitprüfung oder einer etwas gebremsten Arbeitsschnelligkeit bei Konzentrationstests. Eine solche Beeinflussung der Untersuchungsergebnisse kann sich auf alle, intakte oder beeinträchtigte psychische und kognitive Funktionen beziehen; am ehesten wird aber eine tatsächlich bestehende und vom Probanden bemerkte und beklagte Funktionsstörung im Sinne der Beschwerden-Verdeutlichung einfach etwas stärker dargestellt, als es der Realität entspricht.

Die sehr seltene *Vortäuschung eines mehr oder weniger vollständigen Ausfalls einer neuropsychologischen Funktion* – z. B. eines amnestischen Syndroms mit grob gestörter Lern- und Merkfähigkeit – kann mit speziellen *Simulationstests* aufgedeckt werden. Diese Tests basieren auf der Logik, dass eine überzufällig hohe Fehlerzahl bei Aufgaben, die eine große Menge einfacher Alternativ-Entscheidungen (z.B „bekannt/nicht bekannt" oder „gleich/ungleich") verlangen, eindeutig auf Simulation hinweisen. Andere Simulationstests stützen sich auf allgemein bekannte Regelmäßigkeiten bestimmter kognitiver Prozesse, wie z. B. die Tatsache, dass unter den verschiedenen Gedächtnisleistungen das einfache Wiedererkennen grundsätzlich leichter fällt als der freie Abruf von Gedächtnisinhalten; beim Versuch, eine Gedächtnisschwäche vorzutäuschen, wird diese Regelhaftigkeit höchstwahrscheinlich nicht beachtet, wodurch die Simulationsabsicht deutlich wird.

Eine nur *graduelle Vortäuschung* oder *Verdeutlichung von Leistungsschwächen* ist dagegen schwer nachweisbar. Die Vermutung, dass solche Verhaltenstendenzen vorliegen, kann sich aus einer Diskrepanz der Leistungen bei verschiedenen Tests ähnlicher Art ergeben oder aus einer mangelnden Vereinbarkeit zwischen der Qualität oder Schwere der gezeigten Leistungsschwächen einerseits und der Art oder Schwere der erlittenen Hirnschädigung andererseits. Dabei ist allerdings Vorsicht geboten, da die anatomisch-funktionellen Zusammenhänge nicht so eng sind, dass sie mit ausreichender Sicherheit auf den Einzelfall übertragen werden können. Die bloße Vermutung von Aggravations- oder Simulationstendenzen ist gutachtlich im Übrigen irrelevant, wenn sie nicht durch zusätzliche Untersuchungen überzeugend nachgewiesen werden kann.

Im Hinblick auf die dargelegten Probleme ist es sicher besser, die Gutachten-Probanden bei den verschiedenen Tests jeweils zu einem möglichst großen Leistungseinsatz anzuspornen, als sich post hoc mit der Frage der Simulation oder Aggravation auseinanderzusetzen. Die sorgfältige Erklärung der Aufgaben kann die Leistungsmotivation unterstützen. Die direkte Beobachtung des Leistungsverhaltens während der ersten Phase der Aufgabenbearbeitung kann Hinweise auf leistungsreduzierende Verhaltensweisen ergeben (z. B. eine unzureichende motorische Anspannung bei Reaktionsaufgaben, ein zu langes Verharren bei nicht gelösten Testitems oder ein wiederholtes Kontrollieren einer schon getroffenen Entscheidung), die dann angesprochen und durch besondere Instruktionen modifiziert werden können. Ein derartiges Vorgehen nähert sich dem als „Testing the Limits“ bekannten Ansatz; es erscheint gerechtfertigt, wenn man davon ausgeht, dass eine wirklich hirnorganisch bedingte Einschränkung z. B. der Reaktionsfähigkeit auch durch motivierende Instruktionen nicht überwunden oder „geheilt“ werden kann.

22.2.3 Nachweis von Funktionsstörungen

Für die Feststellung von Gesundheitsstörungen, also pathologischen oder regelwidrigen Abweichungen vom normalen Funktionszustand, wird bei allen Gutachtenaufträgen der so genannte Vollbeweis gefordert.

Vollbeweis

Es muss eine über vernünftige Zweifel hinausgehende Gewissheit, eine an Sicherheit grenzende Wahrscheinlichkeit bestehen, dass eine Regelwidrigkeit oder krankhafte Störung vorliegt.

Wie aus den vorigen Abschnitten zum Variationsbereich und zur subjektiven Beeinflussbarkeit der Funktionen bzw. Messwerte deutlich wurde, stellt diese Forderung gerade für das neuropsychologische Fachgebiet eine besondere Schwierigkeit dar. In vielen Fällen wird man sich hier nur durch ein sehr differenziertes und kritisches Abwägen der geforderten Sicherheit nähern können. Diese Schwierigkeit darf aber nicht dazu führen, dass auch schon die Möglichkeit des Vorliegens einer krankhaften Störung als Beweis betrachtet wird. Selbst die Feststellung, dass mehr für als gegen das Vorliegen einer Störung spricht, ist nicht ausreichend.

Wie schwierig es oftmals ist, zu einer Entscheidung über das Vorliegen oder Nichtvorliegen krankhafter Funktionsstörungen zu kommen, zeigt sich dort, wo subjektiv über gravierende Störungen im Alltag geklagt wird, ohne dass diese Klagen testpsychologisch bestätigt werden können. Man kann nicht einfach davon ausgehen, dass sich alle Störungen psychometrisch objektivieren lassen. Die subjektiv beklagten Beschwerden beziehen sich auf ganz andere situative Bedingungen, als sie bei einer psychodiagnostischen Testuntersuchung typischerweise gegeben sind. Es ist durchaus zu erwarten, dass sich bestimmte Störungen in der sehr eng strukturierten und abgeschirmten Testsituation nicht bemerkbar machen, unter den komplexeren Alltagsbedingungen (mit Ablenkungen von der Arbeit durch andere Personen, zwischendurch zu erledigende Dinge, Lärmbelästigungen etc.) aber zu Tage treten. Hinzu kommt, dass sich die Belastungen im Alltag und insbesondere im beruflichen Alltag meist über einen längeren Zeitraum erstrecken als die in der psychodiagnostischen Untersuchung geforderten Anstrengungen. *Ablenkbarkeit, Störanfälligkeit* und *rasche Ermüdung* sind besonders häufige Klagen hirngeschädigter Personen.

Die Notwendigkeit des Vollbeweises gilt im Übrigen in gleicher Weise für die *Annahme von Funktionsstörungen durch schädigungsfremde Faktoren.* Die Vermutung oder bloße Wahrscheinlichkeit, dass schon vor der zu begutachtenden Unfallfolge bereits Leistungsstörungen bestanden haben könnten – etwa infolge einer allgemeinen zerebralen Insuffizienz oder eines Alkoholabusus – ist nicht hinreichend: Auch hinsichtlich des Bestehens der in Betracht gezogenen schädigungsfremden Krankheit muss Gewissheit herrschen (Rauschelbach, 2000).

22.2.4 Beurteilung des ursächlichen Zusammenhangs

In den meisten Gutachten wird eine Beurteilung des ursächlichen Zusammenhangs zwischen einer (nachgewiesenen) Funktionsbeeinträchtigung und einem bestimmten schädigenden Ereignis verlangt. Auch hinsichtlich dieser Aufgabe ergeben sich bei neuropsychologischen Gutachten nicht selten größere Probleme als bei der Begutachtung körperlicher Gesundheitsstörungen. Dies hängt damit zusammen, dass die psychischen und kognitiven Symptome meist nur eine *geringe Lokalisations- oder Ätiologiespezi-*

fität haben. Es ist deshalb schwierig, eventuell festgestellte Störungen in direkten kausalen Zusammenhang mit einer bestimmten, z. B. unfallbedingten Hirnschädigung zu bringen, wenn konkurrierende unfallunabhängige zerebrale Erkrankungen – z. B. eine Multiple Sklerose oder eine hepatische Enzephalopathie oder eine Hirnschädigung z. B. infolge eines schon früher eingetretenen Schlaganfalls – vorliegen, die zu ähnlichen Funktionsbeeinträchtigungen führen können. Hier hilft oft nur die genauere Kenntnis oder Einschätzung des Funktionszustandes *vor* Eintritt des Versicherungsfalles anhand früherer Untersuchungsbefunde, Informationen über die vor dem Unfall bewältigte berufliche Tätigkeit und dergleichen.

Die Beurteilung des ursächlichen Zusammenhangs wird allerdings durch die Tatsache erleichtert, dass für die *Annahme eines ursächlichen Zusammenhangs* zwischen dem angeschuldigten schädigenden Ereignis und dem nachgewiesenen Gesundheitsschaden die *einfache Wahrscheinlichkeit* genügt, das heißt die Überzeugung, dass mehr für als gegen den Zusammenhang spricht (Rauschelbach, 2000).

Sowohl für die Feststellung eventuell unfall- oder schädigungsbedingter Störungen der psychischen oder kognitiven Funktionen als auch für die Beurteilung des ursächlichen Zusammenhangs ist es wichtig, dass *möglichst frühzeitig* eine neuropsychologische Untersuchung oder Begutachtung stattfindet. Vor dem Hintergrund eines bald nach dem schädigenden Ereignis erhobenen Befundes mit Nachweis neuropsychologischer Störungen kann die spätere Feststellung residualer Funktionsstörungen besser abgesichert werden. Die *Kenntnis des zeitlichen Zusammenhangs* zwischen dem Eintritt des schädigenden Ereignisses und dem Auftreten von Funktionsstörungen ebenso wie die *Kenntnis des Verlaufs* erleichtert außerdem die Beurteilung des ursächlichen Zusammenhangs.

Es sei in diesem Kontext noch einmal darauf hingewiesen, dass das Fehlen von Klagen der z. B. von einem Schädeltrauma betroffenen Person über psychische oder kognitive Beeinträchtigungen nicht bedeutet, dass keine entsprechenden Störungen vorliegen. Solche Beeinträchtigungen werden unter dem Eindruck eventuell vorhandener gravierender körperlicher Gesundheitsstörungen im akuten oder subakuten Stadium oft nicht bemerkt oder unterbewertet; wenn die Beeinträchtigungen dann später bemerkt und beklagt werden, besteht die Gefahr, dass sie fälschlicherweise als psychoreaktive Symptome oder Aggravationstendenzen interpretiert werden.

Die besondere Schwierigkeit der neuropsychologischen Begutachtung ergibt sich aus dem großen Spielraum der als normal geltenden Ausprägung der kognitiven und psychischen Funktionen, der interindividuellen Unterschiedlichkeit des Normal- oder Regelzustandes einer Person und der Anfälligkeit der zu beurteilenden Funktionen oder Leistungen gegenüber subjektiven Beeinflussungen (eingeschränkte Leistungsmotivation, Aggravation, Simulation). Diese Fakten erschweren den sicheren Nachweis von Funktionsstörungen.

Die oft erforderliche Beurteilung des kausalen Zusammenhangs zwischen nachgewiesenen Störungen und einem bestimmten schädigenden Ereignis wird insbesondere durch die geringe Lokalisations- und Ätiologiespezifität neuropsychologischer Funktionsbeeinträchtigungen erschwert, welche die Abgrenzung gegen die Folgen schädigungsfremder zerebraler Krankheiten schwierig macht. Eine möglichst frühzeitige neuropsychologische Befunderhebung, nachdrückliche Motivierung der Patienten in der Untersuchung sowie die sorgfältige Verhaltensbeobachtung und Exploration der Beschwerden sind wesentliche Voraussetzungen der Begutachtung.

22.3 Allgemeine neuropsychologische Begutachtung

22.3.1 Aktenstudium

Die Vorbereitung der neuropsychologischen Begutachtung bezieht sich in erster Linie auf die *adäquate Auswahl der Untersuchungsinstrumente.* Während im Bereich körperlicher Funktionen angenommen werden kann, dass die Untersuchungsbefunde durch den wiederholten Einsatz derselben Instrumente nicht verändert werden, gilt das für den Bereich der Neuropsychologie nicht. Dies wird evident, wenn man an die Prüfung der Gedächtnisleistungen denkt: Die wiederholte Anwendung genau derselben Lern- und Merkaufgabe, z. B. ein und derselben Wortliste, kann selbst nach langem Intervall zwischen den Untersuchungen auf Grund der verbliebenen latenten Gedächtnisspuren zu einer höheren Testleistung führen, selbst wenn die untersuchte Person sich nicht an eine frühere Konfrontation mit der Aufgabe erinnern kann. Ähnliches gilt für eine Vielzahl anderer Testverfahren, auch wenn die Wiederholungseffekte nicht so eklatant sind. Es ist deshalb wichtig, anhand des Studiums der Vorgeschichte (Akten und andere Vorbefunde) oder der Exploration die bei früheren Untersuchungen eingesetzten Tests zu ermitteln und bei der eigenen Begutachtung Parallelformen oder äquivalente andere Tests zu verwenden.

Daneben gibt das Aktenstudium Aufschluss über eventuell relevante *Einschränkungen der elementaren visuellen, auditiven oder motorischen Funktionen des Probanden,* die nötigenfalls durch Mitbringen der erforderlichen Hilfsmittel (Brillen, Hörgeräte) kompensiert oder bei der Auswahl und Durchführung der psychodiagnostischen Verfahren berücksichtigt werden können.

22.3.2 Exploration

Die Untersuchung beginnt mit der Anamnese oder Exploration, die der zu begutachtenden Person die Möglichkeit gibt, ihre Unfall- oder Krankengeschichte darzulegen und die erlebten Beeinträchtigungen zu schildern. Das Gespräch sollte anfänglich auch dazu genutzt werden, durch ein bewusst unvoreingenommenes Verhalten sowie eine verständliche Information des Probanden über das Ziel und die Art der Untersuchung eine sachliche und aufgeschlossene Atmosphäre zu schaffen; diese ist die beste Voraussetzung für die Herstellung einer positiven Motivation, die speziell bei der neuropsychologischen Funktionsprüfung eine ganz entscheidende Rolle spielt.

Das inhaltliche Ziel der Exploration besteht vor allem darin, die subjektiven Beschwerdeklagen, die gerade hinsichtlich psychischer und kognitiver Störungen meist sehr pauschal sind, genauer zu eruieren. Zu diesem Zweck wird der Proband gebeten, konkrete Beispiele für das Auftreten der Beschwerden zu nennen, also zu beschreiben, in welchen Situationen und wie oft sich z. B. die Vergesslichkeit oder die Konzentrationsstörung äußert, unter welchen Bedingungen es zu einer vorzeitigen Ermüdung oder zu gesteigerter emotionaler Reizbarkeit kommt, wann und in welcher Form Wortfindungsprobleme auftreten und dergleichen. Ebenso ist danach zu fragen, wie die beklagten Störungen von Angehörigen oder anderen Personen wahrgenommen und bewertet werden. Letzteres sollte möglichst auch fremdanamnestisch geklärt werden. Neben der speziell auf die subjektiven Beschwerden bezogenen Exploration fällt der differenzierten Befragung zur schulischen und beruflichen Ausbildung und zum beruflichen Werdegang eine wesentliche Bedeutung zu. Die hieraus gewonnen Informationen bilden in der Regel die Basis für die Einschätzung des prämorbiden kognitiven Leistungsniveaus, die für eine richtige Bewertung der Testergebnisse oft unerlässlich ist (Abschnitt 22.2.1 S. 236).

Die Exploration zur allgemeinen gesundheitlichen Vorgeschichte kann sich auf Fragen nach solchen eventuellen früheren Verletzungen oder Krankheiten beschränken, die typischerweise mit neuropsychologischen Störungen verbunden sind (infektiöse oder entzündliche zerebrale Krankheiten, Kopfverletzungen, Schlaganfälle, Herz- oder Atemstillstände, Substanzabhängigkeiten etc.). Die entsprechenden Informationen finden sich allerdings meist in den Akten und brauchen dann nicht erneut abgefragt zu werden. Daneben ist es ratsam, nach der Einnahme von solchen Medikamenten zu fragen, die insbesondere zu Müdigkeit und zu einer Verlangsamung der Informationsverarbeitung führen können. Die Ergebnisse einer eingehenden Familienanamnese oder psychosozialen Exploration tragen wenig zur Aufklärung der Gutachtenfragen bei. Informationen über Probleme in den familiären oder partnerschaftlichen Beziehungen oder in der Lebensführung verleiten eher zu ungesicherten Schlussfolgerungen, wenn es um die Frage hirnorganisch bedingter Funktionsbeeinträchtigungen geht.

Bei der Exploration sollte neben den inhaltlichen Informationen auch auf die Darstellung geachtet werden. Die Art der Beantwortung der gestellten Fragen (direkt geradlinig oder indirekt umschweifig; sachlich oder affektiv getönt bzw. demonstrativ; sicher oder unsicher in der Erinnerung der Fakten; kohärent oder verworren im Gedankengang; sprachlich korrekt oder aphasisch bzw. dysarthrisch gestört; und dergleichen) kann wesentliche Hinweise auf Störungen geben, die aus der testpsychologischen Untersuchung nicht ersichtlich werden. Dies gilt auch für das Auftreten und die Kontrolle affektiver Reaktionen bei emotional relevanten Fragen, wie insbesondere solchen nach der Befindlichkeit oder der familiären Situation (Kinder, Enkelkinder).

22.3.3 Testpsychologische Untersuchung

Die testpsychologische Untersuchung muss stets *alle neuropsychologisch relevanten Funktionen* erfassen. Diese Notwendigkeit ergibt sich aus der oben schon genannten geringen Lokalisations- und Ätiologiespezifität der Funktionsstörungen und aus der Tatsache, dass die subjektiven Klagen nicht den tatsächlichen Störungen zu entsprechen brauchen. Auch die typische Formulierung der Gutachtenaufträge bezieht sich zunächst immer auf Gesundheitsschäden *allgemein* und nicht auf die eine oder andere spezielle gesundheitliche Störung.

Das Spektrum der relevanten Funktionen ist in Tab. 22.1 wiedergegeben. Den Funktionen sind exemplarisch einige passende Testverfahren zugeordnet, mit kurzen Charakterisierungen der Besonderheiten des jeweiligen Tests. Ausführlichere Beschreibungen der Tests finden sich bei Gross et al. (2000) und im *Brickenkamp Handbuch psychologischer und pädagogischer Tests* (Brähler et al., 2002). Bei

Tabelle 22.1 Für die neuropsychologische Begutachtung relevante Funktionen, mit Zuordnung einiger exemplarischer Testverfahren und Besonderheiten des jeweiligen Tests.

Funktionen und Tests	*Besonderheit der Aufgabenstellung*
Allgemeine Intelligenz	
Leistungsprüfsystem (LPS)	Bildungswissen, logisches Denken, sprachliche Flexibilität, räumliche Vorstellung, Schnelligkeit und Flexibilität der Gestaltauffassung Markieren der Lösungen in Testformular; wenig kommunikative Interaktion mit Untersucher
Hamburg-Wechsler-Intelligenztest (HAWIE-R)	Bildungswissen, sprachlich-begriffliches abstrahierendes Denken, bildhaft-anschauliches Denken, räumlich-figurale Analyse und Synthese Lösungen müssen teilweise sprachlich formuliert werden; intensive kommunikative Interaktion mit Untersucher

Tabelle 22.1 (Fortsetzung)

Funktionen und Tests	*Besonderheit der Aufgabenstellung*
Exekutive Leistungen	
Behavioural Assessment of the Dysexecutive Syndrome (BADS)	unterschiedliche Planungsaufgaben mit Berücksichtigung zeitlicher und örtlicher Vorgaben und Beschränkungen; eine praktische Problemlöseaufgabe
Gedächtnis	
Zahlennachsprechen (ZN des HAWIE-R)	unmittelbare Merkspanne und Arbeitsgedächtnis: Zahlenreihen zunehmender Länge vorwärts bzw. rückwärts nachsprechen
Verbaler Lern- und Merkfähigkeitstest (VLMT)	systematisches Lernen einer Liste von 15 Wörtern; 5 Darbietungen mit jeweils unmittelbar anschließendem freiem Gedächtnisabruf; erneuter Abruf nach Darbietung/Abfrage einer Interferenzliste und nach 30 min Unterbrechung durch andere Tätigkeiten
Diagnosticum für Cerebralschädigung (DCS)	systematisches Lernen einer Serie von 9 Strichfiguren; 6 Darbietungen mit jeweils unmittelbar anschließendem freien Abruf durch Rekonstruieren der Figuren
Konzentrationsfähigkeit	
Aufmerksamkeits-Belastungs-Test (Test d2)	Schnelligkeit und Sorgfalt der zeilenweise auszuführenden visuellen Exploration (Buchstabe d mit unterschiedlichen Strichmarkierungen) unter starkem äußeren Zeitdruck; Dauer ca. 5 min
Frankfurter Aufmerksamkeits-Inventar (FAIR)	Schnelligkeit und Sorgfalt der zeilenweise auszuführenden visuellen Exploration (nonverbale figurale Muster) unter starkem äußeren Zeitdruck; Dauer ca. 6 min
Konzentrations-Verlaufs-Test (KVT)	sorgfaltsbetonte Sortieraufgabe; 60 Karten mit je 36 zweistelligen Ziffern müssen nach zwei bestimmten Ziffern durchsucht und sortiert werden; Dauer individuell unterschiedlich, ca. 10–15 min
Aufmerksamkeit	
Testbatterie zur Aufmerksamkeitsprüfung (TAP)	PC-gestützte Aufgaben erfassen: elementare Aufmerksamkeit, Fähigkeit zur Aufmerksamkeitsteilung, selektive Fokussierung der Aufmerksamkeit, Vigilanz und Daueraufmerksamkeit, räumliche Ausrichtung der Aufmerksamkeit; zentraler Leistungsparameter ist die Reaktionsschnelligkeit
Reaktionsfähigkeit	
Wiener Reaktionsgerät (WTS, RG)	Reaktionszeiten auf einzelne auditive oder visuelle Stimuli und Entscheidungsreaktionszeit auf bestimmte Signalkombinationen
Wiener Determinationsgerät (WTS, DG)	Reaktionsfähigkeit unter komplexen Reiz-Reaktions-Bedingungen: Reaktion auf verschiedene visuelle und auditive Signale mit Hand- und Fuß-Reaktionstasten; Reagieren unter selbstbestimmten oder vorgegebenen Tempobedingungen
Feinmotorik	
Motorische Leistungs-Serie (MLS)	rechts-, links- oder beidhändige Ausführung von Aufgaben zur Erfassung der visuo-motorischen Koordination: Bewegungsruhe (Tremor), langsame präzise Bewegungsführung, schnelle kurze Zielbewegungen, bimanuelle feinmotorische Koordination
Emotionalität	
Freiburger Persönlichkeitsinventar (FPI-R)	erfasst über Selbstbeurteilungsskalen Persönlichkeitsmerkmale wie Gehemmtheit, Erregbarkeit, Aggressivität, subjektives Gefühl der Beanspruchung oder Überforderung, Emotionalität u. a.
Beck-Depressions-Inventar (BDI)	Selbstbeurteilungsskala; Hinweis auf Vorliegen und Ausmaß depressiver Symptome

Die Tests sind erhältlich bei: Testzentrale Göttingen, Robert-Bosch-Breite 25, D-37079 Göttingen, http://www.testzentrale.de

der Auswahl der Tests ist darauf zu achten, dass gut standardisierte und normierte Verfahren eingesetzt werden, für die es im Hinblick auf erneute Begutachtungen möglichst auch Parallelformen geben sollte. Diese Forderung ist allerdings nur teilweise zu erfüllen.

Für die Diagnostik einiger besonderer *neuropsychologischer Syndrome,* wie z. B. Aphasie, Apraxie, Neglect oder spezielle agnostische Störungen eignen sich die aus dem Fachgebiet der differenziellen Normalpsychologie stammenden Testverfahren nur teilweise. Das Vorliegen derartiger Störungen ist jedoch relativ einfach zu erkennen, da die damit verbundenen Beeinträchtigungen deutlich von der Normalität abweichen. Für die *Beurteilung des Schweregrades der Störungen* können teils spezielle psychometrische Testverfahren verwendet werden, z. B.:

- der *Aachener Aphasie-Test* (AAT; Huber et al., 1983) oder
- der *Behavioural Inattention Test* (BIT; Wilson et al., 1987) oder
- allgemein anerkannte Aufgaben zur Prüfung auf *Apraxie* (Goldenberg, 2002; Poeck, 2002), *Neglect* (Kap. 13; Karnath, 2003; Kerkhoff, 2004) oder *Agnosie* (Goldenberg, 2002).

Gegenüber der in letzter Zeit oft proklamierten Notwendigkeit des Einsatzes von Tests zur Aufdeckung eventuell bestehender *Simulationstendenzen* (Merten et al., 2004) ist Zurückhaltung angebracht (Abschnitt 22.2.2 S. 236). In besonders kritischen Fällen mag der Einsatz z. B. der *Testbatterie zur Forensischen Neuropsychologie* (Heubrock u. Petermann, 2000) oder der *Bremer Symptom-Validierung* (Heubrock et al., 2002) gerechtfertigt sein.

Die Durchführung, Auswertung und diagnostische Interpretation der Tests muss durch neuropsychologisch oder – bei besonderen Anforderungen an die Diagnostik von Sprachstörungen –, durch neurolinguistisch voll ausgebildete und in der Diagnostik erfahrene Personen erfolgen, die über die notwendige Kompetenz für die Instruktion und Motivierung der Probanden und für die Beobachtung des Testverhaltens verfügen. Sie müssen auf Grund ihrer fachlichen Qualifikation auch in der Lage sein, noch während der laufenden Untersuchung die Auswahl der Tests nötigenfalls angemessen zu modifizieren oder zu ergänzen, um eine Absicherung der Befunde zu gewährleisten.

> Die Vorbereitung der Begutachtung durch das Aktenstudium ermöglicht die Auswahl der adäquaten Testverfahren und insbesondere die Vermeidung von Testwiederholungseffekten. Zu den wesentlichen Punkten der Exploration gehören das Eruieren der subjektiven Beschwerden mit ihren spezifischen Auftretensbedingungen sowie die Gewinnung von Anhaltspunkten für die Einschätzung des prämorbiden, normalen Funktionszustandes der zu begutachtenden Person. Die Untersuchung muss alle neuropsychologisch relevanten Funktionsbereiche berücksichtigen; sie darf sich nicht auf die subjektiven Beschwerdeklagen beschränken.

22.3.4 Darstellung der Untersuchungsergebnisse

Die verwendeten psychodiagnostischen Testverfahren müssen durch die *Angabe der Testbezeichnung* und der *speziellen Testform* oder *Durchführungsversion* (Parallelformen, Programmversionen, besondere Instruktionen) präzise gekennzeichnet werden; diese Informationen werden bei Nachbegutachtungen benötigt. Die Angaben zu den Testverfahren können entweder tabellarisch vorangestellt werden oder in die Darstellung der Untersuchungsergebnisse integriert werden. Zum Verständnis der Testbefunde ist es sinnvoll, die Art der Testaufgaben und die jeweils geprüften Leistungen oder Funktionen kurz zu charakterisieren.

Da die Befunde eindeutig nachvollziehbar sein müssen, müssen alle Testergebnisse stets exakt in Form *allgemein bekannter Skalenwerte* (Standardwert-Punkte, IQ-Punkte, Prozentrangwerte etc.) mitgeteilt werden. Angaben wie z. B. „diskreter defizitärer Grenzbefund" sind kaum brauchbar. Bei der Bewertung der Testleistungen z. B. als „unterdurchschnittlich" sollte erklärt werden, was als Durchschnittsbereich gilt (mittlere 50% der Normstichprobe oder der Bereich zwischen plus/minus einer Standardabweichung um den Mittelwert der Norm, entsprechend Prozentrangwerten von 84 bzw. 16). Die *Angabe von Testrohwerten* erscheint z. B. dann sinnvoll, wenn Reaktionszeiten oder Fehlerhäufigkeiten so grob von der Norm abweichen, dass sie durch Standardwerte nicht mehr hinreichend gekennzeichnet werden. Die manchmal vertretene Auffassung, dass die Mitteilung der exakten Testergebnisse zu Verwirrungen oder falschen Interpretationen führen könnte, ist durch nichts gerechtfertigt.

Die Darstellung der quantitativen Testergebnisse wird durch die *Beschreibung des allgemeinen Verhaltens während der Untersuchung* und insbesondere des *Leistungsverhaltens bei der Bearbeitung der Testaufgaben* ergänzt. Hervortretende Verhaltensmerkmale sollten dabei möglichst konkret beschrieben werden, so dass die daraus gezogenen Schlussfolgerungen nachvollziehbar sind. Dabei sollten nicht nur Störungsmerkmale, sondern auch positive Merkmale wie z. B. Anzeichen für eine instruktionsgemäße und motivierte Bearbeitung der Tests angeführt werden.

Schließlich werden die bei der Exploration ermittelten Informationen wiedergegeben. Neben den verschiedenen inhaltlichen Fakten, z. B. bezüglich der Art und des Erfolgs der schulischen und beruflichen Ausbildung oder hinsichtlich der Krankheitsgeschichte und der subjektiven Beschwerden, sollte auch die *Qualität der sprachlichen Äußerungen, nonverbale Kommunikationsmerkmale* (Affekt, Mimik, Prosodie) und *Merkmale der Interaktion mit dem Untersucher* beschrieben werden.

22.3.5 Beurteilung der Befunde

An die Mitteilung der verschiedenen Untersuchungsergebnisse schließt sich die gutachtliche Beurteilung an. In dieser Beurteilung müssen die erhobenen Befunde im Hinblick auf die an das Gutachten gerichteten Fragen bewertet werden. Hierbei geht es darum, die einzelnen Untersuchungsergebnisse so zu gewichten und miteinander in Beziehung zu setzen, dass sich das für die untersuchte Person zutreffende Muster der Funktionsstörungen vor dem Hintergrund der intakten Funktionen ergibt.

Die *Feststellung von Leistungs- oder Funktionsstörungen*, für die ein hohes Maß an Sicherheit („Vollbeweis") verlangt wird, muss sich auf Vergleiche der individuellen Testergebnisse mit den Normwerten der Tests und mit Erwartungswerten über den prämorbiden, vor dem Begutachtungsanlass bestehenden Funktionszustand der zu begutachtenden Person stützen. Auch Vergleiche zwischen den verschiedenen Testbefunden, die z. B. eine auffällige Schwäche sprachlicher im Kontrast zu guten nichtsprachlichen Gedächtnisleistungen oder eine deutlich reduzierte Reaktionsschnelligkeit unter komplexeren Anforderungen im Kontrast zu einer hohen Schnelligkeit bei elementaren Reaktionsaufgaben zeigen, können zum Nachweis von Funktionsstörungen beitragen. Ebenso können eventuell vorliegende vergleichbare Befunde aus früheren psychodiagnostischen Untersuchungen herangezogen werden, um die Feststellung von weiterhin bestehenden Funktionsstörungen abzusichern: So können z. B. abgeschwächte Symptome eines Neglects oder eine leichte Schwäche sprachlicher Denkleistungen dann als pathologische Störungen bewertet werden, wenn bei einer Vorbegutachtung kurz nach dem schädigenden Ereignis ein deutlich ausgeprägter Neglect oder eine aphasische Sprachstörung nachgewiesen worden waren.

Die gutachtliche Beurteilung muss sich auch mit den *subjektiven Beschwerdeklagen* auseinandersetzen. Dabei geht es vor allem um die Frage, inwieweit die Klagen des Gutachtenprobanden mit den testpsychologischen Befunden übereinstimmen oder von diesen abweichen. Falls keine befriedigende Übereinstimmung besteht, muss der Gutachter unter sorgfältiger Berücksichtigung der bei der Exploration eruierten subjektiven Angaben abwägen, ob die vorgetragenen Klagen, die sich auf im Alltag erlebte Beeinträchtigungen beziehen, vor dem Hintergrund der Testbefunde plausibel sind. Auf die Möglichkeit einer Diskrepanz und deren Erklärung wurde in Abschnitt 22.2.3 (S. 237) schon hingewiesen. Der Abwägungsprozess ist schwierig und zwangsläufig mit Unsicherheiten behaftet; für die Beurteilung ist es wesentlich, Vergleiche zwischen dem *Schweregrad der subjektiven Klagen* und den *Testbefunden* zu ziehen: Klagen über gravierende Beeinträchtigungen im Alltag sind bei unauffälligen oder sogar guten Testleistungen höchstwahrscheinlich nicht zutreffend, während spezifische Klagen über Schwierigkeiten in bestimmten Alltagssituationen mit noch im Normbereich liegenden Testergebnissen vereinbar sein können.

Wenn eine *Beurteilung des ursächlichen Zusammenhangs* zwischen den nachgewiesenen gesundheitlichen Störungen erforderlich ist, muss geklärt werden, ob die bei der Untersuchung nachgewiesenen neuropsychologischen Funktionsstörungen als *Folge der entschädigungs- oder versicherungsrechtlich relevanten Hirnschädigung* in Betracht kommen. Im Wesentlichen ist dabei zu erörtern, ob *schädigungsfremde zerebrale Krankheiten oder Schädigungen* nachgewiesen sind, die ebenfalls als Ursache der Funktionsstörungen in Betracht kommen; dies geschieht durch die Prüfung der Vorgeschichte anhand der Akten und der Anamnese. Ist eine schädigungsfremde mögliche Ursache bekannt, muss im Allgemeinen erörtert und beurteilt werden, welche Bedeutung der einen oder anderen möglichen Ursache für die Entstehung der Funktionsstörungen zukommt und welche die wahrscheinlichere Ursache ist. Die besonderen Schwierigkeiten einer solchen Beurteilung auf dem Fachgebiet der Neuropsychologie wurden in Abschnitt 22.2.3 (S. 237 f.) dargelegt.

Alle in der gutachtlichen Beurteilung getroffenen Feststellungen und die daraus abgeleiteten Schlussfolgerungen müssen verständlich und nachvollziehbar dargelegt werden. Die an das Gutachten gerichteten Fragen müssen schließlich vollständig und präzise beantwortet werden, wobei die Beantwortung mit der zuvor dargelegten gutachtlichen Beurteilung eindeutig übereinstimmen muss. Wenn einzelne Fragen entweder nicht in das Fachgebiet des Gutachters fallen oder auch nach bester Fachkenntnis des Gutachters nicht beantwortet werden können, muss dies festgestellt und begründet werden.

> Die Untersuchung muss vollständig nachvollziehbar beschrieben werden, mit eindeutiger Kennzeichnung der verwendeten Tests und detaillierter präziser Wiedergabe der Testergebnisse in Form allgemein anerkannter Skalenwerte. Ebenso sind die in der Exploration ermittelten Angaben und die Besonderheiten der Verhaltensbeobachtung möglichst konkret und nachvollziehbar zu beschreiben. In der Befundbeurteilung geht es um die Herausarbeitung des Befundmusters. Die Feststellung von Funktionsstörungen muss im Hinblick auf die Testergebnisse und unter Berücksichtigung der subjektiven Klagen abgeleitet und nachvollziehbar begründet werden. Schlussfolgerungen bezüglich des kausalen Zusammenhangs sind zu begründen, insbesondere wenn auch schädigungsfremde Faktoren für die Entstehung der Funktionsstörungen in Betracht kommen. Die an das Gutachten gerichteten Fragen müssen eindeutig und in Übereinstimmung mit der Befundbeurteilung beantwortet werden.

22.4 Begutachtung der Eignung zum Führen eines Kraftfahrzeuges

22.4.1 Rechtliche Vorgaben: Straßenverkehrsgesetz und Fahrerlaubnisverordnung

Nach dem Straßenverkehrsgesetz ist *zum Führen eines Kraftfahrzeuges geeignet, wer die notwendigen körperlichen und geistigen Anforderungen erfüllt und nicht erheblich oder nicht wiederholt gegen verkehrsrechtliche Vorschriften oder gegen Strafgesetze verstoßen hat* (§ 2 Abs. 4 S. 1 StVG). Nach der Fahrerlaubnisverordnung (FeV; Bundesgesetzblatt 1998) sind die Anforderungen insbesondere dann nicht erfüllt,

- wenn Erkrankungen oder Mängel (nach Anlage 4, 5 oder 6 der FeV) vorliegen oder
- wenn erheblich oder wiederholt gegen verkehrsrechtliche Vorschriften oder Strafgesetze verstoßen wurde und dadurch die Eignung zum Führen von Kraftfahrzeugen ausgeschlossen ist (vgl. § 11 Abs. 1 und § 46 Abs. 1 FeV).

Die genannten verkehrs- oder strafrechtlichen Verstöße gelten als Hinweis auf erhebliche Verhaltensstörungen oder Charaktermängel, die die Eignung zum Führen eines Kraftfahrzeuges in der Regel ausschließen. Körperliche oder geistige Mängel lassen demgegenüber die *Möglichkeit der bedingten Eignung* – d. h. der Fahreignung unter besonderen Auflagen oder Beschränkungen – zu.

22.4.2 Anlass der Begutachtung

Begutachtungen zur Beurteilung der Fahreignung können von der *Fahrerlaubnisbehörde* veranlasst werden, wenn ihr Tatsachen bekannt geworden sind, die Bedenken hinsichtlich der Eignung eines Fahrerlaubnisinhabers oder eines Bewerbers um die Fahrerlaubnis begründen. Hierzu kann z. B. die Kenntnis gehören, dass eine verkehrsrelevante Funktionsbeeinträchtigung infolge einer zerebralen Erkrankung oder Schädigung besteht. Die *behördlich* (gegenüber dem Fahrerlaubnisinhaber oder -bewerber) *angeordneten Gutachten* sind von Fachärzten mit verkehrsmedizinischer Qualifikation, Ärzten des Gesundheitsamtes oder einer Behörde, Ärzten mit der Gebietsbezeichnung „Arbeitsmedizin" oder mit der Zusatzbezeichnung „Betriebsmedizin" oder von amtlich anerkannten „Begutachtungsstellen für Fahreignung" zu erstatten. Die Sachverständigen müssen die *Begutachtungs-Leitlinien zur Kraftfahrereignung* (Bundesanstalt für Straßenwesen, 2000) berücksichtigen, in denen die möglichen Auswirkungen von Krankheiten auf die Eignung zum Führen von Kraftfahrzeugen der verschiedenen Fahrerlaubnisklassen unter verkehrsmedizinischen und verkehrspsychologischen Gesichtspunkten ausführlich dargelegt sind.

Im klinischen Bereich, insbesondere im Rahmen der neurologischen Rehabilitation, ist oft eine Beurteilung der Fahreignung erforderlich, auch ohne dass eine behördliche Begutachtung angeordnet wurde. Die Notwendigkeit hierfür ergibt sich unmittelbar aus der *ärztlichen Aufklärungspflicht* (Fries et al., 2005). Unabhängig von der Eigenverantwortung eines jeden Verkehrsteilnehmers liegt es in der Verantwortung des Arztes, den Patienten über das Vorliegen krankheits- oder medikamentös bedingter Einschränkungen der Fahreignung oder Fahrtauglichkeit aufzuklären und nötigenfalls ein *ärztliches Verbot der Teilnahme am Kraftverkehr* auszusprechen. Das Versäumnis der Sorgfaltspflicht zur Aufklärung kann zu rechtlichen Konsequenzen führen (Geppert, 2002). Selbstverständlich müssen bei der Beurteilung der Fahreignung in diesem Fall die gleichen Regeln beachtet werden, die für die Beurteilung der Fahreignung im Rahmen einer behördlich angeordneten Begutachtung gelten.

22.4.3 Für die Begutachtung geeignete Testverfahren

Wenn es sich um Erkrankungen handelt, bei denen die Funktion des Gehirns betroffen ist, muss die Frage der Fahreignung – neben den medizinischen Aspekten – auch unter neuropsychologischem Gesichtspunkt geprüft werden. Den Empfehlungen der Begutachtungs-Leitlinien entsprechend kommt es hierbei vor allem darauf an, *Schwächen oder Störungen der visuellen Orientierung und Auffassungsschnelligkeit, der Konzentrationsfähigkeit, der Resistenz gegenüber Ablenkungen, der Fähigkeit zur Aufmerksamkeitsteilung, der Aufrechterhaltung der Aufmerksamkeit unter starker oder lang andauernder Belastung sowie der Reaktionsschnelligkeit und Reaktionssicherheit zu erkennen* (Fahrerlaubnisverordnung FeV, Anlage 5; in: Bundesgesetzblatt 1998). Zu diesem Zweck sind standardisierte psychodiagnostische Testverfahren einzusetzen, mit denen die entsprechenden Leistungen objektiv und zuverlässig gemessen werden können (Tab. 22.**2**).

22.4.4 Beurteilung der Fahreignung

Auf der Grundlage der individuellen Testergebnisse muss beurteilt werden, ob die festgestellten Leistungen die *Mindestanforderungen an das sichere Führen eines Kraftfahrzeuges* erfüllen.

- Von hinreichenden Leistungen ist auszugehen, wenn die Testergebnisse im Vergleich mit der (altersunabhängigen) Norm einem *Prozentrangwert von mindestens 16* entsprechen (d. h. weniger als eine Standardabweichung unter dem Normmittelwert liegen); dies gilt für das Führen von Fahrzeugen der *Fahrerlaubnis-Gruppe 1* (Klassen A, A1, B, BE, M, L, T).
- Für die *Fahrerlaubnis-Gruppe 2* (Klassen C, C1, CE, C1E, D, D1, DE, D1E und Fahrgastbeförderung) sehen die Begutachtungs-Leitlinien vor, dass der *Prozentrangwert 16*

Tabelle 22.2 Für die neuropsychologische Begutachtung der Fahreignung üblicherweise eingesetzte Testverfahren.

Testverfahren	*Verkehrsrelevante Funktion und Aufgabenstellung*
Wiener Reaktionsgerät (WTS, RG)[1]	**Reaktionsfähigkeit.** Elementare Reaktionsschnelligkeit auf einzelne Ton- oder Lichtsignale; Entscheidungsreaktionszeit auf bestimmte Signalkombinationen (Unterdrückung automatischer Reaktionstendenzen)
Wiener Determinationsgerät (WTS, DG)[1]	**Reaktionsfähigkeit.** Schnelligkeit und Sorgfalt oder Sicherheit der Reaktion unter komplexen Bedingungen; auf unterschiedliche visuelle und auditive Signale muss mit Hand- und Fußtasten reagiert werden; Reagieren unter selbst bestimmten oder vom Gerät vorgegebenen Tempobedingungen (Stresstoleranz)
Tachistoskopischer Verkehrsauffassungstest Mannheim Bildschirmvorgabe (WTS, TAVTMB)[1]	**Auffassungstempo.** Schnelligkeit, Umfang und Sicherheit der visuellen Auffassung unter extrem zeitbegrenzten Wahrnehmungsbedingungen; Erfassen der Details komplexer Verkehrsszenen-Fotos
Linienverfolgungstest (WTS, LVT)[1]	**Visuelle Orientierung.** Schnelles und sicheres Verfolgen des Verlaufs einzelner Linien in einer Schar sich überschneidender unregelmäßig kurviger Linien
TAP-Untertest „Geteilte Aufmerksamkeit"[2]	**Aufmerksamkeitsteilung.** Gleichzeitiges Beachten visueller und auditiver Signale; Schnelligkeit und Sicherheit der Reaktion auf kritische Signale
TAP-Untertest „Vigilanz"[2]	**Daueraufmerksamkeit oder Vigilanz.** Entdecken von häufigen oder seltenen Änderungen eines visuellen oder auditiven Signals über einen längeren Zeitraum hinweg
Aufmerksamkeits-Belastungstest (Test d2)[3]	**Konzentrationsfähigkeit.** Schnelligkeit und Sicherheit der visuellen Exploration unter Zeitdruck
Act- and React-Testsystem 90 (ART 90)[1]	**Mehrere Funktionen.** PC-gestützte apparative Testbatterie zur Fahreignungsdiagnostik; erfasst mit 7 Untertests die in der FeV Anlage 5 genannten Funktionen
Fahreignunsuntersuchung nach FeV Anlage 5 (WTS)[1]	**Mehrere Funktionen.** PC-gestützte apparative Testbatterie zur Fahreignungsdiagnostik; erfasst mit 5 Untertests die in der FeV Anlage 5 genannten Funktionen

[1] erhältlich bei: Dr. G. Schuhfried GmbH, Hyrtlstraße 45, A-2340 Mödling; http://www.schuhfried.co.at
[2] erhältlich bei: Vera Fimm, Psychologische Testsysteme, Kaiserstraße 100, D-52134 Herzogenrath; http://www.psytest-fimm.com
[3] erhältlich bei: Testzentrale Göttingen, Robert-Bosch-Breite 25, D-37079 Göttingen; http://www.testzentrale.de

in den relevanten Tests ausnahmslos erreicht sein muss und dass wegen der erhöhten Belastungen in Verbindung mit der meist beruflich ausgeübten Fahrtätigkeit in der Mehrzahl der relevanten Testleistungen der *Prozentrang 33* erreicht oder überschritten sein muss.

Um falsche Beurteilungen infolge einer schematischen Anwendung dieser Regeln besonders bei Probanden der Gruppe 1 zu vermeiden, sehen die Begutachtungs-Leitlinien folgende Möglichkeiten vor:

- Unterschreitungen des Leistungsgrenzwertes in einzelnen Tests können durch stabile und ausreichende Leistungen in anderen Tests oder durch die Feststellung eines Kompensationspotenzials in ergänzenden Untersuchungsverfahren und Beobachtungen des Verhaltens ausgeglichen werden (vorausschauendes Denken, ausgeprägtes Risikobewusstsein, sicherheitsbetonte Grundeinstellung).
- Zweifel an der Fahreignung können außerdem in der Regel dann als ausgeräumt gelten, wenn der Proband in einer *praktischen Fahrverhaltensprobe* nachweisen kann, dass sich die in den psychodiagnostischen Tests festgestellten Leistungsschwächen nicht negativ auf das Fahrverhalten auswirken.

Eine *Fahrverhaltensprobe* erscheint andererseits aber auch angebracht um festzustellen, ob die Fahrsicherheit in der komplexen Fahrsituation möglicherweise durch das Zusammenwirken ansonsten nur geringgradiger Leistungsschwächen oder durch testpsychologisch nicht immer sicher erfassbare Verhaltensstörungen beeinträchtigt ist. Bei der Fahrprobe sollte es sich um eine ausgedehnte, ein- bis zweistündige Fahrt unter verschiedenen Bedingungen des öffentlichen Straßenverkehrs (Stadt, Landstraßen, Autobahn) unter Aufsicht eines erfahrenen Fahrlehrers und mit standardisierter und detaillierter Protokollierung des Fahrverhaltens handeln (Hannen et al., 1998; Niemann u. Döhner, 1999). Die Durchführung einer solchen Fahrverhaltensprobe ist insbesondere bei Personen mit zerebralen Schädigungen ratsam, da deren psychodiagnostische Testergebnisse durch sehr unterschiedliche und nicht immer verkehrsrelevante Störungsfaktoren bestimmt sein können (Hartje, 2004b).

Wenn alle verkehrsrelevanten psychodiagnostischen Untersuchungsergebnisse den Mindestanforderungen genügen und keine Verhaltensauffälligkeiten zu beobachten sind, kann auch ohne Fahrverhaltensprobe vom Vorliegen der Fahreignung ausgegangen werden, jedenfalls soweit es das neuropsychologische Fachgebiet betrifft. Andererseits kann allein schon das Vorliegen zahlreicher gravierender und nicht kompensierbarer testpsychologisch nachgewiesener Leistungsmängel den Schluss rechtfertigen, dass die Anforderungen zum Führen eines Kraftfahrzeuges nicht mehr erfüllt sind. Bei partiellen Leistungsschwächen können im Gutachten auch *Auflagen* empfohlen werden, z. B. eine Einschränkung auf bekannte Fahrstrecken in einem engeren Umkreis, die Angabe von maximalen Fahrgeschwindigkeiten oder der Ausschluss von Autobahnfahrten; solche Empfehlungen müssen allerdings konkret unter Berücksichtigung des Befundmusters begründet werden.

Bei der neuropsychologischen Beurteilung der Fahreignung von Patienten mit zerebralen Erkrankungen oder Schädigungen findet sich nicht selten eine Tendenz, bereits geringgradige oder partielle Abweichungen der Testergebnisse von der Norm als Anlass für Zweifel an der Fahreignung zu bewerten. Dies entspricht aber nicht den Beurteilungsgrundsätzen, wie sie in den *Begutachtungs-Leitlinien zur Kraftfahrereignung* (s. o.) dargelegt sind. Zur Unsicherheit trägt hier wahrscheinlich die Tatsache bei, dass in den Begutachtungs-Leitlinien zwar die verkehrsrelevanten Anforderungen an die psychische Leistungsfähigkeit in allgemeiner Form aufgezählt, jedoch keine spezifischen Testverfahren oder genau definierte Leistungsparameter zu deren Erfassung angegeben werden. Darüber hinaus wird wohl häufig fälschlicherweise angenommen, dass ein zukünftiges Versagen des Patienten im Straßenverkehr mit „an Sicherheit grenzender Wahrscheinlichkeit" ausgeschlossen werden müsste; nach den Ausführungen in den Begutachtungs-Leitlinien gilt aber die Regel, dass ein Patient nur dann nicht sicher fahren kann, wenn auf Grund seines körperlich-geistigen Zustandes beim Führen eines Kraftfahrzeugs eine Verkehrsgefährdung zu erwarten ist. Dabei wird von der Voraussetzung ausgegangen, dass für die gerechtfertigte Annahme einer Verkehrsgefährdung die nahe durch Tatsachen begründete Wahrscheinlichkeit des Eintritts eines Schädigungsereignisses gegeben sein muss. Die nie völlig auszuschließende Möglichkeit, dass es trotz sorgfältiger Abwägung aller Umstände einmal zu einem Schädigungsereignis kommen kann, wird demnach hingenommen.

Bei der neuropsychologischen Beurteilung der Fahreignung ist vor allem zu prüfen, ob die verkehrsrelevanten Anforderungen an die psychische Leistungsfähigkeit erfüllt sind. Dies sind:

- visuelle Orientierung und Auffassungsschnelligkeit,
- Konzentrationsfähigkeit,
- Resistenz gegenüber Ablenkungen,
- Fähigkeit zur Aufmerksamkeitsteilung,
- Aufrechterhaltung der Aufmerksamkeit unter starker oder andauernder Belastung,
- Reaktionsschnelligkeit und
- Reaktionssicherheit.

Die in entsprechenden Testverfahren erzielten Leistungen müssen Mindestanforderungen genügen (Prozentrangwert PR 16 in Fahrerlaubnis-Gruppe 1, vorwiegend PR 33 in Fahrerlaubnis-Gruppe 2), wobei Kompensationsmöglichkeiten zu berücksichtigen sind. In allen Zweifelsfällen sollte eine praktische Fahrverhaltensprobe durchgeführt werden.

Literatur

Brähler E, Holling H, Leutner D, Petermann F, Hrsg. Brickenkamp Handbuch psychologischer und pädagogischer Tests. Göttingen: Hogrefe; 2002.

Bundesanstalt für Straßenwesen, Hrsg. Begutachtungs-Leitlinien zur Kraftfahrereignung. Bericht der Bundesanstalt für Straßenwesen. Mensch und Sicherheit, Heft M 115. Bremerhaven: Wirtschaftsverlag NW, Verlag für neue Wissenschaft; 2000.

Bundesgesetzblatt: Verordnung über die Zulassung von Personen zum Straßenverkehr und zur Änderung straßenverkehrsrechtlicher Vorschriften. Teil I, Nr. 55. Deutscher Bundes-Verlag; 1998.

Geppert K. Rechtliche Überlegungen zur Fahreignung bei neurologischen und neuropsychologischen Erkrankungen. In: Dölling D, Erb V, Hrsg. Festschrift für Karl Heinz Gössel zum 70. Geburtstag. Heidelberg: C. F. Müller; 2002:303 – 316.

Goldenberg G. Neuropsychologie. Grundlagen, Klinik, Rehabilitation. München: Urban & Fischer; 2002.

Gross, G, Huber G, Sturm W. Organische Psychosyndrome. In: Rauschelbach HH, Jochheim K-A, Widder B, Hrsg. Das neurologische Gutachten. Stuttgart: Thieme; 2000:294 – 318.

Hannen P, Hartje W, Skreczek W. Beurteilung der Fahreignung nach Hirnschädigung. Neuropsychologische Diagnostik und Fahrprobe. Nervenarzt. 1998;69:864 – 872.

Hartje W. Neuropsychologische Begutachtung. In: Flor H, Gauggel S, Lautenbacher S, Niemann H, Thöne-Otto A, Hrsg. Fortschritte der Neuropsychologie. Band 3. Göttingen: Hogrefe; 2004a.

Hartje W. Aphasie und Fahreignung. In: Dettmers C, Weiller C, Hrsg. Fahreignung bei neurologischen Erkrankungen. Bad Honnef: Hippocampus Verlag; 2004b:42 – 46.

Heubrock D, Petermann F. Testbatterie zur Forensischen Neuropsychologie (TBFN): Neuropsychologische Diagnostik bei Simulationsverdacht. Frankfurt: Swets Testservices; 2000.

Heubrock D, Eberl I, Petermann F. Neuropsychologische Diagnostik bei Simulationsverdacht: Empirische Bewährung der Bremer Symptom-Validierung als simulationssensibles Untersuchungsverfahren. Zeitschrift für Neuropsychologie. 2002;13:45 – 58.

Huber W, Poeck K, Weniger D, Willmes K. Der Aachener Aphasie-Test. Göttingen: Hogrefe; 1983.

Karnath H-O. Neglect. In: Karnath H-O, Thier P, Hrsg. Neuropsychologie. Berlin: Springer; 2003:217 – 230.

Kerkhoff G. Neglect und assoziierte Störungen. In: Flor H, Gauggel S, Lautenbacher S, Niemann H, Thöne-Otto A, Hrsg. Fortschritte der Neuropsychologie. Band 1. Göttingen: Hogrefe; 2004.

Marx HH, Klepzig H, Hrsg. Basiswissen medizinische Begutachtung. Stuttgart: Thieme; 1998.

Merten T, Henry M, Hilsabeck R. Symptomvalidierungstests in der neuropsychologischen Diagnostik: eine Analogstudie. Zeitschrift für Neuropsychologie. 2004;15:81 – 90.

Niemann H, Döhner A. Fahreignung von Patienten mit Schädigung des ZNS. In: Schlag B, Hrsg. Empirische Verkehrspsychologie. Lengerich: Papst Science Publishers; 1999:70 – 90.

Poeck K. Apraxie. In: Hartje W, Poeck K, Hrsg. Klinische Neuropsychologie. Stuttgart: Thieme; 2002:227 – 239.

Rauschelbach H-H. Ursächlicher Zusammenhang. In: Rauschelbach HH, Jochheim K-A, Widder B, Hrsg. Das neurologische Gutachten. Stuttgart: Thieme; 2000:47 – 74.

Rauschelbach HH, Jochheim K-A, Widder B, Hrsg. Das neurologische Gutachten. Stuttgart: Thieme; 2000.

Suchenwirth RMA, Kunze K, Krasney OE, Hrsg. Neurologische Begutachtung. Ein praktisches Handbuch für Ärzte und Juristen. München: Urban & Fischer; 2000.

Wilson BA, Cockburn J, Halligan P. Behavioural Inattention Test. Titchfield: Thames Valley Test Company; 1987.

Sachverzeichnis

B

I

J

K

L

M

S

T

U

V

W

Z